教育部高等学校生物医学工程类专业教学指导委员会"十四五"规划教材
康复科学与技术系列

# 康复工程导论

## Introduction of Rehabilitation Engineering

主　编　王　珏　喻洪流
副主编　刘　天　李光林
主　审　黄东锋　蓝　宁　程欣仪

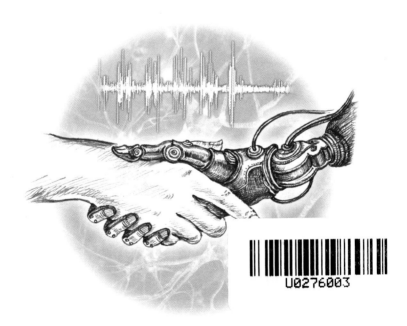

U0276003

西安交通大学出版社
XI'AN JIAOTONG UNIVERSITY PRESS

## 内容简介

本教材较系统地介绍了康复工程,包括康复工程与辅助技术的基本理论、方法,以及国内外最新研究成果和发展动态。全书分三篇共十五章,包括基础篇:绪论、人体功能的神经基础、人体运动生物力学基础;方法篇:功能障碍信息的定征与调控技术、虚拟现实技术、3D打印技术、远程康复与康复大数据管理系统设计;应用篇:人机界面技术、辅助操作与康复辅助机器人、坐姿椅及防压疮坐具系统设计原理、轮椅技术、矫形器设计原理与方法、假肢设计原理与方法、语言交流障碍的增强与替代方法、听觉视觉损伤的辅助技术等。

本书既可作为高等院校生物医学工程专业、康复科学与技术专业、康复医学工程专业和精密仪器专业的教材和教学参考书,也可作为医科大学(及医学院)康复医学与理疗学专业的教师、学生及临床科研人员的科研参考书。此外,本书还可作为广大从事康复工程和辅助技术设计的专业技术人员,如国内各康复辅具研究中心、康复与辅助器具的生产厂家和公司,以及在康复工程领域从事研究、应用、开发的科研人员、临床康复医师和辅助技术服务人员在实际工作中的参考工具书。

**图书在版编目(CIP)数据**

康复工程导论 / 王珏,喻洪流主编;刘天,李光林副主编
. — 西安:西安交通大学出版社,2023.7
教育部高等学校生物医学工程类专业教学指导委员会
"十四五"规划教材.康复科学与技术系列
ISBN 978 - 7 - 5693 - 3048 - 9

Ⅰ.①康… Ⅱ.①王…②喻…③刘…④李… Ⅲ.①康复医学-医学工程-高等学校-教材 Ⅳ.①R496

中国国家版本馆 CIP 数据核字(2023)第 007432 号

| | | |
|---|---|---|
| 书　　名 | 康复工程导论 | |
| | KANGFU GONGCHENG DAOLUN | |
| 主　　编 | 王　珏　喻洪流 | |
| 副 主 编 | 刘　天　李光林 | |
| 责任编辑 | 王　欣 | |
| 责任校对 | 陈　昕 | |
| 装帧设计 | 伍　胜 | |
| 出版发行 | 西安交通大学出版社 | |
| | (西安市兴庆南路 1 号　邮政编码 710048) | |
| 网　　址 | http://www.xjtupress.com | |
| 电　　话 | (029)82668357　82667874(市场营销中心) | |
| | (029)82668315(总编办) | |
| 传　　真 | (029)82668280 | |
| 印　　刷 | 西安明瑞印务有限公司 | |
| 开　　本 | 787 mm×1092 mm　1/16　印张 32.75　字数 815 千字 | |
| 版次印次 | 2023 年 7 月第 1 版　　2023 年 7 月第 1 次印刷 | |
| 书　　号 | ISBN 978 - 7 - 5693 - 3048 - 9 | |
| 定　　价 | 89.80 元 | |

发现印装质量问题,请与本社市场营销中心联系。
订购热线:(029)82665248　(029)82667874
投稿热线:(029)82664954　QQ:1410465857
读者信箱:1410465857@qq.com

# 康复科学与技术系列教材

## 顾问委员会

**主任委员**

董尔丹　中国工程院院士　　　　　　励建安　美国国家医学院国际院士

**委　　员**

戴尅戎　中国工程院院士　　　　　　郭应禄　中国工程院院士

卢秉恒　中国工程院院士　　　　　　徐宗本　中国科学院院士

管晓宏　中国科学院院士　　　　　　冯晓丽　中国社会福利与养老协会

郑远长　国家康复辅具研究中心　　　张济川　清华大学

金德闻　清华大学　　　　　　　　　吴祈耀　北京理工大学

张　明　香港理工大学　　　　　　　季林红　清华大学

田　捷　中国科学院自动化研究所　　高小榕　清华大学

王惠芳　上海同济大学附属养志康复医院　朱朝喆　北京师范大学

明　东　天津大学　　　　　　　　　郑海荣　中国科学院深圳先进技术
　　　　　　　　　　　　　　　　　　　　　　研究院

丁　丹　美国匹茨堡大学　　　　　　万遂人　东南大学

李　玲　中国人民解放军总医院第四医学中心　程欣仪　长庚大学

张超英　西安交通大学第二附属医院　吴　毅　复旦大学附属华山医院

张晓玉　国家康复辅具研究中心　　　田　刚　西安交通大学第一附属医院

王　健　浙江大学　　　　　　　　　董理权　中国残疾人辅助器具中心

王人成　清华大学　　　　　　　　　范佳进　深圳市残疾人综合服务中心

陈安涛　上海体育大学　　　　　　　黄力宇　西安电子科技大学

张巧俊　西安交通大学第二附属医院　栾国明　首都医科大学

刘献增　北京大学国际医院

# 编审委员会

**本书编委** （以姓氏笔画为序）

王　刚　　王　珏　　王　晶　　兰　陟　　刘　天　　李　乐

李　津　　李光林　　李延海　　李素姣　　李晨曦　　邱志惠

张　彤　　张明明　　张晓玉　　陈　翔　　陈龙伟　　陈华磊

林　伟　　岳　静　　郑　杨　　赵次舜　　柴新禹　　徐光华

高　琳　　黄力宇　　梁　平　　喻洪流　　燕　楠

**主审**

黄东锋　　蓝　宁　　程欣仪

# 序一

21世纪最令人关注的领域就是健康。健康水平已经成为一个国家兴盛的标志,也是大健康产业发展的原动力。新的健康概念是指人与环境和谐统一的状态,即《黄帝内经》所说的"天人合一"。人和环境的不和谐就是功能障碍(失能),即非健康状态。失能是我们每个人或迟或早、或长或短都要经历的生存状态。影响健康的因素不仅有疾病、外伤、先天畸形、心理等病理因素,还包括衰老、妊娠/分娩、发育问题等生理因素,此外还受外因和内因的影响。外因主要包括医疗服务、硬件和环境、社会态度和习俗、政策等因素。内因主要是年龄、性别、人种、主观能动性等。健康的维度包括运动(行动)能力、生活自理能力、言语/吞咽能力、大小便处理能力、清洁自身能力、社会交往能力、工作能力、学习能力等。康复针对所有的失能及其关联因素,促使失能者功能改善和提升至最高可能的水平。康复与每个人都息息相关。

康复的路径包括功能改善(康复训练和治疗)、代偿(矫形器和辅助器具)、替代(假肢、轮椅、电动车等)和环境改造(无障碍设施、政策、习俗和态度等)。康复工程技术是所有康复路径的重要基础之一。随着21世纪科技的进步,许多新康复技术不断涌现,如神经调控技术、虚拟现实技术、康复机器人技术。这些新技术丰富了康复医疗的内涵,逐步凸显其特殊的临床价值。

信息与5G技术提供的高速信息通路结合,可以克服过去远程医疗装置可视可说不可动和信息时延长的弊端,使得远程功能评估、诊断(体检、超声等)、注射治疗(封闭、神经阻滞、穴位注射等)、手法(推拿、按摩、针灸等)、理疗、康复训练和指导等康复医疗可以有效进行。

以可穿戴式生理信息和设备信息采集、5G传输、云平台、大数据和人工智能分析为特征的智慧康复机器人可以实现医院—家庭/个人的无缝连接,促使居家康复和机构康复有机地整合,实现康复功能评定—方案制订—任务分配—疗效评定—方案再调整的自动反馈闭环。

21世纪是以健康与生命科学为中心的时代。健康是科技革命和社会发展最强大的推动力。康复工程技术作为人类大健康产业最重要的技术之一,无疑将为医学(包括预防医学、临床医学和康复医学)提供创新性的手段和路径,使得过去不可见的成为可见、不可能的成为可能,也将为医学体制改革、医学模式的更新和人类健康寿命的延长提供强劲的动力。

康复科学与技术系列教材是康复工程方向的基础教材,对于推动康复工程专业技术人员的教育起着不可低估的作用,对于康复医学和临床医学领域的专业技术人员也有重要的参考价值。

美国国家医学院国际院士

南京医科大学第一附属医院康复医学中心主任

2021 年 9 月

# 序二

  《世界残疾报告》指出，全球超过 10 亿人或 15％的世界人口带有某种形式的残疾而生存，其中 1.1 亿～1.9 亿成人存在严重功能障碍，伴有慢性病者占整个伤残调整寿命年的 66.5％。到 2025 年，我国将进入深度老龄化社会，60 岁以上老年人口将突破总人口数的 20％，达到 3 亿，其中失能老人将超过 4000 万。我国现有残疾人 8500 万，而康复辅助器具服务率仅为 7.31％。这种状况向康复界的同仁们提出了严峻的挑战。

  随着残疾人事业的发展，国际社会残疾和康复的理念发生了巨大的变化。根据联合国《残疾人权利公约》及世界卫生组织的要求，相关的残疾发展政策和重要文件，如《国际功能、残疾和健康分类》和《世界残疾报告》《增进获得辅助技术》相继公布。康复工程与辅助技术领域在理论、技术、方法以及相关的服务业方面，正发生着突飞猛进的变化。我国政府也陆续出台了《健康中国行动（2019—2030 年）》《国务院关于加快发展康复辅助器具产业的若干意见》（国发〔2016〕60 号）、国务院24 个部委联合发文《关于印发支持国家康复辅具产业综合创新试点工作政策措施清单的通知》（简称"清单"）等纲领性的文件，从战略层面，探索积极应对人口老龄化和残疾的"中国经验"。"清单"文件对教育部下达的唯一一条重要任务是"将康复辅助器具相关知识纳入相关专业教学内容"。为此，教育部生物医学工程教学指导委员会立项了康复科学与技术系列教材。这是一件非常令人兴奋的事。

  康复科学与技术是一个年青而又充满生机的新兴学科。它以人为本，从系统工程的角度探讨促使功能障碍者身心全面康复、回归社会的路径以及所需要的知识。康复科学与技术又是一个跨学科的综合研究领域。它涉及康复辅具的设计、制造和适配服务，因而也涉及工程、材料、环境、心理和社会等多个方面的理论、技术和方法。康复科学与技术系列教材也是应此需求而设计。它参考康复领域一流大学康复科学与技术专业的课程体系设置，结合当今国际康复领域科技发展状况和国情，吸取了近 20 年国内高等院校在开设康复工程领域教学中的经验和精华，遴选和规划了《康复工程导论》《康复医学》《人体功能影像学》《运动生物力学》《软组织生物力学》《康复心理学》《康复器械设计与实现》《人因工程学与康复》等 20 余本教材，分别由西安交通大学出版社和电子工业出版社出版。

编写我国第一套康复科学与技术系列教材是一项艰苦而细致的工作。它需要传播国际康复科学与技术领域的新理念、新技术和新方法，又需要凝练出国内康复科学与技术发展的体系及领域内科研和教学中的精髓、知识点和经验。遵循"推荐最合适的人，撰写最合适的内容"的原则，该套教材由我国康复工程领域著名学者王珏教授、尧德中教授、李光林教授领衔，在全国范围内遴选了主编、副主编和编委会成员。我相信：通过康复领域专家们的协同努力，一定会为以康复工程为主导的专业体系编写出高质量、系统性的教材。它不仅可为高等院校的生物医学工程专业、康复科学与技术专业、康复医学工程专业和精密仪器专业的本科生/研究生提供教材和教学参考书，也可作为医科大学康复医学与理疗学专业的教师、研究生及临床科研人员、理疗师、作业治疗师的教学/临床研究参考书。此外，本书还可作为广大从事康复工程和辅助技术设计等专业技术人员的参考工具书。我期望康复科学与技术领域有所作为的人员通过阅读本套教材，吸收精华，促进我国以康复工程师与康复医生密切合作为基础的康复服务业的发展，并促进康复科学与技术多学科交叉知识、技能的传播和实践，同时充分思考康复工程，乃至康复科学与技术领域未来的发展方向，共同推动我国康复事业的进步。

中国工程院院士
西安交通大学教授
2021 年 9 月

# 编 写 说 明

　　康复科学与技术是生物医学工程领域的重要组成部分。"康复"概念的提出比生物医学工程概念的提出还要早。康复科学与技术是系统地应用工程学的方法去设计、开发、调整、测试、评估和应用技术方案，解决失能者或残疾人所面临的问题，帮助这些人最大限度地开发潜能，尽可能地恢复其独立生活、学习、工作、回归社会、参与社会的能力。康复科学与技术需要康复医学、机电一体化、生物力学、人体工程学、运动学、神经科学、心理学、仿生学、计算机科学与技术、大数据、人工智能、传感技术等相关领域的知识，需要康复医学与工程技术相结合的基本技能，需要在临床康复科学与技术领域从事现代康复器械、康复辅具、功能训练器等的设计和临床应用与管理的专门人才。为此，教育部高等学校生物医学工程类专业教学指导委员会（下简称"教指委"）与出版社经过深入调研，精心设计，成立了规划教材编审委员会，启动了规划教材建设项目。项目汇集了一批兼具丰富教学和科研经验的专家学者，经深入研讨，规划出版符合《生物医学工程类专业教学质量国家标准》的数十部教材。其中，康复科学与技术系列教材比较全面地覆盖了康复科学与技术的各个方面。这套教材的出版，将充分满足康复科学与技术专业人才培养的迫切需要，推动我国康复事业的发展。

　　教指委和规划教材编审委员会感谢各位专家给予的支持和帮助！感谢所有参与编审的学者！希望这套教材能让学生热爱康复科学与技术，并扎根于此，做出贡献。

　　希望读者能对这套教材的不足之处提出宝贵意见和建议，以便再版时更正。

生物医学工程学类专业

规划教材编审委员会

2021 年 9 月

V

# 前　言

康复工程是以技术、工程方法和科学原理的系统应用为手段,研究满足残疾人在教育、康复、就业、交通、独立生活和娱乐等领域中需要的一门科学。它主要涉及生理学、解剖学、神经科学、生物力学、辅助技术、环境工程、心理学、理疗、作业治疗、人因工程学评价、教育、专业技能培训等,是一门跨学科的新兴边缘科学。它的根本任务和最终目标是利用一切现代科学技术手段,提取功能障碍者自身残留的控制信息,为他们提供辅助器具,使他们最大程度地恢复健全人的功能,全方位地回归社会。

近半个世纪以来,随着社会、经济、文化、科学、技术的迅猛发展,人类对自身健康的关注不仅仅局限于对疾病的治疗和存活,而更多地关注生活质量的提高,特别是存活后的心身、生活、社会、职业能力的恢复与改善。目前,医学模式发生了两个重大改变,即从生物医学模式向"生物-心理-社会"模式转变,从疾病治疗医学模式向"预防-保健-治疗-康复"医学模式转变。康复科学与技术已形成了跨学科的综合体系,其中,康复医学作为医学的重要分支,已与保健医学、预防医学、临床医学并列,形成了全面的医学体系;康复工程以解决康复医学中所遇到的工程和技术问题为核心任务,以医工结合、康复对象介入为主要特色,取得了长足的发展,并形成了独特的学科体系。

当前,国家提出"要把人民健康放在优先发展战略地位,努力全方位全周期保障人民健康"。这意味着康复工程发展的春天来了。在我国,功能障碍者人口数居世界之最,且老年健康问题态势严峻。2.67亿60岁及以上老年人(截至2021年底统计数据)中有三分之二有慢性病,失能人数近4000万,而社会并没有完全做好准备去应对老龄化的到来。我国康复工程起步较晚,迫切需要大量拥有康复科学与技术多学科交叉知识结构的专业技术人才从事该领域的研究与开发。培养从事康复领域教学与科研的专业技术人才,迫切需要高等院校开设康复工程专业课程和能反映当今国际康复领域科技最新发展动态的教材。国务院22个部门和单位联合发布的《支持国家康复辅助器具产业综合创新试点工作政策措施清单》中明确教育部的任务是"推动试点地区的院校将康复辅助器具相关知识纳入相关专业教学内容"。2008年,我们编写出版了《康复工程基础——辅助技术》教材,受到业内广大读者好评。但在教学中也遇到不尽如人意之处。本次出版的《康复工程导论》在《康复工程基础——辅助技术》教材的基础上,按照基础篇、方法篇和应用篇的构架,编排了15章的内容,涵盖康复工程与辅助技术设计原理与方法的基础知识,进而形成完整的教学体系。开设康复工程课程的各院校可依据需求选用。本教材的读者主要是康复科学与技术专业、生物医学工程专业、康复医学工程专业和精密仪器专业的高年级本科生、研究生和教师,它也为医学院校康复医学专业的教师、研究生、临床科研人员,以及从事临床康复服务的辅助技术医师、辅助技术工程师和辅助技术提供者提供了很好的教学、科研和临床康复评价方面的参考。

在编写过程中我们发现,目前高科技的发展如此之快,要想囊括当今康复领域的所有科研成果是很困难的。因此,本书力图突出以下四个特点:①引进国际康复新理念,树立以康复服务对象为中心的康复工程发展模式;②突破"医学、工程两张皮"的教学模式,试图在"神经功能信息学"与"康复工程设计"之间架设桥梁,引导学生建立源头创新的思维模式;③体现多学科交叉,将康复工程作为一个由电子工程师、机械工程师、康复医师和用户共同参与完成的过程;④既吸收现代康复工程的理论与方法,反映当前国际康复工程领域最新科研成果和前沿动态,又将介绍重点放在与我国现有国情发展相适应的科研主题上,融入了西安交通大学、清华大学、上海交通大学、上海理工大学、中国科学院深圳先进技术研究院、国家康复辅具研究中心、中国残疾人辅助器具中心,以及康复辅具生产企业等的10多个研发团队近20年来的科研成果,以配合目前康复领域的科研、教学和康复辅助器具的研发。本教材还配有学习要求(含学习要点)和思考题,供复习使用。同时,慕课(MOOC)视频教程也将在不久后与大家见面。

本着"由合适的人写合适内容"的原则,我们在全国范围内寻找专家参与本教材的编写工作。第1章由王珏、岳静改编;第2章由王珏、李延海改编;第3章由李乐、陈龙伟、王珏改编;第4章由王刚、陈翔编写;第5章由刘天、李晨曦、王珏编写,第6章由邱志惠、王晶、陈华磊、高琳和王珏编写;第7章由李津、张彤、王珏改编;第8章由林伟、刘天、王珏编写;第9章由李光林、郑杨、张晓玉、兰陟、王珏改编;第10章由王珏、李素姣改编;第11章由徐光华、赵次舜、王珏改编;第12章由张晓玉、张明明、王珏编写;第13章由喻洪流改编;第14章由燕楠、黄力宇、王珏改编;第15章由柴新禹、梁平、王珏改编。王珏及其领导的西安交通大学健康与康复科学研究所教师团队依据近20年来开设康复工程精品课程的教学经验,以及研发40多种康复医学诊疗设备、辅具、医学诊疗及佩戴式健康监测装置等方面的科研成果,在统编全书书稿时,对教材内容做了大量的修正和完善工作。

作者由衷地感谢国内外康复工程界同仁和康复医学专家们在本书编写过程中所给予的大力支持。衷心感谢美国阿尔伯塔大学(University of Alberta)康复医学教授 Albert M. Cook 博士和 Susan M. Hussey 教授,感谢他们在康复评价方面所具有的独特眼光、临床经验和对康复工程发展的卓越贡献,感谢他们允许本教材引用他们专著和论文中所展示的图片和资料。诚挚地感谢中山大学黄东锋教授、上海交通大学蓝宁教授、台湾长庚大学程欣仪教授、感谢我国康复工程界的老前辈、清华大学的金德闻教授和张济川教授,他们在审阅本教材的过程中提出了许多宝贵意见。另外,本教材还有少量引用图片没找到出处,在此,也对这些图片的所有者表示衷心的感谢。

本教材的编写得到了西安交通大学生命科学与技术学院的大力支持和资助。西安交通大学健康与康复科学研究所的研究生们在本教材素材和资料收集、整理,以及编写、校对的过程中做了大量的工作。没有众人的帮助和协同努力,这本书的问世几乎是不可能的。在此,我们表示衷心的感谢!

另外,编者也想借此机会,对教育部生物医学工程类专业教学指导委员会、国家自然科学基金委员会、国家医疗保健器具工程技术研究中心、神经功能信息与康复工程民政部重点实验室、中国残疾人辅助器具中心、西安交通大学等单位在本教材编写过程中所给予的指导、支持和资助表示衷心的感谢!

康复工程是年轻而发展最迅速的领域之一,国际上许多理念、概念、模式和方法仍处在不断实践、不断更新的过程中。本教材力图能体现这一领域的最新进展。但由于时间仓促,加之编者水平有限,在内容和形式上都难免有不妥和尚待商榷之处,欢迎广大读者指正,我们会在新版中予以修正和补充。

编者
2020 年 2 月 29 日

# 目　录

## 第二篇　方法篇

### 第4章　功能障碍信息的定征与调控技术 ····································· (84)

# 第一篇

## 基础篇

# 第1章 绪 论

**学习要求**

　　了解康复、康复学、康复医学、康复工程、辅助技术,以及康复科学与技术的关系;了解残疾的定义、分类与评价,以及我国的残疾流行分布;了解康复工程的发展史;了解公共政策、法规和社会文化对康复工程发展的影响;了解辅助技术服务及辅具产业;了解康复工程与辅助技术之间的关系,辅助技术工程师应具备的条件,以及辅具与辅助技术服务的标准等。

## 1.1　康复工程与辅助技术的定义及基本概念

　　随着社会经济的发展、老龄化社会进程的加快及疾病谱的改变,人们对疾病、功能、残疾和健康等概念有了全新认识。医学模式发生了两个重大改变,即从生物医学模式向"生物-心理-社会"模式转变,从疾病治疗医学模式向"预防-保健-治疗-康复"医学模式转变。生物医学工程服务于医学,顺应医学发展和模式转变,同时也为这一转变创造必要的技术条件。随着科学技术的飞速发展和与医学结合的日益深入,作为生物医学工程分支的康复工程也取得了巨大进步,吸纳并利用各种高新技术,广泛应用于康复医学领域。

### 1.1.1　康复及康复工程

#### 1. 康复

　　康复(Rehabilitation)一词从广义上讲,指复原,恢复人的权利、财产、名誉、地位等。从1910年开始,Rehabilitation 一词被正式用于特指残疾人身心功能的复原,恢复正常生活能力,包括生活自理能力、就业能力,以及社会生活的参与能力。

　　1981年,世界卫生组织(World Health Organization,WHO)指出:康复是指综合利用各种有效的科学理论、方法和技术手段,促使身心障碍者最大限度恢复或重建活动能力、生活自理能力及职业劳动等社会参与能力。2011年,WHO 又进一步更新定义:"康复是辅助那些经历或可能经历残疾的人群,使他们在与环境的交互中拥有并维持最佳的功能。"

　　上述定义指导性地提出:要使功能受限的人们保留在或回归到他们的家庭或社区中,使他们能独立生活、接受教育、就业,并享受公民生活。因此,康复不仅需要对功能障碍者自身能力和水平进行改善,同时要为其创造无障碍环境条件,以降低执行各种活动的环境难度。康复主要包括四个层面:①采用综合措施;②以功能障碍为核心;③强调功能训练;④以提高生活质量、回归社会为最终目标。

康复的各种措施包括医疗、工程、教育、社会和职业的一切手段,分别称为医疗康复(Medical Rehabilitation)、康复工程(Rehabilitation Engineering)、教育康复(Educational Rehabilitation)、社会康复(Social Rehabilitation)和职业康复(Vocational Rehabilitation),这些康复领域的目标不同,但都离不开以功能障碍者为核心的多学科、多领域交叉,需要康复工程技术人员、临床康复医生、各康复领域专家、功能障碍者及其家属的共同合作。

康复医学(Rehabilitation Medicine,RM)在康复领域中发展最快,是与医学、心理学、社会学、工程学等相互渗透形成的边缘学科,是促进病、伤、残者康复的医学分支,利用工程技术和医学手段,研究有关功能障碍的预防、评定和处理(治疗、训练)等问题,治疗因外伤、疾病等各种原因引起的功能障碍及由这些原因导致的生活、工作能力暂时或永久性减弱或丧失,使患者功能恢复到可能达到的最大限度,为他们重返社会创造条件。康复医学与保健医学、预防医学、临床医学共同组成全面医学(Comprehensive Medicine,CM)。

**2. 康复工程**

康复工程(Rehabilitation Engineering,RE)是利用工程学和现代工程技术理论、方法对功能障碍者进行康复治疗、功能代偿和功能重建,最大限度地开发其潜能,恢复其独立生活、工作和回归社会能力的一门新兴的医工结合的交叉学科和康复方法。《美国公共法 99 - 506》定义:康复工程是技术、工程方法,或科学原理的系统应用,以满足功能障碍者在教育、康复、就业、交通、独立生活、娱乐等方面的需要,消除他们在这些方面的障碍。

随着康复工程不断发展,其在康复医学领域中的应用越来越广。以整体康复为目标的功能评估、诊断、代偿和补偿、训练、护理等技术的产品研究与开发均属于康复工程学范畴,例如:在由脑卒中引起的肢体功能障碍康复过程中,离不开康复医学手段和辅具(如防压疮产品、功能轮椅等)的使用,而在回归家庭后,日常生活所需的生活自助具的使用,更是患者提高自身能力、减轻障碍程度的重要手段。这些辅具的设计、研究、使用等都属于康复工程范畴,是康复医学无法替代的。

康复工程研究对象主要涉及人体外部功能,而非内脏功能。人体外部功能障碍可归纳为以下四类:①运动功能障碍,即截肢、脑性瘫痪(Cerebral Palsy,简称脑瘫)、偏瘫、截瘫、颅脑损伤(Traumatic Brain Injury)、多发性硬化症(Multiple Sclerosis)、肌营养不良(Muscular Dystrophy)等引起的肢体活动功能障碍,在临床上常表现为耐力低(Low Endurance)、共济失调(Ataxia)、手臂和腿部肌力减弱(Loss of Strength in Arms or Legs)、运动范围减小(Loss of Range of Motion)等;②脑功能障碍,即先天或后天脑损伤及退行性脑部疾病引起的包括学习能力、记忆能力、平衡能力等方面的缺陷,如记忆或判断力减弱(Poor Memory or Judgment)等;③感官功能障碍,即由先天或后天疾病引起的视觉、听觉障碍,如视力或听力减弱(Poor Vision or Hearing);④语言交流功能障碍,即由先天或后天疾病引起的语言能力障碍。另外,还有孤独症和自我评价低下(Isolation,Loneliness,Low Self Esteem)等精神功能障碍和紊乱等。

康复对工程技术的基本要求可归纳为以下几点:①提供功能障碍者功能、能力的测量、分析、评价的工程技术方法及仪器设备;②提供功能障碍者躯体功能恢复、重建的工程技术措施,如假肢、矫形器、助听器和组织工程技术等;③提供功能障碍者功能恢复重建的医疗训练工程技术方法及设施;④提供功能障碍者护理及生活自理的工程技术方法及辅助技术设施;⑤提供功能障碍者社会交往和信息沟通的工程技术方法及辅助设施；⑥建立适合功能障碍者生存和发展的无障碍环境的方法及工程技术。

### 3. 康复医学与康复工程的关系

康复医学与康复工程存在千丝万缕的联系。首先，它们的最终目标都是尽可能恢复功能障碍者各种功能，使其回归社会，并在生理、心理和社会层面达到独立能力的最高水平。其次，它们有着相辅相成的关系，康复工程为康复医学提供技术和工程方法，通过科学技术原理的系统应用，使解决原本医学上束手无策的难题成为可能；康复医学则为康复工程提出研究课题，从某种意义上讲，没有医学科学问题的提出，就没有康复工程技术的发展。康复医学水平的高低与康复工程技术的发展有着密切关系，要实现功能障碍者全面康复的总目标，就必须强调医工结合、多学科交叉。而康复工程技术人员在全面康复和工程理论的指引下，与各领域研究人员、康复医生、功能障碍者及其家属密切合作，利用工程技术手段，帮助功能障碍者最大限度克服功能障碍，实现生活自理、回归家庭、参与社会，已成为全面康复的基本手段。

随着社会经济、文化和科学技术的发展，"全面康复"已经成为康复界的共识。它是以最大限度地校正和代偿由于各种原因造成的功能障碍为目的，以功能障碍者融入社会为最终目标。"全面康复"涉及内容相当广泛（图1-1），包括生理学、康复医学、康复工程、生物医学工程、生物力学、机械电子工程、辅助技术、康复咨询、心理学、神经科学、言语治疗学、作业治疗学、物理治疗学、特殊教育学、社会学、法学、社会保障体系等领域。

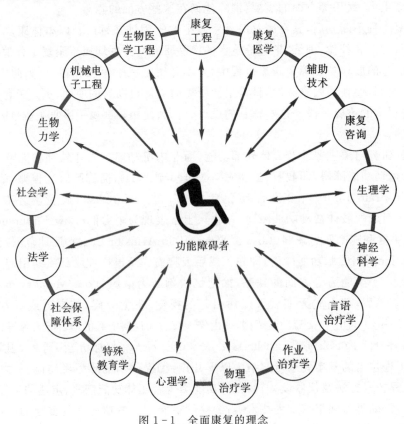

图 1-1　全面康复的理念

成功的康复要求团队合作,以功能障碍者为中心,相关领域的专家组成康复团队,协同工作,提供与个体功能障碍者预设康复目标相匹配的技术和服务。同时,康复也是一个网络体系,涉及医疗、教育、就业、娱乐、生活等各个方面。各个学科和技术围绕康复这一命题不断探索,所取得的研究成果及进展将构成康复领域全面发展的重要支撑。这些支撑相互促进,相互制约,影响着康复事业的发展进程。基于上述理念,一门新兴学科——康复科学与技术(Rehabilitation Science and Technology)在西方发展并不断成熟。它是一门与医学、其他自然科学、社会科学和工程技术科学相互交叉、融合而形成的边缘学科。它的任务是研究康复实践中的科学基础问题和康复技术,包括康复工程、辅具和辅助技术服务(美国《康复法案》,1973)。

## 1.1.2　辅助技术与康复工程

康复工程的目的是充分利用现代科学技术手段克服人类由于意外、先天缺陷、疾病、战争和机体老化等因素产生的功能障碍或残疾,使其最大程度恢复或代偿原有功能,实现最大限度的生活自理、乃至回归社会。康复工程的任务是应用现代科学和工程技术手段,研究"残疾"和"健全"状态之间的"边界",提取功能障碍者本身的残留控制信息,建立"功能障碍者-机器设施-社会、空间环境系统"接口装置,提供工具和环境,使其从事健全人能做的所有事情。这一实际应用学科的最终成果是形成产品。康复工程产品包括两大类,一类是康复治疗、理疗设备,另一类是各种辅具。

**1. 辅助技术**

2011 年 WHO 和世界银行发布的《世界残疾报告》指出,康复途径和方法主要分康复医学、治疗学和辅助技术三大类。由此可见,辅助技术作为重要手段,在现代康复中具有重要作用。这里,辅助技术(Assistive Technology,AT)是指为改善功能障碍者所面临的问题而构想和利用的装置、服务、策略、实践,包括辅助技术装置(又称辅助技术产品、辅助器具,或康复辅助器具,简称辅具)和辅助技术服务。

**2. 辅具**

辅具是指任何能解决功能障碍者日常生活、工作、娱乐和生活自理问题,能提供更多选择、增加参与性,使他们有更多控制力或耐受力、获得更多娱乐和自主能力的装置(《美国公共法100-407》)。简单说,辅具是可用于增加或改善功能障碍者功能的任何项目、设备或产品。辅具有三个特点:①广泛性,包括市场现有的、改进的或定制的;②强调对功能能力的补偿,这是衡量辅具成功与否的唯一标准;③个体性,每种辅具的应用都是独立的、特殊的。

康复的途径包括两个方面,即个体功能的恢复和代偿,以及无障碍环境的建立。根据我国国家标准《康复辅助器具 分类和术语(GB/T 16432—2016)》,康复辅助器具产品划分为 12 个主类、130 个次类、794 个支类,该分类与国际标准 ISO 9999:2011(*Assistive Products for Persons with Disability—Classification and Terminology*)一致。这 12 大类产品如表 1-1所示。

表 1 - 1　《康复辅助器具 分类和术语(GB/T 16432—2016)》对康复辅助器具产品的划分

| 代码 | 主类 | 次类 |
|---|---|---|
| 04 | 个人医疗辅助器具(Assistive Products for Personal Medical Treatment):包括用于改善、监控和维护个人医疗条件的辅助器具等;不包括医护人员专用的辅助器具 | 04 03 呼吸辅助器具<br>04 06 循环治疗辅助器具<br>04 07 预防疤痕形成的辅助器具<br>04 08 身体控制和促进血液循环的压力衣<br>04 09 光疗辅助器具<br>04 15 透析治疗辅助器具<br>04 19 给药辅助器具<br>04 22 消毒设备<br>04 24 身体、生理和生化检测设备及材料<br>04 25 认知测试和评估材料<br>04 26 认知治疗辅助器具<br>04 27 刺激器<br>04 30 热疗或冷疗辅助器具<br>04 33 保护组织完整性的辅助器具<br>04 36 知觉训练辅助器具<br>04 45 脊柱牵引辅助器具<br>04 48 运动、肌力和平衡训练的设备<br>04 49 伤口护理产品 |
| 05 | 技能训练辅助器具(Assistive Products for Training in Skills):包括用于增强体能、提高智力和社会生存能力的辅助器具;若某种康复辅助器具既可用于训练又有其他功能,应以它的主要功能进行分类;不包括职业评估和职业训练辅助器具 | 05 03 沟通治疗和沟通训练辅助器具<br>05 06 替代增强沟通训练辅助器具<br>05 09 失禁训练辅助器具<br>05 12 认知技能训练辅助器具<br>05 15 基本技能训练辅助器具<br>05 18 各种教育课程训练辅助器具<br>05 24 艺术训练辅助器具<br>05 27 社交技能训练辅助器具<br>05 30 输入器件控制和操作产品及货物的训练辅助器具<br>05 33 日常活动训练辅助器具 |
| 06 | 矫形器和假肢(Orthoses and Prostheses):矫形器是用在体外,矫正神经肌肉和骨骼系统的结构和功能特性的装置;假肢是用在体外,替代人体缺失的某一部位的全部或部分的装置;包括自身力源和外部力源的矫形器、假肢、装饰假体和矫形鞋;不包括内置假体 | 06 03 脊柱和颅部矫形器<br>06 04 腹部矫形器<br>06 06 上肢矫形器<br>06 12 下肢矫形器<br>06 15 功能性神经肌肉刺激器和混合力源矫形器<br>06 18 上肢假肢<br>06 24 下肢假肢<br>06 30 不同于假肢的假体<br>06 33 矫形鞋 |

续表

| 代码 | 主类 | 次类 |
|---|---|---|
| 09 | 个人生活自理和防护辅助器具（Assistive Products for Personal Care and Protection）：包括穿脱衣服、身体防护、个人卫生、气管造口、肠造口和失禁护理、性活动辅助器具；不包括食饮辅助器具 | 09 03 衣服和鞋<br>09 06 穿着式身体防护辅助器具<br>09 07 稳定身体的辅助器具<br>09 09 穿脱衣服的辅助器具<br>09 12 如厕辅助器具<br>09 15 气管造口护理辅助器具<br>09 18 肠造口护理辅助器具<br>09 21 护肤和洁肤产品<br>09 24 排尿装置<br>09 27 尿便收集器<br>09 30 尿便吸收辅助器具<br>09 31 防止大小便失禁的辅助器具<br>09 33 清洗、盆浴和淋浴辅助器具<br>09 36 修剪手指甲和脚趾甲的辅助器具<br>09 39 护发辅助器具<br>09 42 牙科护理辅助器具<br>09 45 面部护理辅助器具<br>09 54 性活动辅助器具 |
| 12 | 个人移动辅助器具（Assistive Products for Personal Mobility）：不包括矫形器和假肢、搬运和运输的辅助器具、工作场所运输物品的辅助器具等 | 12 03 单臂操作助行器<br>12 06 双臂操作助行器<br>12 07 助行器配件<br>12 10 轿车、厢式货车和敞篷货车<br>12 11 公共交通车辆<br>12 12 车辆配件和车辆适配件<br>12 16 机动脚踏两用车和摩托车<br>12 17 替代机动车<br>12 18 自行车<br>12 22 手动轮椅车<br>12 23 动力轮椅车<br>12 24 轮椅车配件<br>12 27 替代人力车<br>12 31 转移和翻身辅助器具<br>12 36 升降人的辅助器具<br>12 39 导向辅助器具 |

| 代码 | 主类 | 次类 |
|---|---|---|
| 15 | 家务辅助器具（Assistive Products for Housekeeping）：包括食饮辅助器具等 | 15 03 预备食物和饮料的辅助器具<br>15 06 清洗盘子(碗)的辅助器具<br>15 09 食饮辅助器具<br>15 12 房屋清洁辅助器具<br>15 15 纺织品编织和保养辅助器具 |
| 18 | 家庭和其他场所使用的家具及其适配件（Furnishings and Adaptations to Homes and Other Premises）：不包括脚轮装置、环境改善辅助器具、工作场所的家具和装饰元素等 | 18 03 桌<br>18 06 灯具<br>18 09 坐具<br>18 10 坐具配件<br>18 12 床<br>18 15 可调节家具高度的辅助器具<br>18 18 支撑手栏杆和扶手杆<br>18 21 大门、门、窗和窗帘开关器<br>18 24 家庭和其他场所房屋的结构构件<br>18 30 垂直运送辅助器具<br>18 33 家庭和其他场所的安全设施<br>18 36 储藏用家具 |
| 22 | 沟通和信息辅助器具（Assistive Products for Communication and Information）：以不同方式帮助人接收、发送、编辑和处理信息的器具；包括看、听、读、写、通话、发信号、报警的装置和信息技术等；不包括工作中办公行政管理、信息存储和管理的辅助器具 | 22 03 助视器<br>22 06 助听器<br>22 09 发声辅助器具<br>22 12 绘画和书写辅助器具<br>22 15 计算辅助器具<br>22 18 记录、播放和显示视听信息的辅助器具<br>22 21 面对面沟通辅助器具<br>22 24 电话传送(信息)和远程信息处理辅助器具<br>22 27 报警、指示、提醒和发信号辅助器具<br>22 30 阅读辅助器具<br>22 33 计算机和终端设备<br>22 36 计算机输入设备<br>22 39 计算机输出设备 |
| 24 | 操作物体和器具的辅助器具（Assistive Products for Handling Objects and Devices），不包括工作场所运输物品的辅助器具、工作场所用的物品吊装和变换位置的辅助器具 | 24 06 操作容器的辅助器具<br>24 09 操控设备的辅助器具<br>24 13 远程控制辅助器具<br>24 18 协助或代替臂部功能、手部功能、手指功能或它们的组合功能的辅助器具<br>24 21 延伸取物辅助器具<br>24 24 定位辅助器具<br>24 27 固定用辅助器具<br>24 36 搬运和运输辅助器具 |

续表

| 代码 | 主类 | 次类 |
|---|---|---|
| 27 | 用于环境改善和评估的辅助器具（Assistive Products for Environmental Improvement and Assessment）：提高和测量环境质量的器械和设备；不包括就业和职业训练辅助器具 | 27 03 环境改善辅助器具<br>27 06 测量仪器 |
| 28 | 就业和职业训练辅助器具（Assistive Products for Employment and Vocational Training）：主要满足工作场所的要求和职业训练的设备；包括职业评估和职业训练用的机器、设备、车辆、工具、计算机硬件和软件、生产和办公设备、家具和设施及材料；不包括主要用于工作环境以外的设备 | 28 03 工作场所的家具和装饰元素<br>28 06 工作场所运输物品的辅助器具<br>28 09 工作场所用的物品吊装和变换位置的辅助器具<br>28 12 工作场所固定、探取、抓握物品的辅助器具<br>28 15 工作场所用机械和工具<br>28 18 工作场所测试和监控设备<br>28 21 工作中办公室行政管理、信息存储和管理的辅助器具<br>28 24 工作场所健康保护和安全辅助器具<br>28 27 职业评估和职业训练辅助器具 |
| 30 | 休闲娱乐辅助器具（Assistive Products for Recreation）：用于游戏、业余爱好、运动和其他休闲活动的器具 | 30 03 玩耍辅助器具<br>30 09 锻炼和运动辅助器具<br>30 12 奏乐和作曲辅助器具<br>30 15 相片、电影和录像制作辅助器具<br>30 18 手工工艺工具、材料和设备<br>30 21 室外和室内园艺草坪护理个人用辅助器具<br>30 24 打猎和钓鱼辅助器具<br>30 27 野营和旅行辅助器具<br>30 30 吸烟辅助器具<br>30 33 宠物护理辅助器具 |

相比于《残疾人辅助器具 分类和术语（GB/T 16432—2004）》，《康复辅助器具 分类和术语（GB/T 16432—2016）》主要做了如下技术变化：①将"康复辅助器具"对应的英文"Technical Aids"改为"Assistive Products"；②修改了主类"21 通讯、信息和发信号辅助器具"，并由新主类"22 沟通和信息辅助器具"替代；③增加新主类"28 就业和职业训练辅助器具"，并新增分类。从新版国标产品分类可以看出，辅具涉及个体功能活动的各个方面，随着社会进步和技术发展，辅具分类将不断调整变化。

辅具在功能障碍者康复中起决定性作用，并具有不可或缺、无法替代和无限延伸的特点。WHO的《社区康复指南——以社区为基础的康复（健康篇）》中指出："许多残疾人依靠辅助器具能进行日常生活，并积极地和有成效地参与社区生活。……对许多残疾人来说，获得辅助器具是必要的，而且是发展策略的重要部分。没有辅助器具，残疾人受到教育或工作的机会将受到限制，以致贫困将继续循环下去。"

### 3.辅助技术服务

康复工程第三产业——辅助技术服务业正在世界范围内悄然兴起。辅助技术服务指能直接帮助功能障碍者在选择、获得或应用辅具方面提供的服务。这些服务包括：①评价个体功能障碍者的需要和辅助技师的技能；②提出所需辅具的要求；③选择、设计、修理和制造辅助技术系统；④与其他理疗和作业治疗项目合作，开展服务；⑤培训功能障碍者及陪伴功能障碍者使用辅具的人员。

辅具的特殊性在于它的个体性。每个服务对象的个体特征不同，康复目标不同，要求的康复产品不同，有些可以对市场产品进行改装，有些必须定制。针对康复工程产业的这一特征，许多国家建立了辅助技术工作坊（Assistive Technology Workshop）。在辅助技术工作坊中，康复医师、辅助技术工程师、作业治疗师、理疗师、辅具供应商组成团队，掌握大量康复技术产品资源。康复医院将功能障碍者转介到此，多学科交叉团队对其功能障碍程度、需求等进行康复评价，出具康复处方，选择辅具，并按用户特征改进设计直到用户满意为止，随后进行相应的功能锻炼及适应性训练。这样的辅助技术服务使大量的康复产品应用于功能障碍者，是辅具产业中的重要环节。

随着中国特色社会主义进入新时代，我国社会主要矛盾已经转化为人民日益增长的美好生活需要和不平衡不充分的发展之间的矛盾，而功能障碍者群体日益增长的对美好生活的需求与辅助器具发展不平衡、不充分之间也随之形成了矛盾。为能有效缓解这一矛盾，中国残疾人联合会提出了构建辅具适配服务和服务体系，其中，适配服务是指为帮助功能障碍者及时、就近、就便地使用适合自己和环境的辅具所提供的任何服务，包括信息提供、心理疏导、评估测量、设计改造、适应训练、使用指导、维修更新、跟踪随访等；服务体系是指通过有组织、有计划、有目标、有措施的政府公共服务方式，为功能障碍者提供个性化辅具适配专业技术服务，包括制定方针政策、成立服务机构、培养专业人员、研发设计产品、提供经费保障、制定服务标准、技术研发创新、制定项目方案等。

### 4.康复工程与辅助技术的关系

图1-2显示了康复工程与辅助技术的概貌，并进一步展示了康复工程与辅助技术之间的关系。通过该图不难发现：康复工程学是现代科学技术与人体康复需求相结合的产物。它的理论基础是人-机-环境一体化和工程仿生。在此基础上研究服务于各种康复目的的理论、技术、方法及仪器、设备、装置。从个体和无障碍环境出发，研制和开发的辅具包括12大类，通过辅助技术服务门诊的方式，推荐到用户手中。个体性辅具、公共环境的无障碍设施研制与开发，以及辅助技术服务三者的结合，形成了辅具工程的发展模式。

这些特殊界面/接口装置和无障碍设施，构成了功能障碍者回归社会的全方位、多层次的康复工程框架体系。随着对康复工程及其技术的深入研究，将出现大量高新技术产品，满足功能障碍者日益增长的需求。

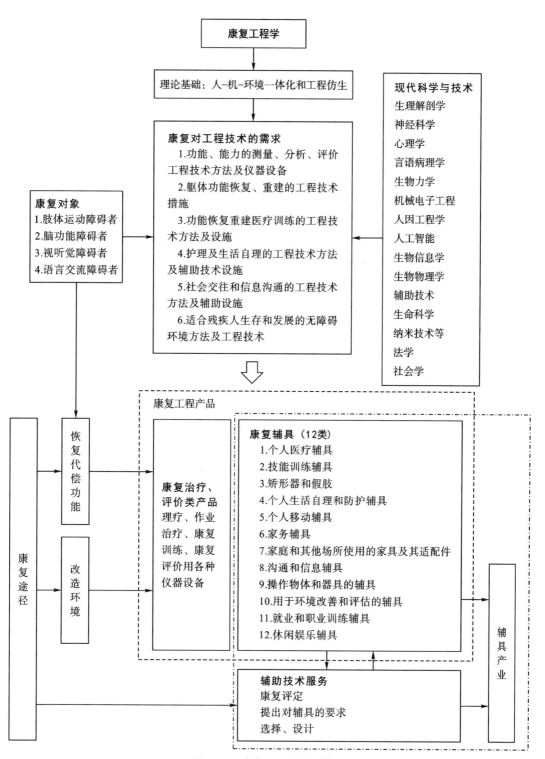

图 1-2 康复工程与辅助技术

# 1.2　残疾的基本概念、分类及流行率

## 1.2.1　残疾的基本概念

康复的主要对象是功能障碍者,因此,现代康复的发展是建立在对残疾学研究的基础上的。人们对残疾的认识发生了很大变化。1980 年,WHO 依据疾病→残损→残疾→残障模式,发布了《国际残损、残疾与残障分类》(International Classification of Impairments, Disabilities and Handicaps,ICIDH),将残疾划分为三个独立的类别,即残损、残疾、残障,并作如下定义。

残损(Impairments):或称伤病、病损、异常等,指心理、生理、解剖结构或功能的任何异常或丧失,可能是暂时性或永久性的。残损的特征表现为组织器官水平上的障碍,是病理状态的外部表现,包括畸形、缺损或丧失肢体、器官、组织或身体的其他结构,也包括精神、心理方面。残损不是疾病,而是疾病的后果。它包括:智力残损、其他心理残损、语言残损、听力残损、视力残损、内脏残损、骨骼(包括姿势、体格、运动等)残损、畸形,以及多种综合的残损等。

残疾(Disabilities):现改称"活动受限",是指活动能力在残损后受到限制或缺乏,不能以正常方式或在正常范围内活动。残疾的特征表现为个人水平上的活动能力和行为障碍,而这些活动和行为是日常生活的重要组成部分,包括行为残疾、交流残疾、生活自理残疾、运动残疾、身体姿势和活动残疾、技能活动残疾、环境适应残疾、特殊技能残疾,以及其他活动方面的残疾等。

残障(Handicaps):现改称"参与限制",是指由残损或残疾对个体造成的损害,限制或妨碍了个体在正常情况下(根据年龄、性别、社会和文化等诸因素)对社会应起到的作用。残障的特征表现为社会水平上的障碍,是残损和残疾的社会表现,包括定向识别(时间、地点、人物)残障、身体自主残障(即生活不能自理)、行动残障、就业残障、社会活动残障、经济自理残障,以及其他残障等。

广义上的残疾(Disability)包括残损、残疾、残障,是人体身心功能障碍的总称。功能障碍者(People with Disabilities)则指在心理、生理结构上,某种组织、功能丧失或者异常,全部或者部分丧失以正常方式从事个人或社会活动能力的人。

## 1.2.2　国际功能、残疾和健康分类

2001 年,WHO 依据各国卫生、保健事业及功能障碍者运动发展的状况,特别是社会人口老龄化、医疗服务工作重心转移的需求,经过 65 个国家 10 年国际性合作努力,推出了社会文化理论模型(如图 1 - 3 所示),并由此导出《国际功能、残疾和健康分类》(International Classification of Functioning, Disability and Health,ICF)标准。这个标准将健康成分归纳为两个部分,第一部分为功能与残疾,包括身体功能和结构、活动能力和社会参与;第二部分为背景性因素,包括环境因素和个人因素。其中,身体功能和结构障碍是指身体结构、生理功能和心理功能的缺失和异常,但不包括细胞和组织水平的缺失和异常;活动能力受限描述完成活动的各种困难,包括质和量的改变,可以是暂时的或永久的、可逆的或不可逆的、进行性的或恢复性的、简单的或复杂的,需要的帮助包括使用辅具及他人帮助;社会参与是指个人参与社

会生活的程度,是个体健康状况与环境之间复杂联系或相互作用的结果。

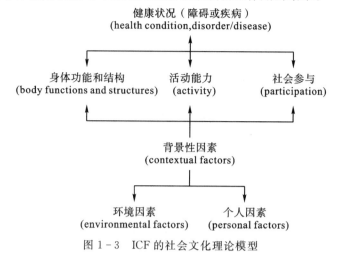

图 1-3 ICF 的社会文化理论模型

从 ICF 理论模型可知,功能障碍是身体机能残损、活动受限和参与限制等所有现象的总和,其中活动受限是个人与环境因素间互动产生的结果。因此,功能障碍是建立在社会模式基础上的,应从功能障碍者融入社会的角度将残疾作为社会性问题,改造环境使功能障碍者充分参与到社会生活的各个方面。

与 ICIDH 相比,ICF 具有三个鲜明特征:①强调在身体、个体和社会三个健康状况水平上所发生的功能变化和异常。通过评定身体功能和结构反映器官损伤,通过评定活动和活动受限反映残疾,通过评定参与和参与限制反映残障。②从形式、内容、用词和文化上,彻底消除对功能障碍者的歧视,承认功能障碍者的权利,如将所有人的健康状况放在同一分类系统中评估,不再将残疾群体单列分类;类目中使用中性词语说明每个维度的积极与消极方面,避免对功能障碍者使用带有贬义的消极词汇;用"活动受限"代替"残疾",并使用严重程度指标描述限制活动的情况;同时,提出"功能""健康"和"残疾"三者相互独立且彼此相关。③重视主观障碍对健康状况的影响,以及环境阻碍、技能障碍、能力障碍之间相互作用导致对社会的不利影响,将影响健康状况的两部分因素(环境和个人)有机结合,强调促进功能障碍者充分参与社会活动,并用"社会参与"替代"残障",列举了一系列环境因素,以确定参与社会活动的能力。ICF 将疾病和健康平等对待,强调生活含义,即在患病情况下如何生活、如何改善功能,以最大限度发挥潜能,并融入家庭和社会。

ICF 分类系统建立了一种国际统一的标准化术语系统。对健康状态结果分类,并提供参考性理论框架,是一个有效的,综合分析身体、心理、社会和环境因素的系统性工具,在国家计划和政策制订,以及保健、保险、社会保障、就业、人权、科学研究、教育和训练、经济和人类发展等各个领域得到广泛应用。例如:可作为统计工具,用于人口研究、功能障碍者管理系统等的数据采集与编码;可作为研究工具,测量健康状态、生活质量或环境因素;可作为临床工具,实现职业评定和康复效果评定;可作为制定和实施社会政策的工具,指导社会保障计划、保险赔偿系统的建立;可作为教育工具,进行课程设计、确定认知和社会行动需要等。因此,对于健康与康复领域的医师、辅助技术工程师、教师和科研人员来说,学习和掌握 ICF 十分重要。

### 1.2.3 残疾的分类

1987 年,全国第一次残疾人抽样调查将残疾分为五类,即视力残疾、听力语言残疾、肢体残疾、智力残疾、精神残疾。1995 年,中国残疾人联合会将听力语言残疾分为听力残疾和语言残疾,划分成为六类残疾。2006 年,全国第二次残疾人抽样调查参照 1995 年的分类,并适当调整。2011 年 5 月,中国首部《残疾人残疾分类和分级》(GB/T 26341—2010)国家标准正式实施,该标准将残疾按照部位分类,并按照功能影响严重程度分级。

(1)听力残疾:各种原因导致双耳不同程度的永久性听力障碍,听不到或听不清周围环境声及言语声,以致影响其日常生活和社会参与。

(2)视力残疾:各种原因导致双眼视力低下并且不能矫正或双眼视野缩小,以致影响其日常生活和社会参与。视力残疾包括盲和低视力。

(3)肢体残疾:人体运动系统的结构、功能损伤造成的四肢残缺或四肢、躯干麻痹(瘫痪)、畸形等导致人体运动功能不同程度丧失及活动受限或参与的局限。包括:①上肢或下肢因伤、病或发育异常所致的缺失、畸形或功能障碍;②脊柱因伤、病或发育异常所致的畸形或功能障碍;③中枢、周围神经因伤、病或发育异常造成躯干或四肢的功能障碍。

(4)言语残疾:各种原因导致的不同程度的言语障碍,经治疗一年以上不愈或病程超过两年,而不能或难以进行正常言语交流活动,以致影响其日常生活和社会参与。包括:失语、运动性构音障碍、器质性构音障碍、发声障碍、儿童言语发育迟滞、听力障碍所致的言语障碍、口吃等。其中,3 岁以下不定残。

(5)智力残疾:智力显著低于一般人水平,并伴有适应行为的障碍。此类残疾是由于神经系统结构、功能障碍,使个体活动和参与受到限制,需要环境提供全面、广泛、有限和间歇的支持。智力残疾包括在智力发育期间(18 岁之前),由于各种有害因素导致的精神发育不全或智力迟滞;或者智力发育成熟以后,由于各种有害因素导致智力损害或智力明显衰退。

(6)精神残疾:各类精神障碍持续一年以上未痊愈,由于存在认知、情感和行为障碍,以致影响其日常生活和社会参与。

各类残疾按残疾程度分为四级,残疾一级、残疾二级、残疾三级和残疾四级,其中,残疾一级为极重度,残疾二级为重度,残疾三级为中度,残疾四级为轻度。

### 1.2.4 残疾的流行分布

#### 1.世界残疾的流行分布

残疾的测量和分类是复杂的,不同的国家由于采取不同的测量残疾的方法,影响到测量的结果,对残疾概念划分的不同——即从轻度功能障碍到个人生活受到严重影响之间都可定义为残疾——也会使结果有所差异。越来越多的国家将 ICF 构架和相关问卷用于残疾调查和人口普查中。《世界健康调查》是 2002—2004 年开展的一项面对面入户调查,是迄今为止最大的一项多国健康和残疾调查,其理论构架和功能领域就来自 ICF。问卷涵盖个人健康各个领域、卫生系统反应性、家庭支出和生活状况。调查在 70 个国家开展,其中 59 个国家代表了全球 64% 的人口。

《世界健康调查》得出的数据显示,在 59 个国家中,18 岁及以上人口平均残疾流行率为

15.6%,约6.5亿人,其中,高收入国家(人均国民总收入为3255美元以上的国家)残疾流行率为11.8%,低收入国家(人均国民总收入为3255美元以下的国家)为18.0%。约9200万成年人在日常生活中,在功能上体验到显著障碍。如果将调查范围扩展到15岁及以上,大约7.5亿人有功能障碍,1亿人有显著功能障碍。

在所有国家中,弱势群体,如妇女、处于最贫困的人群及老年人,都有更高的残疾流行率。在发展中国家中,所有类别人群都较发达国家人群的残疾流行率更高。低收入国家60岁及以上老年人残疾流行率为43.4%,而高收入国家60岁及以上老年人残疾流行率为29.5%。

根据WHO《全球疾病负担》数据分析:2004年,占世界人口约15.3%的人(9.78亿人)有中度或重度残疾,其中2.9%(1.85亿人)有重度残疾;在0~14岁儿童中,中度或重度残疾流行率为5.1%(9300万人),其中0.7%(1300万人)有重度残疾;在15岁及以上人群中,中度或重度残疾流行率为19.4%(8.92亿人),其中重度残疾流行率为3.8%(1.75亿人),这里的重度残疾主要指四肢瘫、严重的抑郁症或失眠等。

**2. 我国残疾的流行分布**

我国共开展过两次大规模残疾人抽样调查。1987年第一次调查显示,我国残疾人数为5164万,占全国总人口的5.49%;2006年第二次调查显示,残疾人数为8296万,占全国总人口的6.34%,涉及2.6亿的家庭人口。两次调查对比显示:残疾数量和比例有上升趋势,而且残疾结构类型也发生了变化。第一次调查显示智力残疾比例较大,第二次调查显示智力残疾比例明显下降,而肢体残疾和精神残疾比例显著上升。

2006年,我国开展了第二次全国残疾人口抽样调查。结果显示:我国残疾总人口为8296万,占总人口的比例为6.34%,比1987年调查结果上升0.85%;60岁以上老年残疾人为4416万,占残疾人口总数的53.23%,比1987年上升13.51%。其中,老年人由于生理机能衰退,脑血管疾病、骨关节病、痴呆等发病率和致残率明显增高。

根据2010年第六次全国人口普查我国总人口数,以及第二次全国残疾人抽样调查我国残疾人占全国总人口的比例和各类残疾人占残疾人总数的比例,推算2010年末我国残疾人总人数为8502万人。其中,肢体残疾2472万人,占残疾人口总数的29.08%;听力残疾2054万人,占残疾人口总数的24.16%;视力残疾1263万人,占残疾人口总数的14.86%;精神残疾629万人,占残疾人口总数的7.40%;智力残疾568万人,占残疾人口总数的6.68%;言语残疾130万人,占残疾人口总数的1.53%;多重残疾1386万人,占残疾人口总数的16.30%(见图1-4)。根据残疾等级分,重度残疾(一、二级残疾)2518万人,占残疾人口总数的29.62%;中、轻度残疾(三、四级残疾)5984万人,占残疾人口总数的70.38%。

**3. 残疾风险人群流行分布**

残疾标准不是静态的,是随着社会、经济及科学文化的发展而变化的。西方部分发达国家不仅把因内脏损伤而置换人工器官(如人工心脏、人工膀胱等)列为残疾范畴,而且将老年人列入康复的关注群体。在经世界191个国家共同签署的ICF条款中明确定义:活动能力受限可以是暂时的或永久的、可逆的或不可逆的、进展性的或恢复性的。这一国际公认的条款、定义的改变与实施,带来康复领域一系列概念、政策的变化和发展。国际相关调查统计证明,人的一生中有暂时性残疾的人超过70%,约80%的老年人至少有一种或一种以上的慢性疾病,如:高血压、糖尿病、认知障碍等。因此,我国康复服务关注的对象不仅仅是8296万残疾人,还包括 80％的老年人、占人口总数 70％以上暂时性残疾和亚健康群体。

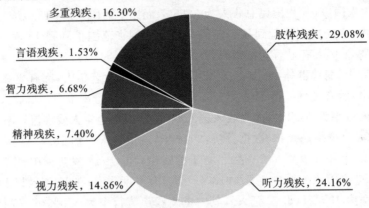

图 1-4 我国各类残疾人口分布概况（2010 年）

我国已进入老龄化社会。按第六次全国人口普查数据测算,我国 60 岁以上的人口 2000 年为 1.32 亿,占人口总数的 10.30％;2010 年为 1.77 亿,占人口总数的 13.26％;2020 年为 2.50 亿,占人口总数的 16.70％;预计到 2040 年,60 岁以上人口将达约 3.74 亿人,占总人口的 24.48％(图 1-5)。老龄化会使人类生理机能不断退化。根据流行病学调查数据的推算,我国每年新发脑卒中约两百多万例,患者部分或全部丧失肢体运动功能是脑卒中最严重的后遗症。据统计,大约只有 14％的脑卒中存活者可以通过药物治疗恢复运动功能,而大多数存活者遭受着不同程度的运动功能障碍,其中大约一半的存活者有着永久性的身体运动障碍(如偏瘫)。又如:流行病调查结果还显示,我国目前阿尔茨海默病患者总数已超过 1300 万,并呈逐年上升趋势,预计到 2050 年将超过 4000 万人,成为阿尔茨海默病大国。该病的发病率与年龄相关。在 60 岁以上的老年人群中,年龄每增加 5 岁,患病危险度会增加 1.85 倍。阿尔茨海默病是一种严重的智力致残症,也是一种缓慢而残酷的死亡过程,它消灭所有的记忆、认知、语言和可能性。从最初的记忆障碍到认知障碍,再到精神障碍,行为异常,最后到植物人状态。阿尔茨海默病患者的平均生存期为 5.5 年,使该病成为现代社会老年人的主要致死疾病之一。

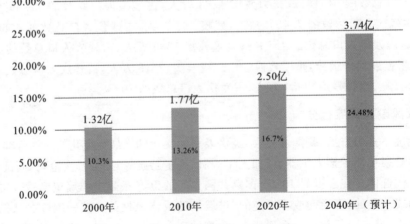

图 1-5 我国老龄化人口变化趋势

（老年失能者已超过 4000 万人）

# 1.3  康复工程发展史及其影响因素

## 1.3.1  康复工程发展史

康复工程的形成和发展经历了漫长的历史过程,可分为萌芽期、形成期、确立期和成熟发展期等四个时期。

### 1. 萌芽期(1910 年以前)

康复工程的历史可追溯到石器时代,当人类在打猎探险中摔断了腿,因为没有石膏绷带固定,伤好后就会出现跛行。为了养家糊口,他就近找来树枝帮助走路。经过构思、制造,到投入使用,出现了世界上第一个辅具——拐杖。因某个特殊机会,人们发现空心的动物角能放大声音,并可用来补偿因年老引起的听力减退,这时就产生了助听器的理念。如我们所知,我国古代轮子最早的用途之一就是运载人,而现代轮椅的关键部件与其出奇相似。据报道,希腊出土的古代文物上已绘有"假足"的图案。这些都是早期康复工程萌芽的例子。

19 世纪,美国南北战争促进了假肢特别是下肢假肢行业的发展。1863 年,帕米利(Parmelee)用木头和皮革为下肢假肢研制了第一个假肢接受腔。尽管当代假肢接受腔在缓解骨盆绷带引起的不适、对线问题和骨折等方面有很大改进,但一直沿用帕米利接受腔的结构形式。19 世纪 90 年代,第一个助听器专利诞生。在没有电子技术的时代,这个助听器显得很粗笨,而且保真度很低,但这种以放大声音为主要功能的特征却保留至今。

总的说来,康复工程在史前期已经萌芽,但人们对康复的认识尚处在朦胧状态。

### 2. 形成期(1910—1954 年)

康复工程的形成与康复医学的诞生密切相关,1910 年,美国首先将"康复"(Rehabilitation)一词正式应用于功能障碍者,并赋予康复全新理念,这标志着康复进入新时代。现代康复的概念已不同于人们常指的疾病康复,而是功能障碍的康复。1917 年,美国陆军设立了世界上最早的康复机构——身体功能重建部和康复部;同年,纽约成立了世界上最早的功能障碍者综合康复中心——残疾和丧失劳动能力者康复机构,对伤残人士提供康复和职业训练。1920 年,美国政府制定法律,保障身体残疾者获得辅助支具,并安排其就业。

战争和致残性流行性疾病催化了康复医学的成长。在两次世界大战期间,物理医学和康复医学获得较快发展。英国著名骨科专家罗伯特·琼斯(Robert Jones)首先开展了伤员的职业训练,使其在战后能重返工作岗位。一战后,战伤及脊髓灰质炎流行使功能障碍者增多,刺激了物理医学的迅速发展。电诊断和电疗技术不仅用于治疗,还用于诊断及预防残疾,进而发展成为物理医学。二战期间伤员较多,为使伤员尽快返回前线,康复医学之父霍华德·腊斯克(Howard A. Rusk)教授(1901—1989)在物理医学的基础上采用多学科综合手段,如物理治疗、心理治疗、作业治疗、语言治疗、假肢和矫形器装配等,提高伤病员康复效果。二战结束后,腊斯克教授等大力提倡康复医学,把战伤的康复经验用于和平时期,并在美国纽约大学建立了康复医学研究所,专门从事康复医学研究和康复专业人才培训。他主张康复治疗应采取综合、积极的功能训练方案;康复原则是使伤者在身体和精神上都得到康复;康复治疗的对象应该是人,而不仅仅是疾病。这些理念奠定了现代康复医学的理论基础。

　　与康复医学发展相比,现代康复工程的起步要晚几十年。二战期间的客观需求极大促进了康复工程的发展。1945 年,美国国家科学院(National Academy of Science,NAS)在康复工程领域创立了第一个人工肢体研究项目(Artificial Limb Program),为二战伤残退役军人装配假肢。1948 年,美国国会批准每年提供 100 万美金,创建研发基金,资助假肢、矫形器及感觉辅具的研究与开发。1954 年,美国国会通过了就业康复协议修正案。随后,部分项目开始资助退伍军人事务部、卫生部、教育及社会福利为一体的合作科研,这形成了康复工程的最初形态。

　　在这个时期,现代康复的概念被提出并逐渐普及,建立了物理医学和康复医学的理论基础,特殊教育、职业训练、社会福利等方面都得到发展,医学及其相关领域开始协作,行政体系逐渐完善,出现了康复工程的雏形。

### 3. 确立期(1954—1990 年)

　　20 世纪 50 年代至 60 年代初,西方国家相继发生了流行性脊髓灰质炎和怀孕早期妇女使用"反应停"(沙利度胺)和止痛药而导致大批新生儿肢体畸形这两大国际灾难。加拿大、西欧等国作为重灾区相继成立了研究中心,研制儿童用假肢。尽管针对肢体畸形儿童的假肢做得不太成功,但这些研究中心已将工程师作为科研成员,与医师们一起从事临床研究工作。很快,这些工程师为孩子和成年人研制出个性化坐具、移动工具、计算机等一系列辅具。1960—1965 年,加拿大成立了 4 个康复研究中心,专门为肢体功能障碍者研制假肢。越南战争导致出现大量脊椎损伤的伤员,促进了轮椅、感觉辅具和环境控制系统等技术的发展。

　　1970 年,美国国家科学院下属的假肢研究与发展委员会(Committee on Prosthetic Research and Development,CPRD)建立专题研讨组,研究一个 5～10 年国家级发展计划,即:将医药、工程和相关科学结合起来,探索全面康复途径,并用工程手段改善身体残疾者的生活质量。之后,卫生、教育与福利部(Department of Health, Education and Welfare,DHEW)在美国各医疗中心和康复医院相继建立康复工程中心(Rehabilitation Engineering Center)。1973 年,康复工程中心计划被写进美国《康复法案》(Rehabilitation Act)。从此,DHEW 的社会和康复服务部将康复工程定为优先资助项目。美国退伍军人事务部通过荣军医疗中心建立康复工程中心,系统扩展资助对象与职责范围,以满足退伍军人康复技术需要。1978 年,康复服务管理并入康复协议。美国教育部设立国家健康与康复研究院(National Institute on Healthy and Rehabilitation,NIHR),专门负责康复服务管理部门资助的科研项目,包括康复工程中心计划。[注:1986 年,NIHR 更名为国家残疾与康复研究院(National Institute on Disability and Rehabilitation Research, NIDRR。]

　　1970—1980 年,美国设立了 15 个专题研讨组,分别研究康复领域各种专题。1976 年,美国国家健康与康复研究院资助田纳西大学成立康复工程教育专题研讨组,研讨如何培养 250 名康复工程师,以满足 2000 个康复研究项目的迫切需要。康复工程之父柯林·麦克劳林(Colin McLaurin)主持了早期类似"康复工程周"的活动。政府部门资助这些活动,以展示康复工程的作用。1979 年,北美康复工程与辅助技术学会(Rehabilitation Engineering and Assistive Technology Society of North America,RESNA)成立,正式围绕辅助技术开展相关项目,包括开发轮椅标准测试、培训国家康复机构专业人员、推动美国《辅助技术法案》的实施等。

我国自行研制的实用型肌电假手出现于 1970 年,同年,为烧伤女工安装了前臂肌电假手。然而,真正引进国外现代康复理念,发展康复事业则要晚十几年。20 世纪 80 年代,在民政部、卫生部和中国残疾人联合会的倡导和康复领域专家们的努力下,我国引入了国外康复体系,建成集康复临床医学、基础医学、康复工程研究和康复专业人才培训于一体的中国康复研究中心。清华大学和上海交通大学也分别成立康复医学工程研究中心和康复工程研究室,并与国家民政部假肢科学研究所合作研制我国第一代肌电假手产品。

总体说来,康复医学的概念在这一时期得以确立并成为医学领域中的独立学科,康复工程结构体系走向成熟。像美国这样现代康复起步较早的国家,其康复目标已从单纯帮助二战伤残退役老兵康复,转变到改善所有功能障碍者的生活质量,并为功能障碍者进一步回归社会创造条件。各康复领域形成了规范化体系,通过科技和康复服务管理等社会网络体系给功能障碍者提供医疗、教育、技术培训和就业服务。其他国家的康复事业也奋起直追,联合国将 1982—1992 年定为"联合国残疾人十年",大大促进了相关各部门、各领域间的协作和国际交流。

**4. 成熟发展期(1990 至今)**

美国于 1990 年签署、1991 年发行、1992 年出台了国家最终法令《美国残疾人法案》(*Americans with Disabilities Act*,ADA)。2008 年小布什总统又签署了身心障碍者法案修正案,这些修正案在 2009 年 1 月 1 日生效。这一系列举措标志着残疾人康复事业进入成熟发展的新阶段,即公民权利/人权政策阶段。这一时期,康复工程总体目标是:利用和发展现代科技装置和康复服务等社会网络体系,给残疾人重新注入活力,创造可供他们独立生活与工作的环境和条件,让他们全方位回归社会。

ADA 从某种角度对残疾重新进行了定义,即:"残疾是描述身体缺陷与生活环境之间的一种关系"。并明确指出,在就业、交通、公共场所、商务、远程通信等方面"清楚而全面地消除对功能障碍者的歧视"。功能障碍者有权享受健全人所享有的一切权利,包括:①就业,在劳动就业中,禁止排斥有能力的功能障碍者;②公共服务,禁止在公共实体举办的活动和经营项目中,排斥功能障碍者参与公共活动或享受公共服务,如参与会议、享受公共交通等;③私人实体经营的公共设施与服务,禁止任何拥有或运作旅馆、酒店、健康护理等公共设施的业主和人员歧视功能障碍者;④远程通信,保证在最大范围内为聋哑人士提供中继服务。1996 年又追加远程通信法案,要求通信管制国家的通信设备具有无障碍使用性。

为配合政策、法律、法规实施,美国许多国家级科研基金组织,如:国家残疾与康复研究院,退伍军人事务部(Veterans Affair,VA)、国家健康研究院(National Institute of Health,NIH)和国家科学基金会(National Science Foundation,NSF),等等,资助功能障碍者康复领域的科研与产品开发。为保证科研能最大程度满足功能障碍者需要,他们采用一系列有效手段,如:①资助设在大学和非营利科研机构中的 15 个国家康复工程研究中心(Rehabilitation Engineering Research Center,RERC)。这些研究中心有效促进了康复工程领域技术革新和辅助技术的发展。②组织评审顾问团,定期评审科研项目,及时给予指导。评审顾问团由技术专家、功能障碍者和企业家组成。功能障碍者和企业家直接介入决策领域,有效保证科研针对功能障碍者需要及市场需求。③资助大约 2500 个小公司,刺激其将康复工程领域最新科技成果市场化。④功能障碍者直接参与康复工程领域科研与教学,并担任重要领导职务,成为决策者。⑤发展康复服务业——辅助技术门诊,将功能障碍者需要与市场产品及产品质量联系在一起。这种康复服务及评价产品的过程有利于发现康复产品中的问题,并拓宽研究领域。这里特别值得注意的是,在经过了形成期、确立期的摸索之后,康复科学与技术已走上成熟发展道路。与三十年前相比,政府在康复领域的投资更注重功能障碍者急需的项目,而非单纯注重医疗条件和追求高、精、尖技术的发展。

ADA 的颁布极大促进了康复工程的发展。康复领域中的重要任务就是消除功能障碍者与健全人之间的隔阂。于是,市场上出版了大量图书,详细向公共设施管理者、各行业主导者、建设者、设计者和用户介绍为功能障碍者方便进出而进行的房屋修复、改造及所需的预算等。这些内容包括停车、道路、斜坡、电梯、门宽、走廊、电话、饮水台、报警、信号、厕所、洗澡设施、柜台、安全装置、厨房、储藏室、沙滩、游泳池、卧室和其他几百万种公共设施等。

根据 ADA 要求,康复工程建设必须保证美国公共和私人交通服务(包括公路、公共汽车、火车、飞机等)允许功能障碍者进入,全国各州餐厅、图书馆、诊所、公园、戏院全面对功能障碍者开放。听力和语言功能障碍者可享用国家通信系统。凡健全人可到达的地方,都必须允许功能障碍者进入。同时,随着高新技术步入日常生活,政府、学校等公共部门网页必须无障碍地供视力和听力障碍者使用。美国已将功能障碍者上网率纳入考核功能障碍者融入社会程度的重要指标。总体说来,残疾人法案的实施、康复科学与技术的介入已使康复领域面貌焕然一新。残疾人的生活质量大大改善,残疾人与健全人之间的隔阂正在消除,残疾人回归社会的道路正被铺平。

20 世纪下半叶,机-电一体化技术和以计算机为中心的微电子技术、信息技术、网络技术及各种新材料的发展突飞猛进,使大批具有高科技含量的康复工程产品不断问世。假肢、矫形器方面,先后有高性能储能脚 Seattle 脚(美),高强度、高弹性碳纤维复合材料制成的 Flex 脚(美),比例控制的肌电和电动假手(美、德),植入电极提取信号的肌电控制方法(美),液压或气动膝关节假肢(德、美),带微机控制的智能型膝关节(英、日),骨骼式假肢(瑞典),无动力式交替步行矫形器(Reciprocating Gait Orthosis)(英、美);在轮椅,助行、助站装置方面,有爬楼梯轮椅(美)、气动式助行装置(日);在使盲人、聋人康复的器械方面,有以超声、光电技术和计算机处理技术为核心的盲人用步行辅助器(日),盲人用自动翻页读书器(日)、自动判别盲文复制系统(日),盲人用三维信息显示系统(日),带有微型电视摄像机、超声测距传感器和微处理功能的经植入式电极刺激脑内视觉皮层、进而能使患者恢复部分"视力"的电子眼(多贝尔眼)(美),植入式人工中耳超小型助听器(日),用于毛细胞损伤深度耳聋患者的电子耳蜗(欧、美),能测量出听力特征并能自适应调整参数的数字助听器(日)。另外,北美和西欧还纷纷建立包括全部康复信息的远程康复通信系统,以解决偏远地区康复资源缺乏问题,并对有效性、工作效率、安全性、舒适性进行检测和评价。值得注意的是,以佩戴式技术为核心的自适应矫形器和假体形成的闭环系统、佩戴式智能电子辅助康复用品用具、以用户为中心的移动远程康复技术、家庭个体健康状态监护系统等出现了良好的发展势头(美、欧)。佩戴式传感器与微电子机械系统(Micro-Electronic Mechanical System,MEMS)技术、无线通信网络技术、多源数据融合及海量数据挖掘技术等领域的现代科技结合,可实现家庭化医疗保健和康复服务,成为 21 世纪人们最希望看到的医疗模式和发展趋势。

至 2010 年,RESNA 已拥有 1300 多名成员,每年年会就康复领域 28 个专题进行学术交流,并办有自主学术刊物《辅助技术》(*Assistive Technology*)。RESNA 战略计划(2015—

2018)定位于成为北美和世界各地康复工程和辅助技术的领先知识和领导来源,通过技术使功能障碍者的健康和福祉最大化,并确立以下具体目标:①支持成员、学生和其他北美和世界领域的专业和教育发展;②提高功能障碍者服务和产品质量;③招募并保留会员,重点关注年轻专业人士;④加强与政府实体的关系,增加其对公共政策问题的影响;⑤推动辅助技术研究;⑥扩大国际影响力;⑦寻求新资源,增强学会利益。

二十多年来,我国在民政部、科技部和国家自然科学基金委的支持下,通过医工结合的方式,在康复工程领域已取得许多科研成果,如:有感假手、储能下肢假肢、智能膝关节、助行装置、外动力步行器、多功能轮椅、移动式护理机器人、室内环境控制装置及康复训练仪器等,这些科技成果形成了产业化发展的趋势。但总体说来,我国康复产品种类少、档次低,远远不能满足广大功能障碍者日益增长的需求。功能障碍者群体日益增长的美好生活需要和辅助技术不平衡不充分的发展之间的矛盾,严重制约我国康复事业全面发展。

"十一五"期间,我国成立了两个国家级机构:国家康复辅具研究中心和中国残疾人辅助器具中心。国内多所高等院校开始建立工程研究中心,开发康复工程产品及技术。根据《国务院关于加快发展康复辅助器具产业的若干意见》(2016),2017年9月中华人民共和国民政部(以下简称民政部)、国家发展和改革委员会(以下简称发改委)、中华人民共和国科学技术部(以下简称科技部)、工业和信息化部(以下简称工信部)、中华人民共和国国家质量监督检验检疫总局和中国残疾人联合会(以下简称中残联)6部门和单位在全国范围内确定了12个国家康复辅助器具产业综合创新试点地区。这标志着我国的康复工程发展已近进入快速发展期。

纵观康复工程的发展史,不难发现康复工程的三个重要特点:①康复工程的发展总是与功能障碍者康复事业的发展息息相关,需要社会、经济、公共政策、文化进步和发展的支撑和支持;②康复是一个网络体系,康复工程在整个康复体系中扮演着重要角色,需要涉及的各个学科、各个部门(包括政府职能部门、医院、学校、非营利的科研机构及私人团体)协同工作;③康复科学技术及工程的介入给康复领域注入新活力,是整个康复事业发展的根本出路和必然趋势。另一方面,我们也注意到:当人类走进21世纪,随着功能障碍者争取人权、反对歧视运动的蓬勃发展,以及社会老龄人口大大增加,人们对自身生活质量的要求不断提高,功能障碍者与健全人之间的界线逐渐淡化。康复领域学者及工程技术人员不仅关注终身残疾者,并且开始关注长/短期外部功能障碍者、亚健康人群和慢性病患者,这意味着康复的概念正在发生进一步变化。广泛的社会需求促使康复工程迅猛发展,这就要求对广义的功能障碍者提供更全面、更有效的服务。

## 1.3.2　公共政策、法律及社会文化对康复工程发展的影响

康复工程作为与功能障碍者康复事业息息相关的工程技术领域,它的发展受到诸多因素的影响和制约。这不得不引起每个从事康复工程领域研究、开发、生产和康复服务的人员关注和思考,以便更有效地制定康复工程领域近期和远期发展规划,乃至康复工程产品的研发计划。

首先,在全面康复网络体系中,政府的公共政策、法律、法规对康复事业的发展始终起着导向性的作用。首先回顾一下近半个世纪以来美国康复工程发展道路中,残疾相关政策和法规的变迁。总体说来,康复残疾相关政策在不同时期有不同的目标:在形成期,康复政策的目标是帮助世界大战退役下来的残疾军人;在确立期,康复政策的目标是改善功能障碍者的生活质量;在成熟发展期,康复政策的目标是维护消费者权益,让功能障碍者回归社会。与目标相配

套的政策大致可分为三个阶段。第一阶段，收入及健康福利政策出台，主要有收入福利立法，包括 1956 年颁布的为功能障碍者提供福利的《社会安全残疾保险法案》和 1974 年颁布的为功能障碍者、贫穷老人提供福利的《额外安全收入法案》；健康立法，包括 1965 年颁布的实行医疗补助、医疗保险的《社会安全法》，此法案的内容包括建立各级政府部门间伙伴关系、加强贫困人口健康保险和改善健康保险质量，其主要福利包括医院及医生服务、儿童疾病诊断与治疗，其可选福利包括功能障碍者辅具的提供及家庭护理。医疗保险的受益者是 65 岁以上的老年人、患有残疾并获得社会安全补助金的个人及晚期肾病患者。第二阶段，教育就业服务政策及法案，包括要求联邦政府给肢体功能障碍者和精神功能障碍者提供职业训练和就业机会的《康复法案》(*Rehabilitation Act*,1973)，和要求各州为残疾儿童(5～22 岁)提供免费、最少限制的、合适的公共教育的《残疾儿童教育法》(*the Education for All Handicapped Children Act*,EAHCA ,PL94 - 142,1975)。在第二阶段与第三阶段之间，政府颁布了一系列技术支撑法案，包括科学研究及无障碍环境政策及法案，如在建筑物环境中，为轮椅用户或其他人士提供无障碍通道的《公平住房法》(*Fair Housing Act*,FHA,1968)，为失聪者提供电话服务的《远程通信无障碍增强法案》(1988)，与技术相关的功能障碍者辅助法案(《辅助技术法案》,1998)，要求将辅助技术整合到功能障碍者生活中，包括家庭、学校、工作及社会生活等，并支持技术性帮助、培训、经费资助及信息传播。《康复医学法案》(1988)第 508 节强制要求联邦政府机构的电子与信息技术应具有可获得性，其中包括所有电子设备，如计算机、复印机及电话等。《电视解码电路法案》(*Television Decoder Circuitry Act* ,1990)要求为失聪、重听及嘈杂环境下的人们，提供电视字幕通用性设计。第三阶段，公民权利/人权政策的出台，1990 年，美国《残疾人法》要求在就业、交通、公共场所、商务、远程通信等方面"清楚而全面地消除对功能障碍者的歧视"，全方位地对功能障碍者开放。

　　从以上回顾，我们至少可以得到三点启示：①康复科学与技术是一个特殊的学科领域，国家残疾相关政策起着重要导向作用，并为康复工程的发展提供契机；②国家残疾相关政策不是一步到位的，相关的政策和法案逐步出台，是与每个时期经济、文化发展状况和人民需求相适应的；③康复科学与技术的发展与功能障碍者争取自身人权利益的成果息息相关，并存在互动关系。没有功能障碍者走出家庭，让社会了解他们的需求，争取国家立法、政策保障，康复工程乃至整个康复事业的发展就不可能有今天。同时，如果没有康复工程的发展，为功能障碍者创造众多辅助用品、工具和无障碍环境设施，功能障碍者将继续在远离社会主流的环境下生活，社会将无法听到他们的声音。

　　1949 年后，我国政府出台了一系列法律、法规和政策(如表 1 - 2 所示)，为保护功能障碍者合法权益、改善其生活质量提供了法律基础，为康复事业的发展提供了强有力支撑，也对康复工程发展起着积极推动作用。尤其是"十三五"以来，国家对康复辅具行业发展提出更多希望和要求，陆续出台了一系列文件和政策，以保障我国康复事业的稳定、高效发展。

表 1 - 2　1949 年后我国政府出台的相关法律及政策

| 名称 | 颁布日期 | 核心内容 |
| --- | --- | --- |
| 《中华人民共和国宪法》第 2 章第 45 条 | 1982 | 国家和社会帮助安排盲、聋、哑和其他有残疾的公民劳动、生活和教育 |

| 名称 | 颁布日期 | 核心内容 |
|------|---------|---------|
| 《中华人民共和国残疾人保障法》 | 1990 | 维护功能障碍者合法权益,发展功能障碍者事业,保障功能障碍者平等充分参与社会生活,共享社会物质文化成果 |
| 《中华人民共和国残疾人教育条例》 | 1994 | 团体、社会、学校、家庭对功能障碍者有实施教育的义务和责任 |
| 《残疾人就业保障金管理暂行规定》 | 1995 | 对功能障碍者就业保障金的收缴、管理、使用做出规定 |
| 《残疾人专用品免征进口税收的暂行规定》 | 1997 | 对有关功能障碍者专用品进口免征关税、增值税、消费税做出规定 |
| 《关于进一步做好残疾人劳动就业工作的若干意见》 | 1999 | 明确功能障碍者劳动就业的工作方针和今后一个时期的主要任务,全面系统地提出劳动就业工作各个方面的政策和基本要求 |
| 《城市道路和建筑物无障碍设计规范》 | 2001 | 关于城市道路、大型公共建筑、居住区等建设的无障碍设计强制性规范 |
| 民政部、教育部、卫生部、公安部、劳动和社会保障部、中残联召开联席会议决议 | 2002 | 提出 2015 年实现残疾人"人人享受康复服务"的目标 |
| 国务院关于促进残疾人事业发展的意见 | 2008 | 将残疾人事业作为中国特色社会主义事业的重要组成部分,提出若干发展意见 |
| 中残联、教育部、国家语言文字工作委员会、国家广播电视总局等制定《国家手语和盲文规范化行动计划(2015—2020 年)》 | 2015 | 在加快手语盲文建设、推广通用手语盲文、开展研究和学科建设、推广法律保障等方面做出要求 |
| 国务院关于印发《"十三五"加快残疾人小康进程规划纲要》的通知 | 2016 | 从保障基本民生、促进就业增收、提升基本公共服务水平、保障平等权益、凝聚加快残疾人小康进程合力等方面做出明确规划 |
| 中国残联、国家卫生和计划生育委员会、民政部、教育部、人力资源与社会保障部等 5 部委印发《残疾人康复服务"十三五"实施方案》 | 2016 | 提出"到 2020 年,有需求的残疾儿童和持证残疾人接受基本康复服务的比例达 80% 以上" |
| 国务院《关于加快发展康复辅助器具产业的若干意见》 | 2016 | 从总体要求、主要任务、政策支持、保障措施等方面对康复辅助器具产业予以支持 |
| 中共中央、国务院《"健康中国 2030"规划纲要》 | 2016 | 提出"维护残疾人健康""加快发展康复辅助器具产业,增强自主创新能力" |

续表

| 名称 | 颁布日期 | 核心内容 |
|---|---|---|
| 民政部、教育部、财政部、商务部等 22 个部委联合下发《关于印发支持国家康复辅助器具产业综合创新试点工作政策措施清单的通知》 | 2017 | 明确 22 个部委在国家康复辅助器具产业综合创新试点地区的具体职责 |
| 卫健委、发改委、教育部、民政部、财政部、医保局、中医药局、中国残联等部门联合发布《关于印发加快推进康复医疗工作发展意见的通知》 | 2021 | 力争到 2022 年，逐步建立一支数量合理、素质优良的康复医疗专业队伍 |
| 《国务院办公厅关于印发"十四五"国民健康规划的通知》 | 2022 | 建立与基本实现社会主义现代化相适应的卫生健康体系，中国特色基本医疗卫生制度更加完善，人均预期寿命达到 80 岁以上，人均健康预期寿命逐步提高 |
| 卫健委印发《全面提升医疗质量行动计划（2023—2025 年）》 | 2023 | 利用 3 年时间，在全行业进一步树立质量安全意识，完善质量安全管理体系和管理机制 |

然而，残疾人法的执行受到社会政策、经济和资源条件的影响和制约。在发达国家（如瑞典），能给功能障碍者康复项目最广泛的财政支持，从而减轻残疾的影响。而在发展中国家，由于经济条件受限，往往在最需要康复服务的地方却没有可供使用的康复资源，如大多数康复中心位于城市大医院附近，而不在乡村。这常常使国家残疾政策缺乏广泛性和可执行性，限制了康复设施的使用和发展。

其次，康复事业的发展也面临社会文化、习俗和知识的挑战。表 1-3 示出东西方社会文化、家庭信仰、习俗对残疾影响的差异。

表 1-3　东西方社会文化、家庭信仰、习俗对残疾影响的比较

| 东方 | 西方 |
|---|---|
| 崇尚敬老、爱幼、助残，同情弱者的美德。强调家庭成员互相依存 | 崇尚独立，功能障碍者"不需要怜悯" |
| 社会旧俗对残疾态度负面效应较多，对肢体功能障碍者的态度好于对精神障碍者 | 相对较积极、正面的态度 |
| 知识的缺乏对功能障碍者康复、回归社会产生负面影响，如：迷信、恐惧、敌意、疏远、责备 | 倾向于承认、接受现实，注重寻找解决治疗的方法 |
| 用人单位一般不愿意接受功能障碍者，怕增加单位负担、开支，影响本单位对外形象等 | 比较容易接纳残疾就业者，并会专门设计与之能力相配套的工作环境 |

总的说来，全世界各个国家都在通过立法使功能障碍者融入社会的各个方面，但只获得部分成功。功能障碍者，特别在发展中国家，要摆脱经济和旧有文化、家庭信仰、风俗习惯的影响，重新融入社会，还有一段很长的道路。关键需要政策授权和功能障碍者自我导向。功能障碍者只有用自身技术、能力、水平和法律手段影响政府残疾公共政策、社会关注程度及商家商

业决策,才有可能完全融入社会。

# 1.4　辅助技术产业及其特征

## 1.4.1　辅助技术产业基本形态

今天,辅助技术产业已经具备基本形态和工作模式。图 1-6 展示了辅助技术产业各组成要素及相互关联。在所有要素中,用户是辅助技术产业的核心,满足用户需求和增强其功能是辅助技术产业最终目标。用户,即消费者,影响着辅助技术产业各个方面,既是被服务对象,又是辅具(即辅助器具)进一步研发和改进的信息来源。美国国家残疾与康复研究院(NIDRR)强调消费者参与科研的重要性,他们参加产品设计,执行研究成果的传播,还可有效训练他人使用这些特殊装置。只有用户才能清楚告知需要,这一作用是任何健全人难以替代的。

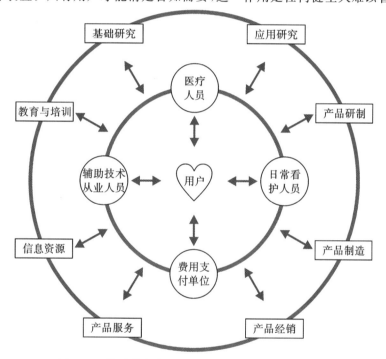

图 1-6　辅助技术产业的基本形态和工作模式示意图

除用户外,所有参与直接和间接服务的人员和机构,如:医疗人员、日常看护人员、辅助技术从业人员、费用支付单位等,既是辅助技术产业服务人员,又是辅助技术产业服务对象。产业内的各个方面必须与以上人员和单位密切配合,使所有康复工作达到最好效果,并满足所有参与者对辅具的要求。医疗人员包括临床康复医生、理疗师、作业治疗师、语言治疗师等,他们对用户现存功能进行评估,对所需辅具提出意见并开具康复处方。日常看护人员包括家属、雇佣和非雇佣的日常护理人员,他们提供用户需求信息,接受辅助装置使用训练。辅助技术从业人员包括辅具工程师和辅具供应商,他们参与评估、选择合适产品,以及改制和训练等辅助技术服务指导工作。费用支付单位通常由支付医疗费用的保险公司或政府职能部门担任,负责支付或分摊支付的单位和团体必须确信并满意获知以下信息:用户所选择使用的辅具是能增强功能的最佳装置,并且是在能提供的经费范围内所做出的最好选择。

## 1.4.2　辅助技术基本要素

辅助技术基本要素包括基础研究、应用研究、产品研制、产品制造、产品经销、信息资源和教育培训等。

基础研究的目的:探索功能障碍的发生和功能康复的机制,为正确设计辅具提供理论依据。例如,对基础神经科学的研究可引导人们理解功能障碍产生的病因学机制,为进一步寻找正确、合理的功能补偿方式和设计新的控制界面提供理论依据。

应用研究的任务:①试验辅具,发现不同条件下可能出现的问题;②基于临床需要和基础研究的发现,研制新的辅具;③研究辅具存在的问题;④提出新的评价和培训方法,研制新材料,制定产品标准及应用。

产品研制主要包括工程与工艺设计,将样机转化为小批量生产,并对潜在用户提供试验。产品研制的目的包括:①发现产品潜在问题;②评价产品手册是否实用,表述是否清楚;③正确评价产品使用群体。

产品制造是将工作样机转化到大批量生产制造。需做产品成本核算,包括材料成本和劳务费用。功能障碍者用品市场的特征是总需求量大、品种繁多,需针对功能障碍者个体特征,提供不同辅具。

产品经销是通过治疗师、工程师、咨询服务人员等将产品传送到用户手中。辅具的使用可以通过多种途径。在我国,有四条主要获取途径:①通过厂家或公司代表,如中国康复辅具研究中心和民政部分设在各省的假肢中心;②通过国家康复服务站点,如中国残疾人联合会直属的中国残疾人辅具中心及全国各省、市、县的辅具中心;③通过各医院康复科、康复中心;④通过私营康复服务公司。

信息资源是提供良好辅助技术服务最重要和最基本的条件。世界上最著名、拥有最大信息量的残疾人辅具资源库是 NIDRR 于 20 世纪 70 年代开发的 ABLEDATA 资源库(www.abledata.com)和电子列表服务(Listservs)。ABLEDATA 资源库目前已经拥有 32000 种产品,其中超过 21000 种产品能直接提供给市场。数据库信息总量巨大、内容完善。不仅提供产品性能、特点、价格及生产者信息,还提供非市场化样品信息、定制产品及产品部件、自行设计制作的产品,以及非营利性的辅助技术信息。数据库信息每天更新,涉的辅具均可在美国和国际市场上获得,是当今辅助技术现状、消费者需求及未来发展等诸多信息的交汇点。电子列表 Listservs 是获取信息的另一渠道,即将辅助技术领域中具有相同兴趣者的电子邮件地址放在同一电子目录 Listservs 中,每个用户通过邮件提出问题、解答问题和获取信息。该目录中的成员共享所有信息。这种 Listservs 起源于有共同兴趣爱好者,目前,北美康复工程与辅助技术学会(Rehabilitation Engineering and Assistive Technology Society of North America,RESNA)、美国作业治疗协会(American Occupational Therapy Association,AOTA)、美国言语听力协会(American Speech-Language Hearing Association,ASHA)、美国物理治疗协会(American Physical Therapy Association,APTA)等为其服务。根据不同专题,组成许多Listservs,大家互通有无,解决临床服务中的实际问题,很受辅助技术从业者、理疗师、作业治疗师和辅助技术工程师欢迎,成为辅助技术领域中康复服务和康复产品的重要信息来源。近几年,随着我国网络技术迅猛发展,这两种信息资源应用技术也在我国康复领域兴起。如,中国康复研究中心网站涉及康复医疗、社区康复、康复教育研究、康复工程及最新康复发展信息等各种康复服务重要信息;中国残疾人联合会网站涉及残疾人教育、就业、政策法规等相关信息;中国残疾人辅助器具中心网站涵盖各种辅具的功能介绍、使用方法、注意事项和辅具最新资讯等重要信息。此外,民政部国家康复辅具研究中心(原假肢研究所)、某些个体康复中心和康复城都通过网站宣传各种辅具,提供各种康复服务信息。可以肯定,随着辅具和服务信息量的增加,一个不断更新并具有精确、良好信息质量的资源网络体系对辅助技术产业进一步发展起着重要推动作用。

教育培训是提高康复服务质量的重要保证。辅助技术服务需要临床和工程技术两方面知识。国外多通过各种形式的培训培养专业技术人员,如在大型学术会议前开办培训班、短训班,在小型、短期临床教学活动中集中讨论某个特殊专题,大学和康复中心通过远程教育网开展辅助技术课程和教学活动,或通过专业期刊,如 RESNA 的《辅助技术》(*Assistive Technology*)等提供教育培训。服务前的教育活动是本科以上水平的特殊专业从业培训的一部分,如作业治疗、理疗、休闲娱乐治疗、言语病理和职业康复咨询等。传统的作业治疗(Occupational Therapy,OT)培训项目包括低技术装置,如延伸棒、夹板、日常生活辅具的应用训练。环境控制单元、计算机、特殊机动轮椅等高科技产品应用培训被限制在 OT 开业前的培训项目中。大多数专业的康复教育计划已经认识到正规辅助技术应用训练的重要性,甚至有人提出,辅具从业人员至少应具有硕士学历。硕士水平的教学计划要求学生获得:残疾与技术、一般康复系统、应用技能、终身不断学习的态度和方法等四方面知识和能力。从业前培训对提供良好服务、辅具适配、新技术产品研发及改进功能障碍者生活相关的系统等都起着重要作用。

## 1.4.3　辅助技术基本特征

辅助技术有三大基本特征,即与教育培训的不可分离性、品种的多样性、个性化和个体的适配性等。首先,辅助技术与康复和教育构成技术链。辅助技术服务于各类功能障碍者,满足功能补偿的需求,而功能补偿又是康复教育培训和整个康复计划的重要环节。其次,辅具涵盖广泛,品种繁多,既有经济实用、制作简单、价廉物美的低技术产品,如改进的进食产品、万能袖带等,又有制作难度大的高科技产品,如智能轮椅、人工视网膜等。辅助技术又可分为功能增强技术(如自动喂食器、助行器)和功能替代技术(如人工耳蜗、语音交流装置)。同时,辅助技术还包括与功能障碍者讨论以帮助其做出决定、提供解决问题的应用策略、针对某种功能障碍的训练方法,以及新概念、新理念等。最后,辅助技术需针对功能障碍者个体特性,解决辅具的个体适配性。因此,辅助技术既包括应用于一般用途的技术,如控制技术和计算机制造技术,也包括在独特领域内有助于执行功能的特殊技术,如语言交流装置和助听器制造技术。这些技术既可以是市场技术,也可以是改进型技术,还可以是定做技术。例如,对于手部功能障碍者来说,市场上现有的计算机可能不能满足需求,需要改进,在配备特殊键盘输入装置和相应编码软件后,可供其使用,就形成了改进型计算机。又如脊髓损伤导致坐姿异常的患者,当现有的标准化坐具和改进型坐具系统均不能满足其需求时,就需要定做符合其个体特征的防压疮轮椅坐具系统。

# 1.5　人类活动的辅助技术模型

### 1.5.1　人类活动的辅助技术模型概述

　　人类活动分为人的行为(Human Behavior)和行为效果(Human Performance)，两者概念不同。人的行为是由特定动作构成，无法度量；而行为效果是行为的结果，是对人体功能的描述，可以度量，并需要建立度量标准和方法。例如，脑瘫患者不能控制说、写和面部表达时，就不能用健全人标准去测量其面部表达，但可通过标准，以每分钟传递多少信息、多少文字评价其能力。辅助技术从业者的主要目标是推荐辅具，满足功能障碍者特殊需要，而推荐的装置要与其操作技能水平一致，可在所处环境中完成独特功能。这里强调辅助技术服务应尽可能利用功能障碍者现有技能。因此，行为效果是辅助技术系统的中心。

　　以下将重点介绍人类活动的辅助技术模型(Human Activity Assistive Technology Model，HAAT)。1989年，贝利(Bailey)提出了人类活动模型(图1-7)。这一模型描述了操作者在给定环境中执行给定任务时的行为效果。人因工程师和心理学家已经将其广泛应用于各个领域的设计和技术应用，包括计算机、无线电通信设备、工业加工和职业任务等。这一模型在批量设计生产用于健全人的商业化装置中非常有价值。然而，功能障碍者也需要辅助技术帮助完成各种活动。为了更精确描述辅助技术模型，库克(Cook)在贝利模型的基础上提出了HAAT模型(图1-8)。

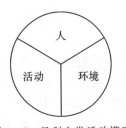

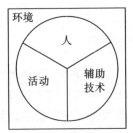

图1-7　贝利人类活动模型　　　　　　图1-8　HAAT模型

　　与贝利的模型相比，HAAT模型有两个变化：①环境被扩展到社会、文化，以及社区环境和物理条件(如温度、噪声水平、照明)等各个方面；②辅助技术的作用被显示出来。活动(如做饭、写作、打网球)定义为辅助技术系统的目标，每项活动都在环境中完成，功能障碍者需借助辅助技术来完成各种活动。

　　HAAT模型非常适合对辅助技术系统进行论述。它将辅助技术系统设置在某一特定环境中，并分为三部分：辅具、操作辅具的用户和完成功能的活动。在HAAT模型中(图1-9)，活动是基本要素，也是事情的过程，代表行为效果的功能性结果，可以是日常生活的一部分，如生活自理、工作/学习、休闲/娱乐等。那么，完成活动的人应具备哪些条件呢？这里引入内部使能的概念。使能可从三个途径进行：①感受器输入，如听力障碍者通过助听器降低听力阈值以增强听觉能力、视力障碍者用触觉读盲文替代视觉输入；②中枢处理输入，如可用提示程序降低对记忆力缺损患者操作技能的要求；③效应器输入，如电子假手直接感受外界的反作用力，进而调整截肢者假手的握持力。作为辅助技术工程师或康复医师，首先应依据上述途径判断用户的基本能力;其次应开发培训计划,逐步训练用户的操作技能,直至其能熟练掌握。

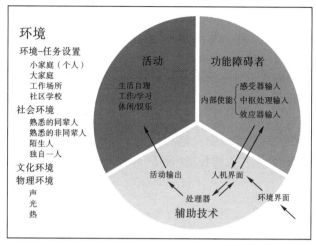

图 1-9 HAAT 模型解析

## 1.5.2 环境在辅助技术模型中的作用

环境常常是决定辅助技术成败的重要因素,涉及环境-任务定位、社会环境、文化环境和物理环境。环境-任务定位包括家庭小环境的设置、具有相同需求的功能障碍群体居住环境、工作环境、学习环境和社区环境。社会环境影响人的正常需求和期望值,也影响功能障碍者与外界交流的质量。在为完成特定活动的给定用户选择辅具时,必须考虑三个水平的社会环境因素,即大系统水平、中系统水平和小系统水平。大系统水平需要考虑社会大环境与辅助技术应用相关的政策、资金资助、外界无障碍环境设施等。中系统水平需要考虑个人局部环境,如社区、邻居、可能参与的活动和任务、个人起居住处、上学、工作、劳动场所的无障碍通道等。大、中系统水平还包括影响移动、交流和商务服务的无障碍设施。小系统水平则需要分析给定用户立即可以获得辅具的环境现状。文化环境也不容忽略。文化是过去所学行为模式的系统,不属于个人私有财产,是与群体内成员共享行为,包括与他人和环境(社会环境和物理环境)相互作用的有效机制。许多文化因素可以影响个体对辅助技术的选取和发展,如时间的支配、工作与娱乐的关系、家庭角色的定位、因果关系的信念、感情的表达方式、对功能障碍和有关信息的了解程度、对自立重要性的认识、对来自他人帮助的接受程度,等等。供需双方文化背景不同时,在设计辅具、提供辅助技术服务时,用户需要往往难以满足。此外,辅具总是放在特定物理环境中使用,影响辅具完成操作功能的物理环境主要是声、光、热。辅具(如语音交流辅助与替代沟通系统,Augmentative and Alternative Communication,AAC)产生的噪声往往影响其在教室中的使用。过热和过冷的温度都会影响制作材料(如制作防压疮坐具系统的材料)的特性,进而影响整个辅具的使用效果。

为了增强人体对外界操控的能力,辅助技术必须使人机界面与处理器相连接。处理器检测到外部环境信息后,通过人机界面增加用户对外界环境的控制能力。人机界面允许个人操作的辅具显示操作结果。处理器可以处理数据,完成所请求的任务,如机动轮椅和环境控制单元中的处理器等。环境界面包括看、听、感觉界面,如照相机可以代替眼睛,以满足视力障碍者阅读、定向行走的需求;微型电话可用作环境界面,帮助听力障碍者与外界交流;压力、温度和湿度传感器可以替代触觉输入,帮助肢体功能障碍者接收外界信息。活动输出包括言语交流、移动、生活自理、工作、学习、娱乐等。

　　HAAT 模型各成分之间是相互联系并交互作用的。例如,记者小张脊髓损伤引起四肢瘫后,不能再使用双手写报道,而写作又是其赖以生存的基本能力。由于他可以清楚地用语言表达思想,于是就可以使用语音识别系统完成写话功能。即:语音识别系统将其所发出的语音信号转化为计算机可识别的字符进行输入,就如同使用键盘输入操作。然而,如果是与他人合用办公室时,就需使用去噪声型麦克风去除语音识别中的干扰,如在配音室工作就可以避免受他人干扰。因此,需要从更长远的角度定义辅助技术系统的环境。小张的辅助技术系统包含活动(写作)、环境(嘈杂的办公室)、人的技能(说话)和辅助技术(语音识别系统)这四个要素间的联系和交互。

### 1.5.3　辅助技术服务流程

　　在了解辅助技术系统及要素构成后,可以针对每个功能障碍者的特殊性设计辅助技术系统,掌握辅助技术服务的主动权。图 1-10 所示为辅助技术服务流程图。首先,根据康复目标制定康复服务计划;其次,将用户放入辅助技术系统中,根据所在的特定环境、想要完成的活动、个人身体状况、可利用的残留功能信息评价,以及最大限度保护和利用现存功能的原则,选择、设计或改制辅具,提供适配和康复训练,并测量功能性结果。一般情况下,功能性结果的测量与装置配置、修改、功能性康复训练之间需多次反复才能完成。若仍不能达到康复目标,则需要修改康复服务计划,进入下一循环操作,直至用户满意为止。

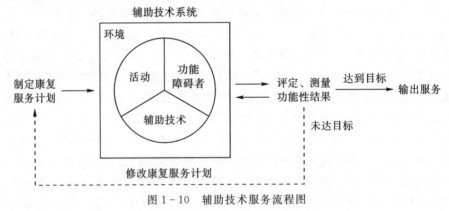

图 1-10　辅助技术服务流程图

# 1.6　辅助技术服务模式及其评价标准

### 1.6.1　辅助技术服务模型

　　对于康复服务领域的辅助技术医师、职业治疗师和康复工程师来说,一切问题的出发点是人。而对于服务对象来说,什么是最重要的(需求)? 什么是以前能做到的(技能)? 什么是以前不能做到的(限制)? 什么东西对其有用(动机)? 什么能使生活变得有意义(目标)? 这里,首先需要倾听,其次需要探索多种选择,最后要求找到最佳解决方法。

那么,康复专家应从何处着手了解辅助技术应用呢? 选择一个好的模式是良好的开端。ADA 指出:残疾是身体缺陷与生活环境之间的一种关系。从这个定义出发,可以引出:人与环境之间的矛盾是自人类历史以来始终存在的。几千年的文明史就是人类不断挑战自然、创造现代文明环境的历史。残疾人与健全人一样有所能有所不能,当有所不能时,就要考虑改造环境。

根据萨阿德·纳吉(Saad Nagi)在 1950 年的表述及美国医学研究院建立的残疾模型(见图 1-11、图 1-12),残疾有四个主要部分:病损、残损、功能受限和残疾。病损是指由于疾病、传染、损伤、先天条件或其他因素导致的分子、细胞或组织的病变。残损发生在器官或器官系统水平,导致个体智力、生理或生化功能的缺少或畸形。功能受限是在执行特殊任务时所表现出的功能缺失或受阻。残疾是个体在执行特定任务或角色时所受的限制,表现为个人能力与环境要求之间的差距。个体能力受限与社会和自然环境因素间存在互相作用。生物的、环境的(物理的和社会的)及生活方式/行为因素在致残和康复过程中发挥着重要作用。很多残疾状态通过合理的、充分的康复及环境的配合是可预防或可逆的。继发残疾是指主要的残疾导致额外的生理和精神状态改变,通常会增加个体残疾的严重程度,但也能很好地预防。

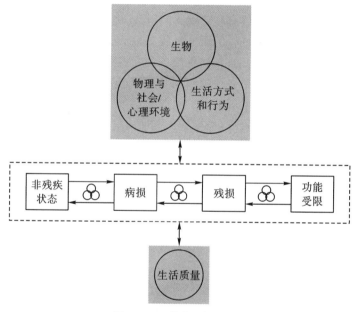

图 1-11 使能-致残过程

图 1-12 进一步描述了人与环境的相互作用。该模型以人为研究对象,人总是处在外界环境(社会环境与物理环境)中,这个环境就相当于垫子。当大多数健全人站在这个"环境垫子"中时,通常能得到很好的支撑,而陷得很浅,并且容易在垫子上执行各种功能活动,如工作、学习、照顾自己和他人等。当发生用药物等医疗手段和方法不能解决的损伤并引起功能障碍时,就会深陷"环境垫子"中,不能自拔,不能执行各种功能活动,通常遭受的伤残越严重,陷得就越深。这些功能障碍包括:不能照顾自己与他人、不能为社会做出贡献、情感受挫和羞愧、生活质量降低等。

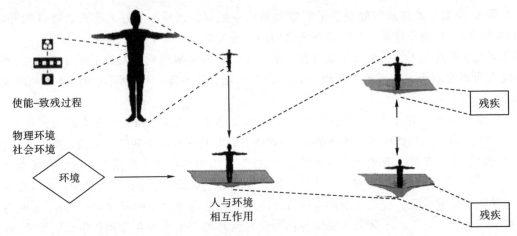

图 1 - 12　残疾模型及人与环境的相互作用

康复的目标是将永久性功能障碍带来的影响降到最低。当不能改变功能障碍结果时,就需要考虑改造环境。如功能障碍者要完成功能活动时,首先应激发其潜在执行能力,增强其环境适应力,为其创造执行功能活动的有利环境,以补偿功能障碍带来的影响。

库克强调辅助技术服务原则包括:①服务过程是以人为中心,而不是以辅助技术为中心;②服务结果是人能够参与期望的活动;③提供服务是"证据-知情"的过程,即要用以往的数据证明提供的服务对用户最适用,包括必要的培训和支持;④以合乎道德的方式提供辅助技术服务;⑤以可持续的方式提供辅助技术服务。

辅助技术主要通过以下方式为改造环境提供可能:

(1)改造物理环境,提供装置,增强、替代失去的功能。例如:①下肢假肢可以替代腿和足,完成行走功能;轮椅可以用来补偿瘫痪、肌无力和运动不协调造成的功能障碍,使肢体功能障碍者参加体育活动、入学、步入社会成为可能;②人造假手能感应所需握持力,能恢复功能障碍者双手功能,使其重新获得工作能力;③交流放大设备可实现对失声的补偿,基于微处理器和语音数字化技术的语言交流输出设备使得失语症患者融入社会、沟通、学习和语言发育成为可能;④特殊计算机输入装置可使失明、瘫痪、运动失调等患者无障碍地使用计算机,并广泛接受教育,参加交流、工作、管理和娱乐活动。

(2)改造社会环境,去除建筑物和外界大环境的物理障碍(无障碍环境),为功能障碍者提供行走通道、修造斜坡,使其安全、自由移动,克服外部环境对伤残的影响,为其融入社会创造条件。

(3)将辅助技术方案整合到个人生活、家庭管理、教育和工作中。

作为辅助技术医师、辅助技术工程师,如何才能知道哪种方案对特殊个体最适用呢?首先,应询问其需求目标,包括个人才能、兴趣爱好、未来心愿、社会角色等,然后根据实际情况制定最佳方案。

辅助技术服务的成果包括:①满足功能障碍者对环境-任务设置的需求;②使用康复专业知识,使功能障碍者适应地理、气候、社会和文化等环境;③帮助功能障碍者融入社会,促使其被社会理解和接纳。

## 1.6.2　辅具标准

辅具涉及功能障碍者的人身安全和生活质量,因此,产品的安全性和有效性特别重要。国际上有整套的质量保证体系规范产品的研制、生产、服务和销售。我国加入世界贸易组织（World Trade Organization，WTO）后，应服从国际贸易规则，参照发达国家先进的管理体系规范我国辅具和器具行业管理。那么，辅助技术产业都涉及哪些标准和道德规范呢？

辅具和器具受到质量认证制度和产品标准的规范。在我国，要接受国家食品药品监督管理总局（China Food and Drug Administration，CFDA）的统一管理，并服从医疗器械产品安全标准。根据 CFDA 2017 年 8 月发布的《总局关于发布医疗器械分类目录的公告》（2017 年 104 号）文件，2018 年 8 月开始按照新的分类目录进行医疗器械管理，涉及辅具的分类主要为Ⅰ类或Ⅱ类。Ⅰ类产品风险程度低，实行常规管理可以保证其安全有效，如手动护理床、移乘板、普通防压疮床垫及体位垫、助行器具等；Ⅱ类产品具有中度风险，需要严格控制管理以保证安全有效，如电动防压疮床垫、助视器、助听器、电动或手动轮椅、矫形器等。《医疗器械生产监督管理办法》中涉及的辅助技术相关产品的研制、生产和销售，都必须严格按照要求，办理相关申报手续，执行规范操作程序，接受质量监督检验。

产品质量保证的另一条途径是产品标准化。国际上一直非常重视辅具的标准化工作。各研究机构几乎从研制产品的初始阶段，就着手制订产品标准。如：北美康复工程与辅助技术学会技术指导委员会（RESNA's Technical Guidelines Committee）代表美国利益相关方在国际标准化论坛上提出需求，并通过国际标准化组织为功能障碍者提供辅助技术及其他产品。RESNA 下设的标准委员会有 12 个：辅助技术标准委员会（Assistive Technology Standards Board）、航空旅行辅助技术（Assistive Technology for Air Travel）委员会、高尔夫车适配（Adaptive Golf Cars）委员会、运动设备适配（Adaptive Sports Equipment）委员会、认知可及性（Cognitive Accessibility）委员会、功能障碍者用楼梯运输紧急设备（Emergency Stair Travel Devices for People with Disabilities）委员会、包容适应度（Inclusive Fitness）委员会、视力障碍及视听障碍用辅具（Assistive Products for Persons with Vision Impairments and Persons with Vision and Hearing Impairments）委员会、支撑系统（Support Surfaces）委员会、轮椅（Wheelchairs）委员会、轮椅及转运（Wheelchairs and Transportation）委员会、轮椅及相关坐具（Wheelchair and Related Seating）委员会。RESNA 除具有自己的委员会以外，还有 9 个相关国际标准组织委员会，分别是：功能障碍者用辅具（Assistive Products for Persons with Disabilities）委员会、认知障碍辅助产品（Assistive Products for Cognitive Impairment）委员会、组织完整性辅助产品（Assistive Products for Tissue Integrity）委员会、轮椅（Wheelchairs）委员会、轮椅测试方法（Wheelchair Test Methods）委员会、轮椅限制系统（Wheelchairs Restraint Systems）委员会、上下楼梯装置（Stair Traversing Devices）、电子技术系统（Electro-technical Systems）委员会、轮椅座位（Wheelchair Seating）。

我国于 1978 年成立国家标准总局，同年申请加入 ISO。有关功能障碍者的评定、康复、专用设施、设备、器具等技术标准制订由全国残疾人康复和专用设备标准化技术委员会（以下简称标委会）归口管理。标委会成立于 1989 年，在国家标准化管理委员会领导下，依照《中华人民共和国标准化法》开展工作。现行和即将执行的有关辅具的国家和行业标准均可在全国标准信息公共服务平台上查询。

我国产品质量认证相关的法律、法规完全适用于功能障碍者辅具。虽然国家还没有批准成立功能障碍者辅具认证机构，但在已批准成立的认证机构中，医疗器械产品认证和方圆标志认证适合功能障碍者辅具的产品质量认证工作。功能障碍者辅具产品质量认证依据国家标准和行业标准。辅具产品质量认证,由生产企业向认证机构提出申请。认证机构受理后组成审查组,对企业质量管理体系进行评审,对申请认证的产品进行抽样,并依据产品标准和相关技术要求进行检验。认证机构全面审查质量体系评审和样品检验报告,判断产品是否符合标准、企业能否稳定生产合格产品。如符合规定条件,则颁发认证证书,准许使用规定认证标志。对通过认证的企业和产品,认证机构需按年度组织实施跟踪监督检查。辅具的产品质量认证是保证产品质量、提高产品信誉、增强产品竞争能力、扩大和促进对外贸易的有效方法。对功能障碍者来说,产品质量认证为选购适用的辅具提供质量信息,认证标志是其选购指南。对辅具生产企业来说,通过产品质量认证,可提高企业信誉,促使企业建立和完善质量体系,进一步推动企业加强管理,认证标志更是其产品销往国内、国际市场的"通行证"。

### 1.6.3　辅助技术服务规范

在国外的辅助技术产业中,除了必须执行辅具相关标准和质量认证,还要对康复和辅助技术领域的工作人员进行资格认证。RESNA 作为各学科间、在技术与功能障碍者之间有着共同利益的协会,发布了提供康复和辅助技术行业服务所需的两种资格认证:

(1)辅助技术专业人士(Assistive Technology Professional),包括辅助技术从业者(Assistive Technology Practitioner,ATP),介入分析消费者需求、训练消费者使用特殊辅助设备的服务提供者;辅助技术供应商(Assistive Technology Supplier,ATS),销售人员,包括帮助消费者决定需求物品、康复服务设备、辅助技术和可用的商业产品和设备的人员。

(2)康复工程技术专家(Rehabilitation Engineering Technologist,RET),将工程原理应用到辅具设计、修正、个人定制和/或装配的人员。

在西方国家,辅助技术工程师可能是工程师中回报最丰厚的之一。鉴于这样的任务和要求,辅助技术工程师必须掌握三种基本技能,即工程专业技能、科学专业技能、辅助技术专业技能。首先,工程设计是主要职责,涉及广泛的辅助技术,包括移动设计、感觉辅助、机器人、交流的增强与替代、计算机接口无障碍、建筑通路、社区康复、知觉辅助、定量评估、假肢和矫形器等。尽管很少有人能成为所有工程领域的专家,但作为辅助技术工程师,至少应该掌握电子和电路设计、机械设计、信号与系统、材料力学和计算机等学科的基本知识;其次,与其他工程领域相比,辅助技术工程更注重以人为本。任何设计都从人出发,谋求技术或方法与实现康复目标之间最好的相互作用。为提高评估技术或方法,辅助技术工程师必须掌握专业技术,依靠科学方法和用户反馈来评估技术或方法效率,如:必须熟悉临床医师所使用的评估方法,并具有实验设计和统计分析相关知识。最后,现有的辅助技术和工艺知识对辅助技术工程师非常重要,他们必须对可用设备和资源十分了解。辅助技术工程师必须具备评估、修改和综合辅助技术的能力,还必须有能把人与技术结合起来的系统观点,在不损害个人目标的前提下,求得最高成本效益。除此之外,辅助技术工程师还必须要有与其他康复工程专业人员交流的能力和在康复团队中工作的能力。

辅助技术从业者、辅助技术供应商和康复工程技术专家需要具备一定条件,如:①必须具备专业背景,如工程、作业治疗、理疗、特殊教育、语言病理学等;②必须熟悉辅助技术领域的专业技能和辅助技术产业整体情况,如资源信息、社会保障信息、法律信息等。直接面向功能障碍者的行业人员,还必须遵守道德标准规范。1991 年,RESNA 为所有康复和辅助技术行业的工作人员制定了如下道德准则。

　　RESNA 是促进康复和辅助技术发展的学科间协会，坚持并提倡最高道德标准，RESNA 的成员需要做到：

　　从专业角度维护服务对象的最大福利；

　　仅从事自己权限范围内的工作，并维持执业高标准；

　　确保服务对象特许信息的机密性；

　　不参与有利益冲突或与行医道德相违背的事件；

　　服务后收取合理报酬；

　　向大众宣传、讲授康复/辅助技术领域知识及应用范围；

　　发表公开陈述时，持客观、诚实态度；

　　遵循执业者专业指南的法规和政策。

　　随后，又进一步制定了辅助技术从业者和供应商的执业标准。以下道德和标准常常是专业认证培训计划中的基础课程。

　　执业者标准制定基本概念和规则，在辅助技术评价、需求分析、介绍和提供辅助技术服务的人群中倡导最高道德标准。在履行专业职责中，从业者和供应商应遵守以下规则：

　　应确保服务对象获得最大福利；

　　仅从事权限范围内的执业服务工作，考虑自身受教育水平、工作经验和培训情况，认识自身专业领域中技能和知识的局限性；

　　在决定执业范围时，ATP 和 ATS 应该遵守所有适用许可法律，参考资质证明及以辅助技术行业为第一职业的公认权威提供的专业证书，并遵守所有执业相关准则和道德标准，包括 RENSA 的道德规范；

　　应真实、完全、明确说明代表自身资质、能力、教育背景、训练程度及在辅助技术行业和第一职业中的工作经验，如需扩展执业范围，可以各种交流形式展示其第一职业，包括在辅助技术资质方面的广告；

　　至少应将其每种雇佣关系、任何可能影响推荐意见的经济和专业利益，告知消费者或费用支付方，如雇佣关系和利益可能会损害专业评估，应拒绝提供辅助技术服务或供应产品；

　　应尽可能利用可用资源，确保满足服务对象需求，包括推荐其他能够提供服务或产品供应的从业者和供应商；

　　当提供服务时，应与其他专业成员适当合作，如服务对象需要寻找其他解决方法时，应积极参与团队工作；

　　应提供适当的辅助技术服务，包括评价、评估、推荐、训练、交接过程中的调整，以及售后跟踪服务和修改等；

　　应通过直接评价或与服务对象共同评估来确认需求；

　　在制订调整策略时，应确保服务对象完全参与，并告知所有可能的合理选择，而非以经济状况为前提；

　　在研讨干预策略时，应确保该服务对象始终参与，并忽略价格因素，将所有合理的可供选择告知服务对象；

　　应避免提供和采用具有高风险的技术，并应将所知风险尽可能告知服务对象。在需要用调节、指南、或修正等方式来避免或将此类风险降到最小程度时，应确保已向服务对象提供所有相关信息或服务；

应完全告诉服务对象或费用支付方所有相关问题,包括最终推荐的所有技术所需经费、不担保任何服务或技术的后果,但可提供有关预后的合理陈述;

应保存技术评估、评价、推荐、服务和提供产品的记录,确保所存记录的机密性,除非法律或个人福利保护机构等需要查看;

应尽一切努力,通过继续教育等方式,在辅助技术方面跟踪专业研究进展,在包括可获得资料、科研立项、法律和公共刊物,或康复实践和新兴技术等方面,紧跟发展潮流;

在不断改进的基础上,努力完善程序,以评价、促进和提高服务质量;

诚实、准确地向公众陈述 AT、ATP、ATS 服务和产品;

在提供服务和供应产品时,不因残疾、种族、国籍、宗教、信仰、性别、年龄或性取向等原因歧视服务对象;

对未提出或未正确解释的服务、返还性或其他用途分发的产品,一概不收费;

不参与诈骗、欺诈或任何类型的误传和任何对辅具或服务的个人健康计划有负面影响的行为;

因物品滥用或健康状况对专业服务有负面影响的个人应接受忠告,离开受其影响的执业领域,另谋职业。

RESNA 设立了与上述资格认证配套的辅助技术专业证书培训计划,使辅助技术提供者具有与康复/辅助技术领域从业者相一致的知识和专业技能,通过笔试,评价个体在技能领域所具备的知识,发给专业证书。需要说明的是:RESNA 的 ATP、ATS、RET 资格证书不是营业执照,而是辅助技术领域服务人员的资质证明。这个执业标准仅表示持证人具有在辅助技术领域和原先职业领域中工作的资质和经验。

除上述资格认证外,RESNA 还建立了辅助技术专业证书项目,介绍辅助技术领域的特殊要求,发给其他专业的资质证书和营业执照。包括:注册作业治疗师(Registered Occupational Therapist,OT)培训,注册物理治疗师(Registered Physical Therapist,PT),专业工程师(Professional Engineer,PE),以及颁发临床能力-语言病理专业证书(Certificate of Clinical Competence-Speech Pathology,CCC-SP)等。

在我国,中国残疾人辅助器具中心和人力资源和社会保障部教育培训中心于 2010 年起,向系统内的辅助技术服务人员提供岗位能力培训,培训分为肢体、视力、无障碍环境等方向,并提供初、中、高级培训内容,考核合格后由人力资源和社会保障部教育培训中心颁发"辅助技术专业证书"。该类培训是我国对各服务机构从业人员上岗能力的基本要求,也是政府购买服务时对各承接服务机构服务能力的基本要求,随后将逐渐探索开展辅具从业人员执业资格和技术职务的评审工作。目前,假肢师、矫形器师、助听器验配师等已经进入国家职业资格目录。

由此可见,用国际标准和道德准则规范辅具的研制、临床实验、生产、销售、辅助技术服务等活动,是我国康复工程和辅助技术发展的必由之路。

# 小结

本章系统地讲述了康复工程、辅助技术、康复科学与技术的定义、基本概念,以及与之紧密交叉的残疾学、康复学、康复医学之间的相互关系。介绍了国际健康新理念,包括《国际功能、残疾和健康分类》(ICF),以及《世界残疾报告》;纵观康复工程发展史,讨论了公共政策、法律及社会文化对康复工程发展的影响;还详细讨论了辅助技术产业及其特征、人类活动的辅助技术模型、环境在辅助技术模型中的作用、辅助技术服务模式、评价标准和服务道德规范等。

# 思 考 题

1. 与其他学科相比,康复工程有什么特殊性?与法律之间有什么关系?与康复医学有什么关系?

2. 请描述现代康复科学与技术新理念的特征。在康复事业发展中,跨学科学术团队有什么优点?

3. 从康复工程角度考虑,阐述 WHO 颁布的《国际功能、残疾和健康分类》与 1980 年颁布的《国际残疾分类》的差异。

4. 什么是残疾的新定义?这样定义有何种意义?

5. 公共政策和立法对辅助技术设备和服务在实用性方面有什么影响?

6. 至少列出四种政策、法规影响辅助技术传播的方式。

7. 从表 1-2 中任意选取一条立法项目,并说明它在辅助技术发展和应用方面的影响。

8. 什么是康复工程?它的使命是什么?它的研究范围包括哪些?

9. 什么是辅助技术?描述其与康复工程的关系。

10. 为什么消费者也被认为是康复工程的"合作研发人员"?

11. 康复工程师应具备哪些基本知识?

12. 为什么要在康复工程领域制定道德规范?

13. 道德规范与执业标准有什么不同?

14. 什么是 FDA? FDA 的职能是什么?为什么辅具要申请 FDA 批准?

15. ISO 代表什么? ISO9000 系列标准是怎样的质量管理体系?

16. 为什么要考虑辅具的标准化?它的核心指导思想是什么?与质量认证体系是什么关系?

17. RESNA 对辅助技术行业人员提供哪些资格认证?为什么要这样认证?

18. 什么是辅助技术执业者必须考虑的两种职责?

19. 从本章我们学习到了什么?有何启发和感想?跟以前的认识是否一致?请谈谈想法与收获。

# 参考文献

[1] 中国国家食品药品监督管理局.局令第 5 号 2004 年 医疗器械临床试验规定[Z].

[2] 中华人民共和国国家质量监督检验检疫总局. 中国国家标准化管理委员会. GB/T 16432—2016 残疾人辅助器具 分类和术语[S].北京:中国标准出版社,2016.

[3] 中国国家食品药品监督管理局. 局令第 12 号 2004 年 医疗器械生产监督管理办法[Z].

[4] 中华人民共和国国务院. 国令第 276 号 2000 年 医疗器械监督管理条例[Z].

[5] 张爱民,蔡飞鸣,鲁玉红,等. 世界卫生组织残疾评定项目及其与《国际功能、残疾和健康分类》的关系[J].中国康复理论与实践,2003,9(1):15-17.

[6] 姚景川. 第一次全国残疾人抽样调查回顾[J]. 中国康复理论与实践, 2004,10(6):338-339.

[7] 王亚玲. ICF 的历史及发展研究[J]. 中国康复理论与实践,2003,9(1):2.

[8] 王娜,李萌,田宝. 智力落后的概念与国际功能、残疾和健康分类框架应用[J]. 中国康复理论与实践,2004,10(6):331-333.

[9] 世界卫生组织分类、评定、调查与术语项目小组.《国际功能、残疾和健康分类》检查表:发展和应用[J]. 中国康复理论与实践,2003,9(1):13-14.

[10] 权绍琦,王保华. 残疾人辅助器具的质量认证[J]. 中国康复理论与实践,2002,8(8):509-510.

[11] 邱卓英,张爱民.《国际功能、残疾和健康分类》应用指导(一)[J]. 中国康复理论与实践,2003,9(1).

[12] 邱卓英. 国际残疾调查与统计的主要方法研究[J]. 中国康复理论与实践,2004,10(6):321-325.

[13] 邱卓英.《国际功能、残疾和健康分类》研究总论[J]. 中国康复理论与实践,2003,9(1):2-5.

[14] 刘永斌,丁海曙,张济川,等. 康复与康复工程[J]. 中国康复理论与实践,2000,6(3):30-34.

[15] 金德闻,张济川. 康复工程学的研究与发展[J]. 现代康复,2000,4(5):643-646.

[16] 黄松波,王茂斌. 国际残损、残疾和残障分类进展[J]. 中国康复医学杂志,2001,16(6):374-376.

[17] 胡英,孟庆普. 全国残疾人抽样调查统计方法探讨[J]. 中国康复理论与实践,2004,10(6):337-338.

[18] 何静杰. 从 ICIDH 到 ICF 的变革[J]. 中国康复理论与实践,2003,9(1):18-19.

[19] 董景五. 试论《国际疾病分类第 10 次修订本》和《国际功能分类》的关系[J]. 中国康复理论与实践,2003,9(1):7-8.

[20] 初山泰弘. 残疾康复与相关职业[J]. 中国康复理论与实践,2001,7(4):148-150.

[21] 陈仲武. 我国现代康复医学事业的发展历程[J]. 心血管康复医学杂志,2000(4).

[22] 陈光,许晓鸣. 我国残疾人用品生产供应概况及发展[J]. 中国康复理论与实践,2002,8(8):506-508.

[23] HOBSION D A. RESNA:yesterday, today, and tomorrow[J]. Assistive technology:the official journal of RESNA, 1996,8(2):131-34.

[24] 斯扬,胡天培,高忠华,等. 康复工程在上海交通大学[C] //. 2002 年国际康复工程与临床康复学术讨论会论文集. 大连:[出版者不详],2002.

[25] SEELMAN K D. Disability and Public Policy in the United States [EB/OL]. (2003-09-08)[2018-02-13]. https://kns. cnki. net/KCMS/detail/detail. aspx? dbcode=cpfd&filename=ZGKF200110001008.

[26] KATHERINE D. SEELMAN DMB, WAN J. The recent development of rehabilitation engineering in America[C]. The 3rd Chinese Conference on Rehabilitation Medicine. Beijing:[s. n. ],2001.

[27] 第 52 届世界医学大会.世界医学大会赫尔辛基宣言:人体医学研究的伦理准则[C]. 爱丁堡:[出版者不详],2000.

[28] 陈传宏,杨哲,王澍仁. 中国生物医学工程科技产业:康复工程中国生物医学工程科技产业[M].北京:中国农业出版社,2000.

[29] 卓大宏. 中国康复医学[M]. 北京：华夏出版社，2003.

[30] 南登昆，缪鸿石. 康复医学[M]. 北京：人民卫生出版社，1993.

[31] 缪鸿石. 康复医学与理论实践（上册）[M]. 上海：上海科学技术出版社，2000.

[32] 林良明，范玉杰. 现代康复医学工程[M]. 上海：上海交通大学出版社，1992.

[33] 陈景藻. 康复医学[M]. 北京：高等教育出版社，2001，.

[34] COLKERR，TUCKER B P. The Law of Disability Discrimination[M]. Third ed. Dayton：LexisNexis，2000.

[35] LIU G Z. Chinese Culture and Disability：Information for U. S. Service Providers [C]//. CIRRIE Monograph Series. New York：Universtiy of Buffalo，2001.

[36] COOPER R A. Rehabilitation Engineering Applied to Mobility and Manipulation Institute of Physics[M]. Boca Raton：CRC Press，1995.

[37] COOK A M，HUSSEY S M. Assistive Technologies：Principles and Practice[M]. London：Mosby-Year Book Inc. ，1995，2002.

[38] COOK A M ，POLGAR J M. Assistive Technologies：Principles and Practice[M]. 4th ed. St Louis：Elsevier，2015.

# 第 2 章　人体功能的神经基础

**学习要求**

　　了解辅助技术系统用户的信息处理模型,中枢神经系统及其传导通路,与辅助技术应用有关的感受器、知觉、认知功能及发育、运动控制及效应器的功能。需要强调的是:辅助技术的目标是利用辅助技术系统,增强或替代功能障碍者的某种功能,增加其功能的独立性。因此,辅助技术的出发点是尽可能保持功能障碍者原有的功能,而不是损伤或丧失它们。

　　人是"万物之灵",人依靠自身的智慧和创造力建立了灿烂辉煌的文明。这是因为人有着世界上最复杂最精密的生理结构,即具有思维功能的脑,以及由其控制的神经系统。神经系统是人体内对人体功能活动起主导作用的调节系统。它不仅可以直接或间接地调控体内各组织器官和系统的功能,使之相互联系、相互协调,成为统一的整体;还能对体内外各种环境变化做出迅速而完善的应答,以维持体内各组织器官和系统的正常功能。神经系统除整合感觉、调节随意运动和内脏活动外,还整合脑的高级功能,以实现觉醒与睡眠、动机与行为、学习与记忆、语言与注意力,以及思维、意识、情绪等高级神经活动。

## 2.1　辅助技术系统用户的信息处理模块

　　辅助技术系统用户的信息处理模型如图 2-1 所示。从辅助技术的角度看,神经系统的信息处理机制可分为感受器、中枢处理系统和效应器三大部分。感受器包括视、听、味、嗅、触、痛、温度觉等;中枢处理系统分为知觉、比较、认知和运动控制;效应器是神经、肌肉、骨骼共同作用,提供协同运动输出的部分。其中,感觉是感受器感受外界信息;知觉是解释并将从感受器接受的信息赋予定义;比较是将感觉、记忆中的信息、效应器前馈信息三者相互作用,综合比较;认知对比较的结果加以鉴别,做出决定,解决问题,整合语言和处理其他任务;运动控制是将感受器、知觉、认知分量整合到运动方式中,发出运动控制指令。

　　例如:当手上的温度觉感受器感受到热刺激时,感受器将刺激信号变为电信号,沿感觉传入通路上传到中枢,中枢知觉系统立即解释这是热刺激,中枢认知系统则将其与以前所受到的热刺激相比较,发出"太烫了,我受不了了,赶快将手抽回来"的指令;若信息处理机制出了问题,比如脑血管病患者手部的感觉障碍,此时手上的温度感受器对热刺激的敏感性降低,患者主观感觉不足以引起中枢发出指令让手抽回进行回避,容易导致烫伤。

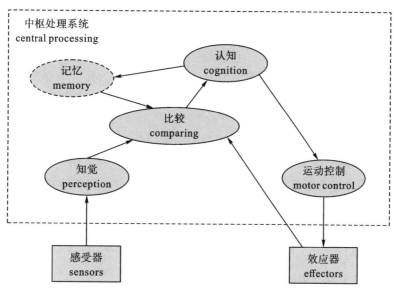

图 2-1　辅助技术系统用户的信息处理模型

# 2.2　中枢神经系统结构及信息传导通路

　　神经系统分为中枢神经系统和周围神经系统。中枢神经系统包括位于颅腔内的脑和位于脊柱椎管内的脊髓。周围神经系统是联络于中枢神经系统与周围器官之间的神经系统,主要包括 12 对脑神经和 31 对脊神经。这里简要重温一下大脑和脊髓的基本结构。

　　脑位于颅腔内,成年人脑的平均质量约为 1400 g,由端脑、间脑、中脑、脑桥、延髓和小脑 6 个部分构成。一般又将中脑、脑桥和延髓合称脑干。端脑和间脑具有感觉、运动、视觉和听觉等神经中枢,能够调节机体的多种生命活动;中脑、脑桥和延髓内具有许多重要的内脏活动中枢,如心血管运动中枢、呼吸中枢和吞咽中枢等;小脑主要使运动协调、准确,维持身体平衡和调节肌张力等。

　　端脑,又称大脑,由左右两侧大脑半球借胼胝体连接而形成,是脑的最高级部位。端脑表面的一层灰质称为大脑皮质;大脑皮质深面的白质称为大脑髓质;深埋在髓质内的一些灰质团块,称为基底核;端脑半球内部的不规则腔隙称为侧脑室。

　　(1)大脑皮质是脑高级神经活动的物质基础,机体各种功能活动的最高中枢在大脑皮质上具有一定的定位关系,但这种大脑皮质的功能定位概念是相对的,如中央后回主要是管理全身感觉,但也能产生少量运动。大脑皮质除了一些具有特定功能的中枢,还存在着广泛的联络区。布罗德曼(Korbinian Brodmann)将大脑皮质(见图 2-2)分为 52 个区。运动区位于中央前回(4 区)、运动前区(6 区),感觉区位于中央后回(1、2、3 区),感觉联络区位于后顶顶叶皮质(5、7 区),视觉区(17 区)、视觉联络区(18、19 区)位于枕叶,听觉区(41、42 区)、运动语言区(44 区,亦称布罗卡区,Broca's area)、语言联络区(22 区,亦称韦尼克区,Wernicke's area)位于颞叶。

　　(2)大脑半球的髓质由大量的神经纤维组成,实现皮质各部分之间以及皮质与皮质下结构间的联系,这些纤维可分为 3 类:连合纤维、联络纤维和投射纤维。连合纤维是连接左右半球皮质的纤维,包括胼胝体、前连合和穹隆连合。联络纤维是联系同侧大脑半球内各部分皮质之间的纤维,其中联系相邻脑回之间的短纤维称弓状纤维,联系同侧半球各叶的是长纤维,其中主要的有上纵束、下纵束、钩束和扣带。投射纤维是联系大脑皮质与皮质下各级中枢间的上下行纤维束,它们大部分在丘脑、尾状核和豆状核之间行走,构成内囊。内囊聚集了所有出入大脑半球的纤维,故当内囊广泛损伤时,会出现对侧偏身感觉丧失、对侧肢体运动丧失(偏瘫)和双眼对侧视野偏盲的"三偏综合征"。

(3)基底核又称基底神经节,是位于白质内的灰质团块,位置靠近脑底,包括纹状体(壳核和尾状核)、杏仁体和屏状核。尾状核和壳状核借内囊相分隔,但两核在它们前部的腹侧靠近脑底处互相连接,故合称为纹状体。基底核的病变可导致多种运动和认知障碍,包括帕金森病和亨廷顿病等。

(4)侧脑室为大脑半球内的空腔,是产生脑脊液的主要部位,左右各一,两侧侧脑室通过左右室间孔与第三脑室相通。

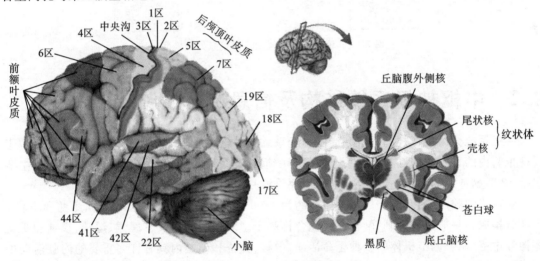

图 2-2　人脑的结构

脊髓位于椎管内,上端在枕骨大孔处与延髓相连,下端变细呈圆锥状,称为脊髓圆锥,其末端在成人平对第 1 腰椎体下缘附近。脊髓能对外界或体内的各种刺激产生有规律的反应,还能将这些刺激的反应传导到大脑,是脑与躯干和内脏之间的联络通路。脊髓呈前后略扁的圆柱状,并可见两处梭形膨大,分别为颈膨大和腰骶膨大。这两处膨大是由此处神经元和神经纤维数量增多所致,其膨大的程度与四肢功能的发达程度呈正比。脊髓共发出 31 对脊神经,即每一对脊神经前根和后根的根丝附着处是一个脊髓节段。脊髓也相应有 31 个节段,即颈髓 8 个($C_1 \sim C_8$)、胸髓 12 个($T_1 \sim T_{12}$)、腰髓 5 个($L_1 \sim L_5$)、骶髓 5 个($S_1 \sim S_5$)和尾髓 1 个节段(Co)。脊髓主要由中央部的灰质和外周部的白质两部分构成。在脊髓的横切面上,中央有被横断的纵行小管,称中央管,该管纵贯脊髓全长,向上通第四脑室,向下达脊髓圆锥处扩大成终室,管内含脑脊液。中央管周围是呈"H"形的灰质,主要由神经元和纵横交错的神经纤维组成。灰质的外周是白质,主要由密集的纤维束组成。灰质从脊髓的顶部一直延伸到底部,脊髓灰质两侧的后半部狭长,几达脊髓表面,称为背角;脊髓灰质两侧前端呈角状膨大,称为腹角;腹、背角之间的灰质称为中间带,如图 2-3 所示。在脊髓的胸部和上腰部($T_1 \sim L_3$),中间带

向外突出形成侧角。白质主要
由神经纤维束组成。根据纤维
束传导信息的方向,将其分为
上行传导束、下行传导束和固
有束。每侧白质借脊髓表面的
纵沟分为 3 个索:前正中裂和
前外侧沟之间的白质,称为前
索;前外侧沟和后外侧沟之间
的白质,称为外侧索;后外侧沟
和后正中沟之间的白质,称为
后索。当脊髓后索损伤时,会
导致损伤平面以下同侧意识性
本体感觉和精细触觉的减退或
消失。

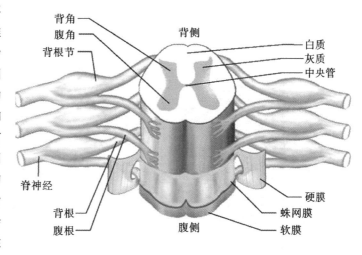

图 2-3　脊髓和脊神经

　　神经系统主要由神经元与神经胶质细胞组成。神经元又称为神经细胞,其数量极其庞大,
在人脑中大约有 1000 亿个神经元,并且其形态多样,结构复杂,是神经系统结构和功能实现的
基本单位,属可兴奋细胞,它们通过突触联系形成庞大而复杂的神经网络,具有接受刺激、传导
冲动和整合信息的能力。神经细胞由胞体、树突和轴突三部分组成。胞体主要位于脑、脊髓的
灰质、神经节及某些器官的神经组织中,它是维持和控制神经细胞合成代谢及功能活动的中
心。树突是神经细胞胞体的延伸,一般较短,可有一个或多个树突,其起始部较粗,经反复分支
形成树枝状突起结构,其主要功能是接收其他神经细胞传来的信息,并将信息传到细胞体;树
突上有大量的棘状突起,称为树突棘,它们增大了接收刺激的面积,是接收神经冲动的突触后
部位。轴突是神经信息的传出部位,通常一个神经细胞只有一根,长短不一。轴突末梢与侧支
的末端膨大呈纽扣样结构,称为终扣或终足,它们分别与其他神经细胞的胞体和树突相联系,
形成轴突-树突型或轴突-胞体型等多种形式的突触结构。神经细胞的轴突外面包有髓鞘或神
经膜,称为神经纤维。神经纤维可以分为有髓神经纤维和无髓神经纤维,其基本功能是传导神
经冲动。神经胶质细胞是神经系统中除神经元以外的另一类细胞,其数量是神经元的 10~50
倍,不仅对神经元具有支持、营养、形成髓鞘、再生和修复、摄取和分泌神经递质等多种功能,还
对神经系统功能的完成具有重要的调节作用。

# 2.3　感觉系统的神经传导通路

　　图 2-4 为神经体感觉区分布示意图,颈神经支配上肢,胸神经支配胸部和部分上肢前侧,
腰神经支配腰部和下肢前侧,骶神经支配臀部和下肢后侧。体感觉输入及神经上行传导通路
如图 2-5 所示。
　　躯干和四肢意识性本体感觉和精细触觉上行传导通路是由三级神经元组成,如图 2-5 所
示。第一级神经元胞体位于背根神经节内,其周围突伴随脊神经分布于肌、腱、关节等处的本
体感觉感受器和皮肤的精细触觉感受器,中枢突经脊神经的背根进入脊髓的背索,在同侧背索
内上行组成薄束和楔束,分别终止于薄束核和楔束核。在此更换第二级神经元后,纤维交叉到

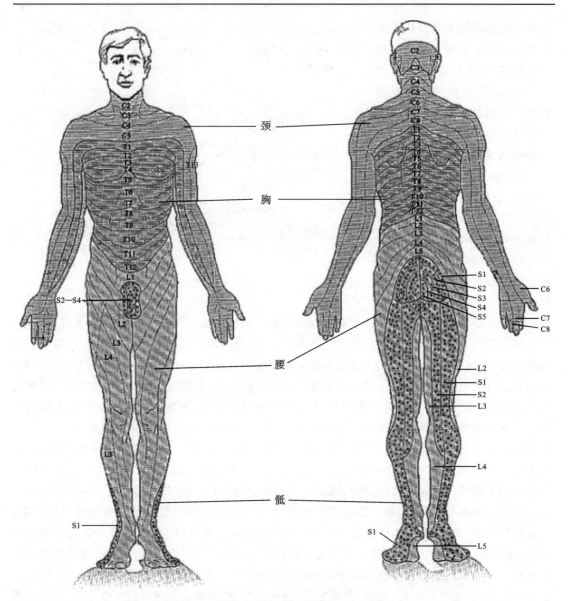

图 2-4　神经体感觉区分布

对侧,再转折向上,组成内侧丘系。内侧丘系在脑桥居被盖的前缘,在中脑被盖则居红核的外侧,再向上止于丘脑的腹后外侧核。第三级神经元胞体位于丘脑的腹后外侧核,其发出纤维组成丘脑皮质束,经内囊后肢,大部分纤维投射到大脑皮质中央后回的中、上部和中央旁小叶的后部,也有一些纤维投射到中央前回。躯干和四肢痛觉、温度觉和粗略触压觉传导通路亦是由三级神经元组成。该通路的第一级神经元胞体位于背根神经节内,其周围突分布于躯干和四肢等处皮肤内的感受器,中枢突组成背根进入脊髓并终止于脊髓背角固有核。在此换元后发出的纤维上升 1~2 节段经白质前连合至对侧的前索和外侧索内上行,组成脊髓丘脑前束(传导粗触觉、压觉)和脊髓丘脑侧束(传导痛觉和温度觉),终止于丘脑的腹后外侧核。第三级神经元胞体位于丘脑的腹后外侧核,其发出纤维组成丘脑中央辐射(丘脑皮质束),经内囊后肢投射到大脑皮质中央后回的中、上部和中央旁小叶的后部。与躯体感觉上行传导通路不同,头面部的浅感觉传导通路的第一级神经元的胞体位于三叉神经节内,其周围突经三叉神经分支分布于头面部皮肤及口、鼻腔黏膜的感受器中,中枢突经三叉神经根入脑桥。其中传导痛觉、温度觉的纤维下降形成三叉神经脊束,止于三叉神经脊束核;传导触觉和压觉的纤维上升止于三叉神经脑桥核。第二级神经元的胞体位于三叉神经脊束核和三叉神经脑桥核,其发出的纤维交叉至对侧形成三叉丘系,止于丘脑的腹后内侧核。第三级神经元的胞体位于丘脑的腹后内侧核,其发出的纤维组成丘脑中央辐射,经内囊后肢投射至中央后回下部。三叉丘系以上损伤,症状表现为对侧浅感觉的丧失;三叉丘系以下损伤,症状表现在损伤同侧。

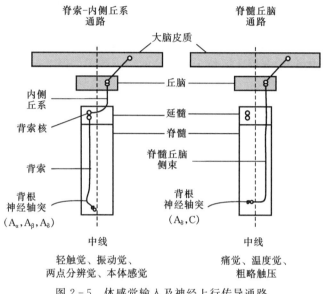

图 2-5　体感觉输入及神经上行传导通路

　　神经体感觉区分布及感觉系统上行传导通路为评价功能障碍者身体状况、设计辅具提供了非常有用的信息。根据身体不同部位对体表压力、本体感受、两点分辨觉、精细触觉、痛觉、温度觉和视听觉等特殊感觉的感受,结合运动控制状况,可以初步判定感觉神经系统的受伤部位和状况。在设计和选择辅具时,应尽可能保持其功能,并充分利用残留信息输入功能。例如,耳聋患者助听器的应用。助听器是一个小型扩音器,把患者听不到的声音加以扩大,再利用听障者的残余听力,把声音送到大脑听觉中枢,从而使听障者感觉到声音。来自不同类型感受器的感觉轴突和肌肉轴突传导速度如表 2-1 所示,以供对用户进行康复评价、分析时参考。

表 2-1　不同类型感受器的感觉轴突和肌肉轴突的传导速度

| 来自皮肤的感觉轴突 | 来自肌肉的轴突 | 直径/μm | 传导速度/(m·s⁻¹) | 感受器 |
|---|---|---|---|---|
| $A_\alpha$ | Ⅰ组 | 13~20 | 80~120 | 骨骼肌本体感受器 |
| $A_\beta$ | Ⅱ组 | 6~12 | 35~75 | 皮肤机械感受器 |
| $A_\delta$ | Ⅲ组 | 1~5 | 5~30 | 疼痛、温度觉 |
| C | Ⅳ组 | 0.2~1.5 | 0.5~2 | 温度觉、疼痛、痒 |

# 2.4　大脑运动控制系统及其功能

运动控制系统是一个复杂的、具有自适应反馈调节功能的网络体系。总体来讲,大脑皮质通过外延固有的和非固有的连接,扩展感觉-运动的全部技能,包括:①独立移动身体区段的能力,控制参加运动行为的肌肉数量;②控制到定向目标运动行为的速度、敏捷度、正确性和适配性;③精细运动学习和提高有技能任务中的运动执行能力;④定义和提炼知觉能力及操纵环境的能力,主要包括改善手部动作灵敏性和手眼协调性,以及改善交流技能和表达技能,如写、读、画、跳舞、运动、音乐、计算和抽象表达的控制能力;⑤转换理念、思想和意愿到当下或后续的行动中,这要求计划、编程和判断,以产生和调节定向目标行为。

在大脑皮质区中,运动皮层 4 区位于脑前叶的中央前回。图 2-6 显示了大脑皮质中央前回运动皮层的躯体运动代表区。身体各部位在运动皮层呈"倒置"投影。腿在内侧、面在外侧、手臂在中间。运动代表区的大小与技能有关,对于精细运动的结构,如唇、舌、拇指和食指,有较大的代表区。手指和脚趾所占的代表区面积比肢体其他部位所占的代表区面积大。刺激一侧皮质运动代表区将引起对侧相应躯体出现运动,而头面部肌肉受双侧皮质区支配。运动皮层 6 区包含运动前区(Premotor Area,PMA)和辅助运动区(Supplementary Motor Area,SMA)。运动前区主要与网状脊髓神经元相连,控制近端受神经支配的运动单元,辅助运动区轴突直接连接到远端受神经支配的运动单元。

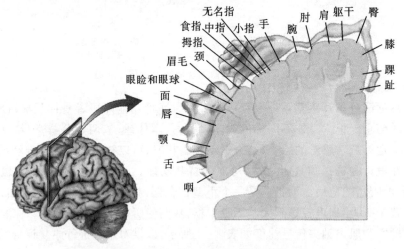

图 2-6　运动皮层 4 区的躯体运动代表区

大脑前额叶皮质负责:①运动计划;②运动判断,即解决运动问题的能力;③根据环境优势、因果分析、社会、心理价值、动机和动力等,选择适当行为,抑制不当行为;④给予具体记忆,塑造行为;⑤临时组织运动时间顺序。当前脑受损时,可能会引起:①多动和无目的运动;②增加错乱、难以抑制新刺激的定向反应;③缺乏流畅、主动行为和行为分裂;④眼运动不足,产生视觉忽略;⑤不正常的固执,尽管行为对目标无用,但仍重复运动;⑥行为变化无常,对社会冷淡、反应迟钝、缺乏感情、动机下降、在社会行为方面缺乏主动性。

大脑后顶叶皮质负责:①维持思维空间参考系统,如,身体利用个人内外空间感知指导行为;②动态制定计划,总体提供和注意有关的意图和刺激;③该皮质中神经元的接收场是复杂的,依赖其当时所处状态,具有多类型整合功能;④大多数人脑右半球是身体轮廓最好的代表。这部分区域损伤可能产生:①视觉定向障碍和临时障碍,光学运动失调和错误到达目标;②粗心或忽略对侧身体和/或空间;③左右定向障碍;④不能识别手指;⑤神经性视觉障碍;⑥空间思维紊乱;⑦计算困难;⑧语言障碍等。

图 2-7 为参与运动控制的大脑皮质、两个重要下行通路和两个主要调节环路。大脑皮质主要包括运动皮质(4、6 区)、前额叶皮质和后顶叶皮质(含感觉皮质)。下行的外侧神经通路直接受控于大脑皮质,负责远端肌肉自主运动。腹内侧神经传导通路在脑干的控制下,负责姿势和运动控制。基底神经节调节环路负责选择和发动有意向的运动。外侧小脑调节环路负责精细调节。

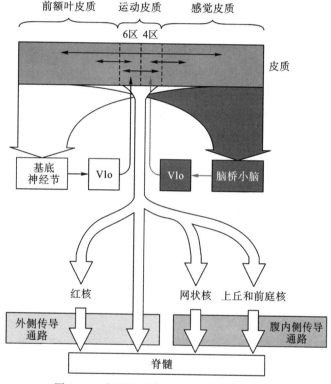

图 2-7 主要运动控制下行通路及调节环路

外侧神经下行通路有两条下行神经束,最重要的一条是皮质脊髓束(Corticospinal Tract)。它的 2/3 轴突起源于运动皮质,近 1/3 轴突起源于顶叶皮质的躯体感受器区域。轴突经内囊→终脑和丘脑→中脑、脑桥,在延髓底部形成锥体束,并交叉到对侧后形成侧向皮质脊髓束,下行至脊髓。皮质脊髓束轴突终止于脊柱腹角背外侧区域和灰质内中侧。另一条是红核脊髓束(Rubrospinal Tract)。红核脊髓束起源于红核(Red Nucleus),在脑桥交叉,并在脊髓侧柱中并入皮质脊髓束。外侧神经通路控制远端肌肉,尤其是屈肌。当外侧神经通路损伤时,只能坐直和站立,不能做投掷动作。

腹内侧神经传导通路包括四条下行神经束:前庭脊髓束、顶盖脊髓束、脑桥网状脊髓束和延髓网状脊髓束。它们起源于脑干的若干区域,终止于脊髓中间神经元。这些神经元在脊髓交换神经元后,进一步控制近端和远端肌肉群。从功能上讲,可分为两组:①前庭脊髓束和顶盖脊髓束,控制头和颈部姿势;②脑桥网状脊髓束和延髓网状脊髓束,控制躯干和肢体的抗重力肌。二者主要是维持姿势和某些特定反射运动。值得注意的是,自主运动的发起、投掷式运动需要各部分协调作用。首先,运动皮质沿外侧通路下发指令,直接激活脊髓运动神经元,同时,运动皮质与腹侧通路神经核联络,反射控制,释放这些神经元。这里,大脑皮质是自主运动和行为的关键。

基底神经节由纹状体(尾状核、壳核)、苍白球和底丘脑核组成。基底神经节主要工作环路为:大脑皮质→纹状体→苍白球→丘脑的腹外侧核(VLo)→大脑皮质(6 区中的辅助运动区)。基底神经节主要是选择和发动意向性移动,包括自动执行已学过的运动计划;将运动计划增强到有效的目标运动计划;根据当时所处状态,如记忆指导、自我初始化、外部线索、延时的运动设置等,完成同时或相继的运动计划;做出运动选择,如开关控制和整合不同的运动策略、合并知觉、判断、驱动、记忆、外部条件和对动作计划的影响;运动的赋能,如设置动作的动力学水平、调整肌肉硬度、预设置等。帕金森病、亨廷顿病和偏侧投掷症是基底神经节损伤的典型病征,其中,帕金森病主要表现为运动减退、迟缓和困难;亨廷顿病主要表现为多动;偏侧投掷症主要表现为运动机能亢进,做猛烈、投掷式移动。

小脑位于大脑后下方,内含 10 个小叶(Lobule),体积只有大脑的十分之一,但包含中枢神经系统 50% 以上的神经元。简单的经小脑运动环路为:来自感觉运动皮质(4 区、6 区、中央后回的躯体感受区和后顶叶皮质)第 V 层锥体细胞的轴突→脑桥→小脑→丘脑的腹外侧核(VLc)→运动皮质。小脑的功能如下。

(1)姿势和移动动作的计量协调,包括:方向、速度和时间。

(2)误差监测与修正。①现行的控制,包括:行为的进展进程、比较内部想要达到的模式与来自外周实际的反馈信息和来自身体区段运动中心的输出拷贝;②结果调节:大量重复的输出调节。

(3)合力:在运动形式和姿势调节中,以协力和/或按肌肉收缩的先后次序,精确控制收缩肌、协同器官和拮抗肌。

(4)发起和调节自主及有意向的编程输出,以执行有技能的运动任务。

(5)运动学习。

(6)运动增益调节和肌肉硬度调节。

小脑损伤将影响计划执行、自主运动和多关节参与的联动运动。如:小脑损伤病人不能在闭眼时用手指鼻子。

了解神经中枢系统的结构、神经信息传导通路、脑皮质各分区功能及损伤特征,是对用户进行康复评价的基础。例如:脑外伤(Traumatic Brain Injury)和缺氧症(Anoxia)是严重的外伤性运动障碍的两个主要因素。它们所产生的神经损伤效应不同。在脑外伤中,除弥漫性细胞损伤外,主要投射是神经大面积丧失,影响下行控制;而在缺氧症中,由于脊椎中枢局部缺血,主要损伤的是神经树突。两种情况突触表面都有可能产生闭塞,引起神经传导受阻,但给功能障碍者造成的损伤特性不同。因此,在帮助功能障碍者选择和设计辅具时要充分考虑其损伤机制。

# 2.5 知觉、认知功能及其发育

## 2.5.1 知觉

知觉(Perception)的功能是给感觉(Sensation)数据赋予含义。人们能感觉到许多东西,但并不一定会知觉到,而有些知觉到的东西又会加深人的感觉。人类对感觉事件的解释主要基于两个方面:①生理学功能,如视觉、听觉、痛觉等;②过去的感觉和知觉经历,将新获得的数据与过去的经历和经验相比较。如:当人看到美味的食物时,闻到食物的香味,就会分泌唾液做好进食准备工作,如果看到自己不喜欢的食物,就会联想到以往这种食物所带来的不好的体验,而做出回避进食的一系列反应。所有感觉系统均有生理阈值和知觉阈值。如:心因性疼痛,当疼痛的感觉包含心理因素时,感觉阈值就会降低。当人从亮处到暗处时,都有暂时视物不清的感觉,等逐渐适应后,即可恢复正常,这一过程称为暗适应。这说明生理阈值和知觉阈值不是一成不变的。

与辅助技术应用有关的知觉很多,这里主要讨论视觉、听觉、本体感受、姿势定位的控制等。

**1. 视觉功能**

图 2-8 是简约眼(Reduced Eye)图解。眼内物质是均匀的,具有水的折光率(1.333)。角膜表面 C 的曲率半径为 5 mm,曲度中心是眼的节点(Nodel Point)n。视网膜位于节点后15 mm、距角膜 20 mm 处。主聚焦(Principle Focal Distance)为 20 mm。后焦点在视网膜上,远处物体的像聚焦在视网膜

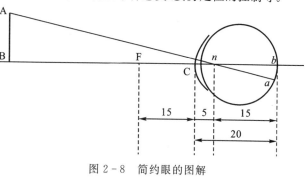

图 2-8　简约眼的图解

上。图中示出了视角的概念,即视角是角膜前方物体 AB 形成的角度。眼的最小视角阈值是 $1''$(弧度),正常光线下视角阈值是 $15'$(弧度),弱光线下视角阈值是 $21'$(弧度)。视敏度包括物体的大小、背景与物体的对比度、物体与周围背景物之间的空间。

一般来讲,颜色敏感区被限制在头中线两侧60°范围之内(图 2-9)。眼对不同颜色的敏感响应随视角的变化而变化。从图中可见,人眼对绿色的敏感响应仅在70°视角内,对红色的敏感响应在75°视角内,对黄色的敏感响应在85°视角内,对蓝色的敏感响应视角最大,为93°。这些生理特征常被用于临床评估中。

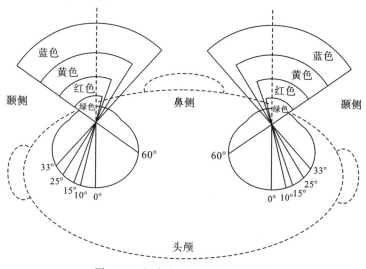

图 2-9　视角与颜色敏感度的关系

图 2-10 为由视觉中枢神经传导通路不同部位损伤造成的视野障碍类型。临床诊断常借助视场来评价视损伤发生的部位。从图中可见：视网膜损伤造成单眼盲点；视神经损伤造成同侧全盲；视交叉损伤造成双眼对侧半盲；视束或外侧膝状体损伤造成双眼同侧半盲；颞叶损伤造成双眼同侧上部四分之一盲；顶叶损伤造成双眼同侧下部四分之一盲；枕叶损伤造成除中心圆斑外的双眼同侧半盲。涉及视觉功能的还有视觉跟踪与扫描，这部分功能障碍主要由眼肌疾患所致。视调节（Visual Accommodation）涉及晶状体调节，由眼肌控制。在脑瘫儿童中，92％有眼肌功能障碍，40％有折射误差，56％有斜视，100％调节功能不全，100％缺乏方向感，78％视感觉功能障碍。

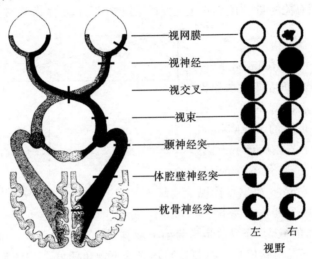

图 2-10  由视觉中枢神经传导通路不同部位损伤造成的视野障碍类型

在辅具的配置和设计中，运用上述知识做好康复评估是非常重要的。例如：键盘和屏幕显示器往往是分开放置的，要求用户不断进行视调节，使聚焦点在两个部件上来回切换。而在为视调节障碍的用户选择键盘和显示器时，如果将两者放在一起，就能有效降低视调节量，从而改善视调节障碍用户使用计算机的整体执行效果。

**2. 听觉功能**

图 2-11 所示为人耳对声音频率的敏感曲线，图中作了归一化处理，即将人耳在频率为 1000 Hz 时能听到的声音定为 0 dB。如图所示，人对声音的敏感度符合对数关系。正常人耳听觉范围在 20～20000 Hz。人耳刚能听到的声音强度，即听力阈值，通常用声音的幅度（dB）和频率来描述。图中下部的曲线为听力阈值曲线，显示人对不同频率的听觉阈值是不一样的。正常人耳在 200 Hz 时，听力阈值为 22.5 dB，在 3000 Hz 时，听力阈值则约为 -10 dB，也就是说，人对 3000 Hz 的声音最敏感。

对于使用辅具来说，听力功能的评价至关重要。飞机起降的声音超过 140 dB，舞会的吵杂声约为 120 dB，车辆行驶的噪音为 90 dB，在办公场所 1 m 范围内正常交谈的声音为 50～60 dB，安静无人处时为 30 dB。因此，当设计语言辅助与替代沟通（Augmentative and Alternative Communication，AAC）装置时，应依据用户的生理特性和使用环境设定 AAC 装置的声音放大倍数和信噪比等参数。

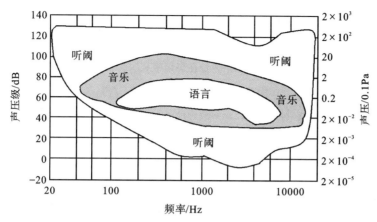

图 2-11　人耳朵对声音频率的敏感曲线

　　图 2-12 为单音调听力测试曲线图。通过测试人耳的单频特性决定听力阈值。正常生理阈值为 0 dB。所测试曲线显示人耳听力的损伤程度。图中以"→"标记骨传导听力测试曲线，以"×"标记气传导听力测试曲线。根据 WHO 和 ISO 国际标准，表 2-2 示出了听力障碍分级与建议的康复措施。表中耳朵的平均听力分贝数由分别在 500 Hz、1000 Hz 和 2000 Hz 下测得的分贝值之和除以 3 获得。常见的听力损伤有：中耳损伤引起的传导性听力丧失、耳蜗或听神经损伤引起的感受器神经损伤、大脑听觉皮层的中枢损伤、感觉缺陷性（而不是身体病理功能性）耳聋。不同损伤类型要选择不同的助听装置，如表 2-2 所示。

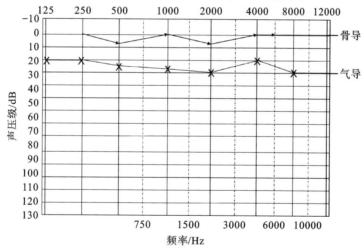

图 2-12　典型的单音调听力测试曲线

### 表 2-2　听力障碍分级与康复措施

| 等级 | 困难程度 | 平均听力/dB | 语言的理解力 | 语言听力康复措施 |
| --- | --- | --- | --- | --- |
| A | 正常 | 0~25 | 能听见微弱语音 | 不需要 |
| B | 轻度 | 26~40 | 对微弱语音理解困难 | 一般不需要助听器 |
| C | 中度 | 41~55 | 对普通讲话理解困难 | 配助听器维持语言发展 |

| 等级 | 困难程度 | 平均听力/dB | 语言的理解力 | 语言听力康复措施 |
|---|---|---|---|---|
| D | 中重度 | 56～70 | 对高频语声往往理解困难 | 六岁前坚持使用助听器 |
| E | 重度 | 71～90 | 能理解强声和放大的语声 | 六岁前使用助听器,最好植入人工耳蜗 |
| F | 深度 | 91～110 | 难以理解放大的语声 | 需植入人工耳蜗 |
| G | 全聋 | ＞110 | 助听器无效 | 植入人工耳蜗 |

**3. 本体感受器功能**

本体感受器为设计和选择辅助技术提供身体的位置觉,在决定辅助技术有效性方面起着关键作用。由于运动与感觉系统之间存在紧密依存关系,本体感受器损伤时,运动控制能力将大大降低。如:麻风患者失去外周感觉,引起运动系统反馈信息能力损伤,最终导致运动功能丧失;脊髓损伤患者缺少感觉输入,无法感知疼痛,长期卧位或坐位会引起压疮。采用功能性电刺激方法,利用低频电流刺激失去神经控制的肌肉,使其收缩,可以替代或矫正器官及肢体已丧失的功能。对于偏瘫患者,将刺激器系在患者腰部,刺激电极置于腓肠肌处,触发开关放在鞋底足跟部,患者足跟离地时,开关接通,刺激器发出低频脉冲电流,通过兴奋腓神经,使足背屈。患者足跟再次着地,开关断开,刺激停止,如此反复上述动作。

**4. 姿势和身体位置的控制**

姿势和身体位置控制是成功应用辅助技术的基础。头和腿的移动要求内部感觉与运动控制系统维持功能姿势。对外部力的作用(重力和移动)的包容性也要求不断调节姿势。姿势和身体位置的控制需综合视觉、前庭、本体感觉、动觉和躯干、骨盆、下肢运动分量,以及共济协调动作等。视觉与前庭系统紧密耦合,提供视觉纠正和前庭感受器输入,即:身体如何与外界环境发生作用。这些信息与其他感受器提供的数据综合,影响身体位置控制,并通过移动,改变环境数据。身体位置的改变是内力和外力共同作用的结果。复杂控制系统应能通过反馈和前馈的方法,提供必要的补偿力、神经中枢和感受器变化。例如:为使感觉与运动控制功能丧失的患者能控制姿势,需要设计坐具和定位系统帮助其稳定坐姿,并保持良好功能位,从而易于执行某些操作任务。然而,通常的坐具与定位系统是静态的,仅能固定某一特定姿势,而不符合正常定位要求。正常的功能定位应是动态的、允许移动的,并保证用户在执行各种任务时,仍能平稳保持身体平衡,不发生意外。

## 2.5.2　认知功能及其发育

**1. 认知**

认知功能常常影响辅助技术系统的设计。如:当脑损伤无法做出决定时,是不能很好使用电动轮椅的;不认识字母的孩子,是无法操作标有诸多字母的 AAC 装置的,需要用带表达含义的图案的键盘提供辅助交流。因此,在选择辅具之前,认知评估是绝对必要的,包括:认知发育、发育迟缓和认知缺陷、记忆、语言、解决问题和决策能力等。

当出现脑外伤引起的认知缺陷和发育迟缓时,要考虑与发育阶段相适应的个体功能能力。表2-3和表2-4列出了不同年龄健康儿童在坐姿、物体操作和认知发育方面的行为特征。

表 2-3　正常儿童感觉运动发育早期在坐姿、物体操作方面的表现

| 发育时间/月 | 行　为 | 发育时间/月 | 行　为 |
|---|---|---|---|
| 5 | 坐时头可竖直且稳定 | 12～13 | 扶栏杆行走 |
| 6 | 仰卧时可翻身俯卧 | 12～14 | 可捏起瓶外的小球丸,但不主动放到瓶内 |
| 6 | 紧握拨浪鼓不落地 | 13～15 | 可模仿叠搭积木,但不成功 |
| 6～9 | 坐座椅时躯干竖直 | 15 | 可走数步,并自行停止 |
| 7 | 可竖直坐立片刻 | 15～18 | 上台阶 |
| 8～10 | 玩要时可持续追逐远处玩具 | 15～18 | 走累了会坐下 |
| 8 | 用手交替拿物并看此物 | 15～19 | 爬楼梯 |
| 8～9 | 可竖直独坐 1 min 但不稳定 | 18～20 | 自己坐到小椅子上 |
| 8～10 | 俯卧时把腹部作为中心,整个躯干向左右旋转 | 18～21 | 须牵着一只手步行上楼梯 |
| 9 | 稳定坐 10 min 以上 | 21 | 叠方积木 5～6 块 |
| 12 | 左右转动自如 | 24 | 行走游戏时可蹲下 |

表 2-4　不同年龄健康儿童认知发育状况

| 阶段 | 年龄段 | 特　征 |
|---|---|---|
| Ⅰ | 出生—2 岁 | 感知运动阶段:逐渐形成物体永久性意识,有一定空间-时间组织能力,出现因果关系的萌芽 |
| Ⅱ | 2—7 岁 | 前运算阶段:借助于表象进行思维,思维不可逆,自我中心 |
| Ⅲ | 7—11 岁 | 具体运算阶段:较系统的逻辑思维能力 |
| Ⅳ | 11—成年 | 形势运算阶段:运用语言、文字陈述、假设等为基础运算 |

需要注意的是:功能障碍者个体神经系统发育状况与健全人之间存在明显差异。在评价认知功能时,应充分考虑除认知缺陷和发育迟缓以外的其他因素;同时,某些功能障碍者在某个领域呈现较高的技能,但在其他方面却缺损严重。因此,评价个体技能时,应多方面考虑,综合评价。例如:对神经系统障碍者,应确认是发育迟缓还是认知障碍。发育迟缓是神经系统沿正常发育路径缓慢发育,进展滞后,不存在认知障碍,可通过加强刺激和训练,改善认知功能水平;而认知障碍可能引起诸多表现,如:注意力不集中、记忆力下降、解决问题能力减弱、语言交流障碍等。对这类用户提供服务时,应考虑使用装置的认知要求,并在总体系统中增加学习和操作帮助。综上所述,在配置辅具之前,对用户认知功能状况和水平进行充分分析与评估,才能使辅助技术应用更加有效。

**2. 记忆**

在设计辅具时,需要考虑记忆功能在成功应用辅具中的角色。记忆分为感受器记忆(Sensory Memory)、短期记忆(Short-term Memory)和长期记忆(Long-term Memory)。

感受器记忆的存储时间非常短暂，最重要的感受器记忆，如听觉记忆，能保留 5 s，而视觉记忆仅可保留 250 ms。辅具常常提取感受器记忆信息来实现功能。如：路径搜索增强交流系统，用 16×18 阵列的灯依次闪烁，监测器检测光点，并通过激活光点指示键选择系统功能。

短期记忆一般保留 20~30 s，存储容量大约 7 项，也就是说，若没有反复记忆将有关信息转换到长期记忆，一般难以记住多于 7 项的内容。这个特性常被用在辅具设计中。如：用菜单查询方法操作辅具，菜单项目一次不超过 7 项，并按一定顺序排列。也可采用若干步骤尽量扩大短期记忆应用，如：系统中每项任务的设计采取类似步骤，使用户更易学会操作规程。

长期记忆指保留在脑中永远不会忘记的记忆，通过编码、存储、重新获得这三个步骤达到记忆目的。例如：将"妈妈"两个字编为"M"，将"工作"两个字编为"W"；将"M"和"W"存储在记忆中；然后搜索记忆，重新获得。长期记忆在训练用户使用辅具中尤为重要，要避免前项活动干扰和回溯性活动干扰。前项活动干扰指前一项学习任务的操作规程干扰后一项任务学习。回溯性活动干扰指学习第二项任务后，再返回第一项任务时，已经忘记如何操作第一项任务。若在开始学习第二项任务前，有足够的时间学习、训练、掌握第一项任务的操作要领，可避免回溯性活动干扰。

另外，应注意回忆（Recall）与再认识（Recognition）在辅助技术应用中的作用。回忆是用户在没有系统帮助的情况下，依靠个人记忆能力完成任务；再认识则要求用户根据系统提示，辨别哪种选择最适合。因此，在辅助技术应用中，如设计 AAC 装置键盘标签时，图形界面（再认识技术）比指令界面（回忆技术）更易被用户掌握。

### 3. 语言

语言是由符号组成的系统，包括手势语和口语。这些符号是由说者和听者都同意的规则［包括：音系学（Phonology）、语法（syntax）、词法（Morphology）、语义学（Semantics）和语用学（Pragmatics）］组成。音系学包括任何特殊语言所用的声音和组织规则；语法是句子的结构学；词法是语言中的最小意群的构成规则和变化规则；语义学指词与词之间的关系，即：词的定义；语用学研究语言与语言用户之间的关系，如词典。语义学和语用学在设计辅具中非常有用。如：AAC 装置设计中，如何用最少的键表达最多的含义？如何用最少的键盘操作、最快的速度，调出用户所需发出的声音，表达用户想表达的意思？语言应用分类及儿童语言早期发育阶段的特征（表 2-5）在辅具设计和服务中都有广泛应用，尤其在 AAC 装置设计中，存在许多技巧。这将在后续章节中讨论。

表 2-5　正常儿童语言早期发育阶段的特征

| 年龄段 | 语言表达能力 |
| --- | --- |
| 0~4 个月 | 单音节阶段 |
| 4~10 个月 | 多音节阶段 |
| 11~13 个月 | 学话萌语阶段 |
| 13~17 个月 | 理解语言阶段 |
| 17~36 个月 | 积极的语言活动发展阶段 |

### 4. 解决问题和决策能力

解决问题和做决定是辅助技术应用的重要方面，强调过去经历和记忆。解决问题一般分若干步骤:①认识问题;②给问题下定义;③定义目标;④选择处理策略;⑤产生替代方法;⑥对替代方法进行评价;⑦选择并执行一种方法。对解决问题能力较差的功能障碍者来说,辅助技术可以考虑运用技巧补偿能力缺陷。如:给电动轮椅装配避障装置;通过分类法,降低用户使用 AAC 装置时做决定的技能要求。

# 2.6　社会心理功能

当人与辅助技术相互作用时,除受身体因素和认知因素影响外,还受社会心理因素影响。社会心理功能包括内部因素和外部因素两方面。内部社会心理因素很难与个人社会环境分开。影响人行为的社会心理因素包括:自我定位、自我保护和行为动机三个方面。

在辅助技术应用中,自我定位非常重要。当不承认存在功能障碍时,是不会有使用辅具的欲望,也不会接受辅助技术服务的。功能障碍分为先天性和后天性两种。1990 年,利夫内(Livneh)针对后天肢体功能障碍者的心理变化过程,提出了心理调节模式。将人们致残后的心理状态分为五个阶段:第Ⅰ阶段人们往往很震惊,产生焦虑;第Ⅱ阶段会找出种种理由,否认残疾现状的存在;当意识到一切都不可挽回时,在第Ⅲ阶段会极度悲哀,甚至产生内在愤怒和压抑;第Ⅳ阶段表现出外在愤怒,甚至想报复和反抗;第Ⅴ阶段不得不承认残疾现状,继而思考残疾后所造成的影响,最终,调节心态,适应现状,并想办法重建功能。后天致残进入第Ⅴ阶段后,辅助技术的应用才更有意义。而对于先天性功能障碍者来说,残疾伴随成长,相对无上述心理调节过程,因此,更珍爱辅助技术为他们开辟的新的、融入社会的良机。

自我保护是另一个社会心理的关键因素。肢体残疾后,人们常常用辩护和适应性调节保护自己免受心理伤害,维护其社会价值。这种自我保护型心理状态也会影响辅助技术的应用,特别是当感觉使用辅具并不舒服时。例如:不曾使用过计算机的人,在脊髓损伤后,需使用计算机技术执行功能活动,但因为不具备使用技能,感到带有计算机功能的辅具使用困难,出于自我保护和急躁心理,可能会促使其放弃使用该项装置。

动机指任何能唤起行为表现的影响,在辅助技术训练中扮演重要角色。动机分内部激发因素(如渴望)和外部激发因素(如赞扬和由任务产生的反馈信息效应)。在辅助技术应用中,有多种途径可提供刺激。例如:在肢体功能障碍儿童的康复训练中,可通过使用儿童感兴趣的任务激发训练刺激。

不同年龄段的功能障碍者对辅具态度不同。6 岁以下的儿童好奇心强,渴望探索和玩耍,有使用辅助技术的本能,他们可能害怕声音和移动,但不害怕失败和窘迫,能用身体每一部分与辅具发生作用。因此,使用辅具可以使儿童运动技能和控制技能获得加强。6—20 岁的青少年仍喜欢探索,求知欲强,更渴望竞争,失败时,总是不断尝试,不会因出错而感到窘迫,也不会担心因学习掌握技能而耗时过长。20—45 岁的年轻人伴随计算机技术的发展而成长,喜欢探索技术,对技术应用充满信心。45—60 岁的中年人没有与计算机技术和视频技术同时成长的经历,有些人在工作中接触到新技术应用,因此不惧怕新技术装置,而有些人则不熟悉新技术,使用新技术装置会感到不适,有些惧怕,宁愿独自琢磨、学习和操作,也不愿意在指导下获得新技能。60 岁以上的老年人这方面特征更为明显,只愿意用过去熟悉的工具,而不愿意接受新技术装置,常害怕损坏新技术装置,担心承担修理费用等,对新技术的应用存在诸多心理障碍。同时,老年人感受器、运动和认知等方面多存在缺陷,影响新技术学习和使用。因此,辅助技术服务应了解用户过去经历和掌握的技能,调查其业余活动中表现出的能力,从康复计划、装置设计、技能训练等多方面考虑,设法鼓励和激发其学习、使用新技术的积极性,帮助其克服心理障碍。总之,辅助技术服务必须考虑使用者的年龄和学习特征,选择适合的辅具,最大程度扩大辅助技术应用。

# 2.7　运动控制及效应器

## 2.7.1　运动控制

运动控制涉及引导计划和协同运动输出在内的所有中枢处理功能。为执行控制任务,操作必须先定位目标、计划能达到该目标的移动,一旦目标达到即刻产生动作要求。这个过程要求感觉系统与运动系统协同工作。感觉系统需扫描周围环境,定位目标,并在任务执行期间通过反馈信息调节移动量。运动也需要学习,以不断提高移动速度和精度,优化选择移动轨迹,对各组肌肉活动预编程,通过反复训练,使移动逐渐变成自动化过程控制。为了整合感觉与运动系统,必然需要许多关于人体内部神经肌肉系统与外部世界的关联图。当身处某种环境时,关联图就通过预编程的方法建立起来。下面将进一步讨论辅助技术应用中的运动控制特性和肢体功能障碍可能产生的效应。

### 1. 定向定目标移动

辅具控制总是通过用户的定向定目标移动完成。首先要求用户能成功执行大量的感觉运动任务,如:用视、听觉扫描一系列目标、要求,进行元素选择、激活,通过运动行为操作等。这个过程同样适用于具有若干选择的辅具(如具有四个方向操纵杆的轮椅,或具有一组按键的电视遥控器);也适用于带有屏幕显示或语音输出的系统,并在特定时间里通过屏幕或语音输出呈现目标,供用户选择。由此可见,定向定目标移动是激活或操作目标的基础。

如何评价用户定向定目标移动能力呢?人因工程师常用速度和精度测量定向运动。一般说来,速度与精度成反比关系。但对熟练且有经验的用户来说,速度加快并不意味着操作正确率下降。1954 年,菲茨(P. M. Fitts)发现人移动到邻近目标或大目标所需时间较少,而移动到远距离目标或小目标所需的时间增加。这一定律被推广应用到不同类型的定向移动、身体各部分、控制类型、目标安排和物理环境中,能很好解决在控制屏幕二维游标运动的速度和精度间取舍的问题。根据菲茨定律,拉德温(R. G. Radwin)等人比较了计算机用鼠标、键盘输入和头控指示器键盘输入之间的差异,发现鼠标输入比头控指示器输入速度快,要求移动少。随后,又比较了用户状况,发现当使用者有很好的坐具系统支撑时,头控速度和精度都明显好于没有良好坐具支撑时的情况。

反应时间指识别、处理问题所需要的最少时间。正常人感受器信息处理的反应时间为 1~38 ms,中枢神经系统神经传导延时为 2~100 ms,中枢神经系统认知处理延时为 70~300 ms,脊髓到肌肉的神经传导延时为 10~30 ms,肌肉潜伏和激活的时间为 30~70 ms,总延时为 113~538 ms。由此可见,认知处理所花费的时间最长。不同感受器具有不同的反应时间。听觉刺激的反应比触觉和视觉刺激的反应快。当多个感受刺激同时接受刺激时,反应速度最快,这也是优秀运动员在起跑线上的反应速度要优于一般人的原因。

功能障碍会明显影响反应时间。脑瘫、中风或头部受伤的患者常出现失用症（Apraxia），即：外周运动系统完好无损，但大脑存在运动计划缺陷，患者反应时间增长。临床上，很难将中枢缺损（失用症）与外周系统障碍（感受器或效应器障碍）分开。在辅助技术应用中，特别是选择取决于反应时间的装置（如电动轮椅）时，必须考虑用户神经中枢系统和神经肌肉传导损伤的情况和反应时间增长的问题。另一方面，也可从设计入手，通过各种方法，降低对用户控制装置的要求，改善用户的执行功能。研究发现，当要求某些运动损伤者从顺序显示的项目中选择时，释放开关比激活开关更容易。作为替代，可以用步进选择方法，操作时，让用户动作处于激活开关状态，一旦看见步进信号移到选项上时，则释放开关。这种方法将大大降低对受损神经肌肉组织反应速度的要求。

**2. 通过运动学习建立移动模式**

通过运动学习建立的移动模式包括：运动轨迹、运动控制和运动训练。测试运动轨迹给运动控制和运动训练提供重要信息，如：假肢装配后的步态分析和步态规范。对定向定目标移动来说，存在大量潜在运动轨迹，但真正使用的只有几条。例如：用手去拿桌上的铅笔，理论上有无数条运动轨迹。通过运动训练，运动轨迹减少、运动速度加快，只有很少的轨迹会被选用。反应时间随着目标数的增加而延长，但反应时间的变化比目标数的变化小。这意味着使用多键键盘比单键开关反应慢。这也是选择邻近目标（如手放在键盘上操作），比从其休闲位置（如手放在膝盖上）移动到目标进行操作容易得多的原因。

通过训练，正常肢体在空间做三维移动时，从休闲位置到目标仅用几条运动轨迹，且这些轨迹变化也少。功能障碍者也存在类似关系。因此，在评价和训练用户使用辅具定向移动时，应该包括任务设计、强调运动轨迹、优化运动模式等。另外，有些辅具涉及目标位置不确定的运动，为有效应用这些装置，必须研究运动轨迹问题。如：动态显示 AAC 系统用触觉屏幕选择菜单时，如果选择是随机的，将不发生与定向目标移动相关的运动学习。如果选择能预测，即使目标在屏幕上随机变化，运动模式仍可发展，通过训练，可大大提高速度和准确率。

**3. 刺激与所导致的移动之间的关系**

在辅助技术的应用中，许多情况要求用户在收到装置产生的输出后做出回答。装置输出可被认为是一种刺激。刺激与其引起的移动之间的关系可用刺激-响应兼容性表示，即：给用户一个激励信号，观察用户反应能力。这里以一种刺激-响应游戏为例，游戏有 8 个方向的定位目标，当用户开始进入游戏角色时，可测其响应次数、响应速度、响应准确度、错误发生次数等，临床可以此结果评价和训练用户的行为表现。例如：游戏厅的踩灯游戏，当地灯随机在任意方向亮起时，要求用户用脚踩灭。游戏等级按灯亮速度和随机性依次上升，既可测用户反应能力、锻炼腿部肌力，也可训练眼、脚及身体其他部位的共济平衡能力。

在辅助技术设计和应用方面，刺激与所要求响应的一致性高表示运动执行有可能改善。许多功能障碍者运动经历有限，刺激-响应兼容性不同于健全人。运动经历增加，准备运动响应的数量增加，将给所要求响应的刺激创造更多选择。

## 2.7.2　效应器

效应器提供运动输出。效应器的解剖定位如图 2-13 所示。头、前额、眼、眼睑、嘴、舌、下颌、肘、手、膝、腿、脚，甚至动眼眼电和行为意识脑电等均可用来控制外界环境。下肢截肢患者驾驶车辆困难时,可使用用手控油门和刹车的车辆。严重肢体残疾导致手脚均无法操作轮椅时,可使用通过头控制方向和速度的控制器操纵电动轮椅。近年来,脑-机界面技术发展迅速,通过从诱发脑电和自发脑电中提取行为意识相关信息,已经能够实现用脑电控制电动轮椅、计算机光标、电话、智能假肢等。

　　效应器受到简单反射能力、平衡反馈能力和肌力强度的制约。简单反射能力指突然的、自发的反射能力;平衡反馈能力指当重心被干扰时,恢复平衡的能力;肌力强度指对神经活动提供的牵张力阻力。肌肉、关节粘弹性、感受器反馈、中枢神经系统等因素都可能影响肌力强度。正常肌肉强度应能高到抵抗重力,低到允许自身移动。

　　效应器具有五个特征,即:分辨率(Resolution)、范围(Range)、强度(Strength)、耐力(Endurance)、多变性(Versatility)。分辨率指精细控制的程度,即:效应器能可靠控制两个物体间的最小距离。如:计算机键盘要求精细控

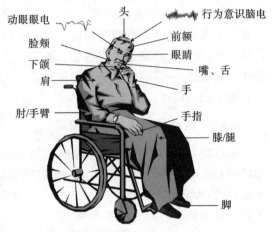

图 2-13　效应器的解剖定位

制,手指(效应器)就应当具备相应的分辨能力,否则,辅助技术应考虑更换成能适应效应器功能的大键盘或其他键盘输入方式。范围指效应器允许移动的最大程度。如:推手动轮椅上斜坡需要手臂有较大的运动范围,而用电动轮椅控制器则需较小的运动范围。强度指移动所具有的力度。一般来说,上肢操作要求精细功能,下肢操作要求有足够力度去激活控制界面。耐力指个体经受力的能力及时间长度。在辅助技术服务中,需要评价用户耐力,在辅具设计中,应考虑尽可能减小操作装置所需消耗的能量,避免疲劳。同时,也需检测用户的疲劳程度,将其作为控制装置运行速度的反馈或判断是否停止运行的标准,以保证使用辅具时的绝对安全。多变性指效应器执行任务的多样性和方法的多样性,即:效应器能被用来完成多种任务和用多种方式完成同一种任务。多变性程度越高,可供选择的辅具越多。表2-6显示了人体几种效应器的特征。表2-7列出了不同脊椎损伤水平对患者效应器功能的影响。这些都将为辅具中人机界面的设计提供参考和依据。

表 2-6　效应器特征

| 效应器 | 分辨率 | 移动范围 | 移动强度 | 多功能性 |
| --- | --- | --- | --- | --- |
| 手指 | 高 | 小 | 低 | 很高 |
| 手 | 中等 | 中等 | 中等 | 中等 |
| 手臂 | 低 | 大 | 高 | 低 |
| 头 | 中等 | 中等 | 中等 | 高 |
| 腿 | 低 | 中等 | 高 | 低 |
| 脚 | 中等 | 大 | 高 | 低 |
| 眼 | 高 | 小 | 无 | 中等 |

表 2 - 7　不同脊椎损伤水平对患者效应器功能的影响

| 受伤部位 | 能活动的部位 | 功能状况 |
|---|---|---|
| C₃ | 颈部运动<br>下颌控制 | 生活不能自理;需他人帮助移动和照顾;能使用嘴或下颌控制固定在轮椅上作为辅具的通气孔 |
| C₄ | 颈部运动<br>耸肩控制 | 除具有 C₃ 部位受损后的功能特征外,不能用嘴和下颌控制固定在轮椅上作为辅具的通气孔,但可用肩部控制 |
| C₅ | 某些肩部运动 | 需帮助洗澡/穿衣、照料大小便、换位移动;使用移动手臂帮助吃饭、清理个人卫生、化妆、写字、打电话(须有服务人员帮助设置) |
| | 弯曲肘部,不能伸展 | 使用下颌或嘴控制辅具;能短距离用手驱动手动轮椅 |
| C₆ | 手腕伸展 | 能独立换位移动、穿衣和清理个人卫生 |
| | 前臂、<br>整个肩部可运动 | 可使用修改轮缘后的手动轮椅;借助手夹板写字、吃饭、清理个人卫生、打电话、打字 |
| C₇ | 手腕、肘、肩可活动<br>手指不能抓取 | 可独立维持坐姿;驾驶具有自适应控制的车;可借助手夹板进行手工操作 |
| C₈ | 手掌内没有肌力<br>手指仅有有限的感觉 | 可借助手夹板进行有限的抓取 |
| T₁ | 手掌内肌肉麻痹<br>手能做有限的弯曲 | 虽虚弱,但能独立抓取 |
| T₂₋₁₂ | 上肢自如活动,躯干和<br>下肢控制能力受损 | 能用手动轮椅和长柄取物器;需要高位躯干支撑 |

# 小结

　　本章首先介绍了辅助技术系统用户的信息处理模型。之后,系统地回顾了中枢神经系统的结构基础,神经功能信息的传导通路,含感觉系统的神经传导通路,运动系统的神经传导通路,以及它们的管理范围,并分类讨论了与康复辅具设计与应用相关的感受器、知觉、认知功能及发育、社会心理、运动控制、效应器的功能及生理指标参数,力图在神经功能信息传导、调控技术与康复辅具设计原理之间架设桥梁。

# 思 考 题

　　1.请描述辅助技术系统用户的信息处理模型及其基本要素的职能。

　　2.感觉、知觉、认知之间有什么区别?请举例说明感觉、知觉、认知与运动控制障碍在使用辅具方面的临床表征。

　　3.简述大脑皮质的主要功能定位区及其损伤后会影响机体哪些功能。

　　4.简述神经体感觉区的分布及其感觉上行传导通路的异同。举例说明其能够对设计辅具提供的有用信息。

5. 神经系统主要由神经元与神经胶质细胞组成,这两类细胞的区别是什么?

6. 临床评价中,如何用简单触诊方法判断脊椎损伤患者的脊椎损伤部位? 若采用神经动作电位测量仪,如何判断神经传导类损伤?

7. 简述基底神经节的组成、主要工作环路及功能。

8. 描述视觉的调节作用,及其如何影响辅助技术的使用。

9. 如果某人有严重的外周视觉损伤,能用什么颜色刺激来测试其视见度?

10. 运动能力对认知技能的发育是否必要? 请解释。

11. 如何评价用户定向定目标移动能力?

12. 人的认知发育对辅具的适配和选择有哪些影响?

13. 举例说明认知障碍是如何影响辅具的适配和选择的。

14. 若为写作增强系统设计文字处理系统,如何使所设计的产品满足 2～7 岁、7～11 岁、11 岁以上三个不同年龄段的需求? 〔提示:考虑系统用户界面(屏幕指令、装载文件)及欲包含的特色和不包含的特色〕

15. 在与不同功能障碍者接触和设计辅具时,社会心理因素会影响辅具的设计和辅助技术服务吗? 请举例说明。

16. 刺激与辅具设计之间有什么关系? 请举例说明刺激在辅具设计中的应用。

# 参考文献

[1] COOK A M, HUSSEY S M. Assistive Technologies:Principles and Practice[M]. London:Mosby-Year Book Inc,1995, 2002.

[2] WESTMORELAND B , DAUBE J R, et al. Medical Neurosciences:An Approach to Anatomy, Pathology, and Physiology by systems and Levels[M]. Third ed. London: Little, Brown and Company, 1996.

[3] BAIN B K,LEGER D. Assistive Technology:An Interdisciplinary Approach[M]. New York:Churchill Livingstone Inc, 1997.

[4] DERUYTER O. Clinician's Guide to Assistive Technology[M]. St Louis:Mosby Inc, 2002.

[5] EDWARD J, BRANDT N, POPE A M. Enabling America:Assessing the Role of Rehabilitation Science and Engineering[M]. Washington:National Academy Press, 1997.

[6] HAINES D E. Neuroanatomy:An Atlas of Structures, Sections, and Systems[M]. Fourth ed. Philadelphia:Williams & Wilkins, 1995.

[7] FLIPPO K F ,INGE K J, BARCUS J M. Assistive Technology:A Resource for School, Work, and Community[M]. Washington :Paul H Brookes Publishing Co Inc , 1995.

[8] KINSLEY R E . Concise Tect of Neuroscience [M]. Philadelphia: Williams & Wilkins, 1996.

[9] BEAR M F, CONNORS B W,PARADISO M A. Neuroscience:Exploring the Brain [M]. Philadelphia:Williams & Wilkins, 1996.

［10］BUNING M E. A Model for Development and Prescribing Assistive Technology Devices［R］. Beijing：The 3rd Chinese Conference on Rehabilitation Medicine，2001.

［11］EISENBERG M G，ZARESKY H. Medical Aspects of Disability：A Handbook for the Rehabilitation Professional［M］. Berlin：Springer Publishing Company，1993.

［12］DENES P B. The Speech Chain：The Physics and Biology of Spoken Language［M］. Second ed. New York：W H Freeman and Company，1993.

［13］PARKER R M. Rehabilitation Counseling：Basics and Beyond［M］. Austin：PRO-ED Inc，1998.

［14］MARINELLI R P. The Psychological & Social Impact of Disability［M］. Third ed. Berlin：Springer Publishing Company，1991.

［15］SCHERER M J. Assistive Technology：Matching Device and Consumer for Successful Rehabilitation［M］. New York：American Psychological Association，2002.

［16］MANN W C. Assistive Technology for Persons with Disabilities［M］. Second ed. Texas：The American Occupational Therapy Association Inc，1995.

［17］WINTER D A. Biomechanics and Motor Control of Human Movement［M］. Mississippi：John Wiley & Sons Inc，1990.

［18］MARINELLI R P，DELLORTO A E. The Psychological & Social Impact of Disability［M］. Third Edition. Berlin：Springer Publishing Company，1991.

［19］FITTS P M，DEININGERN R L. S-R compatibility：correspondence among paired elements within stimulus and response codes［J］. J Exp Psych，1954,48：483－492.

［20］RADWIN R G，VANDERHEIDEN G C，LIN M L. A method for evaluating head-controlled computer input devices using Fitt's law［J］. Human factors，1990,32：423－431.

［21］FENG Y C. Biomechanics：Mechanical Properties of Living Tissues［M］. Second ed. Berlin：Springer Publishing Company，1993.

［22］威肯斯 C D，霍兰兹 J G. 工程心理学与人的作业［M］. 上海：华东师范大学出版社，2003.

［23］孙晓勉. 小儿神经发育：障碍性疾病［M］. 西安：西安地图出版社，2003.

［24］徐德隆，陈生弟，刘振国. 帕金森病临床新技术［M］. 北京：人民军医出版社，2002.

# 第 3 章　人体运动生物力学基础

学习要求

　　了解力学的基础知识及人体运动生物力学的常用参数；了解骨、骨骼肌和关节的结构和功能，以及它们的生物力学特征和重建影响因素；掌握人体站立、步行的功能分析，以及人体坐姿的生物力学分析的基本理论与方法；学会利用这些力学理论基础知识和分析方法，进行临床康复评价和辅具的设计。

　　**人体运动生物力学**（Biomechanics of Human Movement）是对人体所产生的机械作用与特性（包括人体关节的转动能力、所产生的动力及其他方面引起的作用力）的分析、应用、转移等。人体运动生物力学研究的内容主要包括**运动学**（Kinematics）和**动力学**（Kinetics）。运动学主要研究人体在空间的位置变化与时间的关系，动力学主要研究人体运动状态的变化和引起这种变化的力之间的关系。这一章，我们着重介绍人体运动的力学基础、骨生物力学、骨骼肌生物力学、关节生物力学、上下肢生物力学、人体站立和行走功能，以及人体坐姿时软组织生物力学基础。

## 3.1　人体运动的力学基础

### 3.1.1　人体的运动面

　　人与其他脊椎动物一样，是以脊柱为中轴，以内骨骼为支架，分节段左右对称的四肢而构成的一个整体。**关节运动**是在人体三个主要平面上绕三个相应的轴进行的，国际上采用标准解剖学姿势并围绕统一的空间轴和面建立坐标系。基本定义如下。

　　1）人体标准解剖学姿势

　　由于运动可以从不同姿势和位置上开始，因此需要统一标准来描述运动的位置、方向和相互关系，这种标准位或起始位称为**人体标准解剖学姿势**，即身体直立，面向前方，两眼平视，两足并拢，足尖向前，双上肢下垂于躯干两侧，掌心向前。

　　2）基本运动平面

　　关节运动是在人体三个互相垂直的基本运动平面（图 3-1）上进行的，即矢状面、冠状面和水平面。

　　（1）矢状面：纵向由前向后将人体分为左、右两部分，与水平面和冠状面垂直。其中，通过人体正中的矢状面称为正中面,将人体分为左右对称的两半。运动在矢状面内绕冠状轴进行,主要包括屈曲和伸展等。

（2）冠状面:又称额状面,是沿人体左、右方向所做的切面,将人体分为前、后两部分,与矢状面和水平面垂直。运动在冠状面绕矢状轴进行,主要包括内收、外展、侧屈等。

（3）水平面:又称横截面,是沿水平方向做的切面,将人体分为上、下两部分,与矢状面和冠状面垂直。运动在水平面绕垂直轴进行,主要包括旋内和旋外等。

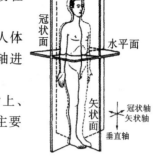

图 3 - 1　标准解剖学姿势

3)运动轴

（1）矢状轴:是矢状面与水平面相交的线,处于水平面内的矢状位,又称纵轴。

（2）冠状轴:是冠状面与水平面相交的线,处于水平面的冠状位,又称横轴。

（3）垂直轴:是同时垂直于水平面的冠状面与矢状面的相交线。

## 3.1.2　人体运动的力学定律

人体的运动一般是以骨为杠杆,以关节为支点,以骨骼肌的收缩为动力实现的。定义力和运动之间关系最基础和重要的定律为牛顿运动定律。牛顿第一定律:又称为惯性定律,指任何一个物体在不受外力或受平衡力作用时,总是保持静止或匀速直线运动状态,直到有作用在它上面的外力迫使它改变这种状态为止。第一定律说明了力是改变物体运动状态的原因。牛顿第二定律:物体的加速度跟物体所受的合外力成正比,跟物体的质量成反比,加速度的方向跟合外力的方向相同。第二定律说明了力使物体获得加速度。牛顿第三定律:为作用力与反作用力定律,指两个物体之间的作用力和反作用力,大小相等,方向相反,作用在同一直线上。第三定律揭示了力的本质是物体间的相互作用。

## 3.1.3　人体生物力学常用参数

人体生物力学常用参数包括人体惯性参数、运动学参数和动力学参数。人体惯性参数是与个体形态有关的参数,基本参数主要有人体各环节的质量 $m_i$,各环节的质心位置 $c_i$,各环节绕三个轴的转动惯量 $J_{ix}$、$J_{iy}$、$J_{iz}$ 等。运动学参数主要包括人体各环节运动的位移 $S$、速度 $V$、加速度 $a$、角位移 $\Phi$、角速度 $\omega$、角加速度 $\beta$。动力学参数主要包括外力 $F$、外力矩 $M$ 及人体各环节间的内力与内力矩。

## 3.1.4　自由体图

人体的运动涉及因素较多,其生物力学分析较为复杂。为研究方便,需要一定程度的简化。如,不考虑骨骼的材料学特征和形状,将其简化成刚体;不考虑肌肉和韧带各自的力学特性,将肌肉和韧带合并简化成弹性材料。为了分析某一节段、关节或肌肉的受力情况,将其独立成自由漂浮于空间的物体,进行受力分析,即为自由体图。构建自由体图是为了帮助确定作用于系统的不同部分的外力及力矩,以保证正确利用力学公式分析整个系统。图 3 - 2 为手拉绳索的自由体图。其中,$F$ 为绳索传递给手的外力,$W$ 为前臂所受的重力,$F_1$ 为肘的肱尺、肱

桡关节反作用力的合力，$F_{M1}$为肱桡肌对桡骨施加的
力，$F_{M2}$为肱二头肌对桡骨施加的力，$F_{M3}$为肱肌对尺
骨施加的力。

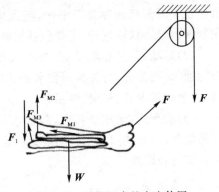

图 3-2　手拉绳索的自由体图

# 3.2　骨生物力学

## 3.2.1　骨的力学性能

骨的力学性能主要包括刚度和强度。刚度是指
材料或结构在受力时抵抗弹性变形的能力，是材料或
结构弹性变形难易程度的表征，材料的刚度通常用弹性模量 $E$ 来衡量；强度是指材料在外力
作用下抵抗破坏（变形和断裂）的能力，强度按所抵抗外力的作用形式可分为抵抗静态外力的
静强度、抵抗冲击外力的冲击强度和抵抗交变外力的疲劳强度等。从生物力学角度来说，骨组
织是一种双相复合材料，一相为无机盐，一相为胶原和无定型基质。骨的刚度和强度取决于渗
透在有机基质中的无机盐，其中，矿物相占骨体积的 50%，占骨质量的 75%。

## 3.2.2　骨的力学特征

骨的力学特征是骨在力和力矩作用下的特征，受自身力学性能和结构特点，以及力和力矩
的加载方式、加载方向、加载速率和加载频率等影响。力和力矩可以从不同方向作用于骨，产
生拉伸、压缩、剪切、弯曲、扭转及复合载荷。在拉伸载荷作用下，骨的内部产生张应力和应变，
骨体有延长和收窄趋势。临床上，张力性骨折常见于松质骨比例较高的骨，如跟骨跟腱附着点
的骨折。在压缩载荷作用下，骨的内部产生压应力和应变，骨体有缩短和增宽的趋势。压缩性
骨折常见于受到高强度压缩后的椎骨。在剪切载荷作用下，剪切载荷的方向与骨的切面平行，
在骨内部产生剪切应力和应变，出现角变形。骨受到拉伸和压缩时也会产生剪切应力。临床
上，剪切骨折多见于松质骨，如股骨颈的剪切型骨折。在弯曲载荷作用下，骨中性轴的一侧受
到压应力和应变，另一侧受到张应力和应变。例如，滑雪者向前摔倒时，在摔倒使胫骨近端产
生的力矩与靴子和滑雪板产生的力矩共同作用下，导致胫、腓骨的远端的骨折。在扭转载荷作
用下，骨内部产生扭矩，受到剪切力、压应力和张应力的影响，骨结构沿轴线发生扭曲。如，在
掰手腕过程中产生的尺桡骨骨折。每一种载荷都可能独立存在，但在日常情况下，人体骨骼受
力情况较为复杂，会受到多种载荷组成的复合载荷的共同影响。

## 3.2.3　骨的重建

骨的重建是通过破骨细胞和成骨细胞作用，持续进行的新骨替代旧骨的过程。应力能够
影响和调节骨的重建活动，骨通过改变大小、形状和结构适应外界力学要求。骨骼肌的收缩或
重力都能对骨骼产生加载作用。长期失重、废用和活动减少均会使骨量丢失。如，长期卧床导
致骨量减少而出现骨质疏松现象；固定骨折部位的植入物在骨折愈合后降低了骨的强度和
刚度。

# 3.3　骨骼肌生物力学

骨骼肌的结构单位是肌纤维,由肌内膜(疏松结缔组织)包裹;众多肌纤维构成肌束,由肌间膜(致密结缔组织)包裹;许多肌束组成肌肉,由肌外膜(纤维性结缔组织)包裹。肌肉通过没有自主收缩能力的肌腱附着在骨上。骨骼肌的力学模型较为复杂,为了研究方便,通常将其简化为三元素模型(图 3-3),包括收缩单元(肌肉)、串联弹性单元(肌腱)和并联弹性单元(肌内膜、肌间膜和肌外膜)。

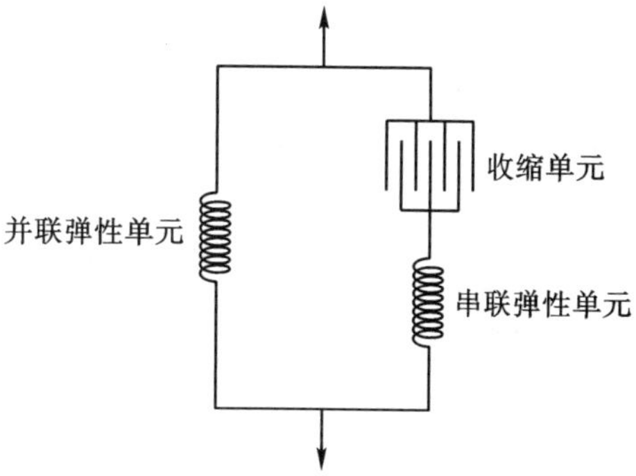

图 3-3　骨骼肌的三元素模型

## 3.3.1　骨骼肌的收缩

肌肉收缩基本形式主要包括向心(缩短)收缩、等长收缩和离心(拉长)收缩三类。向心收缩是指肌肉收缩时产生的张力大于外力时,肌肉向中心缩短,并牵引骨做杠杆运动的收缩形式;等长收缩是指肌肉收缩产生的张力等于外力,肌肉长度不变的收缩形式;离心收缩是指当肌肉收缩所产生的张力小于外力时,肌肉收缩但被拉长做离心运动的收缩形式。我们以哑铃弯举动作中肱二头肌的收缩情况来解释肌肉收缩的三种形式(图 3-4)。当肱二头肌收缩所产生的力量大于哑铃产生的阻力时,肱二头肌长度缩短,牵引前臂以肘关节为轴向上臂方向运动,这一过程为肱二头肌的向心收缩[图 3-4(a)];当肱二头肌所产生的力量等于哑铃产生的阻力时,肱二头肌长度不变,前臂与上臂之间无相对的运动,这一过程为肱二头肌的等长收缩[图 3-4(b)];当肱二头肌所产生的力量小于哑铃的阻力时,肱二头肌收缩但被拉长,牵引前臂以肘关节为轴向远离上臂方向运动,这一过程为肱二头肌的离心收缩[图 3-4(c)]。

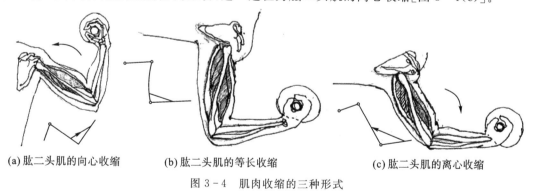

(a) 肱二头肌的向心收缩　　(b) 肱二头肌的等长收缩　　　　(c) 肱二头肌的离心收缩

图 3-4　肌肉收缩的三种形式

## 3.3.2　肌肉的力量

肌肉收缩产生的力量可以通过肌肉的长度-张力、负荷-速度、张力-时间及骨骼肌的构造来描述。

肌肉产生的张力与肌肉受刺激时长度变化有关。肌肉在等长收缩和强直收缩时应考虑主动张力和被动张力。当肌肉收缩时,主动张力和被动张力合为总张力。主动张力由肌肉的收缩单元产生,被动张力是肌肉被牵拉超过静息长度时由并联弹性单元和串联弹性单元产生的。肌肉被牵拉的程度越大,被动张力在总张力中所占的比例越大。

肌肉向心收缩时的缩短速度与负荷成反比关系。负荷为零时,肌肉的缩短速度最快,负荷递增时肌肉的缩短速度减慢。当负荷与肌肉产生的最大张力相等时,肌肉的缩短速度为零,此时肌肉做等长收缩。如果负荷继续增加,肌肉做离心收缩。离心收缩时负荷和速度的关系与向心收缩相反,随着负荷增加离心收缩速度加快。

肌肉收缩产生的张力与收缩时间成正比,收缩的时间越长产生的张力越大,直到肌肉收缩达到最大张力。主要是因为肌肉收缩时间较长时,收缩产生的张力有足够时间通过弹性单元传递到肌腱。

### 3.3.3　肌肉的重建

肌肉在废用情况下会萎缩,在超过平时活动强度时会增大。废用和固定会引起肌肉力量、耐力下降,甚至肌萎缩。长期卧床且忽视康复训练的患者其下肢肌肉存在废用风险,易于导致下肢肌肉萎缩。临床发现,石膏固定下肢后可引起股四头肌萎缩,且不能通过等长收缩训练恢复。运动训练可使肌纤维横截面积增大,从而使肌肉体积增大,力量增强。

# 3.4　关节生物力学

## 3.4.1　膝关节的生物力学

膝关节是人体中最大、最复杂的关节,是由胫股关节和髌股关节组成的双关节结构。膝关节在矢状面的运动范围最大,屈曲到伸展的运动范围为 $0\sim140°$;膝关节在水平面的运动范围受到矢状面位置的影响。膝关节屈曲 $90°$ 时,其在水平面的旋转范围最大,内旋范围为 $0\sim30°$,外旋范围为 $0\sim45°$;膝关节在冠状面的运动范围也受到矢状面位置的影响,活动范围非常小。

膝关节传递载荷,参与运动,为小腿活动提供力矩。膝关节处于最长的杠杆臂之间,承受的力和力矩较大,容易受到损伤,因此运动时,膝关节必须非常稳定和灵活。膝关节的稳定性对于站立和行走非常关键。骨的结构、半月板、关节囊、关节内部和周边韧带,以及周围肌肉共同决定膝关节的稳定性。任何部位的功能失常或紊乱都会影响膝关节稳定性。髌骨在膝关节中有重要的力学功能,它加强了股四头肌的杠杆作用,并辅助伸膝动作;增加了髌韧带与股骨间的作用面积,分散了股骨承受的压力。

## 3.4.2　髋关节的生物力学

髋关节是人体中较为稳定的球窝状关节,由髋臼、股骨头、股骨颈组成,能做屈、伸、外展、内收、内旋、外旋及环转运动,具有走、坐、蹲等大运动活动范围。髋关节在矢状面的运动范围最大,屈曲 $0\sim140°$,伸 $0\sim15°$;髋关节在水平面的运动范围内旋为 $0\sim70°$,外旋为 $0\sim90°$;髋关节在冠状面的运动范围内收为 $0\sim25°$,外展为 $0\sim30°$。

髋关节位于身体中部,承担的压力较大。正常情况下髋关节结构稳定,双腿站立时,重力线通过耻骨联合下方,通过关节囊和关节韧带的稳定机制,人体无须肌肉收缩就能直立,作用于每个髋关节的力为整个体重的 1/3；单腿站立时，身体上半部分的重力线在三个平面内偏移，对髋关节产生的力矩使关节反力增大，作用于负重髋关节的力为体重的 2.5～4 倍；行走时，由于人体重力线与髋关节的垂直支撑反作用力不在同一直线上，作用于股骨头上的力比站立时明显增加，在足跟着地由部分负重转为完全负重时受力最大，约为体重的 5.8 倍。

### 3.4.3　足和踝关节的生物力学

足和踝关节结构复杂，关联度高，生物力学分析复杂。行走时，下肢各个环节（包括骨盆、股骨、胫骨和腓骨）围绕各自轴进行旋转。旋转过程中，力经过踝关节、距下关节传递到足部骨骼和关节。足是一种独特结构，在步态周期中具有可挠性和刚性特征。在摆动相和支撑相早期，具有可挠性；在支撑项末期足尖离地之前，成为刚性杠杆臂。为适应外界环境，身体需要足的挠曲性；为蹬离地面，又需要具有刚性结构。踝关节的活动形式是背屈和跖屈。为保证自由运动，足踝矫形器在结构上最重要因素是与踝关节的轴正确对线。

### 3.4.4　脊柱的生物力学

人的脊柱结构复杂，24 个椎间关节在 6 个自由度上均有活动性，主要功能是保护脊髓，将头部和躯干负荷传递到骨盆。脊柱的生物力学分析可以从全脊柱、运动节段、关节突关节、椎间盘及椎间盘内组织和细胞等不同的角度进行。

脊柱复杂的结构决定了其独特的生物力学特征。第一，它是一个不均匀结构，包括较硬的椎骨和其间较易变形的椎间盘，引导和限制上下关节突。这种刚度和挠度的结合是脊柱发挥作用的条件，使脊髓和神经获得最好的保护，同时运动受限最少。第二，正常的脊柱有颈、腰前曲和胸、骶后曲四个生理弯曲，适合于人体直立姿势，允许脊柱更有效地缓冲诸如由跑、跳等动作施加在脊柱上的垂直冲击。第三，脊椎的大小和几何形状使椎体和关节运动受到或大或小的限制。

脊柱在保持身体直立时就如一根支撑杆，承受了许多不同类型、不同方向的力（如压缩、剪切、拉伸、弯曲、扭转力等），具有内稳定和外稳定作用，前者是由椎间盘韧带和相互作用产生的，后者与肌肉的支撑，尤其是腹肌和胸廓有关。脊柱的功能主要体现在各种体位下的躯干支撑，为躯干活动提供足够机动性。

日常生活中需要脊柱完成的复杂的躯干动作，如弯腰、扭转及负重等，应尽可能在椎间关节处于较为稳定的状况下完成。因为脊椎一旦发生脱位，将增加严重伤害的概率。脊柱的稳定性除来源于椎体、椎间盘及其连结韧带外，还需要胸廓和腹腔的内压，以及处于人体核心区域的相关肌肉的支撑。对于脊柱的支持性和稳定性来说，胸廓和腹腔内压起着很大作用。这一点也说明使用软性围腰提高腹压，进而增加脊柱支撑性，可以起到减轻腰痛的作用。

在椎间关节的力学特性中椎间盘起到关键作用。椎间盘的结构保证了椎骨间的相互运动，使脊柱具有柔韧性，同时能够吸收分布到脊柱的载荷和能量。人体椎间盘随年龄增长出现成分、结构和功能的退化，力学特性改变，容易导致脊椎退变性疾病。

脊柱矫形器是用于固定和保护脊柱，矫正脊柱异常力学关系，减轻躯干局部疼痛，保护病变部位免受进一步损伤，支持麻痹肌肉，预防、矫正畸形的装置。脊柱矫形器是通过将压力区的力施加到躯干某部位，按三点力原理起作用。如图 3-5 所示，通过"三点压力"或复合局部压力对躯干提供支持。当因肌肉麻痹使躯干偏离中线时，为维持脊柱的正常对线关系，需要利用"三点压力"或复合局部压力的作用使脊柱保持中立。

### 3.4.5　全关节置换的生物力学

关节置换(Joint Replacement)是用人工制造关节代替因疼痛而丧失功能的关节的一种医学治疗方法。关节置换的目的是获得长期的功能重建和改善疼痛,包括髋、膝、肩、肘、腕、踝等关节,以髋关节和膝关节置换为主,因为髋关节和膝关节是人体主要的受力和磨损部位,易出现损坏。

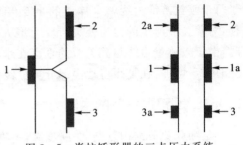

图 3-5　脊柱矫形器的三点压力系统

人工关节的制作材料要求强度高、耐磨损、耐腐蚀、生物兼容性好、无毒性,如合金、碳素、微晶陶瓷及硅胶等。人工关节在设计上要求具有仿生体形状,并符合生物力学。全关节置换的力学问题主要包括负重面的磨损、内植物的机械失效、内植物与骨之间的松动,和内植物在关节表面的移位等。

# 3.5　上肢生物力学

### 3.5.1　上肢及手指的功能位置

上肢的解剖学位置是指上肢各关节的角度为 0° 的基本肢位。功能位置指各关节在正常活动范围内,最容易发挥肢体功能的肢位。各个关节都有一定的运动方向和正常可动范围,上肢的关节运动与正常活动范围如表 3-1 所示。

表 3-1　上肢的关节运动与正常活动范围

| 关节名称/部位名 | 运动方向 | 正常可动范围 |
|---|---|---|
| 肩 | 前屈 | 0~90° |
| | 后伸 | 0~45° |
| | 内收 | 0~45° |
| | 外展 | 0~90° |
| | 内旋 | 0~45° |
| | 外旋 | 0~30° |
| | 上举 | 0~180° |
| 肘 | 屈曲 | 0~145° |
| | 伸展 | 0°(少数过度伸直10°) |
| 前臂 | 旋前 | 0~80° |
| | 旋后 | 0~80° |

续表

| 关节名称/部位名 | 运动方向 | 正常可动范围 |
|---|---|---|
| 腕 | 背伸 | 0～60° |
| | 掌屈 | 0～60° |
| | 桡侧偏斜 | 0～30° |
| | 尺侧偏斜 | 0～30° |
| 手指 | MP 屈曲 | 0～80° |
| | MP 伸展 | 0° |
| | PIP 屈曲 | 0～120° |
| | PIP 伸展 | 0° |
| | DIP 屈曲 | 0～70° |
| | DIP 伸展 | 0° |

注：MP—Metacarpophalangeal Joint，掌指关节；

　　PIP—Proximal Interphalangeal Joint，近侧指间关节；

　　DIP—Distal Interphalangeal Joint，远侧指间关节。

### 3.5.2　上肢生物力学分析

手的位置是通过肩部复合体在肘和前臂的辅助活动下完成的。肩部复合体由肩胛与肱骨，肩峰与锁骨，以及胸骨与锁骨等关节组成。后两个关节提供了肩胛与胸廓的运动。整个系统由软组织和胸锁关节在躯干上悬吊固定。脊柱必须稳定，复合体才能做适当运动。

上肢是一个非常复杂而又精致的工具。上肢多个关节间的协调运动很大程度上依赖于复杂的感觉反馈系统的完整性。上肢基本运动包括对物体的抓握、放松和传递，以及抓握过程中对物体的操控。

上肢残缺者的抓握、放松和在空间传递这三个基本功能可通过假肢和矫形器来实现，但恢复对抓握物体的操控能力，一直是研究的难点。

# 3.6　下肢生物力学

### 3.6.1　下肢解剖学位置

下肢的解剖学位置指双腿自然垂直站立于地面的状态，也称为基本肢体位置，以此作为测定关节角度的初始位置。各个关节都有一定的运动方向和正常可动范围，下肢的关节运动与正常活动范围如表 3-2 所示。

表 3 - 2　下肢的关节运动与正常活动范围

| 关节名称/部位名 | 运动方向 | 正常可动范围 |
|---|---|---|
| 髋 | 伸展 | 0～15° |
| | 屈曲 | 0～90°<br>0～125°(膝屈曲时) |
| | 外展 | 0～45° |
| | 内收 | 0～20° |
| | 外旋 | 0～45° |
| | 内旋 | 0～45° |
| 膝 | 屈曲 | 0～130° |
| | 伸展 | 0° |
| 小腿 | 外旋 | 0～20° |
| | 内旋 | 0～10° |
| 踝(关节) | 背屈 | 0～20° |
| | 跖屈 | 0～45° |
| 足部 | 外翻 | 0～20° |
| | 内翻 | 0～30° |
| | 外展 | 0° |
| | 内收 | 0° |
| 拇趾 | 屈曲(MP) | 0～35° |
| | 伸展(MP) | 0～60° |
| | 屈曲(IP) | 0～60° |
| | 伸展(IP) | 0° |
| 足趾 | 屈曲(MP) | 0～35° |
| | 伸展(MP) | 0～40° |
| | 屈曲(PIP) | 0～35° |
| | 伸展(PIP) | 0° |
| | 屈曲(DIP) | 0～50° |
| | 伸展(DIP) | 0° |

注:P—Interphalangeal Joint;其他缩写同表 3 - 1 注释。

## 3.6.2　下肢生物力学分析

下肢具有支撑身体站立、步行和维持姿势等重要功能。下肢的姿势和功能与躯干和上肢有很大关系,部分上肢功能障碍者会产生步态异常,或因躯干变形引起髋关节的肢位变化。

### 1. 正常功能下的运动及作用力

站立时,身体受到重力作用的同时,地面通过双足产生向上的反作用力。在诸如行走等动力性活动中,由于身体部分部位的加速运动,产生更大的反作用力,使得足与地面之间产生作用力系统(亦可称为地面/足作用力系统)。这种作用力系统由垂直作用力、水平前后作用力和水平内外作用力三个方向的成分组成,并产生在水平面的运动(图 3－6)。

在重力及身体加速产生的力的影响下,下肢在不同平面产生作用力和运动。运动系统中每一种力量成分的多少取决于身体的运动状态和所处肢体平面的高低。在进行力学分析时,通常将这一系统(亦可简称为**外力系统**)中受力情况分解为三种相互垂直的成分,即沿轴线方向、内外方向及前后方向的力。图 3－7 所示为足跟着地瞬间膝关节三种垂直方向力的成分。

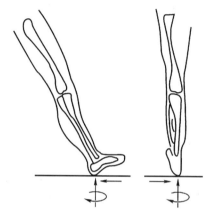

图 3－6　地面反作用力和运动系统

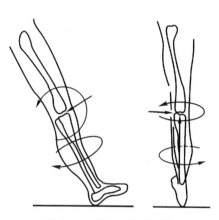

图 3－7　外力和运动系统

正常情况下,身体组织相应的活动抵抗或控制这些外力和力矩。如图 3－8 所示,沿轴方向的作用力由胫骨髁和股骨髁抵抗,而箭头所示的平面力矩由屈膝肌或伸膝肌控制。在正常身体组织内产生的这种作用力系统,称为**内力系统**。

在步行的受力分析中,应注意地面/足作用力系统、外力系统和内力系统之间的相关性,地面/足作用力系统的任何改变都会导致外力系统和内力系统的变化。相反,内力系统的改变也会导致外力系统和地面/足作用力系统的变化。

**2. 内力系统异常时的病理功能**

在病理情况下,身体组织因不同程度损伤或疾病,不能充分发挥内力系统的抵抗或控制作用。例如,由骨折后愈合不良、韧带撕裂及肌无力或瘫痪而引起的骨不稳

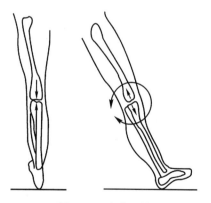

图 3－8　内力系统

定(除肌痉挛)。这些并不是不能控制或不能产生必需的内力,而是肌肉收缩的时间和力量不合适,偏瘫患者的步态就是典型代表。所有这些患者进行身体活动的正常方式会受到损害,少数情况下功能可能正常,但患者会因组织损伤而疼痛。

# 3.7　人体站立和行走功能分析

## 3.7.1　人体的站立状态

### 1.人体的平稳和重心

直立人体的平衡和稳定,取决于重心的位置及其与支撑面之间的关系。如图 3 - 9 所示,正常人体自然站立时,人体重力线经过第二颈椎齿突,髋关节之后,膝、踝关节之前的解剖位置。重心位置在第三骶椎上缘前方 7 cm 附近的重力线上。躯干重力线、稳定、平衡,是假肢、矫形器装配中涉及的基本概念。

### 2.维持人体直立的因素

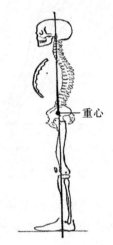

从生物力学观点看,人体是一个多体链接系统,要维持这一系统处于包括直立位的各种姿势,关键要使相应关节保持特定角度。安静站立时,身体处于自然状态,躯干稍向后仰,髋、膝关节相对伸直。维持这一站立姿势一是下肢各关节处于紧密嵌合位,二是当受外力影响时各关节在骨骼肌、肌腱、韧带、筋膜等组织参与下,有能力重新调节到嵌合位,以保持人体力线在整体支撑面内,即有利于直立姿势的关节锁固机制。

人体正常直立时,力线通常通过关节一侧,因此关节仍受到扭力抵抗;关节自身受到关节软骨、关节囊和关节内外韧带的张力;关节外侧有皮肤、筋膜、肌腱及肌肉等结缔组织的被动牵张;只有少数抵抗力是骨骼肌主动收缩的结果。

图 3 - 9　人体的重心

### 3.足踝对整体质量的支撑

正常直立时,体重通过下肢骨落于距骨与足弓之上,通过力的传递,作用于跟骨及第1—5跖骨小头。足弓是骨与韧带装置。肌电研究结果显示,直立时,足的内部肌肉基本没有活动;在不平地面时,可能有发散性活动。小腿三头肌收缩,减轻跟骨负荷,并将其转送到跟骨小头,使距骨与跖骨小头各负担一半体重。除小腿三头肌外,足外翻肌群和内翻肌群也时有收缩。

人体站立的静力学分析,主要研究在地球引力下,肌肉主动收缩的耗能活动和有关被动组织(肌腱、韧带、筋膜等)的抵抗扭力、稳定及弹性储能问题。对这些问题的基本研究,会进一步帮助人们了解人体站立和其他姿势的保持,以及行走等运动行为的相关机制,为假肢、矫形器等辅具的设计、制造、装配和操作使用奠定力学基础。

## 3.7.2　人体步态的相关知识

直立行走是人类活动的基本方式之一,是人类区别于其他动物的关键特征之一。它是由人体的中枢神经系统发布指令,调节和控制人体的足、踝、膝、髋、躯干、颈、肩、臂的关节和肌肉之间的相互作用,保持身体平衡和协同运动。在婴幼儿时期,人类就开始学习步行,并经过长期反复实践而达到协调、自主、有节律的复杂运动。由于各种疾患造成人体行走功能的异常或丧失,给生活、工作及社会交往带来诸多不便。如何重建和改善步行功能障碍患者的行走功能,是医学和康复领域一直关注的问题。

对人体正常步态的理解是系统矫正异常步态的基础,特别对于假肢与矫形器适配和使用尤为重要。

**1. 步态的基本概念**

步态是指人体步行时的姿态,是人类步行行为特征的外在表现,具有稳定性、周期性、节律性、方向性及个体差异性等特点,反映了人体结构及功能、中枢神经系统调节等功能的变化。当人体的神经、肌肉、骨骼系统受损或病变时,将通过步态的异常表现出来。

**2. 步态**

人体直立行走的方式和方法称为步态。它会受到神经系统的支配、骨骼肌肉系统的运动,以及心理、意念等多种因素的影响,是人体结构和功能、运动调节系统、行为及心理活动在行走时的综合外在表现。一个人的直立行走是在意念支配下,经过日常训练,养成适合自身的习惯,建立固定的神经通路,由此调节有关肌群协同收缩/舒张,带动双腿交替迈步/站立,借助地面反力的作用,推动人体不断移动的一种整体性运动。对正常人来说,由于生理、心理、生活习惯和所处的自然环境的不同,步态特征呈现出一定范围内的个体差异。

**3. 步态周期**

步态周期是判断步态变化的重要特征,是指从人体一侧足跟着地开始到该侧足跟再次着地所持续的时间。基于步态运动特点,步态周期主要划分为支撑相(Stance Phase)和摆动相(Swing Phase)两个阶段。

(1)支撑相:是指支撑身体和承受重力的时相段,作用时间为从足跟着地到足尖离地所持续的时间,约占步态周期的 62%。支撑相阶段包括 5 个重要步态特征时刻或时期(图 3-10):①足跟触地(Heel Strike),是指一个步态周期的开始,足跟首次触地,此刻人体重心位置处于最低点;②全足触地(Foot-Flat),也称承重期,是指足尖完全触地的时刻;③支撑中期(Midstance),是指处于摆动相的足向支撑相转化的时刻,此刻人体重心处于最高位置;④足跟离地(Heel-Off),也称作支撑末期,是指足跟离开地面的瞬间,随后通过足蹬地的反作用力促使足向前迈进;⑤足尖离地(Toe-Off),也称作摆动前期,是指足尖离开地面的瞬间,可用来确定步态周期中的支撑相。

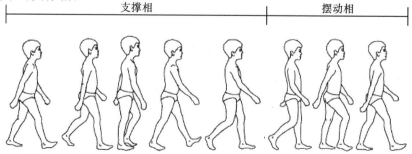

图 3-10　步态周期中各个阶段的划分

（2）摆动相：是指人体摆动腿在空中向前摆动所持续的时间，约占整个步态周期的 38%，由摆动初期、中期、末期三个阶段组成（图 3-10）：①摆动初期（Acceleration），是指当足离开地面时，髋、膝关节屈曲，骨盆向后转位加速，促使人体髋关节的屈肌加速人体下肢向前摆动的时刻；②摆动中期（Midswing），是指髋、膝、踝关节在空中协调运动，完成摆动腿自后向前摆动经过人体冠状面的过程；③摆动末期（Deceleration），是指人体下肢膝、髋关节屈曲减少，骨盆处于前旋转位，减缓摆动腿速度，保持身体稳定，为足跟再次着地做准备的时期。

### 3.7.3　步态分析的基本概念和方法

步态分析是利用力学的概念、处理手段和已经掌握的人体解剖、生理学知识对人体行走的功能进行对比分析的一种生物力学研究方法。

目前，步态分析可分为定性法和定量法两种。

#### 1. 定性步态分析

定性步态分析是临床常用的分析方法，又称目测分析法，即由临床医生观察病人的行走过程，然后根据所得印象或按照一定观察项目逐项评价，凭借其丰富的临床经验得出初步分析结论。观察时需从前、后、侧 3 个方向分别观察患者行走时各关节、肌肉、骨盆的运动情况及全身姿势的协调性状况。如：先天性髋关节脱位患者步行时躯干左右摇摆，形同鸭步的"鸭步态"；脑瘫患儿呈现的双髋关节内收、双膝互相摩擦、交叉不稳的"剪刀步态"；残肢外展牵拉或按外展对线、接受腔匹配不良的下肢假肢使用者，在行走时假脚着地足尖向外移动并伴有骨盆或身体侧向倾斜的"外展步态"等。目测分析不需要价格昂贵的仪器设备，对测试场地没有特殊要求，可随时随地进行，简便易行。但是，这类方法一般只能定性，无法提供量化信息，并且由于人类步行的速度和复杂化等原因，有很多局限性，且步态分析得出结论的准确性和可靠性与观察者的临床经验和个人观察技术水平有很大关系。

#### 2. 定量步态分析

定量步态分析是利用生物力学原理及处理问题的手段，根据已经掌握的人体解剖学、生理学等结构和功能的知识，结合肌电、脑电及测力等设备，借助现代计算机技术和图形图像技术，对人体行走时的行为方式和功能状态指标进行全方位采集和分析，从而提取出与行走有关的生命活动信息的一种整体生物力学研究方法。步态分析通过对人体行走时的肢体和关节活动进行运动学观察和动力学、肌电等分析，提供一系列时间、几何、力学等参数值和曲线，为临床诊断、疗效评估、康复评定等提供依据。

### 3.7.4　定量步态数据采集系统的工作原理

定量步态数据采集系统主要由三维运动跟踪数据采集系统与三维测力平台两大基础单元模块组成，根据需要还可集合多种信号的采集模块。三维运动跟踪数据采集系统由多部红外线高速摄影机（图 3-11）、标记点和软件组成。红外线高速摄影机由光电位置敏感器件构成，它具有位置光电转换功能，能直接记录并解算出运动特征点的位置坐标信息。标记点由反光材料或发光二极管做成。采集系统通过对目标上的标记点的监视和跟踪来完成运动捕捉的任务（图 3-12）。从理论上说，对于空间的任意一个点，只要它能同时被两台摄影机所见，则根据同一瞬间两台机器所拍摄的图像和相机参数，即可以确定这一时刻该点的空间位置。整个系统工作时,多部高速红外摄影机拍摄高对比度的视频流,然后再提取标记点的三维空间位置等信息。目前广泛应用的有 Vicon、Qualisys、Motion Analysis 等公司生产的产品。

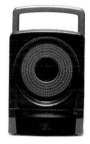

图 3 - 11　Vicon 系统的红外线高速摄影机

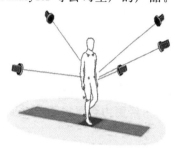

图 3 - 12　三维运动跟踪数据的采集

　　三维测力平台多为长方形(图 3 - 13),由踏板、传感器和底座三部分组成,踏板和底座之间由安放在四角的传感器支撑。当测力平台上有力施加时,每个传感器发生弹性形变,根据其阻抗和容抗的改变将会得到三个方向的电压信号。从测力平台传感器里输出的电压信号很弱,直接检测很困难,需要经过放大器放大处理后,再送到 A/D 卡进行转化和量化,最终得到三个方向的力($F_x$、$F_y$、$F_z$)。

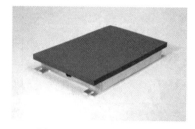

图 3 - 13　三维测力平台

　　FP - 4060 型测力平台技术性能指标如表 3 - 4 所示。

表 3 - 4　FP - 4060 型测力平台技术性能指标

| 技术性能 | 指标 |
| --- | --- |
| 垂直方向力 $F_x$(量程范围) | 10 kN |
| 前后方向力 $F_y$(量程范围) | ±5 kN |
| 侧向方向力 $F_z$(量程范围) | ±5 kN |
| 垂直方向力矩 $M_z$ | ±1000 N·m |
| 固有频率($x$ 轴) | 约 500 Hz |
| 固有频率($y$ 轴) | 约 500 Hz |
| 固有频率($z$ 轴) | 约 500 Hz |
| 分辨率 | 0.1 N |
| 精度 | 小于 1% |
| 台面材料 | 钢 |
| 尺寸大小 | 600 mm(长)×400 mm(宽)×100 mm(高) |

## 3.7.5　步态分析的参数

### 1. 步态分析参数分类

步态分析参数大致可归纳为以下几类。

（1）时-空参数：包括步长、跨步长、步宽、足角、步速、步频、步态周期、支撑相时间、摆动相时间等。

（2）运动学参数：是研究步行时肢体运动时间和空间变化规律的参数，主要涉及步行过程中髋、膝、踝及骨盆的运动角度。包括骨盆倾斜和旋转角度，髋关节的屈曲、外展和内收角度，膝关节屈曲、外展角度，踝关节背伸、跖屈角度，以及趾关节活动范围。

（3）动力学参数：是描述步行时作用力、反作用力强度、方向和时间的参数。常用的主要有地面反作用力，经测力台可以测出地面反作用力的垂直分力、前后分力、侧向分力，并可绘成曲线（图 3－14）。

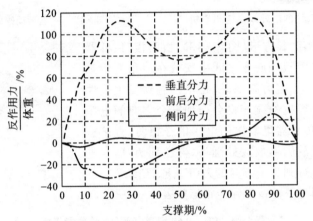

图 3－14　三个不同方向的足-地面反作用力变化曲线图

（4）肌电活动参数：用于检测步行时肌肉参与状况的参数。主要包括步行过程中下肢各肌肉的电活动，目前多采用表面电极记录步行时有关肌肉的电活动。这种方法针对性强，对于分析判断步态异常的神经、肌肉原因有重要参考价值。由于神经疾病患者步态分析的发展，临床对于明确导致步行障碍的关键神经肌肉的需求日益增高。

（5）能量参数：包括能量代谢参数和机械能消耗参数。能量代谢参数反应步行中的能量代谢，可以在步态分析过程中同时用气体分析仪分析气体中含氧量的变化，来计算步行中的能量消耗量，以衡量步行效率，但不能查明行走时的具体的异常机制；机械能消耗参数是应用动能、势能及其转换技术来计算在一个步态周期中身体不同部位的能量消耗（产能及耗能）的，可查明异常行走时耗能高的特定部位和特定时期，有助于研究步态异常机理，选择恰当的治疗方法。

**2. 正常人步态分析的基础参数**

了解正常步态的特性是系统治疗和处理异常步态的基础，尤其在使用假肢和矫形器时更为重要。正常步态是四肢和躯干一系列有节奏且不断变化的运动。正常步态的特征表现为身体重心上下移动、骨盆侧方移动、骨盆水平回旋、骨盆侧方倾斜、下肢轴的回旋、膝关节屈曲、踝关节和足部的运动等（表 3－3），它们为矫正异常步态提供基础。

表 3 - 3　常速行走的时-空参数与正常步态的基本参数

| 参数名称 | 正常值 |
| --- | --- |
| 行走速度 | $76.7\pm10.7$ m/min |
| 步态周期 | $1.13\pm0.07$ s |
| 复(双)步长 | $1.36\pm0.13$ m |
| 支撑相时间 | 约占步态周期的 62% |
| 摆动相时间 | 约占步态周期的 38% |
| 双支撑相时间 | 约占步态周期的 24% |
| 重心的垂直位移 | 成年男子重心垂直位移不超过 50 mm |
| 重心的侧向位移 | 位移幅度一般在 50 mm 内 |
| 步宽 | 成人步宽一般为 50~100 mm |

## 3.7.6　常见异常步态特征及其病理意义

正常步态是指当一个健康成人用自我感觉最自然、最舒适的姿态行进时的步态,具有下列特点:身体平稳、步长适当、耗能最少。正常步态需要中枢神经系统、周围神经系统及骨骼肌肉的动态整合,是通过骨盆、髋关节、膝关节、距小腿关节(踝关节)和足趾的一系列活动完成的,而躯干则基本保持在两足之间的支撑面上。正常步态应该是髋关节、膝关节、踝关节的灵活运动,身体良好的平衡能力,以及头、躯干、四肢协调、流畅的配合运动。Grabiner 等认为正常步态的必须条件是:①支撑期良好的稳定性;②摆动期足部放松;③足够的步长;④膝关节在支撑期吸收振荡并且蓄积能量,在摆动期带动小腿和足部运动。为完成这一动作,膝关节必须在支撑期完全伸直,在摆动期屈曲大约 60°。同样,平衡肌群对于正常行走也是必不可少的,如屈髋肌及小腿三头肌等。行走过程中身体各部位的运动主要是为了减少重心的移动,这就涉及能量消耗的问题。影响行走能量消耗最主要的变量是重心移动的特点:正常步态应该是双侧对称的,虽然一般人受左利或右利的影响会在行走时偏重于一侧肢体,造成轻微的步态不对称,但这种不对称如果相差超过 8% 或 10%,则应视为异常。

常见的异常步态及其病理意义如下。

**1. 关节强直性跛行**

患者行走时,右或左腿跨步动作障碍而引起跛行。常见病因:髋关节强直、化脓性髋关节炎、髋关节结核和类风湿性关节炎等。

**2. 鸭步**

患者行走时,一侧骨盆上下起伏,躯干左右摇摆或骨盆起伏左右交替。常见的病因如下。

(1)臀中肌瘫痪、脊髓灰质炎等造成肌肉无力,失去稳定骨盆的作用,同时也无力提起、外展和旋转同侧大腿,因此只能靠躯干向另侧摆动带动本侧骨盆升起,以带动该侧提足迈步,使得上身需要左右摇摆方能带动两下肢迈步行走。

(2)股骨颈内翻转畸形、先天性髋关节脱位、股骨颈陈旧性骨折等。因臀中肌、阔筋膜张肌的力作用点或杠杆臂受到影响,减弱了臀中肌的作用,均可出现此种步态。

### 3.偏瘫步态

行走一侧下肢呈伸直状,膝僵直而屈曲困难,足内收。举步时需将该侧骨盆提高以帮助提起下肢,然后足向外甩划半圈,足尖与足的前外侧和地面接触,类似割草的姿式向前移动。主要病因如下。

(1)脑血管病偏瘫最多见,患侧下肢因足下垂而显得较健侧长,由于下肢各关节不能屈曲,因而在步行中呈圈状。

(2)癔病性偏瘫,在转换步行方向时,常以跛足为轴,且步态变化不定。

### 4.股四头肌瘫痪步态

患者行走时跛行,患侧下肢落地后伸膝无力,患肢不能支持体重,使得健侧下肢不能迈步,患者常需要支撑于患膝上维持其伸位,来支持体重,维持行走。常见病因为小儿脊髓灰质炎后遗症、肢神经外伤等。

### 5.臀大肌瘫痪步态

患者行走时以手支撑侧臀部、腹部前挺、躯干后倾,使得身体重心有后移倾向。常见病因为脊髓灰质炎引起的臀大肌瘫痪。该肌瘫痪时,伸直髋关节困难,因此步行时患者必须支撑侧臀部,挺腰、腹部前突,帮助伸直髋关节,才能向前移动。

### 6.舞蹈步态

患者行走时,肢体有大幅度的、不规则的、不由自主地运动,下肢突然向外甩,上肢扭曲,行走不稳,呈跳跃式。舞蹈步态是小舞蹈病的首观症状,此外还可见于扭转痉挛。

### 7.前冲步态

患者刚起步时,步速缓慢、步幅短,随后越来越快,似乎慌慌张张,不能立即止步,常见于帕金森综合征。常见病因为帕金森综合征、脑动脉硬化、脑出血、脑肿瘤、脑外伤。

### 8.剪刀状步态

患者行走时,两腿靠近,膝关节紧贴,大腿与小腿半屈曲且稍有内旋,足下垂、内旋,并伴有一定的内翻,足尖也互相靠近,两足跟分开,形成两腿向内侧相互交叉的姿势,是由于股四头肌与内收肌群张力增高所致。常见病因为先天性痉挛性瘫痪、脊髓横贯性不完全瘫痪、大脑性瘫痪等。

## 3.8　人体坐姿软组织生物力学分析

为了有效设计和实现姿势支持及压力释放系统,首先要了解人体的姿势控制及各种力的影响,这对于设计合适的坐姿坐具系统,以及辅助残疾人维持正确坐姿有很大帮助。

软组织是由各种具有特定功能的细胞、弹性纤维、胶原纤维、平滑肌和基质等构成的具有一定空间构形的复合体,柔软易变形,多富有弹性,具有不同程度的抗拉强度,但不抗弯、抗压。用户与坐姿坐具系统的接触界面主要是人体软组织和坐具表面,特别是臀部及背部软组织。客观评价接触界面软组织的生物力学特性对于设计和选用合适的坐姿坐具系统有重要作用。

如何将与接触界面有关的力进行合理分配,减轻因挤压或摩擦引起的软组织挫伤和压疮,是评价坐具系统合理适配的主要依据。在讨论人体坐位软组织生物力学时,应考虑坐姿下的力、姿势及运动等问题。

### 3.8.1　坐姿下的力

力是软组织生物力学中的主要元素,能够使静止的身体运动,使运动的身体改变速度或方向。力可以从内部或外部作用于身体:内部的力由自身产生,如肌肉收缩引起关节运动;外部的力由体外产生,并以某种方式作用于人体,如坐具系统与用户接触的支持面提供的力。不同的力可以产生不同的影响,人体在坐位时,主要受以下几种力。

**1. 重力(Gravity)**

重力由人体的质量和重力加速度产生,沿引力线持久作用于人体,作用点位于身体重心,并影响姿势和运动,会随着姿势的改变而变化。重力有把人体推向地心方向的趋势。人体坐位时,如果产生的重力与身体重心重合,就会维持稳定的姿势,反之,容易翻倒,出现不必要的损伤。因此在设计坐具系统时应考虑使用户在座椅上保持重力与重心重合,必要时可以添加辅助支撑系统。

**2. 压应力(Pressure)**

压应力为施加在单位面积上的力。同一个力作用于较小面积比作用于较大面积所产生的压应力要大。压应力越大,对接触面软组织损伤也就越大。因此,必须将压力合理分解,才能最大限度保护接触面的软组织,避免压疮产生。通常在设计坐具时会通过增加受力面积来分解压力。

**3. 摩擦力(Friction Force)**

人体使用坐具时,会产生两种摩擦力:静态摩擦力和动态摩擦力。静态摩擦力是身体在坐具中开始运动时必须克服的力,与维持身体和坐具接触的垂直力成正比,人体与坐具接触越紧密,产生的静态摩擦力越大,身体移动时需要克服的阻力也就越大。动态摩擦力是身体在坐具中运动时与接触面之间产生的力。通常,运动一旦开始,阻力变小,而且维持身体相对运动时所需的力也会比启动运动时要小。这两种摩擦力都会受到接触面(人体软组织和坐具表面)表面状况的影响,包括温度、湿度、接触面光滑程度等。摩擦力越大,身体运动越困难,所需克服的阻力也就越大,同时还会加重压疮的产生。而适当的摩擦力对人体稳定在坐具内有一定帮助。因此在选择和设计坐具系统时,摩擦力是必须要考虑的问题。

**4. 剪切力(Shear Force)**

剪切力是由两层组织相邻表面间滑行产生进行性的相对移动所引起的、由摩擦力和压力相加而成的力。体位固定时身体因重力作用而发生倾斜,深筋膜和骨骼趋向下滑,而椅子或床单的摩擦力使皮肤和浅筋膜保持原位,从而产生了剪切力。

坐具系统中的人体,长期处在重力、压力、摩擦力及剪切力的作用下,会出现软组织损坏,即劳损。劳损是生物体(如软组织及骨骼)或非生物体(如金属、塑料等)内发生的分子结构改变。这不仅对于人体是一种伤害,对于坐具系统同样是一种损伤。如长期的摩擦力作用于塑料或泡沫坐垫可以引起坐垫撕裂或破损；人体软组织在坐姿时承受过度或长期的压力可导致软组织长期挤压受损，出现压疮等损伤。这些劳损是设计和选配坐具系统时必须要避免或减缓的。

如果在选配和设计坐具系统时，能够考虑以上这些因素，就可以防止或减缓软组织出现的各种异常情况，同时还能够减轻因不良坐姿引起的畸形，使人体组织和坐具系统的损伤减小到最低限度。

### 3.8.2　坐姿

重力持久作用于人体并影响人体的平衡和运动，适时调整人体重心位置对于掌握平衡和动态控制至关重要。在重力条件下，需要多少力来维持姿势与这种姿势的有效性有直接关系，支撑点的数量对于姿势的稳定有很大帮助。单脚站立时的姿势有效性比双脚站立差，因为单脚站立时的支撑点少，需要花费更多的肌力和能量维持。同样，坐姿时，用单个坐骨结节支撑体重比用两个坐骨结节维持坐姿需要更多的肌肉活动和能量。

在设计和选配坐具时，应将人体、支撑底座与机体的有效平衡和控制联系起来。保持人体重心位于支撑底座正上方有利于维持平衡，并且重心越低稳定性越好；同时，底座越大，身体的平稳运动范围越大。

从正前方看，人体的重心大致位于骶骨区域，其具体位置因人而异，与体重、性别、年龄及机体状况（残疾、畸形程度）有关。坐位时，重心降低，支撑点更多，如臀部、大腿股二头肌及足等。尽管如此，站立时的骨盆稳定性还是比坐位时好，因为站立时，髋关节可以充分伸展，此时髋关节韧带处于被动锁定状态；坐位时，髋关节弯曲，被动锁定机制解除，骨盆后旋，脊柱后凸弯曲（髋关节弯曲是臀部伸肌，特别是腘绳肌牵拉所致），如果下肢伸展，会使骨盆后倾加剧。这种放松的姿势使机体重心后移至坐骨结节后方，腰椎前方。这时稳定性相对降低，需要通过扶手及靠背等装置进行校正。

标准轮椅具有吊带式座椅和靠背，这主要是方便轮椅折叠运输。坐在这种轮椅中，机体会不自主维持"松软"姿势：臀部向前滑动，髋关节内旋，两膝关节靠拢，躯体向前滑塌，弯曲呈"C"字形，其骨盆也会出现侧向倾斜。这种吊带式座椅和靠背因为过于柔软，在机体重力和压力下被迫变形，不能提供稳定和平衡机体所需的反向支持力，限制用户最大程度地运用上肢功能，同时还会对压力分布、姿势及舒适性造成不良影响。这种坐姿下，重心位于坐骨结节、尾骨或下骶骨处。长期维持这种姿势可能导致脊柱因承受过大压迫而出现侧弯，或骨盆倾斜。对于脊柱侧弯的用户（图 3-15），更需要坚实的底座和靠背，以帮助维持身体平衡、提供稳定坐姿所需的支撑力，避免上述各种问题。

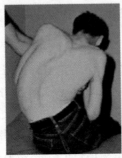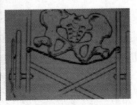

图 3-15　脊椎侧弯及骨盆在吊带式座椅中的状态

### 3.8.3　坐姿下的运动

在设计坐姿坐具时,不仅要考虑人体静止状态的软组织力学,同时还要考虑人体的运动状态。在姿势维持中,需要将躯体重心置于稳定位置。如果躯体处于不稳定状态,就需要通过运动进行调整,这时通常需要坐具的支撑部件产生推力,使躯体恢复稳定位置。

坐姿时,躯体主要产生两种基本位移:平移和转动。当身体的所有部分都向相同的方向在同一时刻运动相同的距离,即出现平移。但如果运动的时间、距离相同,而方向不同,运动会经历一个角度,这种运动即为转动。转动所围绕的轴线称为转轴,坐位中的身体大部分运动都属于转动,如肘部和臀部的弯曲,肩部的伸展和屈曲等。出现运动就需要一定的空间,如何使躯体运动不受空间限制,同时又不会因为空间过大而失去应有的支撑,这是在设计和选配坐具系统时必须考虑的问题。

# 小 结

本章介绍了与人体运动相关的生物力学基础,包括人体运动的力学基础,骨、骨骼肌、关节的生物力学基础知识,上肢、下肢的生物力学基础知识;介绍了人体站立和步态的相关知识,讨论了定量步态数据采集系统的工作原理、步态分析的特征参数,以及常见异常步态特征及其病理意义;介绍了坐姿下的受力,并讨论分析了人体坐姿时软组织生物力学特性,含静态坐姿的平衡管理和坐姿下运动,如平移和转动对维持身体平衡的影响。

# 思 考 题

1.举例说明不同的载荷对于骨的影响。

2.脊柱矫形器的作用是什么?三点矫正原理的具体内容是什么?

3.试述骨骼肌的三元素模型。

4.全关节置换的目的及所涉及的力学问题有哪些?

5.为什么要进行步态分析?它在辅具设计中担任什么角色?它又是怎样分类的?

6.运动生物力学中有哪些生理力学系统?详细描述之。

7.人体坐位软组织生物力学主要包括哪些方面?设计和选配坐具时要注意些什么?

8.骨骼肌损伤与修复应注意哪些要点?

9.有哪些因素影响肌肉收缩力学特征?请举例说明。

10.骨骼肌的力学特征有哪三个?用生物力学模型研究这些特征的目的和优点是什么?

11.关节应力及对关节内及周围组织有哪些影响?在关节的损伤、治疗和康复中我们应该如何考虑这些影响?可举例说明。

12.韧带的成分、结构和功能与骨骼肌有哪些显著不同的特点?可比较说明。

13.血流阻力一般不能直接测量,需要怎样间接算出?影响血流阻力的主要因素有哪些?

14.数值仿真技术中的正向动力学与逆向动力学最主要的区别是什么?为什么要用这两种方法?请比较说明。

15.请举出五种不同运动捕捉系统的组成及特点。

16.为什么肌骨超声技术可以应用于骨骼肌功能评估？超声可以测量到哪些肌肉参数？在临床康复中可以如何应用这些参数？请举例说明。

# 参考文献

[1] BUCKWALTER J A.骨科基础科学-骨关节肌肉系统生物学和生物力学[M].2版.陈启明,等译.北京:人民卫生出版社,2001.

[2] NORDIN M.肌肉骨骼系统基础生物力学[M].3版.邝适存,等译.北京:人民卫生出版社,2008.

[3] 毛昭宪.骨科生物力学暨力学生物学[M].汤亭亭,等译.济南:山东科学技术出版社,2009.

[4] 宋雅伟,钱竞光.运动康复生物力学[M].北京:人民体育出版社,2008.

[5] 周俊明,黄锦文,劳洁,等.临床实用手功能康复学[M].上海:上海世界图书出版公司,2012.

[6] 卓大宏.中国康复医学[M].2版.北京:华夏出版社,2003.

[7] 刘宇.人体运动生物力学[M].上海:上海交通大学出版社,2017.

[8] 赵焕彬,李建设.运动生物力学[M].3版.北京:高等教育出版社,2008.

[9] 陆爱云.运动生物力学[M].北京:人民体育出版社,2010.

[10] 谢恩礼,詹建国,李裕琼.基于2006至2015年Web of Science数据库的运动生物力学共词分析[J].中国组织工程研究,2016,20(02):279-284.

[11] 王国栋,陆阿明,张英媛.下肢惯性参数对逆向动力学计算的敏感性研究[J].体育科研,2014,1:44-49.

[12] 施宝兴,魏文仪.逆向动力学计算方法及提高计算精度的探讨[J].南京体育学院学报(自然科学版),2003,2:6-12.

[13] 罗建新.运动生物力学[M].北京:北京师范大学出版社,2010.

[14] 宋雅伟,孙文,寇恒静.步态运动学及动力学的研究方法[J].中国组织工程研究与临床康复,2010,14(2):321-324.

[15] 魏孟田,及化娟,李立.足底压力测试技术在不同人群中的应用[J].中国组织工程研究与临床康复,2010,23(3):254-255.

[16] 李正宜.运动生物力学研究现状及发展趋势分析[J].运动人体科学,2015,16(5):19-20.

[17] 邝适存,郭霞.肌肉骨骼系统基础生物力学[M].3版.北京:人民卫生出版社,2008.

[18] GRABINER M D, TROY K L. Attention demending task during treadmill walking reduce step width variability in young adults[J]. Journal of Neuro Engineering and Rehabilitation, 2005,2:25.

# 第二篇

方法篇

# 第4章　功能障碍信息的定征与调控技术

**学习要求**

掌握脑电信号的采集方法和脑电采集设备的基本结构;掌握常用的脑电信号处理方法;掌握肌电信号的产生及采集方法;掌握常用的肌电信号处理方法;掌握经颅直流电刺激的作用机制、相关设备组成及临床应用;掌握经颅磁刺激术的基本工作原理及临床应用;掌握神经功能电刺激术的基本原理及相关临床应用。

## 4.1　脑电信号采集与定征技术

### 4.1.1　脑电的电生理学基础

#### 1. 脑电的历史发展

脑电(Electroencephalogram,EEG)是大脑神经元突触后电位的综合,经容积传导到头皮的记录,与它的命名规则即大脑(Encephalo)的电信号(Electro)的记录(Gram)一致。人脑细胞就像一个个生生不息的放电电池,它的集群放电会产生生物电现象。自从英国科学家卡顿(Richard Caton)首次在哺乳动物裸露的头皮中发现电现象之后,对于脑电的研究就从未停止过。至今,脑电经历了三个认知阶段。第一阶段,发现脑电波。1929 年德国科学家贝格尔(Hans Berger)在卡顿的基础上,记录并发表了《关于人脑电图》的论述,但并未得到重视与认可,直到 1934 年后其他科学家也观察并证实了贝格尔的报道。第二阶段,道森(George Dawson)首次记录到刺激下人脑的诱发电位(Evoked Potential,EP)。诱发电位是大脑受到内部或外界刺激形成的与特定刺激相关的生理电现象。第三阶段,事件相关电位(Event Related Potential,ERP)的发现。1964 年,沃尔特(Grey Walter)等人报道了第一个认知成分关联性负变(Contigent Negative Variation,CNV)的存在,开启了脑电技术快速发展的时代。ERP 与刺激种类无关,只与受到刺激时被试的认知状态有关。通过叠加平均提高脑电信号的信噪比进而形成特定波形,可反映脑的高级认知功能,因此 ERP 被称为"观察脑的高级功能的窗口"。

#### 2. 脑电的来源

人体细胞中 $Na^+$、$K^+$、$Ca^{2+}$ 等离子通道的开闭形成了神经元动作电位,在动作电位传导过程中神经元周围会形成微小电场。脑电波是持续时间为 $1\sim2$ ms 的峰形波,即为动作电位,关于这种电位的变化有以下三种观点。

1)细胞体或神经纤维的峰形波组成学说

埃克尔斯(John Carew Eccles)于 20 世纪 50 年代提出在大脑皮质内或皮质与丘脑之间存在许多神经闭合反馈回路。在这些回路中约每 100 ms 会形成一次峰形冲动及周期循环。这种观点受到了部分学者的质疑,但是也有许多研究证明脑电波的形成过程中峰形波参与其形成,但是份额较小。

2)顶树突的动作电位(树突电位)组成学说

我国神经生理学家张香桐提出:使用弱电刺激头皮所产生的电位是由椎体细胞顶树突末梢的垂直水平或水平分支,因电刺激而产生的兴奋向电极传递时被记录的树突电位。树突电位无特定规律,会重叠,传导时会衰减,传导速度较慢。脑电波的成分之一是树突电位的总和。

3)大脑皮质神经元突触后电位组成学说

突触后电位不传导,其波幅较小,会重叠,持续时间较长,被认为是脑电波的组成成分。

目前多数学者认为突触后电位是脑电波的主要组成成分。

**3. 脑电波的节律性**

中枢神经系统会在无任何外在刺激的情况下形成节律性、自发性放电现象。目前有两种学说,分别是细胞的自律性放电现象和神经元回路中兴奋的循环。

单个神经受到外界刺激会产生兴奋冲动,由于神经元与中间神经元会形成闭合回路,因此可经过反馈线路传导后续的反射性自我刺激,进而使得神经元进行周期性放电。此时,电位的时间性、空间性累加过程和脑电波的周期受到冲动在回路中的传导速度、回路的长短、延时回路及侧路的存在等因素的影响。

1)细胞放电的同步化

数以千万计的神经细胞组成大脑皮质,从皮质表面或头皮上所记录到的电位是这些神经细胞产生的电位的总和。许多神经细胞同相位的同时放电和同时停止(即同步化)产生了节律性的脑电图。

2)神经元排列方向的一致性

脑电波的节律性要求各种神经元的排列方向必须一致。冲动的传导方向不一致,所产生的电场就会相互抵消,结果不会产生强大的电位。大脑中的椎体细胞是有规则排列的,其树突伸向皮质的表面。因此有规律性的电场是由细胞的同步活动产生的。

**4. 脑电信号的分类**

脑电信号分为自发脑电与诱发脑电。自发脑电是大脑静息状态下产生的一种自发放电活动,在成人健康头皮的记录中通常能达到几微伏至 75 $\mu V$,病理情况下波幅会大于 1 mV。它分为几个频段,这些主要频段源于丘脑非特异性投射系统的同步化效应。根据分析角度的不同,临床上对脑电波主要有以下几种分类。

1)按频率分类

①δ 波段(1~3.5 Hz):在深度睡眠时呈现,在其他情况如深度麻醉或脑病理性病变时也能出现。

②θ 波段(4～7 Hz):在催眠或深度松弛状态下呈现,表示中枢神经系统被抑制。

③α 波段(8～13 Hz):在闭眼清醒时呈现,睁眼时变少,随着刺激而消失。

④β 波段(14～30 Hz):在精神紧张状态下呈现,闭眼时减少,睁眼时增多,表示大脑皮层兴奋。

⑤γ 波段(大于 30 Hz):与人脑的高级认知有关。

除了这种分类方法,还有其他数值略有差异的分类方法,但所代表的波段含义无差异。

2)吉布斯(Gibbs)分类

按脑电组成部分的振幅、周期、波形和出现方式等特征综合分类可分为:小发作变异型、小发作波、高幅慢波、非常慢的波、慢波、低幅慢波、快波、非常快的波、棘波、高幅快波(50 $\mu$V)。

3)按图形分类

脑电图按照优势波分为 4 种:α 形脑电图、β 形脑电图、平坦脑电图和不规则脑电图。

诱发脑电是由刺激诱发,不仅与外界刺激有关,而且与内部心理因素有关。诱发电位按照感觉通路分为以下 3 种。

(1)视觉诱发电位(Visual Evoked Potential,VEP):大脑枕区激活并进行相关信息传递交互。

(2)听觉诱发电位(Auditory Evoked Potential,AEP):大脑颞区激活,信息处理的区域涉及脑干。

(3)躯体感觉诱发电位(Somatosensory Evoked Potential,SEP):躯体深感觉与浅感觉传导通路的神经相关活动激活。

## 4.1.2　脑电信号的采集

### 1.被试的准备

采集人体 EEG 信号有以下注意事项。

1)被试的选择

被试的选择对研究结果的普遍性和可靠性有着重要影响。在科学研究中,被试的性别、年龄、社会背景、受教育情况、左利手、右利手等问题都需要考虑。研究临床患者的脑电波特性,通常还需要有正常对照组,两组被试应该在性别、年龄及受教育程度等因素上无显著性差异。

确定参与实验的人数时要以研究探索为主要目的,特殊试验不必要求被试的人数,例如,研究佩戴仿生眼的患者在视觉刺激下的脑电特性时,能获取一例被试的信号都较为不易。

实验结果要进行统计分析,少于 10 人不能得到令人信服的统计结果,应以 15 人以上为宜。在组间对比研究中,则通常要求被试多于 20 人。

2)实验前准备

(1)被试的头发应处于干净状态,并且为避免头皮电阻过大引起波形失真,被试不能用发油或护发素等含油脂较多的洗护产品。

(2)被试应该在进餐后 3 h 内进行测试,以免血糖过低影响脑电结果。

(3)被试要保证良好的精神状态。在实验前需要向被试简单介绍实验内容及注意事项,让被试保持正常的平静状态。

（4）测试时通常采取坐姿或卧位闭目。

**2. 脑电采集设备**

脑电信号比较微弱，通常为 $10 \sim 30\ \mu V$，同时具有厘米级的空间分辨率和 $0 \sim 70\ Hz$ 的带宽。脑电信号对采集环境有一定要求，最好在安静的电磁屏蔽室内进行，仪器应该接地，以免受到工频在内的周围电磁场辐射的干扰和不必要的杂波混入。采集脑电的设备应满足以下三个要求。

（1）高输入阻抗。为了减小信号源内阻的影响，必须提高装置的输入阻抗。一般信号源的内阻为 $100\ k\Omega$，装置的输入阻抗应大于 $5\ M\Omega$。

（2）高共模抑制比。为了减少工频或心电、肌电等干扰，前端采取共模干扰。采集装置的共模抑制比应该在 $80\ dB$ 以上，最好高于 $100\ dB$。

（3）低噪声、低漂移。脑电采集装置应对脑电信号的影响小，拾取能力强，并能够稳定输出。

如图 4-1 所示，脑电信号采集系统通常由脑电电极（帽）、信号放大器、控制传输模块和上位机模块构成。

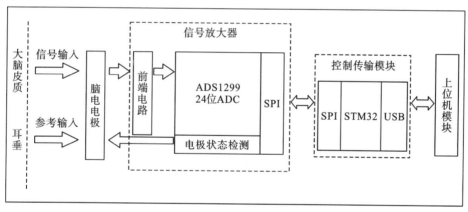

图 4-1　脑电信号采集系统框图

1）脑电电极（帽）

脑电电极（帽）可以从头皮采集到微弱的脑电信号。EEG 的电极实际上是一种电压传感器，通过它来记录头皮上的电位变化。电极的材料可以采用银或合金等，电极有表面电极、针状电极、蝶骨电极和深部电极等。目前常规脑电最常用的电极是表面电极，多使用脑电膏协助完成表面电极对头皮脑电的采集，在使用过程中应保证电极的阻抗低于 $5\ k\Omega$。电极的安放位置及数目由所采集的脑电事件具体确定。

2）信号放大器

信号放大器是在接收到由电极传来的脑电信号后，将微弱的模拟电位进行放大（包括滤波）和数字化的模块。信号放大器由前端电路和 ADS1299 转换器构成，前端电路包括：电源电路，用于为系统供电；预处理电路，对信号进行低通滤波，减小信号干扰；基准电压电路，避免系统电压输入噪声的影响；右腿驱动电路，减小信号共模噪声，提升脑电信号的信噪比。ADS1299 是 24 位的三角积分模数转换器，用于将采集的模拟信号转化为数字信号，可同时进行 8 通道的模数转化,共模抑制比为 $-110$ dB。模数转化是为了防止信号产生频率混叠,消除基线漂移及趋势项,滤除伪迹,改善信噪比。同时,信号放大器中还有电极状态检测模块,防止电极在使用过程中脱落。

3)控制传输模块

控制传输器采用 STM32F107 芯片,用于实现在脑电信号采集过程中的信号采集控制。STM32F107 通过串行外设接口(SPI)向 ADS1299 发送控制指令和时间帧信息,ADS1299 通过时间帧对脑电信号进行采样、转化为数字信号,通过 STM32F107 上的 USB 接口将脑电信号传输至上位机模块。

4)上位机模块

上位机模块用于实现对脑电信号的保存和显示功能。上位机模块接收来自于控制传输模块嵌入式单片机 STM32F107 的脑电信号和电极状态信息,并将这些信息通过上位机模块进行显示。同时,上位机模块通过 USB 端口将系统配置信息传输至 STM32F107,实现对系统的初始化配置。

### 3. 脑电电极及安放位置

脑电电极通常使用盘状或平面圆形电极,需要紧贴在头皮表面并进行固定。电极接触皮肤的地方应当涂上导电膏,确保电极的阻抗不高于 5 kΩ,尽量使所有电极的阻抗一致。有时也会采用一些特殊电极,如鼻咽电极、蝶骨电极和皮质电极等。不同脑电电极均可反映出不同脑区的电生理活动,这有助于不同神经系统疾病的诊断。脑电电极主要包括参考电极(Reference Electrode)和头皮上的活动电极(Active Electrode)两大类,脑电信号一般是记录二者的电位差。

在大脑皮质中产生的电位需要经过脑脊液、脑膜、头盖骨、皮下组织等传到头皮表面。因此头皮表面放置的电极,可以检测出大量神经元细胞放电时形成的电位差变化。一般有三种常用的脑电信号采集方法。

(1)单极导联法:将一个脑电电极放置于头皮表面的待测区域,以此作为活动电极;另一个电极放置于远离头皮的区域(如耳壳或乳突),可作为参考电极。

(2)双极导联法:将两个电极分别置于头皮的不同区域,二者均为活动电极,共同记录两部位的电位差随时间变化的情况。

(3)平均共同基准导联法:类似于心电图确定中心电端的方法,同时将多个电极分别安置于头皮的不同区域,每个电极分别串联一定数值的电阻后,再并联于同一点,以该点作为零电位点。

电极的放置通常是按照国际标准导联 10-20 系统。10-20 系统共有 19 个活动电极(不含耳垂电极)和两个参考电极。耳垂电极一般用 $A_1$ 和 $A_2$ 代表,分别连接着左耳垂和右耳垂,作为参考电极。10-20 系统法不能使用目测来放置,电极位置的测量常数是通过特定的解剖手段进行标识,然后根据 10-20 系统来确定这些电极之间的距离。所有电极都需要被放置在头皮的指定位置上,电极名称中的奇数代表电极位于头部左侧,偶数代表电极位于头部右侧。如图 4-2 所示,电极名称依次为 $F_{p1}$、$F_{p2}$、$F_3$、$F_4$、$C_3$、$C_4$、$P_3$、$P_4$、$O_1$、$O_2$、$F_7$、$F_8$、$T_3$、$T_4$、$T_5$、$T_6$、$F_z$、$C_z$、$P_z$、$A_1$、$A_2$。

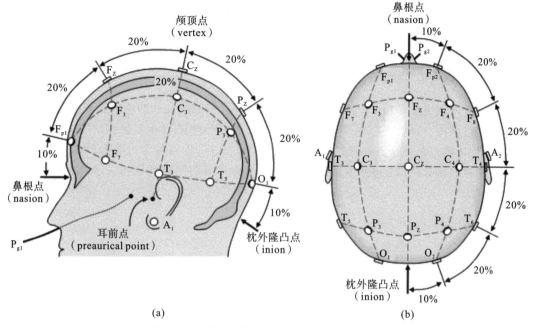

图 4-2 国际标准的 10-20 系统电极放置法

### 4.1.3 脑电信号的时域分析

从时域中提取有用波形特征是最早使用的 EEG 分析方法,至今仍被沿用。

**1. 波形特征描述法**

早期的波形特征提取是靠人的观察分析,现代科学采用波形特征自动分析算法。时域分析包含 EEG 的全部信息,描述了脑电波的幅度和波长,适用于分析长达七八个小时的睡眠脑电。下面介绍周期幅度分析法和柱状图分析法。

1)周期幅度分析法

周期幅度分析法中首先定义一个半波,然后计算以下指标:①半波宽度,两个连续过零点之间的时间间隔;②积分幅度,半波与零基线之间的幅度的累积和;③半波曲线长度,整波后半波中的波峰、波谷之间的幅度差之和,如果波峰、波谷之间的幅度差小于自定义的值,如 $5\ \mu V$,则认为是叠加在信号上的噪声,不予计入。

一阶导数零点法定义的半波:一对一阶导数零点(波谷、波峰)之间的信号。波谷、波峰的时间可通过 3 个采样点的二次插值得到。在此半波基础上计算:①间隔,即插值后的半波周期;②半波曲线长度,整波后半波中的波幅、波谷之间的幅度差之和。

得到的半波信号根据需要划分到不同的频率段(频率是 2 倍半波宽度的倒数),可以统计每个频段的半波数目、时间、积分幅度、曲线长度等。

2)柱状图分析法

根据检测出的周期和划分的频段,对波的数目和幅度用柱状图来进行统计的方法称为柱状图分析法。

首先确定周期和幅度,周期是两个相邻波谷之间的时间间隔;幅度是从波峰到连接两个波谷的连线的距离,幅度的大小决定这个波是不是脑电信号。柱状图分析法规定,8 Hz 及以下的波阈值是 30 $\mu$V;8 Hz 以上的波阈值是 10 $\mu$V。达不到阈值的波即为干扰信号。

### 4.1.4　脑电信号的频域分析

频域分析方法主要是指 EEG 的功率谱估计,把幅度随时间变化的脑电波变换为脑电功率随频率变化的谱图,可以直接观察 EEG 中 $\delta$、$\theta$、$\alpha$、$\beta$ 波等节律的分布与变化情况。在 EEG 的定量分析中,功率谱估计是各种频域分析方法的基础。谱估计通常分为非参数估计法和参数估计法。非参数估计法以傅里叶变换为基础。这里介绍周期图法和自相关法,以及在此基础上的改进方法。

**1. 傅里叶变换**

连续时间信号 $x(t)$ 的傅里叶变换是

$$F(\omega) = \int x(t) e^{-j\omega t} dt \qquad (4-1)$$

式中,积分范围从 $-\infty$ 到 $+\infty$;$\omega$ 表示角频率。

而离散时间序列的傅里叶变换是

$$F(\omega) = \sum_{n=1}^{N} x(n) e^{-j\omega n} \qquad (4-2)$$

**2. 功率谱密度**

若一个随机信号的自相关函数为 $r(k)$,那么功率谱密度函数定义为

$$P(\omega) = \sum_{k=-\infty}^{+\infty} r(k) e^{-j\omega k} \qquad (4-3)$$

式中,$r(k) = E[x(n)x^*(n+k)]$;$E(\cdot)$ 表示数学期望;符号 $*$ 表示复共轭。

功率谱密度函数的另一种定义是

$$P(\omega) = \lim_{N \to \infty} \left[ \frac{1}{N} \left| \sum_{n=1}^{N} x(n) e^{-j\omega n} \right| \right] \qquad (4-4)$$

当自相关函数满足 $\lim_{N \to \infty} \frac{1}{N} \sum_{k=-\infty}^{+\infty} |k| |r(k)| = 0$ 时,式(4-3)与式(4-4)等价。

**3. 非参数估计法**

非参数估计法基于式(4-3)和式(4-4),这里介绍周期图法和相关图法。

1)周期图法

当信号为有限长度时,忽略式(4-4)的极限运算,得到周期图谱估计:

$$\hat{P}(\omega) = \frac{1}{N} \left| \sum_{n=1}^{N} x(n) e^{-j\omega n} \right|^2 \qquad (4-5)$$

当数据长度足够长时,周期图法的分辨率高,但估计性能较差,方差不会随着数据的增长而减小。

2)相关图法

当数据长度有限时,根据式(4-3)得到的相关图谱估计是

$$\hat{P}(\omega) = \sum_{k=-(N-1)}^{N-1} \hat{r}(k) \mathrm{e}^{-j\omega k} \tag{4-6}$$

式中，$\hat{r}(k)$ 表示自相关函数的估计，可由式(4-7)或式(4-8)得到

$$\hat{r}(k) = \frac{1}{N-k} \sum_{n=k+1}^{N} x(n) x^*(n-k)， \quad 0 \leqslant k \leqslant N-1 \tag{4-7}$$

$$\hat{r}(k) = \frac{1}{N} \sum_{n=k+1}^{N} x(n) x^*(n-k)， \quad 0 \leqslant k \leqslant N-1 \tag{4-8}$$

## 4.1.5　脑电信号的其他分析方法

除了传统的时域、频域分析方法，还有许多其他的分析方法，包括各种非线性动力学分析方法、同步性分析方法等。

**1. 复杂度分析**

1976 年，伦佩尔(Abraham Lempel)和齐夫(Jacob Ziv)在信息理论的研究中对随机序列的复杂性给出了一个定义，认为复杂性反映了一个时间序列随其长度的增长出现新模式的速率，表现了序列接近随机的程度。1987 年，卡什帕(F. Kaspar)和舒斯特(H. G. Schuster)对于随机序列 Lem-Ziv 意义下的复杂性进行了研究，并提出了随机序列复杂性测度的算法。

设一随机序列，要计算该序列的复杂度，即需要对序列中的每一个元素按照从左到右的顺序进行比较。首先定义 $S$ 和 $Q$ 都是 $P$ 序列的子序列；$SQ$ 为子序列 $S$、$Q$ 的合并序列；$SQ\pi$ 是将 $SQ$ 合并序列的最后一个元素删除后剩余的序列。判断 $Q$ 是否是 $SQ\pi$ 序列的一个子序列。如果不是，复杂度加 1；如果是，则序列 $S$ 不需要改变，$Q$ 需要重新构造。即，$Q$ 向后多取一位，然后再判断 $Q$ 是否是子序列，如果不是，则加 1；如果还是子序列，则继续保持 $S$ 不变，更新 $Q$ 序列，直到 $Q$ 取到序列的最后一个字符。

脑电的复杂度分析广泛用于麻醉状态、癫痫发作等研究中。图 4-3 所示为大鼠麻醉后 85 min 在 C3-C4 导联的脑电复杂度变化曲线。大鼠在麻醉过程中脑电复杂度低于大鼠清醒过程。

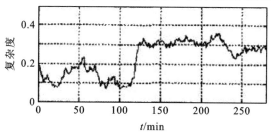

图 4-3　C3-C4 导联在麻醉 85 min 后的复杂度变化曲线

**2. 同步性分析**

同步性是指两个或两个以上随时间变化的量在变化过程中保持一定的相对关系。近年来的研究发现，大脑脑区之间存在同步性现象，所以对脑电的同步性分析也越来越多。

1)线性同步法

常见的线性同步法有互相关分析法、相干性分析法等。

(1)互相关：在概率论和统计学中，相关显示两个随机变量之间线性关系的强度和方向。

两个均值为零的实信号 $x(t)$ 和 $y(t)$ 在时间间隔 $T$ 的互相关：

$$C_{xy} = \frac{1}{T}\int_0^T x(t)y(t)\mathrm{d}t \tag{4-9}$$

标准化形式：

$$c_{xy} = \frac{C_{xy}}{\sqrt{\sigma_1^2\sigma_2^2}} \tag{4-10}$$

$|c_{xy}| \in [0,1]$，当 $c_{xy}$ 为 0 时，表示不相关，为 1 时表示最大的相关。

（2）相干：对于信号 $x$ 和 $y$，相干定义为这两个信号互谱的幅度平方除以每个信号的功率谱密度的乘积。

$$C_{xy}(f) = \frac{|W_{xy}(f)|^2}{W_x(f)W_y(f)} \tag{4-11}$$

当两信号 $x$ 和 $y$ 在特定的频率 $f$ 有完全的线性依赖关系时，相干值为 1；当两信号 $x$ 和 $y$ 在特定的频率 $f$ 线性独立时，相干值为 0。

2）非线性动力学同步法

常见的非线性动力学同步法有非线性互依赖分析、同步似然性及同步熵分析、互近似熵分析等。这里主要介绍互近似熵分析法。

预先选定两个参数：模式维数 $m$ 及相似容限 $r$。

（1）对 $N$ 点序列 $\{x_i\}$，$\{y_i\}$，$i=1,2,\cdots,N$，按序列的连续顺序组成一组 $m$ 维的矢量：

$$\boldsymbol{X}(i) = [x(i)\ x(i+1)\ \cdots\ x(i+m-1)],\ i=1\sim N-m+1 \tag{4-12}$$

$$\boldsymbol{Y}(i) = [y(i)\ y(i+1)\ \cdots\ y(i+m-1)],\ i=1\sim N-m+1 \tag{4-13}$$

（2）定义 $\boldsymbol{X}(i)$ 与 $\boldsymbol{Y}(j)$ 间的距离 $d[\boldsymbol{X}(i),\boldsymbol{Y}(j)]$ 等于两者所对应的元素中差值的最大值，即

$$d[\boldsymbol{X}(i),\boldsymbol{Y}(j)] = \max_{k=0\sim m-1}[|x(i+k)-y(j+k)|] \tag{4-14}$$

（3）将阈值 $r$ 给定，对每个 $i$ 值都统计其 $d[\boldsymbol{X}(i),\boldsymbol{Y}(j)]$，小于 $r$ 的数目与距离的总数 $(N-m+1)$ 的比值，记作 $C_i^m(r)$

$$C_i^m(r) = \frac{1}{N-m+1}\{d[\boldsymbol{X}_m(i),\boldsymbol{Y}_m(j)] \leqslant r\ \text{的数目}\} \tag{4-15}$$

其中，$i=1\sim N-m+1$，求其对所有 $i$ 值的平均值

$$\phi^m(r) = \frac{1}{N-m+1}\sum_{i=1}^{N-m+1}\ln C_i^m(r) \tag{4-16}$$

（4）再令维数加 1，即维数变成 $m+1$，重复上述步骤步骤（1）～（3），得到

$$C_i^{m+1}(r)\ \text{与}\ \phi^{m+1}(r) \tag{4-17}$$

此两序列的互近似熵理论上如下所示：

$$Cross\_Apen(m,r) = \lim_{N\to\infty}\{\phi^m(r)-\phi^{m+1}(r)\} \tag{4-18}$$

3）相同步法

常见的相同步法有基于希尔伯特变换（Hilbert Transform）的相同步分析法、基于小波变换的相同步分析法等。下面介绍基于希尔伯特变换的相同步分析法。

相同步法揭示的是混沌系统中信号之间的相位锁定关系，而无论信号幅度之间是否有相关性。相同步定义为

$$\phi_{n,m} = n\phi_a(t) - m\phi_b(b) \tag{4-19}$$

如果系统的相位之间存在下列关系,则 $\phi_a$ 和 $\phi_b$ 之间出现 $n : m$ 的相同步:

$$| \phi_{n,m} | = | n\phi_a(t) - m\phi_b(t) | < \text{const} \tag{4-20}$$

式中,$n$ 和 $m$ 是常数;$\phi_a$ 和 $\phi_b$ 分别是两个信号的相位;const 为一个正的小量。假设 2 导信号来自同一生理系统,可以认为相位锁定率 $m : n = 1 : 1$,则:

$$\phi_{1,1} = \phi_a(t) - \phi_b(t) \tag{4-21}$$

相位相干指数定义为

$$R = \left| \frac{1}{N} \sum_{j=0}^{N-1} e^{\phi_{1,1}(j\Delta t)} \right| \tag{4-22}$$

式中,$N$ 是用于分析的信号所包含的点数;$1/\Delta t$ 是离散信号时间系统的采样率。$R \in [0,1]$,当且仅当两系统完全符合相同条件时,$R$ 才为 1,反之则为 0。

许多研究将相位同步法应用于脑功能的分析,有文献用相位同步法进行癫痫发作的预测。如图 4-4 所示,其中虚竖线为癫痫发作的开始时刻点。图 4-4(a)为病人 1 的第 4 导和第 6 导脑电经双变量经验模态分解后的本征模态 1(IMF1)的相位相干指数。图 4-4(b)为病人 2 的第 3 导和第 5 导脑电经双变量经验模态分解后的本征模态 3(IMF3)的相位相干指数。可以看出,病人 1 在癫痫发作前约 50 min 相位相干指数开始上升。而病人 2 在癫痫发作前 20 min 相位相干指数开始下降。所以对于每个病人,可以提取这些特征来预测癫痫的发作。

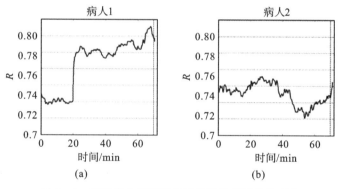

图 4-4　两位病人癫痫发作前的相位相干指数变化

# 4.2　肌电信号采集与定征技术

## 4.2.1　肌电信号概述

### 1.肌电信号产生原理

人体肌肉的主要成分包含肌纤维(又称肌细胞)、结缔组织、血管及神经。根据结构与功能等诸多方面的差异性,肌肉可以划分为三类:骨骼肌、心肌和平滑肌。骨骼肌是与人体躯体运动相关的肌肉,肌束是由肌束膜包裹着的多条肌纤维构成,多个肌束组成了人体中的骨骼肌。内部的肌纤维作为细胞结构又由肌质、肌膜及肌细胞核等组成。肌质是肌肉产生收缩的重要单元,它含有大量相互并列的肌原纤维。肌纤维接收并传导运动神经元胞体产生的兴奋(即电脉冲)时,肌纤维产生的兴奋传导到肌纤维两个末端会引起收缩张力,当生成兴奋的肌纤维数量足够多,动作就会产生。具体的生物化学过程如下:当神经兴奋生成时,神经末梢会传导冲动并释放相应的神经递质。神经递质与肌细胞膜上对应的受体相融合,进而改变跨膜移动比例和细胞膜钠离子和钾离子通道的通透性:钾离子外流远远小于钠离子内流。肌细胞膜会产生局部去极化,在这种情况下产生的电位就是终板电位。终板电位逐渐累积,达到特定阈值后就会产生动作电位,动作电位将在整块肌细胞膜上传导。因为肌细胞膜的兴奋,肌细胞内部产生生化变化,电能转化为机械能,肌原纤维缩短,同时肌纤维缩短,肌肉收缩完成。肌电信号的产生框图如图 4-5。

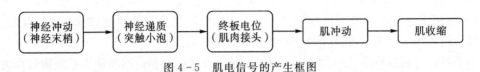

图 4-5　肌电信号的产生框图

肌电图(Electromyography,EMG)是使用现代计算机技术来记录肌块电活动的曲线。运动单元的电序列是由于其连续不断地进行发放电活动而形成的;当肌块产生动作时,参与的相应单元生成的电序列经肌块、皮下组织及皮表等构成的导体滤波之后,在电极对传感器中重叠成为肌电信号。典型的肌电信号波形如图 4-6 所示。

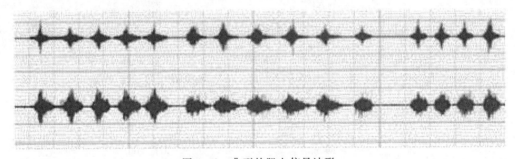

图 4-6　典型的肌电信号波形

### 2. 肌电信号的特点

肌电信号非常微弱,它具有以下主要特点。

(1)微弱性。肌电信号的幅值一般为 50～5000 $\mu$V,同时肌电信号频率通常集中在 30～300 Hz。

(2)交变性。肌肉的收缩和舒张产生的肌电信号是交变的,信号幅值越大,对应肌肉的收缩度、松弛度越大。

(3)对称性。表面肌电信号被认为是均值为零的高斯白噪声,所以如果将它叠加做算术平均,得到的和等于零。

(4)低频性。肌电信号频率不超过 1 kHz,随着肌肉种类的不同功率谱发生变化,通常集中在 30～300 Hz。

(5)规律性。人体各个位置的肌电曲线在一定水平上具有规律性。例如,同一个被试在身体相同位置的肌块采取差异性动作和力度时,肌电特性曲线比较类似。

## 4.2.2 人体肌电信号的采集

### 1. 肌电信号的采集方式

表面肌电信号的影响因素有以下四点：①肌肉种类、功能和状态；②肌肉与检测电极间的生物组织、骨骼及皮肤的相关特性；③检测电极的制作材料、外部结构、表面形状与间隔；④检测电极与皮肤的相对位置。因为人体的生物电非常微弱，因此在检测时需要依靠相应的电极传感器作为导引。电极材料要与人体接触，因此并非任意形状、材料、尺寸和工艺制作方法的电极都可以取得良好的肌电传输效果，还要考虑物理和化学方面的作用。同时，人体肌电信号来自肌纤维的电位差，它非常微弱，夹杂在各种元器件和环境噪声里，所以，对拾取表面肌电信号的电极的选择要求较高。

现在表面肌电的采集与提取电极一般选择同心圆针电极和表贴式电极。同心圆针电极主要包含填满了绝缘材料（如环氧树脂）的针管和贯穿中心的金属细丝（如合金、银或铂），如图 4-7 所示。中心金属细丝一般都裸露出来。检测时，插进肌肉里的中心金属细丝作为接触点，这样操作就能采集到肌电信号。临床病人肌肉状况的获得通常使用这种电极。

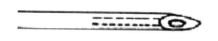
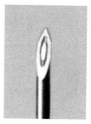

(a)示意图　　　　　　　　(b)实物图

图 4-7　同心圆针电极

表贴式肌电电极如图 4-8 所示，它一般是圆形，直径为 7～10 mm。使用时直接贴在酒精擦拭过的肌肉皮肤表面即可。这种电极的优点是使用时较为方便、无创伤、无痛且易贴易撕；不足是不能插入肌肉较深的内部，引导出的肌电是许多运动单位电位的综合电位，无法反映肌肉内部某一运动单位的肌电变化情况。所以对采集电路的设计有较高的要求。表 4-1 比较了同心圆针电极和表贴式电极的优缺点及改进措施。

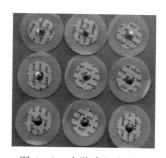

图 4-8　表贴式肌电电极

表 4-1　两种电极对比

| 电极 | 优点 | 缺点 | 改进措施 |
| --- | --- | --- | --- |
| 同心圆针电极 | 采得信号规律好、清楚易分辨、采集位置可以精准确定 | 基线漂移较大，阻抗较大、干扰强、有创伤 | 用数字方式对所得结果进行处理 |
| 表贴式电极 | 使用便捷，综合反映一整片肌肉状况，无创伤、无痛苦 | 电极片位置偏移、皮肤粗糙程度、汗水等皮表状况变化带来较大影响 | 环境比较稳定时测量 |

**2. 人体肌电信号采集位置的选择**

由于表面肌电较为微弱,因此表面电极片张贴位置的选取在一定程度上会对信号的质量产生影响。因为肌电信号是差模输入的,所以对于一块肌肉要张贴至少一对电极片作为输入端,而一个肌电采集通道需要一对采集电极片及一个参考电极片。

**3. 肌电信号采集系统**

图 4-9 所示为肌电信号采集系统的原理框图。肌电信号通过表面肌电电极进行采集,采集后通过信号输入接口进入 ADS1299、其内部的 24 位精度的汇编指令 ADC 将模拟信号转化为数字信号。STM32F107 是采集系统的控制主机,负责向 ADS1299 提供时间帧。ADS1299 根据时间帧信息采集到肌电信号后通过 CH340 串口转 USB 芯片,将肌电数字信号发送给上位机。ADS1299 以固定的采样率获取肌电信号并提醒 STM32F107,STM32F107 也以这个固定频率进行数据提取和发送,实现实时的肌电信号采集和发送。电源系统负责向 ADS1299,STM32F107 和 CH340 芯片进行供电。

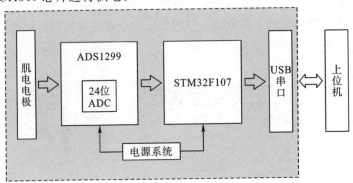

图 4-9　肌电信号采集系统原理框图

## 4.2.3　肌电信号的时域分析

肌电信号处理方法是将肌电信号看成随机信号。时域的特征提取分析因为较为简单,所以得到了较为广泛的应用。例如,目前比较成熟的肌电假手产品均采用肌电信号的时域特征作为假手的控制信号。目前较为常用的肌电信号时域特征分析方法有以下几种。

**1. 积分肌电值**

肌电信号可被看作均值为零的随机信号,如果采用均值为零作为肌电信号的特征,不能表征信号间的差异。如果对肌电信号取绝对值,则得到信号的均值将恒大于零,这即为时域分析中的积分肌电值方法,该方法定义如下:

$$x_{\mathrm{iemg}} = \frac{1}{N} \sum_{i=0}^{N-1} \mid x(i) \mid \tag{4-23}$$

式中,$x(i)$,$i=0,1,2,\cdots,N-1$ 为长度为 $N$ 的时间序列。

**2. 过零点数**

肌电信号的强度与中枢神经所发送的电脉冲频率有关,因此,过零点数也可以作为肌电信

号的一个特征,该特征值定义如下:

$$ZC = \sum_{i=0}^{N-1} \text{sgn}[-x(i)x(i+1)] \tag{4-24}$$

其中,$\text{sgn}(x) = \begin{cases} 1, x>0 \\ 0, 其他 \end{cases}$。

### 3. 方差

肌电信号均值为零,当对原始肌电信号取绝对值后,所得信号的均值为其积分肌电值。在这两种情况下,其方差也将不同,其定义分别如下。

计算原始肌电信号的方差时,由于其均值为零,则肌电信号的方差定义如下:

$$[Var] = \frac{1}{N-1} \sum_{i=0}^{N-1} x^2(i) \tag{4-25}$$

对原始肌电信号取绝对值后再求取信号的方差,其方差定义如下:

$$[Var] = \frac{1}{N-1} \sum_{i=0}^{N-1} [x(i) - x_{\text{iemg}}]^2 \tag{4-26}$$

其中,$x_{\text{iemg}}$ 为肌电信号的积分肌电值。

### 4. EMG 直方图

当肌肉高度收缩时,EMG 信号较大地偏离其基线,因此有效的特征是 EMG 信号的采样个数。为了提取该特征,首先要设定一个阈值,并且将正负阈值间的距离等分为不同幅值段,最后将不同幅值的 EMG 的采样个数定为该特征。其中阈值水平和分段数根据实验而定。

## 4.2.4　肌电信号的频域分析

时域特征比较容易提取,但大量的实验研究表明,肌肉收缩力的大小变化与积分肌电值、方差等时域特征变化关系较大,不是很稳定,而通过快速傅里叶变换将信号变换成频域中的频谱或功率谱的方法相对比较稳定。肌电信号功率谱波形的稳定性会导致功率谱提取的频域特征也相对比较稳定,因此,频域特征的提取有利于后续的肌电信号模式识别。

EMG 功率谱的平均功率频率和中值频率能作为肌电信号特征。平均功率频率定义如下:

$$f_{\text{mean}} = \int_0^{+\infty} fP(f)\mathrm{d}f \int_0^{+\infty} P(f)\mathrm{d}f \tag{4-27}$$

其中,$P(f)$ 为信号的功率谱密度函数。

中值频率定义如下:

$$\int_0^{f_{\text{mf}}} P(f)\mathrm{d}f = \int_{f_{\text{mf}}}^{+\infty} P(f)\mathrm{d}f = \frac{1}{2}\int_0^{+\infty} P(f)\mathrm{d}f \tag{4-28}$$

其中,$f_{\text{mf}}$ 即为待求取的中值频率。

## 4.2.5　肌电信号的时频分析

传统的傅里叶变换只能较好地刻画信号的全局频率特征,不能得到信号在时域中的频率信息。而时频分析方法能结合时域和频域的信息,同时获得时域和频域的信息。目前用于表面 EMG 分析的时频分析方法有短时傅里叶变换(Short-Time Fourier Transform,STFT)、Wigner-Ville 分布、Choi-Williams 分布及小波变换(Wavelet Transform)等。下面介绍较为广泛使用的短时傅里叶变换和小波变换的方法。

### 1. 短时傅里叶变换

加博尔(Gabor D.)于 1946 年提出了短时傅里叶变换的方法,其变换的基本思想是:基于傅里叶变换,把非平稳信号看成是一系列经过时域时间窗处理的短时平稳信号的叠加。短时傅里叶变换定义如下:当信号 $f(t) \in L^2(\mathbf{R})$ 时,其 STFT 为

$$Gf(\omega,\tau) = \int_{-\infty}^{+\infty} f(t)g(t-\tau)e^{-j\omega t}\,dt \tag{4-29}$$

式中,$g(t)$ 为窗函数。在短时傅里叶变换中,首先通过窗函数 $g(t-\tau)$ 与信号 $f(t)$ 进行乘积运算以实现在 $\tau$ 附近加窗和平移,然后再进行傅里叶变换。随着 $\tau$ 的不断变化,$g(t)$ 在"时间窗"上不断移动,使得信号 $f(t)$ 被计算分析。

### 2. 小波变换

莫莱(Morlet J.)和格罗斯曼(Grossmann A.)于 1984 年在进行地震数据分析时提出了小波变换的方法。他们发现传统的傅里叶变换难以较好地解决地震波的局部问题,进而克服了傅里叶变换的缺点,引入了小波概念。

当函数 $f(t) \in L^2(\mathbf{R})$ 时,其小波变换定义式为

$$Wf(a,b) = \frac{1}{\sqrt{|a|}} \int_{-\infty}^{+\infty} f(t)\,\overline{\varphi}(\frac{t-b}{a})\,dt \tag{4-30}$$

式中,$\varphi_{a,b} = \frac{1}{\sqrt{|a|}}\varphi(\frac{t-b}{a})$ 为由基小波 $\varphi(t)$ 生成的连续小波。

小波理论是基于傅里叶分析的新发展。小波变换系数能克服传统傅里叶级数的系数不能反映信号局部特性的缺点,它在时域和频域都有局部性质。基小波经过不同的移位和尺度变化产生了小波分析中的正交函数系。小波分析具有放大、缩小和平移的功能,像一个数学显微镜,其作用相当于一组带宽相等、中心频率可变的带通滤波器。小波分析窗函数的大小可以根据频率而改变,体现了相对带宽频率分析和适应性分辨率分析的思想。因此可以在高频时使用短窗口,在低频时使用宽窗口,从而为肌电信号的实时处理提供了一条途径。

## 4.2.6 肌电信号的非线性动力学分析

近几年,国内外学者为肌电信号建立了多种模型,如线性系统模型、集中参数模型、非平稳模型和双极型模型等。肌电信号实际上是一种复杂的非线性信号,一般的线性模型都不能较好地分析其特征,因此可用非线性方法对其进行研究。下面介绍应用于特征提取领域的几种非线性动力学参数。

### 1. 关联维数(Correlation Dimension)

关联维数也称关联维、相关维,是分维定义中的一种,用于描述系统的统计量,表示系统在多维空间中的疏密程度,反映系统两点之间的关联程度。为了计算关联维数,常用格拉斯贝格尔(Grassberger P.)和普罗卡恰(Procaccia I.)提出的从时间序列计算吸引子的关联维数的

G-P算法。

首先截取一组离散观测值:$x(1),x(2),\cdots,x(n)$,先对其进行 $m$ 维相空间重构,得到一组相空间矢量 $\boldsymbol{X}_i=\{x_1,x_{i+\tau},\cdots,x_{i+(m-1)\tau}\}$,其中 $i=1,2,\cdots,n-(m-1)\tau$;

两个矢量的最大分量差作为它们之间的距离:

$$|\boldsymbol{X}_i-\boldsymbol{X}_j|=\max_{1\leqslant k\leqslant m}|\boldsymbol{X}_{ik}-\boldsymbol{X}_{jk}|\qquad(4-31)$$

距离小于给定正数 $r$ 的矢量,称为关联的矢量。设重构相空间中有 $N$ 个点,计算其中关联的矢量对数,它在一切可能的 $N^2$ 个配对中所占比例称为关联积分:

$$C_n(r)=\frac{1}{N^2}\sum_{i,j=1}^N H(r-|\boldsymbol{X}_i-\boldsymbol{X}_j|)\qquad(4-32)$$

式中 $H$ 为赫维赛德(Heaviside)函数,即:

$$H(x)=\begin{cases}1,x>0\\0,x\leqslant 0\end{cases}\qquad(4-33)$$

关联积分 $C_n(r)$ 在 $r\rightarrow 0$ 时与 $r$ 存在以下关系:

$$\lim_{r\rightarrow 0}C_n\infty r^D\qquad(4-34)$$

式中 $D$ 为关联维数,恰当地选取 $r$,可使得 $D$ 能够描述混沌吸引子的自相似结构。由式(4-34)可以近似计算出:

$$D=\frac{\ln C_n(r)}{\ln r}\qquad(4-35)$$

它反映了状态空间中点与点之间的关联程度,是系统复杂性的一种度量。维数越大,关联程度越低,系统复杂性越高。

**2. 李雅普诺夫指数(Lyapunov Exponent)**

李雅普诺夫指数是指状态空间中初始状态相近的轨道随着时间的推移,按指数分离或聚合的平均变化率。它可用来表征系统运动的特征。李雅普诺夫指数为正,说明体系的相体积在某个方向上不断膨胀和折叠,它对初始值具有敏感性,即系统的初始状态有任何的不确定性,其长期行为将具有不可预测性;若李雅普诺夫指数为负,则说明在该方向的运动是稳定的,体系的相体积在此方向上是收敛的。

**3. 熵(Entropy)**

熵是用来描述热力学系统混乱程度的热力学概念。正的李雅普诺夫指数之和,即:

$$h=\sum（正李雅普诺夫指数）\qquad(4-36)$$

定义为 KS 熵。它给出了系统信息平均产生速率的一种度量,表示在相空间中一个无穷小体积元在某伸长方向上的平均指数增长率。

# 4.3　经颅直流电刺激术

经颅直流电刺激术(Transcranial Direct Current Stimulation,tDCS)是一种无创的、操作简单安全且具有极高性价比的脑刺激技术,通过贴在颅骨上的电极(通常是一个阳极和一个阴极),向颅内特定区域输送恒定的、低强度(一般不超过 2 mA)的直流电刺激,从而提高或降低大脑皮质神经元的兴奋性,进而引起大脑功能性的改变。不同于其他的神经调节技术,tDCS不会直接诱发动作电位的产生,而是通过引起静息膜电位超极化或去极化的改变,调节神经元细胞的放电频率,没有引发癫痫的危险性,安全性更高。

自 21 世纪初,经颅直流电刺激术作为一种无创脑刺激手段被认可和接受以来,因其无创、非侵入性、耐受较好、作用短暂、副作用小等特点受到了科研工作者的关注,针对 tDCS 治疗神经和精神类疾病与调控神经功能开展了广泛的研究,取得了许多令人惊喜的结果。

本节将从作用机制、经颅直流电刺激装置设计、临床应用与影响等方面对经颅直流电刺激术进行简单介绍,并展望经颅直流电刺激术的巨大前景和可能面临的挑战。

### 4.3.1　经颅直流电刺激的作用机制

经颅直流电刺激的效应根据出现时间和持续时长分为即刻效应和后效应,即刻效应短时刺激就能出现,且刺激停止即消失;后效应则需要刺激持续 10 min 以上才会出现,且刺激停止后仍存在数十分钟甚至数小时。

#### 1. 对大脑皮质神经元电学特性的影响

在神经元水平,tDCS 最直接的作用表现为引起细胞膜静息电位变化,一般而言正极电刺激产生去极化并起兴奋作用,负极电刺激则产生超极化并起抑制作用,这种兴奋或抑制的效果在刺激几秒后就会产生,但这种引起膜去极化或超极化的效果通常在刺激停止后消失,神经元的兴奋性会渐渐回归到基础水平,并一般在 5 min 内彻底恢复,因此这种效应称为即刻效应。

对 tDCS 的即刻效应的验证是将经颅磁刺激作为测定标准完成的,通过经颅磁刺激测量诱发动作电位的幅值来表征神经元网络系统的兴奋性。实验中对被测对象的运动皮质进行直流弱电刺激,再通过经颅磁刺激诱发动作电位的幅值变化来观察直流电是否引起脑局部兴奋性变化。这一实验证明,当在运动皮质对侧前额叶使用阳极进行经颅直流电刺激会使神经元的兴奋性提高大约 20%,相反,使用阴极进行经颅直流电刺激能够使大脑皮质神经元的兴奋性降低 20%左右。在 5 min、0.6 mA 或者 3 min、1 mA 的条件下,一次 tDCS 对皮质神经元兴奋性的影响一般可以持续 5 min,在这段时间内,皮质神经元兴奋性的改变逐渐变小。此外,tDCS 对大脑皮质神经元的影响可能不仅仅使目标皮质极化,还会使皮质不同区域之间相互作用发生变化。

#### 2. 突触可塑性

除了在进行 tDCS 时神经元电学特性变化引起的即刻效应,当刺激持续时间增加,通常刺激 20~30 min 后,我们发现即使停止刺激,tDCS 的效应还能持续 1 h 以上,甚至数月后仍有影响,这种效应我们称之为后效应。对于后效应的产生机制有多种观点,其中最普遍接受的观点是 tDCS 的后效应是通过改变突触微环境来完成的。这与谷氨酸能神经元有很大关系。我们知道突触可塑性分为长时程增强(LTP)和长时程抑制(LTD),两者与谷氨酸门控离子通道 AMPA ( α-氨基-3-羟基-5-甲基-4-异恶唑丙酸, α-amino-3-hydroxy-5-methyl-4-isoxazole propionic acid)受体和 NMDA(N-甲基-D-天冬氨酸, N-methyl-D-aspartate)受体在突触后膜上的分布有关。

药理学实验是检验刺激效果是否由膜受体引起的常用手段。使用不同药物阻止和/或增强神经递质及其受体的活性,观察药物使用后 tDCS 是否能够诱发皮质兴奋性改变及如何改变。研究者让被试采用 tDCS 治疗,同时使用受体激动剂、拮抗剂或者离子通道阻滞剂,并观察效果变化,间接探讨 tDCS 的作用机制。

在大量药理学实验中,发现使用 AMPA 受体拮抗剂对阳极刺激和阴极刺激都有一定的抑制作用,钙离子通道阻断剂可以消除阳极刺激的效果。这说明 tDCS 后效应机制可能是首先影响细胞膜内外电压差,由于 AMPA 受体是电压门控通道,微小电压差即会影响 AMPA 受体在相同谷氨酸作用下的开放程度,进而改变钙离子的内流情况,而 NMDA 受体在膜上的分布数量是由钙离子内流量控制的,钙离子引导 NMDA 受体集合到突触后膜上。由于 NMDA 受体控制钠离子的流入,故 NMDA 受体分布数量决定了突触后神经元对突触前神经元的谷氨酸递质的响应程度。

### 3. 对膜受体的调制作用

进一步实验表明,tDCS 后效应涉及多种神经递质的调节,不仅仅是谷氨酸,相应的受体阻断剂还有离子阻断剂作用结合 tDCS 实验表明,多巴胺(Dopamine)、乙酰胆碱(Acetylcholine,ACh)和 5-羟色胺(Serotonin)等神经递质都参与了 tDCS 后效应的形成。γ 氨基丁酸(γ-Aminobutyric Acid,GABA)激动剂劳拉西泮能延迟正极 tDCS 的作用,但是延迟出现的作用又比无药物参与的作用更强且持续时间更长。多巴胺系统对 tDCS 的作用呈剂量和受体亚型相关性。左旋多巴(Levodopa)将 tDCS 的易化作用转换成抑制作用;2 型多巴胺(Dopamine2,D2)受体拮抗剂能消除 tDCS 的作用,高剂量或低剂量的 D2 受体激动剂可降低 tDCS 的作用,中等剂量的 D2 受体激动剂则对 tDCS 的作用无影响。

以上表明 tDCS 的后效应可能不仅与谷氨酸门控离子通道 AMPA 受体有关。由于脑中大部分的神经递质和受体都具有一定的电性质,恒定电场能够在一定程度上影响极性分子,在持续作用的外部电场环境下,一方面,神经递质和受体空间构象发生变化,影响了膜对离子、小分子和大分子的通透性,进而影响了神经元的响应;另一方面,恒定电场对于细胞外基质中的各种离子迁移存在影响,导致局部离子浓度变化,对多种离子依赖性受体的功能存在一定的影响,例如恒定电场下聚集 $H^+$ 和 $OH^-$ 诱导酸中毒或碱中毒而改变酸碱平衡,显著影响膜、受体和细胞功能。

### 4. 对脑网络的影响

不同于过去人们对脑的孤立化的结构-对应功能关系的简单认识,如今人们的认识已经推进到了功能性连接网络的领域。脑功能是一个复杂网络体系,运动、记忆或语言的产生,分散于脑的不同区,但相互间有着紧密联系。现在越来越多的研究开始着眼于其对皮质内及不同皮质间网络联系的调节活性。一项 EEG 研究发现,阳极 tDCS 刺激初级运动皮质 M1 区,可明显增加其所作用半球的运动前区、运动区及感觉运动区的功能性连接,诱导出明显的半球内及半球间的连接变化,进一步印证 tDCS 可诱发脑功能的同步及功能性解剖重构作用。有一项功能磁共振的研究揭示了阳极刺激 M1 区不仅导致对应皮质的去极化,也使同侧其他运动区域和后顶叶皮质的兴奋性提高。此外,tDCS 可对锥体细胞的自发性放电频率有所影响,从而进一步影响脊椎的兴奋性。因此,如今我们希望能从脑网络的角度分析 tDCS 干预、治疗疾病,提升能力的作用机制。

### 4.3.2 经颅直流电刺激设备

tDCS 已经成为无创脑刺激领域的研究热点。随着各种 tDCS 临床应用实验的开展，越来越多的研究单位将目光投向经颅直流电刺激设备的研发。目前面向市场的经颅直流电刺激设备主要来自国外各研究机构在 tDCS 临床实验中使用的经颅直流电刺激设备。

德国 neuroConn 公司是 tDCS 技术的引领者，其生产的单通道 DC-STIMULATOR PLUS 是全球第一个通过 CE 认证的可作为医疗设备在欧盟市场上销售的经颅直流电刺激设备，是研究 tDCS 的首选设备。DC-STIMULATOR MC 是 neuroConn 公司研发的多通道经颅直流电刺激设备，可以配置为用于同时刺激多个被试以便进行群组实验，或者对同一被试进行高密度刺激。美国 Soterix Medical 公司生产的单通道经颅直流电刺激系列产品已经成为了传统 tDCS 设备的金标准。近年来该公司创造性地结合脑成像技术开发出了高精度经颅直流电刺激（HD-tDCS）平台，配合软件可为任意选定的目标脑区自动配置最佳高精度刺激参数，包括自动确定电极安放方案、电极极性及电流大小等。DC-STIMULATOR MOBILE 是 neuroConn 公司与 Soterix Medical 公司联合发布的一款经颅直流电刺激设备，它体积小、操作简单，适用于大规模临床试验或者家庭应用。

除了上述通过认证进入市场销售的经颅直流电刺激器设备，还有许多研究团体根据实验和实际应用的需求设计满足不同应用场景的经颅直流电刺激设备，总体来说，经颅直流电刺激设备应满足以下几点基本的功能与性能要求。

（1）阻抗变化的情况下，能输出恒定、低强度的直流电；

（2）能够设置刺激电流强度、刺激时间、电流渐入渐出时间、刺激模式等参数；

（3）能够测量皮肤阻抗，检测电极与皮肤的连接质量；

（4）出现连接不稳定或其他特殊情况能立即终止刺激，不会输出超出设定强度的电流。

根据基本功能与性能要求，经颅直流电刺激设备的概念框图如图 4-10 所示，一般经颅直流电刺激设备包含用于与用户进行信息交互的设置模块与显示模块，处理 tDCS 参数信息及刺激状态信息的微处理器，输出恒定直流电的恒流源，提供恒流源所需电压的升压与分压模块，传递电刺激的刺激电极，以及采集刺激电流和电极阻抗信息的检测模块。

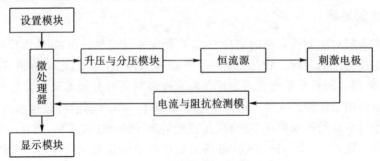

图 4-10 经颅直流电刺激设备概念框图

设置模块向微处理器传输信号，用户通过设置模块设置刺激强度、时间等参数，该模块可以使用常规的按键或旋钮，但在设计时应保证操作简便，同时尽量功能复用以减少对微控制器 I/O 口的占用。显示模块显示刺激过程中的必要信息，如阻抗值、刺激持续时间等，为保证设备整体的低功耗性能，通常会选用 LCD 显示屏。为进一步减小设备体积和功耗，也可考虑使用无线通信模块使经颅电刺激设备与上位机(如手机)连接,由上位机完成设置模块与显示模块的功能,即通过上位机设定刺激参数并显示刺激状态。考虑功耗和价格方面的原因,目前最常用蓝牙进行通信,硬件设计上通常使用 HC05 或 HC06 蓝牙模块。

恒流源电路是经颅直流电刺激设备设计的核心,是决定经颅直流电刺激设备性能的关键单元,恒流源的稳定性和输出电流的精度,直接影响了 tDCS 刺激的效果,在设计时应着重分析,考虑使用合适的稳压管,或是采用负反馈电路等。人体头部阻抗大约在 $10\sim15$ k$\Omega$,设计的恒流源必须满足在该范围均能稳定工作。

采集刺激电流和电极阻抗信息的检测模块实时测量刺激过程中电流与阻抗等重要信息,是保证刺激安全性的重要模块。通常会为该模块增加一个保护电路,当刺激电流超过设定的范围或者测量阻抗不在正常范围内时,保护电路会禁止经颅直流电刺激设备输出电流。

微处理器是设备的核心控制单元,控制整个刺激设备的工作时序与逻辑。主要功能包括接收并分析来自设置模块的 tDCS 参数和刺激控制信息,然后控制升压和分压模块,进而控制恒流源输出电流的大小,在刺激过程中微处理器通过 ADC 模数转换器经电流与阻抗检测模块采集刺激电流和电极阻抗信息,并将这些信息发送到显示模块显示。这要求微处理器具备足够的处理能力,具有串口控制器及模数转换器等模块,而且适合低功耗模式运行。该类微处理器选择繁多,如 MSP430 系列单片机、STM32 系列 ARM 等,应根据详细的设计分析合理选择。

### 4.3.3　经颅直流电刺激安全性及相关参数

#### 1. 经颅直流电刺激的安全性

在进行经颅直流电刺激的过程中,保证安全性是最为重要的。为保证刺激的安全性,刺激参数一般规定在以下范围:刺激电流强度限制在 0.1 mA(通常作为伪刺激)到 4 mA;刺激持续时间限制在 4 s(仅用于观察即刻效应)到 40 min(大于 10 min 就会存在持续时间较长的后效应);一次刺激通过电荷量应小于 7.2 C(例如刺激持续时间 40 min,则刺激电流强度不可大于 3 mA)。该参数通过临床上超过 33200 个病例和 1000 例重复使用 tDCS 的人体试验得出,所有参与者没有发生任何明显不良影响报告或不可逆损伤。

对于直流电流,成年男子平均感知电流约为 1.1 mA,成年女子约为 0.7 mA;感知电流一般不会对人体构成伤害,当电流增大时,感觉增强。人体安全电流为 10 mA。McCreery 等学者指出,低于 25 mA/cm² 的电流密度不会对脑组织产生损害。tDCS 技术通常将 $1\sim2$ mA 的直流电分布在 $25\sim35$ cm² 的电极片上,最大电流密度只有 0.08 mA/cm²,远低于人体细胞的损害阈值。

临床试验证明,tDCS 是一种非侵入性的安全物理治疗方法。目前还没有发现重大的不良影响和不可逆损伤,除了偶有轻微头痛或电极下头皮发痒。tDCS 不会导致电极热效应,不会提高血清神经元特异性烯醇化酶(一个敏感的神经元损伤标志酶)水平。Nitsche 等通过 MRI 的 T1 加权成像和弥散加权成像,观察受试者在公认的安全模式下 tDCS 刺激 30 min 和 1 h 后大脑是否有病变,结果发现,大脑并没有出现组织水肿、血脑屏障失衡、脑组织结构改变等现象。Poreisz 等采用 102 例受试者进行了 567 个疗程的治疗,发现轻度刺痛感(75.5%)和轻度发痒感(30.4%)是治疗过程中最容易出现的不良反应;在治疗后最容易出现的不良反应是头疼(11.8%)、恶心(2.9%)和失眠(0.98%)。实验受试者包括75%的健康者和25%的患者,病种包括卒中后遗症、偏头痛、耳鸣、帕金森病、癫痫等。追踪2年发现,tDCS对人体未造成损伤,因此认为tDCS是一种比较安全的经颅刺激方式。

虽然其标准还没有完全确定,但一般认为从低电流开始缓慢增加到预设电流强度,在停止刺激时也需要缓慢减小电流后再去掉电极,这样可以有效地避免轻微的刺痛感。目前最常应用于人的刺激方案为电流强度1~2 mA,刺激持续时间20 min。

虽然目前公认tDCS是一种比较安全的经颅刺激方式,但以下几种情况应根据患者的具体情况慎用或者禁用tDCS:使用植入式电子装置(如心脏起搏器)的患者,治疗区域有金属部件的植入器件的患者,发热、电解质紊乱或生命体征不稳定的患者,局部皮肤损伤或炎症的患者,有出血倾向的患者,有颅内压增高的患者,存在严重心脏疾病或其他内科疾病的患者,急性大面积脑梗塞的患者,刺激区域有痛觉过敏的患者,孕妇,儿童,癫痫患者。

**2. 相关参数**

在满足安全性要求的条件下,在不同的试验和治疗中,针对不同的病征及研究期望改善的功能,tDCS的参数设计也往往不同。tDCS的参数包括:电极类型和位置,电流强度,刺激持续时间,每天的刺激序列数量及刺激序列间隔。这些参数对tDCS的作用效果均有影响。下面将重点分析电极类型、电极位置、电流强度、持续时间几个关键因素对刺激效果的影响。

1)电极类型

经颅直流电刺激通常使用的电极包括金属电极和导电橡胶电极,但金属与导电橡胶在刺激过程中都不能直接与皮肤接触,通常的做法是使用浸有生理盐水的海绵包裹电极或在电极与皮肤之间使用导电膏。在使用吸水海绵和导电膏时要注意范围和接触程度,液体扩散可能使刺激范围变得不规则,影响刺激效果,因此在使用海绵和导电膏时要保证既使电极与皮肤完全接触,又不会扩散到电极以外的地方。

2)电极位置

电极位置是影响tDCS作用效果的最重要的一项参数,尽管tDCS属于非聚焦型,其电场分布相对分散,但阳极/阴极电极贴附的位置会影响直接作用的脑区,进而产生不同的刺激效果。例如,将电极的参考位置从背外侧前额叶皮质(Dorsal Lateral Prefrontal Cortex,DLPFC)移动到M1区将会消除tDCS对工作记忆的影响;仅对枕叶(视觉皮质)进行的tDCS刺激可以对光幻视阈值产生调节作用。同样地,一项tDCS治疗重度抑郁症的试验显示,只有刺激DLPFC(而不是刺激枕叶)可以改善症状。

Woods等人在通过计算模型仿真的实验中指出,电极位置的微小变动都会引起颅内电场分布的巨大变化,因此电极的准确定位是必须关注的问题。现在在电极定位问题上还有许多方向有待探索,例如刺激效果与位点的进一步关系,刺激部位是怎样影响毗邻脑区及更远区域的。

3)电流强度

尽管实验中电流强度增大到4 mA时被试没有产生严重的不良反应和不可逆的损伤,但实际应用时,通常将tDCS的电流强度限制在1~2 mA。一般认为,电流强度与后效应的效果成正比。在一项tDCS提升言语流畅性的实验中,对额叶施加1 mA的tDCS阳极刺激没有作用,但当刺激电流强度增大到 2 mA 后,被试的言语流畅性能力得到提高。

但有研究表明作用效果与电流强度之间并非绝对的线性关系,Batsikadze 等人对被试 M1 区施行的 2 mA 正极、2 mA 负极、1 mA 负极和假的 tDCS 的作用,结果发现 1 mA 负极治疗降低皮质兴奋性,2 mA 正极增加皮质兴奋性,但 2 mA 负极治疗却增加皮质兴奋性。因此,电流强度与作用效果之间的关系目前尚无明确的结论,还需要进一步探索。

4)持续时间

一般认为,刺激持续时间与后效应持续时间成正比。Monte-Silva 等发现,对被试施加 9 min 负极 tDCS 刺激会降低皮质的兴奋性,后效应长达 60 min;如果进行 18 min 的相同治疗,后效应则长达 90 min。最近研究表明,若对被试施加 13 min 正极治疗,则会增加皮质的兴奋性,但将时间延长至 26 min 时,却起到了降低皮质兴奋性的作用。以上研究证明,刺激持续时间与作用效果之间并非绝对线性关系,需进一步研究以证实其关系。

### 4.3.4　tDCS 对生理功能的影响与临床应用

研究人员应用已有的经颅直流电刺激设备在实验室和临床上开展了大量实验,尽管刺激效果与刺激参数之间的关系还未完全被揭示,但通过实验总结了一些有效的参数方案。tDCS 对于脑卒中导致的肢体运动障碍、认知障碍、失语症、阿尔茨海默病、帕金森病、疼痛及抑郁症等的改变都有不同的治疗作用,是神经康复领域一项非常有发展前景的无创脑刺激技术,tDCS 联合常规康复疗法共同使用可以提高常规康复治疗的效果,tDCS 技术在神经康复领域中的应用逐渐得到推广。但到目前为止,tDCS 仍处于研究阶段,尚未作为一项常规的康复治疗技术使用。

**1. tDCS 对生理功能的影响**

在基本的皮质功能中,探索得最多的是 tDCS 对 M1 区的影响,正极 tDCS 作用于 M1 区能增强精细运动功能,负极 tDCS 能引起视觉敏感度下降,正极 tDCS 能提高视觉敏感度。还有研究发现,tDCS 能影响躯体痛、温度觉的阈值及听觉相关任务的完成。

目前有较多的研究集中在对复杂皮质功能的探索上。早期研究认为注意过程与前额皮质和后顶叶有关,正极 tDCS 作用于后顶叶能改善被试者视-听注意任务的表现。其他的相关研究还发现,tDCS 作用于相应的脑区,能影响工作记忆、运动学习、冒险行为、无私行为和欺骗行为等。

**2. tDCS 与脑卒中**

脑卒中(Stroke)是一种突然起病的脑血液循环障碍性疾病,又称脑血管意外。是指脑血管疾病患者因各种诱发因素出现脑内动脉狭窄、闭塞或破裂,而造成急性脑血液循环障碍,临床上表现为一次性或永久性脑功能障碍的症状和体征。脑卒中分为缺血性脑卒中和出血性脑卒中。

tDCS 已经被证实可以对大脑多个功能区进行调节,包括对运动皮质的作用,并证实了 tDCS 刺激运动皮质可以促进脑卒中后患者的运动功能恢复。

神经网络活性的平衡是脑卒中后功能恢复的关键,神经网络包括受损和未受损的大脑半球。提高受损大脑半球的活性可以促进功能的恢复。Stagg 等研究了 11 例发病 6 个月以后的脑卒中患者,对侧半球应用阴极 tDCS,运动功能显著增强,且 fMRI 显示损伤侧半球相关的活动也增强。同样,通过阳极 tDCS 提高受损半球的兴奋性,可以使受损半球 M1 区的神经活动增强。在过去的二十年中,几个脑功能成像试验研究都受到小样本量和研究因素可变性的制约。2012 年 Rehm 进行了 Meta 分析,发现脑卒中患者在对侧 M1 区、双侧腹侧前运动皮质和辅助运动区相对于健康被试表现出更高的激活性,在对侧区域被动任务较主动任务更难以激活。

### 1)脑卒中后认知障碍

认知功能障碍是脑卒中、脑外伤后非常常见的一种功能障碍,是脑组织局部病变或受损而产生的对知觉、记忆、思维等认知功能的损害。特定的认知康复训练对认知功能障碍有显著的提高,而 tDCS 的应用可以更大程度地挖掘认知功能恢复的潜力。

Jo 和 Kim 等选取了 10 例脑卒中后认知功能下降的患者作为被试,研究 tDCS 对脑卒中患者的记忆功能的影响,给予每个被试 2 次 tDCS,分为阳极 tDCS 背外侧前额皮质区组和假电刺激组,在给予 tDCS 刺激前后所有被试分别做记忆实验,刺激后检测其响应准确度、认知精确度和反应时间。重复检测证明,认知的精确度与 tDCS 的类型和刺激时间相关,阳极 tDCS 刺激后认知功能明显提高,在阳极 tDCS 刺激前后其认知的精确度有明显差别;然而阳极刺激组和假电刺激组在反应时间上没有明显变化。因此考虑阳极 tDCS 刺激左侧背外侧前额皮质可促进脑卒中患者的认知功能。

### 2)脑卒中患者吞咽障碍

脑卒中后患者常存在吞咽困难,这种吞咽障碍会导致更高的医疗成本及更高的并发症,如脱水、营养不良和肺炎的发生率。研究者发现 tDCS 能改善脑卒中后吞咽困难的治疗效果。

Yang 等对 16 名急性脑卒中后吞咽困难的患者进行吞咽障碍试验。这些患者的吞咽困难表现为舌部运动减少、咳嗽、进食时呛咳,以及声带麻痹。患者被随机分为治疗组和对照组,进行 10 次为时 30 min 的吞咽训练。每组都会在头皮表面放置电极,放置位置为脑卒中受损半球与吞咽相关的区域。在治疗的前 20 min,治疗组接受 tDCS,随后再接受 10 min 的吞咽训练。在对照组中,直流电变小并在 30 s 后被切断。在试验前、试验结束后及试验后三个月评估患者情况。在治疗中所有患者都未出现不适或疲劳的表现。两组患者在年龄、性别、脑卒中部位或大脑受损程度上无显著差异。治疗后评估发现所有患者的吞咽困难都得到了改善,且两组改善程度无显著差异。然而,在 3 个月后的随访中发现,治疗组较对照组有显著改善。

### 3)脑卒中患者语言障碍

言语命名需要调动广泛而复杂的大脑神经网络系统来参与,包括左侧的前额叶和颞叶。Sparing 等提出阳极 tDCS 刺激外侧裂后部(PPR)可以提高语言的处理能力。Monti 对 8 例右利手失语症患者进行了研究,发现用阴极 tDCS 刺激左侧布罗卡区(Broca' Area)可以提高患者命名的正确率,阳极 tDCS 和假刺激效果不明显;研究人员认为其机制可能是阴极 tDCS 抑制了皮质的抑制性中间神经元,最终导致了去抑制效应,从而改善了受损语言区的功能。

目前在改善脑卒中患者的语言处理能力上,tDCS 还没有广泛应用到临床中,在处理疑难、重症、少见的言语功能障碍时,合理地应用 tDCS 对大脑皮质功能的调节作用,也许能取得比传统治疗方法更大的突破。

**3. tDCS 与帕金森病**

帕金森病(Parkinson's Disease,PD )是中老年常见的神经系统变性疾病,临床表现为静止性震颤、运动迟缓、肌强直和姿势步态异常等。随着病情的发展,认知障碍成为另一个特征,这些都严重影响患者的生存质量。帕金森病主要是由于黑质多巴胺能丢失所引起的神经变性疾病。tDCS 也可通过刺激运动皮质和前额皮质治疗帕金森病。David 通过 25 例帕金森病患者验证 tDCS 治疗帕金森病是否有效,其中 13 例患者接受 tDCS 刺激运动皮质和前额皮质治疗,每天给予 tDCS 刺激,持续 2.5 周;其余 12 例患者不接受 tDCS 治疗,采用帕金森病评定量表检测患者步态和反应时间及身体、精神状况等情况。结果发现 tDCS 的治疗能改善帕金森病患者运动过慢及上肢运动功能,证实 tDCS 可改善帕金森病症状。对于帕金森病造成的冷冻步态,采用 M1 区阳极刺激能够改善患者的步态。但其治疗的刺激参数仍有待于临床中进一步研究。

**4. tDCS 与阿尔茨海默病**

阿尔茨海默病(Alzheimer's Disease,AD)主要是以进行性认知功能障碍和行为损害为特征的中枢神经系统退行性病变,临床上主要以记忆认知障碍、失语、性格改变为主要表现,其主要发生在老年人中,随着老龄化人口的增加,AD 患者越来越受到临床医生的重视。

近年来的研究报道说明 tDCS 可使大脑皮质的兴奋性增强,改善 AD 患者的认知功能障碍。Ferrucci 等选取 10 例 AD 患者研究其认知记忆功能,在颞顶区分别给予阳极 tDCS、阴极 tDCS 和假电刺激 30 min,结果阳极电刺激组认知记忆功能在刺激后与刺激前相比明显提高,而阴极电刺激组认知记忆功能下降,假电刺激组在刺激前后无明显变化,研究证实阳极 tDCS 刺激颞顶区可改善 AD 患者的认知记忆功能。Boggio 等人也对颞顶区进行阳极刺激,发现刺激调控使阿尔茨海默病患者的文字和图像识别能力均显著提高。

**5. tDCS 与疼痛**

在大脑不同区域进行 tDCS 调控都可以改变疼痛阈值。Antal 等发现对各种慢性疼痛患者进行 M1 区的正极调控,能提高其疼痛阈值,Boggio 等发现对健康被试的背外侧前额叶皮质(DLPFC)进行正极 tDCS 也能提高疼痛阈值,从而减轻疼痛,但是 tDCS 能引起疼痛阈值改变的作用机制暂不完全明确。

**6. tDCS 与抑郁症**

长期的实验研究认为,抑郁症的发病机制是左侧前额皮质的兴奋性过低,右侧前额皮质兴奋性过高。Boggio 等证实,用正极 tDCS 刺激左侧 DLPFC 对抑郁症有较好疗效。Brunoni 等对抑郁症患者进行连续治疗也取得了类似的效果。但是 Palm 等对抑郁症患者采取更弱的治疗方案,效果不如前述研究。因此,不同研究得到的结论不完全一致,可能与不同研究的患者严重程度不一、所采用的治疗参数和评价指标均不完全一致有关。

**7. tDCS 与认知障碍**

用阳极刺激健康被试的右侧前颞叶时,同时用阴极刺激对左侧前颞叶,可增强被试的视觉记忆。该研究结果表明,阳极刺激 DLPFC 能增强健康被试数字广度记忆任务的正确性和刺激后 10 min 内的隐形记忆功能,采用阴极刺激 DLPFC 或采用阳极刺激其他部位均未见显著效果,提示 tDCS 不同的极性和刺激部位具有其特异性。

Hecht 等采用正常被试并给予左侧阳极刺激和右侧阴极刺激,结果发现可明显缩短概率猜测任务的快速决定时间;同时,其在赌博任务中更倾向于执行高风险的方法。阳极 tDCS 刺激颞顶区 30 min,可以显著提高 AD 患者的工作记忆和再认能力;给予 AD 患者双侧颞叶强度为 1.2 mA 的 tDCS(每日 1 次,每次 30 min,连续刺激 5 d),可显著提高患者视觉再认记忆的能力,且作用可持续 4 周,提示 tDCS 的治疗作用需要反复长时程的刺激。

# 4.4 经颅磁刺激术

经颅磁刺激术(Transcranial Magnetic Stimulation,TMS)是利用时变磁场穿过颅骨直接作用于大脑皮质产生感应电流,以改变皮质神经细胞的动作电位,从而影响脑内代谢和神经电活动的物理方法。

## 4.4.1 概述

以物理手段刺激大脑皮质以改变皮质神经细胞的动作电位,从而影响脑内代谢和神经电活动是功能障碍信息定征与调控的常用方法。目前主要以经颅电刺激术(Transcranial Electrical Stimulation,TES)和经颅磁刺激术为主。由于生物组织的电特性差异明显,特别是颅骨的电阻抗明显高于其他脑组织,因此,经颅电刺激的刺激电流经过颅骨时会产生很高的衰减,使得常规电刺激很难刺激到脑深部的组织和神经。要产生所需的刺激效果则必须使用伴有强烈疼痛与不快感的高压电击刺激透过颅骨刺激大脑初级运动皮质(M1)以产生运动诱发电位(Motor-Evoked Potential,MEP)。与生物组织电特性的差异不同,生物组织的磁导率基本均匀,因而穿过颅骨的磁场几乎没有衰减。经颅磁刺激依靠感应电场兴奋运动神经元,其电流方向和颅骨成切线关系且感生电流与组织电阻率成反比,故磁刺激脑部神经时只有微小的电流通过头皮和颅骨,可以在很少或没有痛苦的情况下实现对大脑和周围神经的刺激。经颅磁刺激术目前不仅是研究脑生理学等前沿科学最常用的研究工具,而且也具有较好的临床诊断、治疗及康复应用价值。

磁刺激对大脑的影响很早就被人们所观察。1896 年,达松阀尔(d'Arsonval)观察磁致闪光现象时就已经发现时变磁场能够使人产生光幻觉;20 世纪初有一些类似现象的报道;20 世纪 80 年代,由于各方面技术日益成熟,人们对脑研究的兴趣与日俱增,磁刺激技术才真正作为一个重要的研究方向发展起来。特别是在 1981 年,Barker 等人以磁刺激刺激浅表外周神经,并在附近肌肉上记录到动作电位。随后在 1985 年,Barker 等人进一步以磁刺激刺激大脑皮层,并研制出第一台经颅磁刺激仪。中国则在 1988 年由华中科技大学附属同济医院成功研制出国内第一台经颅磁刺激仪。2008 年,美国 FDA 批准经颅磁刺激可用于药物难治性抑郁症的治疗。

## 4.4.2 基本原理

经颅磁刺激的实现不仅依赖于产生时变磁场和感应电场的物理原理,还依赖于与磁刺激相关的脑的不同生理效应。

**1. 经颅磁刺激的物理原理**

经颅磁刺激的物理原理主要涉及时变电流产生时变磁场、时变磁场产生涡旋感应电场，以及感应电场兴奋靶区细胞组织等。

（1）时变电流产生时变磁场。经颅磁刺激所需的时变磁场可以由多种方式实现，根据磁刺激强度和刺激对象的要求，目前主要采用以时变电流驱动励磁线圈产生时变磁场的方式。通常可以假定所刺激的脑部可兴奋组织是均匀且各向同性的。根据毕奥-萨伐尔（Biot-Savart）定律，流入励磁线圈的电流 $I(t)$ 在脑部可兴奋组织内任一点 $r$ 处产生的时变磁场为

$$\boldsymbol{B}(r,t) = \sum_{i=0}^{n} \frac{\mu}{4\pi} \oint_{C_i} \frac{I(t)\mathrm{d}s \times \boldsymbol{R}_i}{\boldsymbol{R}_i^2} \qquad (4-37)$$

其中，$n$ 为励磁线圈匝数；$\mu$ 为脑部可兴奋组织的磁导率；$\boldsymbol{R}_i$ 为励磁线圈上任一点至 $r$ 点处的相对矢径；$C_i$ 为第 $i$ 匝的积分路径；$r$ 为要计算的任意空间点。

（2）时变磁场产生涡旋感应电场。时变磁场 $\boldsymbol{B}(r,t)$ 在脑部可兴奋组织中产生感应电场 $\boldsymbol{E}$。根据法拉第（Faraday）电磁感应定律，时变磁场在脑部可兴奋组织内产生的感应电场可由麦克斯韦（Maxwell）方程的微分形式描述：

$$\nabla \times \boldsymbol{E}(r,t) = -\frac{\partial \boldsymbol{B}}{\partial t} \qquad (4-38)$$

即感应电场 $\boldsymbol{E}$ 的旋度等于该点磁通密度 $\boldsymbol{B}$ 时间变化率的负值，也就是说感应电场的涡旋源是时变磁场磁通密度的时间变化率。

（3）感应电场兴奋靶区细胞组织。感应电场最终以兴奋靶区神经细胞组织的形式实现经颅磁刺激。兴奋靶区神经细胞组织可以以两种途径来理解，一种即感生电场叠加到可兴奋组织细胞膜两侧，改变细胞膜两侧跨膜电位进而除极化细胞膜，激活神经轴突，如公式（4-39）表述：

$$\lambda^2 \frac{\partial^2 V}{\partial x^2} - \tau \frac{\partial V}{\partial t} - V = \lambda^2 \frac{\partial E_x}{\partial x} \qquad (4-39)$$

其中，$V$ 为膜电位；$\lambda$ 和 $\tau$ 分别是神经纤维的空间和时间常数；$x$ 是沿轴突的轴向距离；$\dfrac{\partial E_x}{\partial x}$ 是感应电场 $\boldsymbol{E}$ 沿轴突分量的梯度，也称为激活函数。激活函数的幅度、符号和时间历程决定神经兴奋是否发生及沿轴突的神经兴奋在何处产生。当 $\dfrac{\partial E_x}{\partial x}$ 为负值时轴突除极化；为正值时轴突超极化。神经兴奋点位于激活函数的负峰值。

也可以理解为当电导率为 $\sigma$ 的脑部靶区可兴奋组织处于感应电场 $\boldsymbol{E}$ 中时，在该组织内产生的感生电流密度可以表示为

$$\boldsymbol{J} = \sigma \boldsymbol{E} \qquad (4-40)$$

当感生电流超过神经组织的兴奋阈值时即可使组织兴奋，达到刺激神经组织相应部位的效果。

**2. 经颅磁刺激的生理效应**

TMS 具有三种主要的刺激模式，即单脉冲 TMS(sTMS)、双脉冲 TMS(pTMS)，以及重复性 TMS(rTMS)。单脉冲 TMS 以单个刺激线圈产生多个刺激间隔较长（约 10 s）的单脉冲

磁刺激。双脉冲 TMS 以单个刺激线圈在同一刺激部位连续给予两个不同强度的磁刺激,或者以双刺激线圈(double-coil TMS,dTMS)在两个不同的刺激部位分别施加刺激脉冲。重复性 TMS,则以单个刺激线圈在同一个刺激部位给出多个不同重复频率的脉冲序列刺激。

经颅磁刺激术工作在不同刺激模式时产生不同的生理效应,在基础与临床研究中的应用也不完全相同,其中主要涉及的生理效应如下。

(1)引起皮层运动诱发电位。这是单脉冲 TMS 产生的主要生理效应,即对运动皮质进行刺激间隔较长(约 10 s)的单脉冲磁刺激,所产生的感生电流可以引起局部大脑运动皮质的去极化,而引起运动诱发电位和肢体运动。临床上主要用于中枢运动神经传导的测量、运动皮质兴奋性评价及皮质映像和皮质可塑性研究。

(2)改变皮质局部兴奋性。这是重复性 TMS 独有的生理效应,即对皮质同一个刺激部位进行低频(1 Hz 或更低)rTMS 有抑制神经元兴奋的作用,可引起大脑皮质刺激部位的抑制;进行高频(5~25 Hz)rTMS 有易化神经元兴奋的作用,可引起大脑皮质刺激部位的兴奋。由于相当一部分神经和精神疾病,如抑郁症、癫痫等,都可归咎于特定大脑皮质区神经细胞兴奋阈值的改变,因此在临床上主要用于神经和精神疾病的治疗。

(3)关闭皮质局部功能活动。TMS 所产生的感生电流可以抑制给定皮质区的自发脑电活动,从而干扰刺激皮质区的正常电生理活动,引起脑功能短暂性消失。该效应主要用于研究脑皮质的功能定位,通过磁刺激局部皮质,观测其引起的各种生理反应,从而确定该皮质与特定脑功能之间的关系。

### 4.4.3　应用领域

经颅磁刺激广泛应用于生理学、心理学、药理学和神经病学等研究领域,在临床诊断、治疗与康复过程中都有广阔的应用前景。

在生理学领域,TMS 的应用主要集中在与运动生理学高度相关的运动皮质、视皮质、躯体感觉皮质和前额叶皮质这四个脑区的研究工作中。上述皮质的兴奋性锥体神经元及其附近的 GABA 能抑制性中间神经元都对 TMS 诱发的感生电流非常敏感。在上述脑区实施 TMS,可在脊髓运动神经元上记录到运动诱发电位,还可在靶肌群上记录到复合肌动作电位(Compound Muscle Action Potential,CMAP)。刺激视觉皮质可以影响视觉想象,用来研究视区的皮质可塑性。刺激躯体感觉皮质可影响传入感觉信息脑区的下行传出功能,使触觉定位任务和手指的躯体感觉功能受损。

在心理学领域,TMS 的应用涉及认知、语言及情绪方面的临床诊断、治疗与康复。在认知研究方面,TMS 可对脑的认知活动进行定位,增强运动相关的外显性学习,以及其他认知易化的研究,涉及注意、图片命名、视觉工作记忆、暗示性学习等。有报道称刺激对侧半球可以促进同侧半球的学习。在语言研究方面,可以通过刺激运动皮质来抑制颌肌,产生非特异性语言阻断;也可以刺激左侧优势半球的额中回和额下回脑区,产生特异性语言阻断;还可以利用 TMS 来定位语言优势半球。在情绪研究方面,激活左侧前额叶可以增加悲伤评分和降低快乐评分;相反,TMS 刺激额叶内侧可以影响愤怒表情的表达。

在药理学领域,TMS 主要用于检测药物对皮质可塑性和功能改变的影响。

在神经病学领域,TMS 主要用于研究包括帕金森病、肌张力异常、抽动障碍等运动障碍相关疾病,以及中风、癫痫等其他中枢和外周神经系统的疾病。

在精神病学领域,TMS 主要用于治疗创伤后应激障碍、情绪障碍、强迫症、抑郁症、躁狂症、精神分裂症等。

# 4.5　神经功能电刺激术

神经功能电刺激术(Functional Electrical Stimulation, FES),作为神经调控技术(Neuromodulation)的一种形式,以植入或非植入性方式,通过电场或电流刺激,对中枢、周围和自主神经系统的邻近或远隔部位的神经元或神经网络的信号传递起到兴奋、抑制、调节作用,从而达到改善患者生活质量或提高机体功能的目的。

## 4.5.1　概述

神经功能电刺激术通过对人的大脑或脊髓、外周神经、神经丛、自主神经进行持续电刺激,从而改善神经系统对人体各个重要脏器的支配活动,已被广泛应用于神经外科、疼痛科、消化科、心血管内科、精神科、眼科及泌尿外科等,主要治疗神经系统损伤、运动功能障碍、慢性疼痛、痉挛状态、癫痫、胃肠及膀胱功能障碍、外周血管疾病、心肌缺血、视听觉障碍及心因性疾病,如抑郁症、强迫症、抽动秽语综合征等。

传说在古罗马时期就有以电鳐放电来治疗慢性疼痛的事例。1804 年,阿尔迪尼(Aldini)发现以直流电刺激新鲜尸体面神经时能够诱发面部肌肉收缩。1870 年,弗里奇(Fritsch)和希齐格(Hitzig)在实验中观察到,电刺激犬的大脑运动皮质能够诱发其对侧上肢的活动乃至全身的强直阵挛,并随之提出电刺激能够诱发大脑皮质兴奋而引起肢体活动的观点。此后,在20 世纪早期出现了大量的电刺激商品,号称可以引起愉悦感和治疗多种疾病,甚至提高智力等。目前的神经功能电刺激术已发展至植入式的脑深部电刺激术、迷走神经刺激术、脊髓电刺激术、脑皮质刺激术及非植入式的周围神经电刺激术。

## 4.5.2　基本原理

神经功能电刺激术使用电场来人工刺激神经元,从而在功能层面上介入神经系统。通过电刺激,神经组织被迫产生或抑制神经元动作电位,从而在电极、组织及神经元三个不同的层面上形成对神经系统的功能调节。

### 1. 电极层面

用于募集神经元的电能通过电极注入到神经组织靶区,在电极中电子是携带电荷的粒子,而在组织中携带电荷的粒子是离子,即其为一种电化学系统,并在电极处形成刺激器电路的负载。

### 2. 组织层面

神经组织中的电场 $E$ 通常由高斯定律来获得:

$$\nabla \cdot E = \frac{\rho}{\varepsilon} \qquad\qquad (4-41)$$

其中,$\rho$ 是电荷密度;$\varepsilon$ 代表介电常数。假设准静态条件下,根据法拉第定律,$E$ 的旋度必须为零:

$$\nabla \times \boldsymbol{E} = \frac{\mathrm{d}\boldsymbol{B}}{\mathrm{d}t} = 0 \qquad\qquad (4-42)$$

根据亥姆霍兹分解定理,一个连续可微的向量可以分解为无旋度和无散度的组分,当旋度为零时,电势通过下式与电场相关:

$$\boldsymbol{E} = -\nabla\phi \qquad\qquad (4-43)$$

将式(4-43)代入式(4-41)中,得到泊松方程:

$$-\nabla^2\phi = \frac{\rho}{\varepsilon} \qquad\qquad (4-44)$$

对于组织,通常 $\rho=0$,这将泊松方程简化为拉普拉斯方程 $\nabla^2\phi=0$,求解由组织或刺激电极设定的边界条件下的该方程,即可获得组织中的电场分布。

### 3. 神经元层面

知道了组织中的电场分布,便可分析出神经元的膜电位,尽管神经元的激活和抑制可以发生在任何地方,但通常只考虑轴突上的神经元激活。使用电缆模型,其中轴突分为包含细胞膜模型(细胞膜电容 $C_m$,静息电位 $V_{rest}$ 和电阻 $R_{HH}$)的多个区段。每个细胞膜模型通过细胞内电阻 $R_i$ 来连接。刺激电流引起的电场将决定沿轴突的细胞外电势 $V_{e,n}$,在节点 $n$ 处的膜电压 $V_{m,n}=V_{i,n}-V_{e,n}$ 可以通过求解以下遵从基尔霍夫定律的方程给出:

$$\frac{\mathrm{d}V_{m,n}}{\mathrm{d}t} = \frac{1}{C_m}\left[\frac{1}{R_i}(V_{m,n-1} - 2V_{m,n} + V_{m,n+1} + V_{e,n-1} - 2V_{e,n} + V_{e,n+1}) - i_{HH}\right] \quad (4-45)$$

式中,$i_{HH}$ 为 H-H 方程描述的经过阻抗 $Z_{HH}$ 的电流,如果膜电压被提高到阈值以上并维持一定时间,则 H-H 方程的动态特性预示了将会产生动作电位,实现功能性电刺激。

## 4.5.3　技术分类

目前,较成熟的神经功能电刺激术主要包括脑深部刺激术、迷走神经刺激术、脊髓电刺激术、脑皮层刺激术、外周神经刺激术几类。

### 1. 脑深部电刺激术

脑深部刺激术(Deep Brain Stimulation, DBS)主要指对大脑深部特定核团的电刺激。通过植入脑深部特殊核团的刺激电极对核团进行不同的慢性微电流刺激来治疗运动障碍性疾病,主要包括:缓解震颤和强直症状(如帕金森病、肌张力障碍),精神障碍疾病(如抽动秽语综合征、强迫症、抑郁症),顽固性疼痛,癫痫,成瘾症,肥胖症等。

目前认为脑深部电刺激术治疗帕金森病的可能机制主要有:脑深部电刺激术能提高纹状体区多巴胺的代谢活性,并增加从丘脑底核转移到丘脑的乙酰胆碱 M 受体,提高丘脑乙酰胆碱的浓度;脑深部电刺激术能增加丘脑、小脑、中脑和皮质区域的血流量;脑深部电刺激术能抑制从丘脑底核到其他靶点投射的谷氨酸神经纤维的活性,降低兴奋性神经元的过度激活;脑深部电刺激术能对异常丘脑底核神经元兴奋性进行调控,改变相关的联系核团的异常功能状态,恢复基底核运动环路正常调控功能。

临床上治疗帕金森病常用的靶点有丘脑底核、苍白球内侧部、丘脑腹中间内侧核、脑桥核等。丘脑底核现已成为治疗帕金森病的首选靶点。丘脑底核刺激对震颤和僵直的治疗效果最好,对运动缓慢和异动症的治疗效果次之,对步态、姿势和平衡障碍的治疗效果较差,对吞咽、语言等功能无明显效果,术后能够减少患者一半左右的左旋多巴用量,从而改善药物引起的副作用。常规的刺激参数一般设定在:频率为 $135\sim185$ Hz,脉宽为 $60\sim90$ $\mu$s,电压为 $1.5\sim4$ V。苍白球内侧部刺激对帕金森病导致的运动障碍也有显著疗效,但不会降低术后左旋多巴的用量。丘脑腹中间内侧核是治疗特发性震颤的首选靶点,可以改善帕金森病的震颤症状,但对僵直、运动迟缓等症状治疗作用不明显。丘脑腹中间内侧核刺激仅适合以震颤症状为主且无法采用其他治疗靶点的帕金森病患者。脑桥核刺激能够改善站立、起步转身困难等中线症状。

临床上治疗肌张力障碍梅杰综合征、痉挛性斜颈等其他运动障碍性疾病的刺激靶点主要选择在丘脑底核和苍白球内侧部。

治疗癫痫的刺激靶点通常选择在癫痫触发点或被认为在病性放电神经网络中扮演重要角色的结构,如丘脑前核、丘脑底核、尾状核、丘脑正中核、黑质、海马、小脑等。实际临床工作中,较多地选择丘脑前核和海马作为目标靶点。丘脑前核位于丘脑的前中部,直接参与边缘系统和边缘环路的组成,与中央运动皮质有密切的纤维联系,在调控大脑皮质与边缘系统活动中处于重要地位。因此,丘脑前核与癫痫全身性发作密切相关。海马硬化是多数颞叶内侧型癫痫的病理改变,异常放电可以从海马扩散到整个边缘环路,导致癫痫发作。而高频刺激海马可以造成突触间兴奋信号的长期抑制。因此,海马深部电刺激能有效地控制复杂部分性和全身强直时阵挛性癫痫发作,而无切除性手术导致的短期记忆力减退的不良副作用。

脑深部电刺激术治疗精神疾病时,经常选择伏隔核和内囊前肢治疗强迫症,选择伏隔核和扣带前回治疗抑郁症。抽动秽语综合征的治疗可以选择丘脑底核和苍白球内侧部作为刺激靶点,能够明显改善患者的抽动症状,并能减轻强迫观念、焦虑、抑郁等合并症状。

**2. 迷走神经刺激术**

迷走神经刺激(Vagus Nerve Stimulation,VNS)术通过将螺旋刺激电极缠绕于左颈部的迷走神经主干,长期、间断刺激迷走神经以控制癫痫发作。其原理可能是迷走神经分布广泛,通过孤束核投射到丘脑、杏仁核和前脑,并能够经脊髓网状结构到大脑皮质,从而调节皮质兴奋性,控制癫痫发作。也有学者认为,迷走神经刺激术可以使双侧丘脑、岛叶、基底核和颞枕叶血流增加,故认为脑血流变化可能是癫痫发作减轻的原因。研究发现,高频刺激对癫痫的治疗作用优于低频刺激。可能的副作用包括:声音改变或嘶哑、咽喉疼痛或咽炎、咳嗽、呼吸困难、感觉异常或迟钝、头痛,少数患者可有消化不良、恶心、呕吐、耳鸣、膈肌半瘫呃逆、面瘫或麻痹,极少数患者可出现心搏骤停甚或猝死。

**3. 脊髓电刺激术**

脊髓电刺激术(Spinal Cord Stimulation,SCS)主要指脊髓后柱传导束和后角感觉神经元电刺激。通过在相应节段椎管硬膜外腔后部放置条状刺激电极或针状穿刺刺激电极治疗神经病理性疼痛,包括复杂性区域疼痛综合征、继发于周围神经损伤的神经病理性疼痛,外伤或辐射引起的臂丛神经损伤后疼痛、幻肢痛,脊柱手术后的轴性痛、肋间神经痛,脊髓损伤后相关疼痛,非脊髓损伤引起的中枢性疼痛,会阴或肛门直肠疼痛,全部脊髓横断伤后疼痛,非缺血性损伤后疼痛,神经根性撕脱伤后疼痛。所涉及的可能机制包括疼痛门控理论学说,抑制脊髓灰质背角的广域神经元过度兴奋,调节递质水平,抑制中枢神经系统,稳定心脏内神经活动,激活背根传入纤维引起外周降钙素基因相关肽释放等。

### 4.脑皮质刺激术

脑皮质刺激术(Cerebral Cortex Stimulation，CCS)主要指运动皮质电刺激。通过在大脑运动皮质的硬膜外放置条片状电极,治疗顽固性痛疼(包括幻肢痛、丘脑痛、三叉神经痛)、抑郁症、耳鸣症及脑卒中后神经功能的恢复等。

### 5.外周神经刺激术

外周神经刺激术(Peripheral Nerve Stimulation，PNS)包括枕神经刺激(Occipital Nerve Stimulation，ONS,治疗顽固性颈源性疼痛、慢性头痛),正中神经电刺激(Median Nerve Electrical Stimulation，MNS,主要用于各种昏迷促醒的治疗),骶神经根电刺激[Sacral Nerve Root Electrical Stimulation，SNRS,主要用于改善脊髓损伤者大便失禁(Fecal Incontinence，FI)、膀胱功能障碍],膈神经刺激(治疗骨盆疼痛,性功能障碍等)。

# 小结

本章主要介绍神经功能信息的采集、分类、处理、定征,以及调控方面的技术,它将为后续设计康复辅具提供手段和方法。在信号获取方面,重点讨论了脑电、肌电的生理基础、采集方法,以及时域、频域、非线性动力学分析处理的基本方法。在调控干预方面,重点讨论了经颅直流电刺激、经颅磁刺激和神经功能电刺激术的干预机制、相关设备的工作原理、设计参数与方法,以及在临床上的应用前景。

# 思 考 题

1.按照频率对脑电信号进行分类,脑电信号可分为哪几类？ 每一种类别所处的频段范围是多少？

2.脑电采集设备可分为哪几部分？ 请简要叙述每一部分的功能。

3.脑电信号分析中常采用同步性分析,请简述同步性分析方法的内容和基本思路。

4.请简述肌电信号的特点,并分析其对肌电信号采集的影响。

5.时域分析方法是肌电分析中应用最广泛的方法,请叙述肌电时域分析方法的种类和基本思路。

6.在肌电信号的分析定征中,分别用到了时域分析、频域分析和时频分析,请对比三种分析方法的优点和局限性。

7.简述经颅直流电刺激可能的作用机制。

8.试总结经颅直流电刺激能改善神经类和精神类疾病患者的哪些脑功能。

9.试针对脑卒中患者设计一份经颅直流电刺激康复方案。

11.经颅磁刺激术的主要刺激模式有哪些？

12.经颅磁刺激术工作在不同刺激模式时产生不同的生理效应,其主要涉及的生理效应有哪些？

13.什么是神经功能电刺激术？

14.神经功能电刺激术的基本原理是什么？

15. 目前较成熟的神经功能电刺激术主要包括哪几类?

# 参考文献

[1] NUWER M R, DAWSON E. Intraoperative evoked potential monitoring of the spinal cord: enhanced stability of cortical recordings[J]. Electroencephalography and Clinical Neurophysiology(Evoked Potentials Section), 1984, 59(4): 318 - 327.

[2] WALTER W G. The contingent negative variation: An electro-cortical sign of sensori-motor reflex association in man[J]. Progress in brain research Elsevier, 1968, 22: 364 - 377.

[3] CASE J F, ECCLES J C. The Physiology of Nerve Cells[J]. AIBS Bulletin, 1957, 7(3):38.

[4] LEMPEL A, ZIV J. On the Complexity of Finite Sequences[J]. IEEE Transactions on Information Theory, 1976, 22(1):75 - 81.

[5] KASPER F, SCHUSTER H G. Easily calculable measure for the complexity of spatiotemporal patterns[J]. Physical Review A, 1987, 36(2): 842.

[6] MCCREERY D B, AGNEW W F, YUEN T G H, et al. Charge density and charge per phase as cofactors in neural injury induced by electrical stimulation [J]. IEEE Transactions on Biomedical Engineering, 1990, 37(10): 996 - 1001.

[7] POREISZ C, BOROS K, ANTAL A, et al. Safety aspects of transcranial direct current stimulation concerning healthy subjects and patients[J]. Brain research bulletin, 2007, 72(4 - 6): 208 - 214.

[8] STAGG C J, NITSCHE M A. Physiological basis of transcranial direct current stimulation[J]. The Neuroscientist, 2011, 17(1): 37 - 53.

[9] JO J M, KIM Y H, KO M H, et al. Enhancing the working memory of stroke patients using tDCS[J]. American Journal of Physical Medicine & Rehabilitation, 2009, 88(5): 404 - 409.

[10] YANG E J, BAEK S R, SHIN J, et al. Effects of transcranial direct current stimulation (tDCS) on post-stroke dysphagia [J]. Restorative Neurology and Neuroscience, 2012, 30(4): 303 - 311.

[11] MONTI A, COGIAMANIAN F, MARCEGLIA S, et al. Improved naming after transcranial direct current stimulation in aphasia [J]. Journal of Neurology, Neurosurgery & Psychiatry, 2008, 79(4): 451 - 453.

[12] BENNINGER D H, LOMAREV M, LOPEZ G, et al. Transcranial direct current stimulation for the treatment of Parkinson's disease [J]. Journal of Neurology, Neurosurgery & Psychiatry, 2010, 81(10): 1105 - 1111.

[13] FERRUCCI R, MAMELI F, GUIDI I, et al. Transcranial direct current stimulation improves recognition memory in Alzheimer disease[J]. Neurology, 2008, 71(7): 493 - 498.

[14] BOGGIO P S, ZAGHI S, FREGNI F. Modulation of emotions associated with images

of human pain using anodal transcranial direct current stimulation（tDCS）[J].
Neuropsychologia, 2009,

[15] PALM U, SCHILLER C, FINTESCU Z, et al. Transcranial direct current stimulation in treatment resistant depression: a randomized double-blind, placebo-controlled study [J]. Brain stimulation, 2012, 5(3): 242 - 251.

[16] HECHT D, WALSH V, LAVIDOR M. Bi-frontal direct current stimulation affects delay discounting choices[J]. Cognitive neuroscience, 2013, 4(1): 7 - 11.

[17] BERNSTEIN J J, WEINBERG M S. Micromechanical d'arsonval magnetometer: U. S. Patent 5 731 703[P]. 1998 - 3 - 24.

[18] BARKER A T, JALINOUS R, FREESTON I L. Non-invasive magnetic stimulation of human motor cortex[J]. The Lancet, 1985, 325(8437): 1106 - 1107.

[19] PARENT A. Giovanni Aldini: from animal electricity to human brain stimulation[J]. Canadian journal of neurological sciences, 2004, 31(4): 576 - 584.

[20] FRITSCH G, HITZIG E. Ueber die elektrishe Erregarkeit des Grosshirns[J]. Trans by G von Bonin, 1870: 73 - 96.

[21] BODRUZZAMAN M, DEVGAN S, KARI S. Chaotic classification of electromyographic （EMG） signals via correlation dimension measurement [C]. Proceedings of IEEE in Southeastcon '92, 1992, 1: 95 - 98.

[22] BENNABI D, PEDRON S, HAFFEN E, et al. Transcranial direct current stimulation for memory enhancement: from clinical research to animal models[J]. Frontiers in systems neuroscience, 2014, 8: 159.

[23] KRISTIN P, AGNES F. Potentials and limits to enhance cognitive functions in healthy and pathological aging by tDCS[J]. Frontiers in Cellular Neuroscience, 2015, 9:353.

[24] RIZZO V, TERRANOVA C, CRUPI D, et al. Increased Transcranial Direct Current Stimulation After Effects During Concurrent Peripheral Electrical Nerve Stimulation [J]. Brain Stimulation, 2014, 7(1):113 - 121.

[25] FERNANDES M L , CUSTODIO D S I C , PINTO V L , et al. Neurobiological Effects of Transcranial Direct Current Stimulation: A Review [J]. Frontiers in Psychiatry, 2012, 3:110.

[26] BRUNONI A R , NITSCHE M A , BOLOGNINI N , et al. Clinical research with transcranial direct current stimulation （tDCS）: Challenges and future directions[J]. Brain Stimulation, 2012, 5(3):175 - 195.

[27] BIKSON M, GROSSMAN P, THOMAS C, et al. Safety of Transcranial Direct Current Stimulation: Evidence Based Update 2016[J]. Brain Stimulation, 2016, 9 (5):641 - 661.

[28] WOODS A J , ANTAL A , BIKSON M , et al. A technical guide to tDCS, and related non-invasive brain stimulation tools[J]. Clinical Neurophysiology, 2015, 127(2):1031 - 1048.

[29] BATSIKADZE G , MOLIADZE V , PAULUS W , et al. Partially non-linear stimulation intensity-dependent effects of direct current stimulation on motor cortex

excitability in humans[J]. The Journal of Physiology, 2013, 591(7):1987 - 2000.

[30] MONTE-SILVA K, KUO M F, LIEBETANZ D, et al. Shaping the Optimal Repetition Interval for Cathodal Transcranial Direct Current Stimulation (tDCS) [J]. Journal of Neurophysiology, 2010, 103(4):1735 - 1740.

[31] REHME A K, EICKHOFF S B, ROTTSCHY C, et al. Activation likelihood estimation meta-analysis of motor-related neural activity after stroke[J]. Neuroimage, 2012, 59(3):2771 - 2782.

[32] YANG E J, BAEK S R, SHIN J, et al. Effects of transcranial direct current stimulation (tDCS) on post-stroke dysphagia [J]. Restorative neurology and neuroscience, 2012, 30(4):303 - 311.

[33] SPARING R, DAFOTAKIS M, MEISTER I G, et al. Enhancing language performance with non-invasive brain stimulation: A transcranial direct current stimulation study in healthy humans[J]. Neuropsychologia, 2008, 46(1):261 - 268.

[34] 陈昭燃,张蔚婷,韩济生. 经颅磁刺激:生理、心理、脑成像及其临床应用[J]. 生理科学进展, 2004,35(2):102 - 106.

[35] 吕浩, 唐劲天. 经颅磁刺激技术的研究和进展[J]. 中国医疗器械信息,2006,12(5): 28 - 32.

[36] 张卫东. 经颅磁刺激技术的基本原理及应用现状[J]. 中国医疗设备 2014,29(1): 63 - 65.

[37] 乔清理,王明时,田心. 磁刺激人体可兴奋组织的建模及其感应电场的三维分析[J]. 北京物医学工程,2000,19(3): 143 - 147.

[38] 王明时,李岳峙,王学民. 不同时变磁场对神经纤维的诱导刺激作用的仿真研究[J]. 生物物理学报,2002,18(18): 331 - 335.

[39] 张建国,孟凡刚. 神经调控技术与应用[M]. 北京:人民卫生出版社,2016.

[40] 董兴成,沃特 A 塞尔丁. 安全高效神经刺激器的设计:多学科方法[M]. 陈翔,李津,译. 西安交通大学出版社,2017.

[41] NITSCHE M A, NIEHAUS L, HOFFMANN K T, et al. MRI study of human brain exposed to weak direct current stimulation of the frontal cortex [J]. Clinical Neurophysiology, 2004, 115(10):2419 - 2423.

[42] Woods A J, Bryant V, Sacchetti D, et al. Effects of Electrode Drift in Transcranial Direct Current Stimulation[J]. Brain Stimulation, 2015, 8(3):515 - 519.

[43] ANTAL A, BEGEMEIER S, NITSCHE M A, et al. Prior state of cortical activity influences subsequent practicing of a visuomotor coordination task. [J]. Neuropsychologia, 2008, 46(13):3157 - 3161.

[44] CHI R P. Visual memory improved by non-invasive brain stimulation[J]. Brain research,2010, 1353: 168 - 175.

# 第 5 章　虚拟现实技术

**学习要求**

　　了解虚拟现实技术的定义、特征与类型、发展史与现状;掌握虚拟现实设计的技术难点和实现的基本要求;了解虚拟现实技术在康复医学领域中的开展和应用;通过学习虚拟现实技术在康复工程中的应用实例,掌握虚拟现实技术的设计思想和工作原理,学会进行临床需求分析,并掌握用虚拟现实技术实现满足康复诊疗需求的软件的设计方法。

　　信息时代技术的快速发展,使虚拟现实技术应运而生。20 世纪中期,美国开始研究虚拟现实技术,由于受到互联网技术限制,该技术的发展相当缓慢。直到 20 世纪末,互联网技术进入快速发展阶段,此时的虚拟现实技术渐渐受到关注。近十年来,高新技术不断涌现,虚拟现实技术也进入了跨越式发展阶段,并在信息科学、军事技术、教学研究、计算机技术等领域大量应用。虚拟现实技术融合了计算机、自动化、人工智能、多信息交互等高新技术,逐渐向更尖端的方向发展,它是多媒体技术应用的最高领域,能够为广大用户提供更为逼真的技术体验,同时,为人类探讨未知事物及运动规律提供了有力的研究工具。在虚拟现实技术诞生之前,人类感知、学习及掌握相应技能大多通过在实践活动中认识世界、学习未知事物,或利用课本、资料学习相关知识。虚拟现实技术的发展,为人类的学习活动提供了第三种方式——虚拟世界,在这个"全新时空"里,人类能够更好地认识世界、了解世界、改造世界。

## 5.1　虚拟现实的定义与特征

### 5.1.1　虚拟现实的定义

#### 1. 狭义的虚拟现实技术定义

　　20 世纪末期,计算机图形图像特殊兴趣小组(Special Interest Group for Computer Graphics,SIGGRAPH)会议对虚拟现实(Virtual Reality,VR)技术的主要构成进行了明确定义,包括具有高分辨率的图像显示技术、三维立体图形技术、基于多功能传感器的接口技术。同时,系统的构成包括:①数据信息的输入输出设备,包括耳机、显示器、跟踪仪等;②构造出的虚拟环境及众多的应用软件,主要对构造出的虚拟环境进行描述,以及拟定规则等;③计算机系统、图形、声效模拟设备等。

**2. 广义的虚拟现实技术定义**

从广义来讲,虚拟现实技术指的是通过对三维世界模拟,得到逼真的、能够满足人的多维感官的虚拟世界。简言之,虚拟现实中通过计算机模拟出的三维环境,可以是现实环境的模拟,也可以是虚拟想象中的环境,既来源于现实物理空间,又是内心空间的反映。虚拟现实的本质是"通过某种技术手段将人类脑海中的思维反映到具有感觉空间的场所",是在现实世界的基础上,从时间和空间角度扩展的产物。广义的虚拟现实不单单作为人机接口,更重要的是模拟虚拟世界的内部结构。采用人机交互的技术手段模拟出存在于真实世界的环境,操作者能够通过极其自然的方式感受到虚拟世界对人体感官的刺激,并能够与虚拟世界的物体交流,获得身临其境的感受。

## 5.1.2 虚拟现实的特征

在计算机中应用虚拟现实提供的三维建模功能,能够营造出多元化感官的虚拟世界。构建的虚拟世界可以是对现实世界中某种环境的再现,也可以是完全由人的思维虚构出来的世界。因此,虚拟现实中的事物有实有虚。人们处在这种虚中有实的环境中,能够充分感受到外界事物对自身视觉、听觉、嗅觉、触觉的各种刺激。虚拟现实中的各种感官刺激对技术的硬件要求非常高,计算机要具备高性能数据处理能力,要改变传统人与计算机之间的交互状态,提供自然流畅的人机交互环境,让人们能够充分感受虚拟环境中的各种感官刺激。尽管当前科学界并未对虚拟现实统一定义,但从技术应用方面来讲,狭义的虚拟现实系统构造及功能实现须同时具备以下三个系统:

(1)计测人的行为的系统。虚拟现实中能够满足人与虚拟事物的相互作用,因此需要提供能够实时检测人类行为动作的传感器。

(2)合成不同类型的感觉信息。虚拟现实要使人们获得多元化的感官刺激,需要提供各种直观信息显示的模拟设备。

(3)虚拟世界主要是展现逼真的环境,因此要有反馈系统,能够直接表现出由人类行为动作执行而导致的因果关系。

美国 Burdea 教授及法国 Coiffet 教授在 1993 年对虚拟现实系统的结构及应用进行了分析。研究表明:虚拟现实技术同时具备了沉浸、交互、想象三个主要特征,即人们通常所说的"3I"特征,如图 5 - 1 所示。

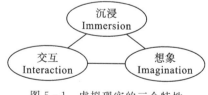

图 5 - 1　虚拟现实的三个特性

Burdea 和 Coiffet 对"3I"特征进行了全方位解释:虚拟现实本质是一种仿真模型,是通过计算机图形学构建的一种类似于真实世界的虚拟模拟。这个合成的模型是动态的,能够对输入信息进行判断并做出正确反应。这就是虚拟现实中所具备的实时"交互"特征。人们通过向虚拟系统施加命令来切身感受所处环境,从而全身心投入其中,这就是"沉浸"特征。虚拟现实由人开发研究,提供何种应用、满足哪种要求、执行何种命令等,都与开发者的想象力密切相关,这就是"想象"特征。

"3I"特征中的"沉浸"也称为临场感,即为体验者提供"真实"的体验,使参与者作为系统的主体参与其中。在虚拟现实技术未出现之前,人在与计算机的交互过程中处于被动地位,随着虚拟现实技术的诞生与发展,传统的人与计算机的交互关系发生变化,真正实现了人对计算机的主体地位,使计算机能够通过不同应用满足人的需求。狭义的虚拟现实能够让体验者身临其境地在虚拟世界中活动。这需要提供必要的传感设备、显示仪器等。例如,采用虚拟技术模拟南极时,体验者能够通过佩戴的数字手套感受到南极的冰冷,使人内心深处认为自己真实地处于南极地区,忘却了现实环境。因此,为满足体验者所追求的沉浸感,要求系统能够为体验者提供不同类型的感知能力,其中包括视觉、听觉、嗅觉、触觉、力觉及味觉等。

虚拟现实系统中的"交互"指的是系统可以为体验者提供某种技能,让体验者与系统自然地进行人机交互,为体验者带来方便快捷的人机交互感知。如将虚拟现实技术应用到数字图书馆中,体验者能够方便快捷地在虚拟图书馆中交互,随时阅读图书馆中的书籍。在整个交互过程中,最重要的就是保证实时性,若系统提供的交互出现延迟,与人们在现实生活中获得的经验差距较大时,则很难让人们全身心投入到虚拟环境中,使得沉浸感大打折扣。因此,为能够有效保证体验者与虚拟系统间的交互性,需要有高性能计算机处理相关信息。

"3I"特征中的"想象"指开发系统的研究人员自身想象力要非常丰富。不但能够建立起与现实世界相类似的虚拟环境,同时还能够根据想象创作出现实世界不存在的虚拟事物,扩展人们认识事物的视野。如在虚拟图书馆资料查询中,研发者可以通过想象虚拟出现实世界中不存在的事物,并通过技术手段将其呈现在读者眼前,如红外线、辐射、光子等。在古文书籍研究中,可以通过技术手段建立三维资源库,使读者可以翻阅"线装古籍",为读者提供真实的阅读感受。

# 5.2　虚拟现实的实现

## 5.2.1　虚拟现实的技术难点

随着计算机图形技术的发展,加之漫游的灵活性、交互性得到很好体现,这种技术成为建立 VR 的主要手段,但实时显示问题却一直阻挡其发展。尽管理论上能够建立起高度逼真的、实时漫游的 VR,但现实中目前还达不到这样的水平。这种技术需要强有力的硬件条件支撑,如速度极快的图形工作站和三维图形加速卡,但目前即使是最快的图形工作站也不能产生既十分逼真,又实时交互的 VR。其根本原因是引入用户交互需要动态生成新图形时,不能达到实时要求,从而不得不降低图形的逼真度以减少处理时间,这就是所谓的景物复杂度问题。

图形生成是虚拟现实的重要瓶颈,虚拟现实最重要的特性是人可以在随意变化的交互控制下感受场景的动态特性。换句话说,虚拟现实系统要随着人类活动(位置、方向的变化)即时生成相应的图形画面。有两种重要指标衡量用户所沉浸的虚拟环境的效果和程度:动态特性和交互延迟。自然的动态特性要求每秒生成和显示 30 帧图形画面,不能少于 10 帧,否则会产生严重的不连续和跳动感。交互延迟是影响用户感觉的另一重要指标。对于人产生的交互动作(如飞行模拟时飞行位置、方向的控制),系统的图形生成必须能立即做出反应并产生相应的环境和场景。其时间延迟不大于 0.1 s,最多不能大于 0.25 s,否则在长期工作中,人会产生疲劳、烦躁甚至恶心的感觉,严重影响"现实"效果。以上两种指标均依赖于系统生成图形的速度。对于动态图形效果而言,每帧图形的生成时间局限于 30~50 ms;对于交互延迟,除包含交互输入及其处理时间外,图形生成速度亦是重要因素。显而易见,图形生成速度是虚拟现实技术的重要瓶颈。图形生成的速度主要取决于图形处理的软硬件体系结构,特别是硬件加速器的图形处理能力,以及图形生成所采用的各种加速技术。除此之外,还依赖于应用的因素、虚拟场景的复杂程度和图形生成所需的真实感程度。

### 5.2.2　虚拟现实的技术实现

实现一个能满足如前所述"3I"特性的虚拟现实系统,要有一定的支撑技术,包括各类传感器、3D 显示和音响器、虚拟环境产生器、程序设计工具集、高性能计算机平台等,虚拟现实系统的基本结构如图 5－2 所示。

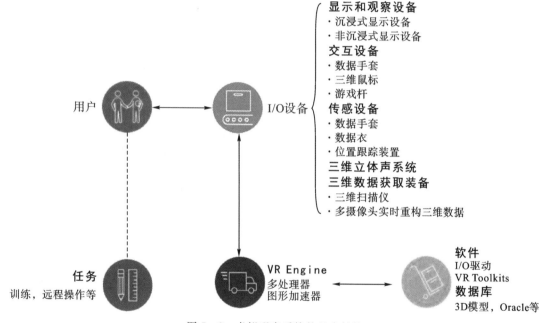

图 5－2　虚拟现实系统的基本结构

具体来说,在硬件方面,应当有以下几类设备。

(1)跟踪系统:确定参与者头、手和躯干的位置;

(2)触觉系统:提供力与压力的反馈;

(3)音频系统:提供立体声源和判定空间位置;

(4)图像生成和显示系统:产生空间图像和立体显示;

(5)高性能计算机处理系统:具有高处理速度,大存储容量,强联网特性。

在虚拟现实软件实现方面,虚拟现实技术常用的编程技术有以下三种。

(1)基于 OpenGL 编程实现三维虚拟现实。OpenGL 作为一个性能优越的图形应用程序设计界面(Application Programming Interface,API),适用于广泛的计算机环境。从个人计算机到工作站和超级计算机,OpenGL 都能实现高性能的三维图形功能。由于许多在计算机界具有领导地位的计算机公司纷纷采用 OpenGL 作为三维图形应用程序设计界面,所以 OpenGL 应用程序具有广泛的移植性。OpenGL 已成为目前的三维图形开发标准,是从事三维图形开发工作的技术人员所必须掌握的开发工具。

(2)WEB 网上的虚拟现实建模语言(Virtual Reality Modeling Language,VRML)。随着计算机网络技术的飞速发展,如何将虚拟现实应用到 WEB 网上,已成为该门技术的一个重要分支。VRML 就是在互联网上构造虚拟世界的一个强大工具。VRML 是一种基于文本的通用语言,是 HTML 的 3D 模拟,它定义了 3D 应用中大多数的常见概念,如光源、视点、动画、雾化、材质属性、纹理映射等。一个 VRML 的三维立体景象,一般是由成百上千个多边形组成,这些多边形是构成计算机三维景象的基本材料。

(3)基于 MATLAB 及 Simulink 的虚拟现实技术。虚拟现实要创造一个既酷似客观环境又超越客观时空,既能沉浸其中又能驾驭其上的和谐的人机环境,也就是一个由多维信息所构成的可操纵的空间。它的最重要的目的就是真实的体验和方便自然的人机交互。MATLAB 虚拟现实工具箱(Virtual Reality Toolbox)提供了一个能在三维虚拟现实环境中进行可视化操作和动态系统交互的有效解决方案。使用标准的 VRML 技术,可生成三维的虚拟现实场景,然后通过 MATLAB 和 Simulink 实现方便交互,特别是可通过 Simulink 接口在一个虚拟现实的三维模型中观察动态系统的模拟。动态系统通过虚拟现实工具箱将 Simulink 模型随时间的变化以视景和图形化方式进行交互,这能够使人们对模型中对象之间的复杂作用有很好地理解,加快建模和模型测试的进程。

同时,国内的虚拟现实引擎已经非常成熟,通用的仿真软件包括 VRP、Quest 3D、Patchwork3D、EON Reality 等,目前国内有相关虚拟现实软件开发能力的公司大概在 20 家左右。

(1)VRP 或 VR-Platform(Virtual Reality Platform,虚拟现实平台)是一款由中视典数字科技有限公司独立研发的,具有完全自主知识产权的虚拟现实软件,也是目前国内市场占有率最高的一款虚拟现实软件。

作为中国最早一批拥有自主知识产权的虚拟现实软件,它以纯中文界面、简单易用、所见即所得等人性化的功能设计,深得国人青睐。目前 VRP-Builder、VRP-SDK、VRP-IE、VRP-Physics、VRP-Mystory、VRP-3DNCS 等一系列应用性极强的软件,已被广泛应用于院校教育、旅游教学、工业仿真、应急救援、康复训练、展览展示、地产营销、家装设计、军事仿真、交互艺术等众多领域,为各行业提供切实可行的解决方案。

(2)Quest 3D 是一款虚拟展示及实时 3D 建构工具软件。使用 Quest 3D,无论是创建一个软件程序、网页或是模拟分析,它都能提供完整的解决方案,并完美适用于建筑设计、产品可视化、数字传媒、计算机辅助培训、高端虚拟现实应用程序等领域。

Quest 3D 拥有独特的视觉效果展示,支持用户在一个方案中创建快速迭代。除此之外,Quest 3D 在工作上还带来了更多的利益,其中最为重要的还是它的通道系统定义,用户完全不用担心计算错误,Quest 3D 强大的编辑器可以 100% 计算出精准的数据结果。

(3)DVS 3D 是国内虚拟现实企业曼恒数字自主研发的一款虚拟现实软件平台,根据高端制造业的通用性需求进行开发,是行业内首个集设计、虚拟和仿真为一体的三维软件平台。

DVS 3D 与 Pro/E、CATIA 等三维建模程序相结合,可实时获取三维模型数据,并对其进行设计调整、展示及虚拟装配。平台结合硬件环境实现多通道的主被动立体显示,兼容

VRPN 和 TrackD 标准接口实现虚拟外设的互操作。平台主要有以下模块:模型信息库模块、模型展示模块、基于物理引擎的装配训练模块、GPU 加速渲染模块、WEB 服务模块等。

DVS 3D 广泛应用于高端制造业,可在产品设计阶段辅助方案评审,为产品的装配训练和培训提供数字化虚拟方式,降低成本、提高效率。

# 5.3　虚拟现实的类型

日常应用过程中,虚拟现实也可分为狭义和广义两种。从"沉浸感"和"交互感"所呈现出的感官程度讲,又可将虚拟现实分为桌面式、沉浸式、增强式、分布式四种类型。

## 5.3.1　桌面式虚拟现实系统

桌面式虚拟现实系统利用的设备主要为相对普通的计算机及功能较单一的图形工作站,用户通过计算机显示器上的相关信息感受虚拟现实的存在,因此,又把显示器称为窗口。在桌面式虚拟现实系统中,计算机软件构建出虚拟的三维空间,体验者利用数字手套、立体眼镜及相应的触觉传感器实现与计算机的交互,如图 5-3 场景所示。桌面式虚拟现实系统具有技术要求简单、实用性强、价格低廉等特点,因而获得广泛应用。

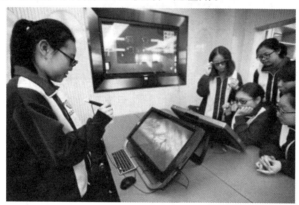

图 5-3　桌面非沉浸式虚拟现实

桌面式虚拟现实系统在实际应用过程中主要表现出以下特征。

(1)体验者与现实世界没有完全隔离,尽管配备了相应的传感设备、耳机、眼镜等,但依然会受到外界环境影响。因此,体验者并不能完全沉浸在虚拟环境中,没有真实感受到虚拟世界带来的刺激。

(2)硬件设备要求低,有的桌面虚拟系统只要一台计算机就能满足,稍复杂一点的系统多添加了数据手套、耳机和相关跟踪设备等。

(3)尽管桌面式虚拟现实系统成本低,应用广泛,但同样需要满足沉浸式虚拟现实系统的具体技术指标与要求。桌面式虚拟现实系统是投资极少、效果良好的系统,非常适合经费相对匮乏的特殊学校、康复机构及个人用户等。

## 5.3.2　沉浸式虚拟现实系统

沉浸式虚拟现实系统根据不同的显示设备可分为头盔式、投影式、远程存在虚拟现实系统等几种类型。图 5-4 是沉浸式虚拟现实场景,该类型的系统能够在最大范围内实现虚拟现实系统的"沉浸式"和"交互式"感知。沉浸式虚拟现实系统采用相关设备将体验者从现实环境中完全分离,将体验者各个感觉器官封闭,营造出逼真、全封闭的虚拟环境。体验者能够利用不同的输入输出设备完全沉浸于虚拟现实系统中。在头盔式虚拟现实系统中,体验者全身穿戴数字化套装,从现实世界孤立出来,由虚拟系统充当获取信息的感官。这套系统可以带来美妙的感觉,使体验者沉醉于虚拟世界与现实世界相互作用的同一环境中。从大量的实践体验中得知,基于头盔的虚拟现实带给体验者的印象是最深刻的。但是,头盔式虚拟现实系统属于高科技产品,价格昂贵,个人用户难以承担,同时,相关设备自重较大,佩戴过程较为繁琐,不适用于大多数儿童。在实际应用中,该系统对用户的感受性有很大提升,但由于造价高,难以在多个领域普及应用,应该作为今后发展的研究方向。

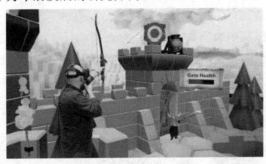

图 5-4　沉浸式虚拟现实

投影式虚拟现实系统与头盔式不同,该系统借助立体投影仪,将虚拟空间投影到不同屏幕形成立体虚拟世界。用户通过操作改变自身位置,这些操作会反映到屏幕中,使用户感觉置身于客观存在的世界。该系统是多用户系统,允许多人同时同地进行不同变换,这种系统较之其他系统应用更为广泛。

远程存在虚拟现实系统也称为遥在系统,主要由用户、用于数据处理的计算机和中间连接部分组成。该系统将机器人控制技术应用于虚拟现实系统,表现出极为出色的性能。面对人类难以进入的极端环境,可根据科学仪器勘测的数据资料,通过计算机模拟出三维模型,给远程控制的操作人员提供真实感觉,使其仿佛置身于真实环境中,并完成对这些极端环境的研究工作。美国发射的火星探测器就是借助远程存在虚拟现实系统进行远程控制的。

### 5.3.3　增强式虚拟现实系统

增强现实(Augmented Reality,AR),是将真实世界信息和虚拟世界信息"无缝集成"的新技术,是把原本在现实世界一定时间空间范围内很难体验到的实体信息(如画面、声音、味道、触感等信息),通过计算机技术模拟仿真后叠加,将虚拟信息应用到真实世界,被人类感官所感知,从而达到超越现实的感官体验。真实的环境和虚拟的物体实时叠加到同一画面或空间,同时存在。图 5-5 是增强式虚拟现实场景。

增强现实是虚拟现实技术的重要分支,也是近年来的研究热点。将计算机生成的虚拟物体或其他信息叠加到真实场景中,实现对现实的"增强",它综合了计算机图形、光电成像、融合显示、多传感器、图像处理、计算机视觉等多门学科。

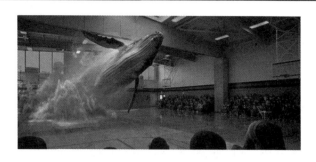

图 5-5　增强式虚拟现实

如图 5-6 所示,增强现实技术的原理是通过摄像机识别现实场景中的标识图案,或通过传感器追踪现实场景中的物体运动,利用三维空间注册技术计算虚拟物体在现实世界坐标系中的位置及姿态,以实现虚拟数字信息(包括文字、图像 3D 模型或 3D 动画等),与现实场景实时融合 3D 展示,并与用户实现自然人机交互。

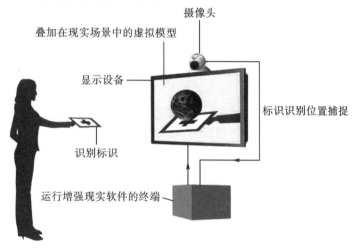

图 5-6　增强现实技术原理

增强式虚拟现实系统与其他系统的不同在于,它本身能将虚拟世界与真实世界进行叠加,可同时用于虚拟世界或客观存在。它最大的特点是可强化用户对客观世界的感知能力,因此在许多领域得到了应用。如战斗机上安装的平视显示器就应用了这种系统,通过传感器搜集到各种数据并在飞行员视线正前方的屏幕上显示,使其不用低头就可以从屏幕上读取所有关键数据,加强了对敌机的搜索跟踪能力,优化了战斗机控制性能。

### 5.3.4　分布式虚拟现实系统

新兴的网络技术与虚拟技术相结合,组成分布式虚拟现实系统。该系统得益于互联网技术的发展,可帮助用户随时随地与他人交流与沟通。也就是说,这种系统可借助互联网技术实现多人交流,为多人同时创建虚拟世界,并在此世界中开展合作。该技术在美国国防建设中得到广泛应用。

# 5.4　虚拟现实技术的康复应用

虚拟现实技术凭借其沉浸、交互、想象这三大技术特征,突出强调人在整个系统中的主导作用。未来的人机接口以人为中心,具有多模输入输出,即对应人的多种自然感知模式,如视觉、听觉、触觉、力觉、味觉,并能以自然语言对话。因此,未来的 VR 技术势必会更加注重人在整个系统中的主导作用,在医疗、科研、军事、交通、旅游及日常生活中的应用会越来越广泛。

针对康复问题的研究,虚拟现实技术凭借其独特优势,在各种心理康复中实现了很好的功效。随着人们认知水平的不断提高和科学技术的不断发展,虚拟现实技术在心理康复领域势必会展现出更大的技术优势,为各种心理疾病的康复提供更加科学、合理、高效的解决方案。

## 5.4.1　暴露疗法应用

虚拟现实技术作为辅助工具应用于暴露疗法时,能够取得显著效果。在暴露疗法中,患者使用放松技能来管理对恐怖情况的反应。虚拟现实技术使临床医生能够更有效地治疗患者,而不用担心成本、机密性丧失,以及现实世界中可能出现的安全问题。在 VR 技术出现之前,暴露疗法需要患者想象出可怕刺激,而这种想象对多数患者来说是很大的障碍。而虚拟现实技术很好地解决了这一问题。

虚拟现实技术应用于暴露疗法的代表是在恐惧症和创伤后应激障碍(Post-Traumatic Stress Disorder,PTSD)中的应用。比如针对飞行恐惧症,可以用虚拟现实技术模拟出乘坐飞机的场景,利用认知行为疗法引导患者改变思维过程,从而改变行为。在虚拟现实技术参与治疗之前,医生需要把患者带到飞机上,这样的治疗成本非常高。在治疗 PTSD 中,虚拟现实技术可以通过游戏复现场景。除通过头戴显示器呈现三维视觉世界外,还可引入声音、振动、空气流动和气味等增加场景的真实程度。在暴露疗法中应用虚拟现实技术时,可以通过传感器进行暴露期间的生理检测,给医生提供实时信息,能帮助患者有效控制焦虑,而且可以通过监控,在生理状态发生危险时及时停止虚拟现实技术治疗。

另一个有趣的暴露疗法应用是结合虚拟现实技术治疗饮食失调和肥胖症。意大利心理学家 Giuseppe Riva 博士利用虚拟现实技术创建食物准备和进食场景,不断协调改进饮食失调症患者对食物的感受。结合虚拟现实技术治疗肥胖症的虚拟场景利用虚拟尺度技术,通过数码相机扫描患者实际身体尺寸,并在场景中设计虚拟替身。通过把患者对自身感知图像和身体实际图像进行比较,引导肥胖症患者认识到身体畸形的负面影响。这种治疗方法叫作综合体验治疗。

## 5.4.2　注意力分散治疗应用

十多年来,注意力分散治疗已经成功应用于临床实践,以减少某些治疗过程中的疼痛。这种疗法基于以下假设:在疼痛感知中存在重要的心理因素,并且,对有害信息的注意力分配影响对疼痛的感知。分散方法基于患者注意力的有限能力,导致患者对刺激的关注度减少。虚拟现实技术最重要的优势是在治疗过程中可以使临床医生具有灵活性。例如,将虚拟环境的声音投射到患者头戴式设备(Helmet-Mounted Displays,HMD)的耳机中,以提供附加功能,阻止传统分散技术中可能使患者偏离轨道的临床噪音。根据临床医生的需要和治疗长度,浸入的持续时间可以增加或减少。这里,一种典型应用是利用虚拟现实技术帮助癌症患者应对化疗的相关副作用。它能引导癌症患者逃离化疗的体验,暂时忘却正在进行的治疗。另一种典型应用是缓解手术前精神焦虑。使用虚拟现实可以帮患者转移注意力、平缓心情。虚拟现实技术通过将患者吸引到三维幻想世界,让患者独立在虚拟世界中移动并与之互动来转移注意力,并提高兴趣和吸收力。在虚拟现实技术治疗恶心的早期研究中,Schneider 等人调查了10 例癌症受试者,发现其中 80% 显示呕吐次数和恶心程度有所下降。

以上的研究表明,VR 干预对接受静脉化疗的肺癌、结肠癌、乳腺癌等癌症患者症状困扰具有即刻和短期效果。VR 提供了一个令人分心的、沉浸式的环境,它可以屏蔽竞争性刺激,改善症状,并帮助患者忍受治疗。

### 5.4.3　生理和认知能力康复应用

在认知康复中,虚拟现实技术可用于职业培训,也可用于训练脑损伤患者的认知任务。这些研究包括脑卒中、后天性脑损伤、帕金森病、矫形康复、平衡训练、轮椅活动和日常生活功能训练等。例如关于脑卒中患者的虚拟现实技术应用研究取得长足进展,传统物理治疗结合虚拟现实技术的 fMRI 研究表明,脑卒中引起的神经和运动功能变化得到相应改善。另外,虚拟现实技术在发育迟缓和孤独症儿童康复治疗中也有应用。

虚拟现实技术应用如此有效有多种因素。例如,虚拟现实技术是交互式的体验式媒体,像直观掌握计算机一样,用户可以直接参与虚拟现实技术的各种体验。另一原因是虚拟现实技术是一个独特的环境,患者可以在其间探索和行动而不会感到威胁,不会因犯错而担心。虚拟现实技术使使者能够探索环境,不会让其他参与者分心或限制其存在。虚拟现实还可模拟多种现实生活中可以控制或模拟的场景,例如火灾、地震等,从而提供生态学上有效且动态的评估和培训。在控制外界干扰的同时,虚拟现实可以系统引入分心机制:在虚拟教室里使用该技术可以帮助研究人员诊断儿童多动症。虚拟现实还可通过现实世界所不能完成的方式操纵。例如,虚拟现实技术可以传达规则和抽象概念,而无需使用语言或符号,适用于文化程度和认知程度低下的患者。

## 5.5　虚拟现实技术在脑卒中患者手功能康复中的应用实例

### 5.5.1　脑卒中及手功能障碍康复现状

全世界每年大约有 67% 的脑卒中生存者遗留运动功能障碍。我国脑卒中患者平均年龄呈逐渐降低趋势,且发病年龄比美国提早十余年,其中约 1/2 患者存在不同程度运动功能障碍,严重影响患者生活质量,也给家庭和社会带来巨大经济负担。近年来,脑卒中患者的康复治疗已取得了很大的进展,但是由于手多进行精细运动、神经支配复杂,其功能的恢复效果一直不太理想。运用 VR 技术,可以针对脑卒中患者手的损伤和功能进行训练,包括改善关节活动度、增强肌力、增加速度和促进分离运动的产生等。

脑卒中是全球人口死亡和致残的首要原因。我国现存脑卒中患者近 700 万,并且以每年新发 200 万的速度激增,其中 70%~80% 的卒中患者因为残疾不能独立生活。85% 的脑卒中患者在发病的开始就有手功能障碍,30%~36% 的脑卒中患者在发病 6 个月后仍遗留手功能障碍,这严重影响了患者的运动功能及日常生活活动,所以寻找积极有效的康复治疗手段改善脑卒中后偏瘫手功能具有十分重要的意义。传统康复训练是目前针对这些功能障碍常用的方法,但存在训练过程单调、枯燥,患者容易对训练失去兴趣,而且康复治疗师与患者一对一指导训练容易疲劳,患者训练效率较低等问题。

虚拟现实技术是一种新兴的技术,因其具有安全性高、趣味性强、及时评估反馈等特点,在脑卒中手功能障碍康复中得到应用。

### 5.5.2　手功能康复 VR 的基本构成和主要工作原理

手功能康复中应用的 VR 操作系统主要包括计算机、头盔、数据手套和罗格斯控制手套等组件。VR 系统在应用时,首先由计算机软件生成一种极具真实感的三维仿真环境,该环境包括视觉、听觉、触觉甚至嗅觉和味觉等多种刺激信息。头盔可将多媒体图像显示装置和扬声器整合其中,并安装位置感受器,以输出虚拟环境所需的视觉、听觉等信息,使患者能完全沉浸其中。手持控制器和数据手套上装有位置感受器和力量感受器,一方面可以输出计算机的刺激信息,同时也可以采集患者在虚拟环境中的位置、运动速度等数据,并依据这些反馈信息对输出刺激进行调整。该系统还可以根据患者的表现和运动的结果来确定反馈的特异性和频率。通过在这种强化环境中的训练,脑卒中患者可以逐渐学会运动的技巧,改善上肢和手的精细运动功能。例如,当使用者伸出手向虚拟环境中的物体运动时,感受器会将手指的运动信息和手的位置信息传入该系统的控制中心,使该系统能及时了解使用者的手何时碰到虚拟物体,然后调整显示,模拟对该物体的推、提和旋转等操作。

这一虚拟环境根据康复原则建立,通过制定合适的运动训练计划和反馈模式,为用户提供关于运动形式和运动目的的反馈信息,指导患者的运动训练。同时,通过 VR 技术的应用,临床医师可以通过力量和位置感受器精确地监测患者的运动表现和运动可塑性的行为参数,及时了解患者的功能情况,为下一阶段训练计划的调整提供依据。

### 5.5.3　VR 技术在手功能康复中的临床应用

Jack M. Winters 等的研究首次将 VR 操作系统应用于脑卒中后手功能的康复治疗中,来探讨为期 2 周的 VR 系统训练在改善脑卒中偏瘫患者手运动功能方面的作用。该系统由一副数据手套(Cyber Glove)、一副罗格斯控制手套和一台计算机组成。为了训练手指的活动范围、分离运动、伸缩速度和肌力,该系统设计了 4 种针对性的训练模型:第 1 个模型通过让患者擦拭窗户来训练其拇指活动范围,第 2 个模型通过抓球游戏针对手指的运动速度进行训练,第 3 个模型通过弹奏虚拟钢琴来训练患者手指的分离运动,第 4 个模型则用罗格斯控制手套来进行手指的力量训练。

参加试验的 2 例患者均于 3～6 年前发生脑卒中,病变部位为左大脑半球,右利手,患侧腕关节主动背伸至少达到 20°,掌指关节主动牵伸达到 10°。试验中采用耶布森(Jebsen)手功能测试。在训练前、后对每位患者的手功能进行测试,并在训练前、训练中期和训练后用测力计测量患者的抓握力量。

开始训练之前,先测定每位患者手指的角方位、收缩速度、分离运动和肌力,并据此分别为其制定初始训练的难度水平。第 1 周,每位患者在 VR 环境中训练 5 d,休息 2 d 后再训练4 d,并在 VR 系统训练中穿插一定的真实环境训练,例如画图、堆卡片等,每天累计训练时间约

5 h。每次训练结束后,将患者的实际表现和预先设定目标进行比较,得到的数据用来制定下一个训练目标,以巩固已经取得的效果。这种模型的软件提供了包括运动结果和患者运动表现的信息,通过多种模型反馈(包括针对每次运动表现的反馈和每次训练结束后的累计反馈),利用患者的运动表现参数进行数字绘图,来显示目标水平和患者的实际表现,这样就可以精确地了解患者的实际运动表现与预先设定目标之间的差距。在 VR 环境中进行训练时,所有关于手指的活动范围、分离运动、伸缩速度和肌力的运动学和动力学参数都可以进行在线计算,并利用 Oracle 数据库存储所有的运动参数,以便进一步检索和分析。

训练结束后,每位患者拇指的运动范围和肌力、手指的分离运动和运动速度都有显著的改善。总体上,拇指活动范围平均改善了 30%,手指的活动范围平均改善了 9%,拇指运动速度平均改善了 38%,手指运动速度平均改善了 39%,而拇指的机械功能平均改善了 20%。其中,所能观察到的最明显改善就是手指出现了分离运动,改善程度为 10%～103%,平均为 64%。这说明在进行 VR 系统训练之后,脑卒中偏瘫患者的手功能有了明显改善,证明了这一训练系统在改善脑卒中患者手功能方面的有效性和可行性。但该试验并不能证明取得的疗效是应用 VR 技术的结果还是在真实环境中训练的结果。

随后,Boian R. 等人对 4 例脑卒中患者进行了为期 3 周的 VR 系统训练。训练结束后,4 例患者患侧手指的关节活动范围增加了 20%,运动速度提高了 10%～18%,最为明显的改善是手指分离运动的产生,改善程度为 40%～118%。这次试验证明,对慢性期脑卒中患者单独进行以 VR 系统为基础的训练可以促进偏瘫手功能的恢复。

### 5.5.4　基于虚拟现实技术的手功能康复评估训练系统的实现

#### 1. 总体设计思路

根据脑卒中后手功能障碍特点,在虚拟现实建模的基础上,实现人机交互的手功能康复训练和评估,设计的系统能满足以下要求:①设计摇杆作为触觉装置,结构简单、使用安全,不存在穿戴困难;②开发出适合于手外伤人群的虚拟环境,增加趣味性,提高患者主动参与康复训练的积极性;③能实时反馈患手握力、捏力等成绩,维持重复训练的动机;④使用力传感器实现测量手的握力、捏力,降低产品的成本。

#### 2. 基于虚拟现实技术的手功能康复训练系统的构成及功能设计

该系统包括力传感器模块、采集模块、虚拟现实模块和评估机制四大模块,系统原理图见图 5-7。手功能康复训练内容包括捏力训练、握力训练、手的协调性训练 3 个方面。在训练过程中,力传感器实时读取患手的捏力或握力大小(即力觉信息),同时采集模块会完成对力传感器数据的采集工作,采集周期为 30 ms。该数据信息由单片机 C8051F410 通过串口读取,单片机通过 RS232 串口转 USB 线与计算机之间完成数据和指令的传输。计算机接收力觉数据信息后,虚拟现实模块将完成对此数据的分析操作、存储读取、按需回放等一系列操作。分析操作主要是根据患手力觉信息的变化,在虚拟环境中结合丰富的动画功能、文字提示功能和3D 声音定域功能给予相应的反馈,增强患者的沉浸感,使之在轻松、愉悦的心情下完成康复训练过程。存储读取功能是指在患者完成一次康复训练之后,保存其相关康复数据,以便在下一次康复训练之初读取其以前的数据,智能设置虚拟环境的级别和难度水平。按需回放是指根据患者的若干次的康复训练数据,进行康复效果评估。此外,该虚拟环境还限制了患者的训练时间,即训练 10 min 后系统设置自动休息 1 min,然后继续训练 10 min 后自动结束训练,以避免训练量过大而造成肿胀、疼痛加重等负面效果。

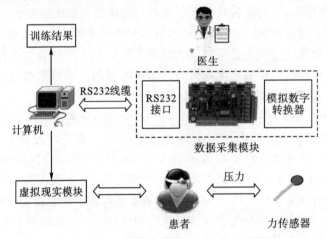

图 5-7　手功能康复训练系统的构成原理图

### 3. 力传感器模块

该系统的力传感器选用由 Interlink Electronics 公司生产的压力感应电阻(Force Sensing Resistor,FSR),FSR 是一种随着有效表面上压力增大而输出阻值减小的高分子薄膜(PVDF 薄膜),在其有效的作用面积之内,相同的接触面积下,压力越大阻值越小。而 FSR 的电导值与压力之间并非线性关系,因此采用数据拟合的方法来实现对 FSR 特性的标定。通过实验测出一系列(FSR 阻值、压力)采样数据,再通过 MATLAB 拟合得出 FSR 基于电阻和压力的回归方程。

在康复训练阶段,把力传感器粘贴在专为手外伤患者设计的类椭球形摇杆结构上(图 5-8),以便患手握取。为满足拇指腕掌关节外展活动度不同大小的需求,摇杆设计为"上小下大"的形状,其尺寸大小参考 5 例手外伤患者的测量数据而综合得出。压力传感器的位置见图 5-8 的位置 1(以右手为例),其中图示传感器 1、2 位置处适合拇指腕掌关节外展活动严重受限时使用,分别为拇指、示指所用力的部位;传感器中位置 4~6 为中、环、小指指腹用力部位;对于拇指腕掌关节外展活动无明显受限时,位置 3~7 分别对应 1~5 指。该力传感器可感知的力觉信息范围为 1~100 N。患者可完成侧捏、指腹捏及握持的肌力训练任务。力传

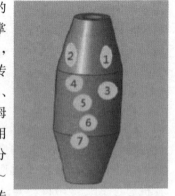

感器可感知患手力觉信息的变化,并由数据采集模块完成对此变　图 5-8　力传感器位置示意图
化的采集,交予虚拟现实模块进行处理。

### 4. 数据采集模块

该采集模块完成对力传感器感知的患手力觉信息的采集。该模块主要由 C8051F410 单片机构成,该单片机属于 Silicon Labs 的小外形微控制器系列。它在极小的封装中集成了高

速 8051 CPU、Flash 存储器和高性能模拟电路,可在提高系统整体性能的同时,大大减少所需组件的数目。该采集卡通过 USB 转串口线与计算机建立连接,实现与计算机之间数据和指令的传输。根据手功能评定结果,选择需要训练的手指,并设置其接触的压力传感器为有效传感器,将有效传感器采集的力量取平均值,定义为 $\overline{F}$,则有:

$$\overline{F} = \left( \sum F_{\text{ACTIVE}(i)} \right)/n \tag{5-1}$$

其中,$i=1,2,3,4,5,6,7$;$F_{\text{ACTIVE}(i)}$ 为 FSR 采集的有效力量;$n$ 为有效传感器的个数。

采集模块将以 30 ms 为周期采集力传感器的数据信息,即患手的力觉信息,并通过串口通信传给上位机的虚拟现实模块进行分析处理。

**5. 虚拟现实模块**

该系统的虚拟现实模块使用 NeoAxis 引擎完成。该引擎的最大特点是灵活性、强大的编辑工具和易于使用的素材流水线,能较好地完成具有优秀图形界面和高效率性的任何 3D 虚拟环境。

可以完成实地射击、手势变换、赛车等虚拟环境。这些虚拟环境使用多线程实现,主线程完成虚拟元素的载入、绘制及鼠标键盘消息的响应,新线程完成力觉信息的读取和处理。训练开始时,根据患手的力量情况设置炮弹发射的阈值 $F_t$,如果满足条件

$$F \geqslant F_t \tag{5-2}$$

则坦克成功发射炮弹,射击目标。随着手功能的恢复,可调节 $F_t$ 的大小。通过腕关节尺偏或桡偏、背伸或掌屈、前臂旋前或旋后驱动摇杆的旋转来控制坦克的瞄准位置,同时摇杆的移动速度可根据患手现有功能状况进行相应调整。根据炮弹击中虚拟环境中其他角色的次数决定训练任务难易程度的进级。

手势变换虚拟环境实时运行画面见图 5-9,此虚拟环境根据粘贴在摇杆上的 5 个力传感器所读取的力觉信息的大小作为区分手势变换和单个手指是否运动的标准。患者需实时地根据虚拟环境中虚拟手的各手指活动及手势变换(如"剪刀、石头、布"等),相应地对患手单个手指或手势进行调整,以完成康复训练。此虚拟环境主要用于肌腱滑动练习和改善手的协调性、灵活性训练。

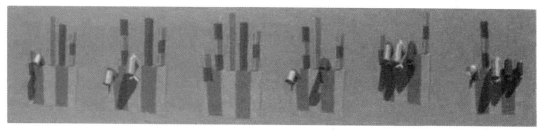

图 5-9　手势变换实时运行画面

**6. 评估机制模块**

根据康复系统采集数据的不同会形成基于位置、速度、力等数据量的各种评估策略。因手指属于"小关节",其位置和速度变化不如肩等"大关节"明显,故本系统将使用基于力场的评估策略,患手的力觉信息作为评估患手康复程度和训练情况的主要量化指标。

　　射击训练中,显示屏实时反馈击中目标的数目、力觉信息,并且在患者成功击中目标后系统给予正反馈的语音鼓励。训练结束后,系统会自动反馈本次任务完成情况,如击中目标数、训练时间、捏力/握力平均值等,同时将反馈信息储存在以患者注册名命名的 TXT 文件中,以方便治疗人员进行评定分析。

　　为了评价手功能康复系统的安全性和有效性,客观评价该康复系统的临床实用价值,可以进行小样本的临床观察试验。

# 小结

　　本章介绍了虚拟现实技术的定义、特征与类型,以及虚拟现实设计的技术难点与要求。详细讨论了桌面式、沉浸式、增强式和分布式等四种不同类型虚拟现实系统的设计原理和方法。讨论了虚拟现实技术在康复诊疗领域中的应用,包括暴露疗法、注意力分散疗法,以及生理、认知能力康复疗法。本章还专题剖析了虚拟现实技术在脑卒中患者手功能康复中的应用实例,阐述了工程设计的基本构架、设计原理和实现过程。

# 思 考 题

　　1.虚拟现实的广义定义是什么?

　　2.虚拟现实技术具有哪些优势?

　　3.虚拟现实技术中的"3I"特征是指什么?

　　4.虚拟现实技术的特征具体包括什么内容?

　　5.虚拟现实技术按感官程度来讲分为哪几种类型?

　　6.虚拟现实技术每种类型的优缺点是什么?

　　7.阻挡虚拟现实技术发展的主要难点是什么?

　　8.虚拟现实技术有哪些新的发展趋势?

　　9.了解并熟悉虚拟现实技术实现需要的硬件平台及常用的软件工具。

　　10.虚拟现实技术应用于康复治疗的理论基础是什么?

　　11.虚拟现实技术为什么能够在很多疾病的康复治疗过程中起到很好的作用?

　　12.虚拟现实技术相对传统的康复训练方法具有哪些优势和不足?

　　13.虚拟现实技术在康复领域的应用中可以改进哪些方面?

　　14.通过查阅文献,调研虚拟现实技术在康复领域有哪些新进展。

　　15.根据本章所学内容,基于虚拟现实技术设计一套适用于特定疾病的治疗方案。

# 参考文献

[1] BURDEA G C, COIFFET P. 虚拟现实技术 [M]. 2 版.魏迎梅,栾悉道,译. 北京:电子工业出版社,2005:2-3.

[2] 张茂军.虚拟现实系统[M]. 北京:科学出版社,2001.

[3] HUANG H M, LIAW S S, LAI C M. Exploring learner acceptance of the use of

virtual reality in medical education：a case study of desktop and projection-based display systems[J]. Interactive Learning Environments，2016，24(1)：3 - 19.

[4] 余彬，曾庆，黄国志. 头戴式虚拟现实系统在运动康复治疗中的应用进展[J]. 中国康复医学杂志，2018，33(6).

[5] 李超. 基于摄像机实时定标的遥在系统[D]. 济南：山东大学，2011.

[6] DUNLEAVY M，DEDE C. Augmented Reality Teaching and Learning：Handbook of Research on Educational Communications and Technology [M]. New York：Springer，2014.

[7] 李雅楠，左国坤，崔志琴，等. 虚拟现实技术在康复训练中的应用进展[J]. 中国康复医学杂志，2017，32(9)：1091 - 1094.

[8] GARCIA-PALACIOS A，BOTELLA C，BANOS R，et al. Inclusion of Virtual Reality：A rationale for the Use of VR in the Treatment of PTSD[M] //Future Directions in Post-Traumatic Stress Disorder . Boston：Springer，2015.

[9] MA M，JAIN L C，ANDERSON P. Virtual，Augmented Reality and Serious Games for Healthcare[J]. Springer Intelligent Systems Reference Library，2014,68：29 - 50.

[10] LAVER K E，GEORGE S，THOMAS S，et al. Virtual reality for stroke rehabilitation [J]. Physical Therapy，2016，2(9)：20 - 21.

[11] LAHIRI U，BEKELE E，DOHRMANN E，et al. Design of a virtual reality based adaptive response technology for children with autism[J]. IEEE Trans Neural Syst Rehabil Eng，2013，21(1)：55 - 64.

[12] BOIAN R ，SHARMA A ，HAN C ，et al. Virtual reality-based post-stroke hand rehabilitation[J]. Stud Health Technol Inform，2002，85：64 - 70.

[13] SCHNEIDER S M . Virtual Reality Intervention for Chemotherapy Symptoms[J]. Oncology Nursing Forum，2006，9(6)：717 - 718.

[14] 肖喜玲，杨朝辉，黄剑，等. 基于虚拟现实技术手功能康复训练系统的设计及临床应用 [J]. 中国康复医学杂志，2014，29(6)：537 - 541.

# 第 6 章  3D 打印技术

**学习要求**

　　了解 3D 打印技术的基本概念、优势、技术特点及原理;掌握有限元分析及建模方法,包括:逆向工程及打印模型设计,逆向三维有限元建模方法,有限元方法处理问题的流程,建立有限元方程的方法;掌握 3D 打印材料选择及其打印工艺设计的要领;学会运用 3D 打印技术设计康复工程构件及辅具的基本方法。

## 6.1　3D 打印技术的定义与基本概念

### 6.1.1　3D 打印技术的定义及优势

　　3D 打印(3D Printing),又称"增材制造"(Additive Manufacturing),是以数字模型文件为基础,运用粉末状金属或塑料等可黏合材料,通过逐层打印的方式构造物体的技术。与传统的减材制造(切削加工)或等材制造(铸造、锻压、焊接等)不同,它是一种"自下而上"累加材料的制造方法。

　　本质上讲,3D 打印是通过累积实现制造的打印方式,是快速成型技术的具体制造方式。快速成型技术是在计算机控制下基于离散、堆积原理,用不同方法堆积材料,最终完成零件成型与制造的技术。3D 打印技术不需要传统刀具、夹具及复杂加工方法和工序,可利用三维CAD 数据快速且精确地制造出任意形状的零件,实现"自由制造",从而解决制造难题,减少加工工序,缩短工期。3D 打印技术广泛运用于航空航天、电子、建筑、军工、艺术设计等领域,特点是小批量的快速制造、自由制造和直接制造,这决定了其在创新领域的应用。美国《时代》周刊将 3D 打印技术列入"美国十大增长最快的工业",英国《经济学人》杂志认为它将与其他数字化生产模式一起推动实现第三次工业革命,将改变未来生产与生活模式,改变商品制造方式,改变人类生活。

　　近年来,随着个性化医疗需求的增长,3D 打印技术与医疗行业在结合广度和深度方面有了显著发展。在康复工程领域,3D 打印技术主要用于人工角膜、个性化假肢及个性化康复辅具制造等方面。康复工程是以个体(即用户)为核心的应用工程,必然以个性化为特征,而传统制造工艺以集成化、规模化为特点,不能满足康复领域的需求。相比较而言,3D 打印技术的特点是其设计的数字模型具有个性化,可针对不同用户设计、制造满足不同康复需求的康复辅具。同时,3D 打印技术通过快速制造、打印模型产品,为康复辅具设计和开发提供更多思路和指导,一定程度上促进了康复工程领域的快速发展,如图 6-1 所示。

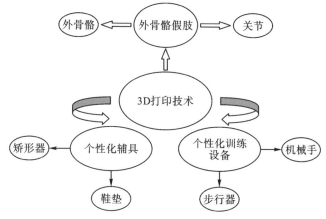

图 6-1　3D 打印技术在康复领域的运用

## 6.1.2　3D 打印的历史及发展

3D 打印是颠覆性的创新技术,其发展可追溯到 19 世纪。1860 年,法国人 Francois 申请了多照相机实体雕塑(Photosculpture)专利。1902 年,美国科学家 Carlo Baese 发布了名为 *Photographic Process for the Reproduction of Plastic Objects* 的专利,阐述了利用光敏聚合物制造塑料件的原理。美国 3M 公司的 Alan J. Hebert、日本的小玉秀男、美国 UVP 公司的 Charles W. Hull 和日本的丸谷洋二分别在 1978—1983 年间独立提出 3D 打印的概念。1986 年,Charles 发明了立体光刻技术(Stereolithography, Stereo Lithography Appearance,SLA),并获得专利,这是 3D 打印发展的重要里程碑。随后,许多三维打印概念和技术,如 Carl R. Deckard 发明的激光选区烧结(Selective Laser Sintering,SLS)技术、S. Scott Crump 提出的熔融沉积成型(Fused Deposition Modeling,FDM)技术、Emanuel Sachs 发明的立体喷墨打印技术(3 Dimensional Printing,3DP)也相继涌现。

随着 3D 打印技术的不断创新和发展,生产设备也陆续研发。1986 年,Charles 作为联合创办人成立了 3D Systems 公司,并于 1988 年推出了世界第一台商业化 3D 打印机 SLA-250。1992 年,Deckard 创立的 DTM 公司生产出首台激光选区烧结(SLS)技术设备。1996 年,3D Systems 公司基于喷墨打印技术制造出 Actua 2100。2005 年,Z Corporation 公司发布了世界第一台高精度彩色 3D 打印机 Spectrum Z510。2005 年,英国巴斯大学(University of Bath)机械工程学院高级讲师 Adrian Bowyer 推出外观类似蜘蛛的快速复制原型机(Replicating Rapid Prototyper,简称 RepRap 机)。这台打印机可以轻松打印另一台 RepRap 机零件,与电机组装后形成新的 RepRap 机。Adrian 还开发了开放源码平台,利用互联网使全球各地都可快速、经济地开发 3D 打印机,从此掀开了普及 3D 打印的浪潮。

2012 年,为重振美国制造业,奥巴马执政期间,总统科技顾问委员会提出制造业具有竞争力的三大利器:人工智能、机器人、3D 打印(快速成型)。近年来,美国媒体将增材制造技术称为 3D 打印技术,并让 3D 打印普及全球。增材制造(3D 打印)被美国自然科学基金会称为 20 世纪最重要的制造技术创新。麦卡锡全球研究所公布了对人类生活有颠覆性影响的 12 项技术,其中 3D 打印列位第九。根据 3D 打印领域权威年度报告 *Wohler Report*,2012 年 3D 打印设备与服务的全球销售额约为 22 亿美元,预测 2030 年全世界将达到 1 万亿美元的效益。2015 年,麦卡锡全球研究所将这一进程前移,认为增材制造 2020 年可达到 5500 亿美元的效益。我国对 3D 打印技术也高度重视,2017 年,工信部批复由西安交通大学等单位组建国家增材制造创新中心,作为我国首批成立的国家创新中心之一,实施增材制造领域的国家战略。

### 6.1.3　3D 打印技术的特点

从制造方式来说,3D 打印又称为增材制造,通过材料累加形成所需形状;传统的车、铣、刨、磨是通过切削去除材料达到设计形状,称为减材制造;铸、锻、焊在制造过程中材料的重量基本不变,属于等材制造。3D 打印也被称为快速成型(Rapid Prototyping),集 CAD/CAM、激光技术、材料科学、计算机和数控技术为一体,被认为是近三十年来制造领域的重大突破,其对制造行业的影响可与 20 世纪 50—60 年代的数控技术相比。3D 打印采用材料累加的制造概念,可以直接根据 CAD 数据,在计算机控制下,快速制造出三维实体模型,无需传统刀具和夹具。其基本过程是:对零件的 CAD 数据分层处理,得到二维截面数据;然后根据每层的截面数据,以特定方法(如固化光敏树脂或烧结金属粉末等)生成与该层截面形状一致的薄片;这一过程反复进行,逐层累加,直至"生长"出零件实体模型。与传统制造技术相比,3D 打印有如下特点。

(1)应用广泛。3D 打印可以打印多种材料、任意形状、任意批量的产品,适用于各工业和生活领域,可以在车间、办公室及家里实现。十几年后,3D 打印机将成为人类生活必需品。从理论上说,3D 打印无处不在,无所不能,但许多材料在工艺成熟度、打印成本和效率等方面不尽如人意,需要多学科交叉的创新研究,使之更好、更快、更廉价。

(2)支持产品快速开发。利用 3D 打印可以制造形状复杂的零件,直接由设计数据驱动,编程简单。在产品创新设计与设计验证中,非常方便。利用 3D 打印技术,可使产品开发周期与费用减少一半以上,并可能使产品机械性能大幅提高,3D 打印必将成为机电产品和装备快速开发的利器。此外,利用 3D 打印技术可以将数十个、数百个甚至更多零件组装的产品一体化一次制造,极大简化了制造工序,节约了制造和装配成本。如 GE 公司的飞机发动机喷嘴,将 20 个零件做成了 1 个零件,材料成本大幅减少,并节省燃油 15%。

(3)节材制造。增材制造(即 3D 打印)仅在需要的地方堆积材料,材料利用率接近 100%。航空航天等领域的大型复杂结构件采用传统切削加工时,95%～97% 的昂贵材料被切除。如在航空航天装备研发机制造中采用 3D 打印将极大节约材料和制造成本,具有极其重要的价值。

(4)个性化制造。3D 打印可实现快速、低成本单件制造,使单件制造成本接近批量制造,特别适合个性化医疗和高端医疗器械,如人工骨、手术模型、骨科手术导航模板等。

(5)再制造。3D 打印用于修复磨损零部件的再制造,如飞机发动机叶片、轧钢机轧辊等,以极少的代价,获得超值产品。在军械、远洋轮、海洋钻井平台、空间站的现场制造中,具有特殊的优势。

(6)开拓创新设计新空间。利用 3D 打印可制作传统制造技术无法实现的结构,为设计和创新提供广阔空间。对新工艺产品和装备再设计,是 3D 打印为制造业带来的最大效益所在。

(7)引领生产模式变革。3D 打印为可穿戴电子、家居用品、文化产业、服装设计等行业提供个性化定制生产模式。3D 打印等数字化设计制造将引领生产从大批量制造走向个性化定制。

（8）创材。增材制造的前景是"创材"，以 3D 打印设备作为材料基因组计划的研制验证平台，可按照材料基因组研制出超高强度、超高耐温、超高韧性、超高抗蚀、超高耐磨的各种优秀新材料。例如，目前利用 3D 打印已制造出耐温 3315 ℃的高温合金，用于龙飞船 2 号，大幅度提升了飞船推力。

（9）创生。可用于组织支架制造、细胞打印等技术，实现生物活性器官制造，一定意义上"创造"了生命，为生命科学研究和人类健康服务。

目前，3D 打印技术有待深入研究发展，其应用还很有限，但创造价值高，利润空间大。随着研发的深入、应用的推广，其创造的价值会越来越高。

### 6.1.4　3D 打印机工作原理

基于材料累加原理的 3D 打印成型过程其实是一层层地离散制造零件。三维立体是由二维平面叠加构成，二维平面可以看成是由一维直线构成，一维直线又由无数点构成。所以 3D 打印就是由一个个点成型构成线，再由一条条线成型构成面，一个个分层的平面叠加，再构成立体模型零件。成型过程如图 6-2 所示。

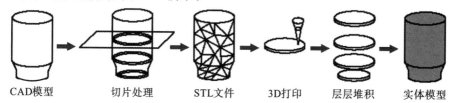

CAD模型　　　切片处理　　　STL文件　　　3D打印　　　层层堆积　　　实体模型

图 6-2　3D 打印工件成型过程

## 6.2　3D 打印材料及模型

3D 打印技术根据对象和目的选择不同的材料，由于材料不同，所使用的打印技术也不同。因此，在对物体进行 3D 打印时，首先要明确在打印过程中需要使用的材料及工艺。

在康复工程领域，根据使用方式不同对打印的原材料有不同要求。外骨骼假肢或人造关节等康复辅具，应具有支撑人体、保障功能运动、耐磨损、高强度等特性，因而其制造材料多为硬度较高、可长期使用的钛合金材料；矫形器等个性化辅具多根据康复目的不同使用不同的材料，一般为工程塑料、合金等；其他植入性康复器材多采用与人体非排斥和兼容的材料，例如，陶瓷和高分子材料是植入性器材的常用原材料。

### 6.2.1　非金属 3D 打印材料

材料在 3D 打印技术的实现和应用中发挥着重要作用，是其发展的重要物质基础。目前主要运用陶瓷、橡胶、树脂、金属和工程塑料等材料，此外，彩色石膏、人造骨粉和细胞等生物材料也在 3D 打印领域有着广泛应用。

### 1. 工程塑料

工程塑料是制造工业零件或外壳材料的工业材料,其强度高、耐热性好、硬度大且抗老化性强。由于出色的物化性质,工程塑料被广泛应用于3D打印,主要有丙烯腈,丁二烯,苯乙烯(Acrylonitrile Butadiene Styrene, ABS)塑料、聚碳酸酯(Polycarbonate, PC)塑料、聚乳酸(Poly Lactic Acid, PLA)、尼龙类材料等。

(1)ABS塑料。ABS塑料是丙烯腈(A)、丁二烯(B)、苯乙烯(S)三种单体的三元共聚物,其中三种单体相对含量可任意变化。ABS塑料兼有三种组元的共同性能,丙烯腈(A)使其具有耐化学腐蚀、耐热等特性,并有一定表面硬度,丁二烯(B)使其具有高弹性和韧性,苯乙烯(S)使其具有热塑性塑料的加工成型特性,并能改善其电性能。总的来说,ABS塑料具有综合性能良好、价格便宜、用途广泛等优势。在3D打印技术中,ABS塑料因强度高、韧性好、耐冲击等优点,成为熔融沉积成型(Fused Deposition Modeling, FDM)工艺常用的热塑性工程塑料。ABS塑料正常变形温度超过90℃,可进行钻孔、喷漆及电镀等机械加工,同时颜色多样,有黑色、白色、蓝色、红色和玫瑰红色等,在汽车、家电、电子消费品等领域中广泛应用。

(2)PC塑料。PC塑料是分子链中含有碳酸酯基的高分子聚合物,是真正意义上的热塑性材料,具有高强度、耐高温、抗冲击和抗弯曲等优势。PC塑料只有白色,制作的样件可直接装配使用,但强度比ABS塑料高60%,具备超强的工程材料属性,广泛应用于电子消费品、家电、汽车制造、航空航天、医疗器械等领域。

(3)PLA。PLA是新型的生物降解材料,使用植物中提出的可再生淀粉原料制成。淀粉原料经由糖化得到葡萄糖,再由葡萄糖及一定菌种发酵,制成高纯度乳酸,通过化学方法合成一定分子量的聚乳酸。PLA具有良好的生物降解性,能被自然界中的微生物完全降解,生成二氧化碳和水,不污染环境,如图6-3所示。PLA具有极好的机械性能、物理性能、生物兼容性和可降解性,打印出的产品适用于医药器具和各种工业模型制造。

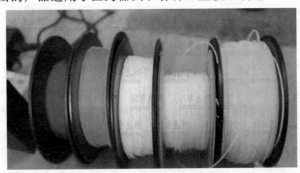

图6-3　PLA材料

(4)尼龙玻纤。尼龙玻纤是在尼龙材料中加入玻璃纤维形成的混合材料,能够大幅提升原材料拉伸强度和弯曲强度,但尼龙玻纤表面粗糙,抗冲击强度较低,主要运用于汽车、家电、电子消费品等领域。

(5)PC-ABS。PC-ABS材料是应用最广泛的热塑性工程塑料,是PC材料和ABS材料的结合体,具备ABS材料的韧性和PC材料的高强度及耐热性,多用于汽车、家电及通信行业。同时,由于PC-ABS材料在使用FDM技术时可提升产品硬度,因此,也多用于打印概念模型、功能模型及最终零部件等热塑性产品。

　　(6)PC-ISO。PC-ISO(Polycarbonate-ISO)材料是通过医学卫生认证的白色热塑性材料,具有很高的强度,广泛应用于药品及医疗器械行业,如手术模拟、颅骨修复、牙科等;同时,它具有 PC 材料的所有性能,也可用于食品及药品包装行业,做出的样件可作为概念模型、功能原型、制造工具及最终产品使用。

**2. 光敏树脂**

　　光敏树脂(Photosensitive Resin,PR)是液态光固化快速成型材料,又称液态光敏树脂,主要由低聚物、光引发剂、稀释剂组成,可用于制作高强度、耐高温、防水材料,因其优秀的特性受到行业青睐。目前,研究光敏材料 3D 打印技术的主要有美国 3D Systems 公司和以色列 Objet Geometries 公司。常见的光敏树脂有 Somos® NeXt 材料、树脂 Somos® 11122 材料、Somos® 19120 材料和环氧树脂。

　　(1)Somos® NeXt 材料是类 PC 形白色材料,韧性好,基本达到选区激光烧结(SLS)制作的尼龙材料性能,而且精度和表面质量更佳。Somos® NeXt 材料制作的部件拥有迄今最优的刚性和韧性,同时保持了光固化立体造型材料做工精致、尺寸精确和外形美观的优点,主要用于汽车、家电、电子消费品等领域。

　　(2)Somos® 11122 材料看上去更像真实透明的塑料,具有优秀的防水、尺寸稳定性,以及包括 ABS 和 PBT 在内的多种类似工程塑料的特性,适用于汽车、医疗及电子类产品领域。

　　(3)Somos® 19120 材料为粉红色材质,是铸造专用材料。成型后可直接代替精密铸造的蜡膜原型,避免开发模具的风险,缩短周期,具有低留灰烬和高精度等特点。

　　(4)环氧树脂是一种便于铸造的激光快速成型树脂,含灰量极低,可用于熔融石英和氧化铝高温型壳体系,因不含重金属锑,可用于制造极其精密的快速铸造型模。

**3. 橡胶材料**

　　橡胶(Rubber)是具有可逆形变的高弹性聚合物材料,室温下富有弹性,在很小外力的作用下能产生较大形变,除去外力后可恢复原状。橡胶属于完全无定型聚合物,玻璃化转变温度($T_g$)低,分子量大,具备较高的硬度、断裂伸长率、抗撕裂强度和拉伸强度,非常适合于要求防滑或柔软表面的应用领域,包括消费类电子产品、医疗设备、汽车内饰、轮胎、垫片等。

**4. 陶瓷材料**

　　陶瓷材料具有高强度、高硬度、耐高温、低密度、化学稳定性好、耐腐蚀等特点,在航空航天、汽车、生物等领域有着广泛应用。但陶瓷材料硬而脆,加工成型困难,特别是复杂陶瓷件需通过模具来成型,而陶瓷模具加工成本高、开发周期长,难以满足产品不断更新的要求。

　　氧化铝陶瓷粉末是 3D 打印技术中最常用的陶瓷粉末。氧化铝陶瓷粉末是白色无定形粉状物,质极硬、熔点高、耐酸碱、耐腐蚀、绝缘性好,主要用于冶炼铝、耐火材料、陶瓷等。高纯氧化铝陶瓷粉末主要用于高压钠灯、新型发光材料、特殊陶瓷、高级涂层、三基色荧光粉、催化剂及高性能材料的制备。将 5%～10% 的纳米氧化铝粉末添加到各种丙烯酸树脂、聚氨酯树脂、硅丙乳液等水性液体中,可提高树脂硬度。

　　除上述 3D 打印材料外,目前还用到彩色石膏、人造骨粉、细胞生物原料、砂糖等材料。

## 6.2.2　金属 3D 打印材料

　　近年来,金属材料的 3D 打印技术发展迅速。欧美发达国家在国防领域,将 3D 打印金属零部件作为研究和应用的重点。3D打印使用的金属粉末要求纯净度高、球形度好、粒径分布窄、氧含量低。目前,主要使用的金属粉末材料有钛合金、钴铬合金、不锈钢和铝合金材料,还有用于打印首饰的金、银等贵金属粉末材料。

钛是重要的结构金属,因强度高、耐蚀性好、耐热性高等特点被广泛用于制作飞机发动机压气机部件、火箭、导弹和飞机的各种结构件。

钴铬合金是以钴和铬为主要成分的高温合金,抗腐蚀性能和机械性能非常优异,制作的零部件强度高、耐高温,打印出的金属零部件强度高、机械性能优越、尺寸精确,最小尺寸可达1 mm。

高温合金因其强度高、化学性质稳定、不易成型加工和传统加工工艺成本高等特性,已成为航空行业应用的主要3D打印材料。随着3D打印技术的研究和进一步发展,制造出的飞机零件因加工工时和成本优势明显已得到广泛应用。

不锈钢以其耐空气、蒸汽、水等弱腐蚀介质和酸、碱、盐等化学浸蚀介质腐蚀而得到广泛应用。不锈钢粉末是金属3D打印经常使用的性价比较高的金属粉末材料,具有较高硬度。但打印出的高强度不锈钢模型表面略显粗糙,存在麻点,一般用于低精度模型制造。

# 6.3　3D打印建模方法

## 6.3.1　有限元分析

有限元方法(Finite Element Method,FEM)是用有限个单元将连续体离散化,通过对有限个单元做分片插值求解各种力学、物理问题的一种数值方法,是计算机问世后迅速发展起来的分析方法。众所周知,每种自然现象的背后都有相应的物理规律,对物理规律的描述可以借助相关定理或定律表示为各种形式的方程(代数、微分或积分),这些方程通常称为控制方程。针对实际的工程问题推导这些方程并不困难,然而,要获得问题的解析解却很困难。人们多采用数值方法给出近似满足工程精度要求的解答,工程问题解决方法如图6-4所示。

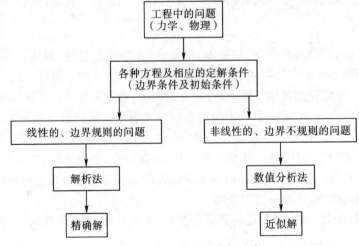

图6-4　工程问题的求解思路

　　有限元方法是处理连续介质问题的一种普遍方法,离散化是有限元方法的基础。古代人们在计算圆周长或面积时就采用了离散化的逼近方法:即采用内接多边形和外切多边形,从两个不同的方向近似描述圆周长或面积,当多边形的边数逐步增加时,近似值将从这两个方向逼近真解,如图 6-5 所示。

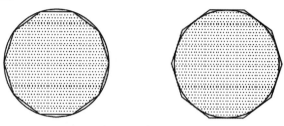

图 6-5　离散逼近

**1. 建立有限元方程的方法**

　　(1)直接方法。这种方法从结构力学引申而来,只在简单情况下有效。这种方法简单、易于理解,基本概念和作法的物理意义清晰,对理解有限元方法的相关概念和具体作法十分有益。

　　(2)变分方法。这种方法在讨论有限元方法时最常用。有限元方法最早的严格理论论证就是以这种形式给出的。变分方法主要用于线性问题,该方法要求被分析的问题存在一个"能量泛函",由泛函取驻值建立有限元方程。对于线性弹性问题表现为最小势能原理、最小余能原理或其他形式的广义变分原理。某些非线性问题(如弹塑性问题)的虚功方程也可归于这一类。

　　(3)加权残值法。对于线性自共轭形式方程,加权残值法可能和变分法得到相同的结果,这将得到一个对称的刚度矩阵。对于"能量泛函"不存在的问题(主要是非线性问题和依赖于时间的问题),加权残值法是非常有效的。伽辽金(Galerkin)法,即选形函数为权函数的加权残值法,属于这一类。

**2. 有限元方法处理问题的流程**

　　对于不同物理性质和数学模型的问题,有限元求解法的基本步骤是相同的,但具体公式推导和运算求解不同。有限元求解问题的基本步骤如图 6-6 所示。

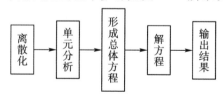

图 6-6　有限元方法处理问题的流程

　　(1)离散化。将给定的区域离散化为子区域(单元)的集合。一般情况下,单元内部不存在任何间断。离散化的目的是使问题的性质在每一单元内尽量简单,并且使单元的几何形状尽可能吻合实际问题的几何边界。

　　(2)单元分析。对有限元网格中现存的典型单元进行分析。利用各种方法形成单元刚度矩阵、载荷矩阵及质量矩阵(动力分析需要质量矩阵),这里就需要选择近似的插值函数(位移模式),在直角坐标系中通常采用多项式函数,在圆柱坐标系中则常采用三角函数和多项式函数的混合形式。由于同类单元可以采用相同的位移模式,因此只需对典型单元进行分析。

(3)求解近似变分方程。有限元法把连续体离散成有限个单元:杆系结构的单元是每一个杆件;连续体的单元是各种形状(如三角形、四边形、六面体等)的单元体。每个单元的场函数是只包含有限个待定节点参量的简单场函数,这些单元场函数的集合就能近似代表整个连续体的场函数。根据能量方程或加权残量方程可建立有限个待定参量的代数方程组,求解此离散方程组就得到有限元法的数值解。

(4)输出结果。方程求解收敛后,可根据需求输出求解结果,对结构有限元求解,可以输出应力、应变及位移等结果,一些成熟的商用有限元软件可以输出可视化的云图、动画等形式,方便观看、对比和评估。

有限元方法是用于求解工程中各类问题的数值方法。应力分析中的稳态、瞬态、线性或非线性问题,热传导、流体流动和电磁学问题,软组织和骨组织应力应变问题等都可用有限元方法分析。ANSYS 是大型通用有限元计算程序系统,不仅能够进行静态或动态问题的有限元分析,还能进行热传导、流体流动、电磁学和软组织生物力学特性的有限元分析。下面,以坐姿时臀部–坐具界面为例,用有限元方法(ANSYS 软件),分析组织界面的应力–应变问题。图 6–7 示出了人体臀部软组织–坐具界面生物力学分析流程。

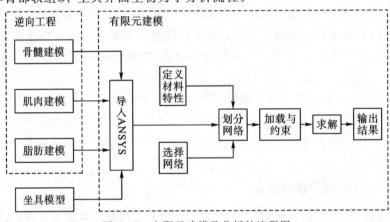

图 6–7  有限元建模及分析的流程图

## 6.3.2  逆向三维有限元建模方法

有限元模型建立的方法主要有两种,一种为使用计算机辅助设计(CAD)或有限元软件自带 CAD 建模软件生成的正向设计技术,一种是已有实体逆向测量得到曲面重构生成建模的逆向工程设计技术。在康复工程领域,可利用逆向工程技术通过 CT 提取原始人体部位参考模型进行矫形器、夹板设计,以及口腔修复,具有比传统的手工制作就诊时间周期短、修复体更加美观、精确性和贴合性更高等优点。下面重点介绍康复领域逆向建模方法。

### 1. 逆向工程及打印模型设计

随着工业技术不断革新,制造业竞争日趋激烈,产品更新速度不断加快,生产方式趋于小批量、多品种方式,产品开发的速度和制造技术的柔性显得特别重要,产品数字化开发成为工业产品设计的关键技术,工业设计向着信息化、智能化方向飞速发展。在实际应用中,经常需要利用实物快速制造模具或在其基础上改进设计。特别是在 3D 打印技术中,需要测绘各种实物,如康复医疗中需要制作替代骨,这时,对人体骨骼的个性化准确测量至关重要。因此,由实物直接获得三维 CAD 模型的逆向工程应运而生,并快速发展。逆向工程的出现打破了产品设计理念的限制,有效提升了产品设计的精细化程度,同时提高了设计效率和生产质量。3D 打印技术与产品逆向工程的应用,是指在产品反向演绎和制造过程中,采用 3D 打印技术实现产品的快速成型、产品分析与检测、产品重构与制造等一体化过程。3D 打印技术的应用不仅缩短了产品研发周期,而且有利于产品分析与生产。

逆向工程具有与传统设计制造截然不同的工艺流程。通过对现有零件原形数字化后形成 CAD 模型的逆向工程是一个推理、逼近的过程,一般可分为三个阶段。

(1)数据采集。数据采集是逆向工程的基本环节,采用三坐标测量机(Coordinate Measuring Machine,CMM)或三维激光扫描仪等装置,获取零件原形表面点的三维坐标值。在数据采集前,需对反射效果较强的模型表面喷涂染色剂,方便捕捉数据点。

(2)数据处理。数据采集完成后,需对数据做进一步处理,包括:数据分析、恢复和修补,如,分析物体几何尺寸和颜色分布,并对其修补。按测量数据的几何属性进行分割,采用几何特征匹配与识别的方法,获取零件原形所具有的设计与加工特征。

(3)CAD 模型构建和再设计。将分割后的三维数据在 CAD 系统中做表面模型拟合,通过各个表面片的拼接与求交获取零件原形表面的 CAD 模型。根据获得的 CAD 模型重新测量并加工样品,检验重建的 CAD 模型是否满足精度或其他试验性能要求,对模型重建加工后的样品与原零件不符者,需重复上述过程,直至达到零件设计要求。

在利用逆向工程进行打印模型设计的过程中,设计师还需要对初步设计的产品进行数据整合和分析,结合工程师对产品结构的建议不断改进,最终打印出精度高、质量优的产品。3D 打印技术在产品逆向工程中的广泛应用,不仅体现出二者的集成流程,更重要的是可在掌握两者技术的基础上,开展新的研究方法,缩短产品研发周期,降低研发成本,提升产品质量。

**2. 逆向工程常用测量方法**

逆向工程的数据采集方式根据设备及其特点可分为接触式测量和非接触式测量两大类。两者各有优缺点,接触式测量精度较高,但需要人工操作,比较繁琐,只能测量硬质材料,而且不能测量零件内部;而非接触式测量速度较快,可以测量各种材质的产品,但在光学阴影处会出现测量死角。两种方法都有一定的局限性,可以根据具体情况选择,或将两者结合使用,得到更加精确的测量数据。由于非接触式测量的便携、高效,近年来逐步发展成为主流测量方法。

(1)三坐标测量机。三坐标测量机是一种常见的接触式测量方法,其测量传感器是各种不同直径和形状的探针(接触测头),当探针沿被测物体表面运动时,被测表面的反作用力使探针形变,并触发测量传感器将测出的信号反馈给测量控制系统,经计算机处理后得到所测点的三维坐标。三坐标测量机有多种分类方法,按结构分为龙门式和桥式;按精度分为高精度和低精度。三坐标测量机可以对复杂形状工件的空间尺寸进行逆向工程测量或者检测。三坐标测量机一般采用触发式接触测量头,一次采样只能获取单点三维坐标值。

(2)层析法。层析法属于非接触式测量,是近年来发展的一种逆向工程测量技术,是将研究的零件原形填充后,采用逐层铣削和逐层光扫描相结合的方法,获取零件原形不同位置截面的内外轮廓数据,并将其组合起来获得零件三维数据。层析法的优点在于可以对任意形状、任意结构的零件内外轮廓进行测量,但其测量方式是破坏性的。

(3)基于光学三角形原理的逆向工程扫描法。该测量方法依据光学三角形测量原理,以激光作为光源,其结构模式可分为光点、单线条、多光条等。将光投射到被测物体表面,采用光电敏感组件在另一位置接收激光的反射能量,根据光点或光条在物体上成像的偏移,通过被测物体基平面、像点、像距等之间的关系计算物体的深度信息。光学三角形法同时具有高精度、高速度,以及方便将 3D 模型转换到 CAD 系统中等特点,被广泛应用在逆向工程曲面测量中。

(4)基于医用 CT 或工业 CT 断层扫描图像的逆向工程法。该测量方法通过对被测物体断层截面扫描,以 X 射线衰减系数为依据,经处理重建断层截面图像,根据不同位置的断层图像建立物体的三维信息。该方法可以对被测物体内部结构和形状无损测量,但造价高,测量系统空间分辨率低,获取数据时间长,设备体积大。

# 6.4　3D 打印工艺方法

自 3D 打印技术产生以来,出现了十几种方法,随着设备和材料的创新,打印方法越来越多。此处仅介绍目前工业领域常用的典型工艺方法。目前占主导地位的 3D 打印技术有以下几种。

## 6.4.1　光固化成型法

光固化成型(Stereo Lithography Apparatus,SLA)法是目前应用最为广泛的快速原型制造工艺,成型模型如图 6-8 所示。该方法采用将液态光敏树脂固化到特定形状的原理,以光敏树脂为原料,在计算机控制下,激光或紫外光束以预定零件各分层截面轮廓为轨迹,对液态树脂逐点扫描,使被扫描区树脂薄层产生光聚合反应,而形成零件薄层截面。

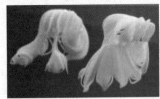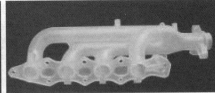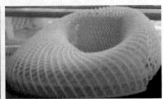

图 6-8　光固化成型法模型样件

光固化成型法原理如图 6-9 所示。打印成型开始时工作台在最高位置液体表面下一个层厚的位置,激光发生器产生的激光在计算机控制下聚焦到液体表面,并按零件第一层的截面轮廓快速扫描,使扫描区域液态光敏树脂固化,形成零件第一个截面的固化层。然后工作台下降一个层厚,在固化好的树脂表面再敷一层新的液态树脂重复扫描固化,新固化的树脂层牢固粘接在前一层树脂上,重复该过程操作直至零件制作完成,形成有固定壁厚的实体模型。在制作上大下小的零件时,光固化打印成型需要网状支撑材料,如图 6-10 所示,零件由下及上层层产生。打印时周围树脂是可流动的,没有光照的部分液态树脂可在制造中再次利用,达到无废料加工。零件制造结束后从工作台上取下时,支撑结构很容易去掉,即可获得三维零件模型。

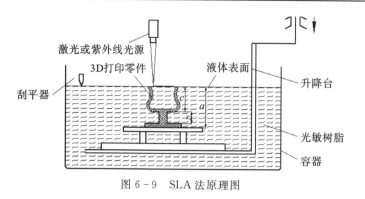

图 6-9　SLA 法原理图

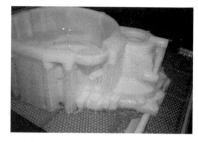

图 6-10　光敏树脂产品及支撑

光固化打印成型所能达到的最小公差取决于激光的聚焦程度,通常是 0.125 mm。光固化成型法是第一个投入商业应用的快速成型技术。目前全球销售的 SL 设备约占 3D 打印设备总数的 70%,具有工艺精度高(一般尺寸精度控制在 ±0.1 mm)、表面质量好、原材料利用率接近 100% 等优势,能制造形状特别复杂、精细的模型,但设备和材料成本较高,因此主要应用于工业生产。

## 6.4.2　熔融沉积成型法

熔融沉积成型(Fused Deposition Modeling,FDM)法的原理如图 6-11 所示,龙门架式机械控制喷头可在工作台两个主要方向移动,工作台也可根据需要上下移动。热塑性塑料或蜡制熔丝(或金属材料)从加热小口处挤出。最初的一层以固定速率按预定轨迹将熔丝挤在支撑平台基体上成型。第一层完成后,工作台下降一个层厚并开始叠加制造下一层。FDM 工艺的关键是保持半流动打印成型材料温度刚好在熔点之上(通常控制在比熔点高 1 ℃ 左右)。

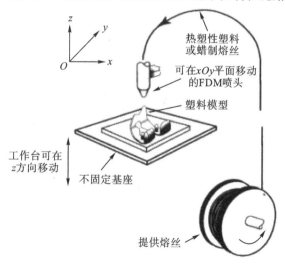

图 6-11　FDM 法原理图

采用 FDM 法制作复杂零件时,必须添加工艺支撑。如图 6-12 所示零件很难直接加工,因为一旦零件加工到一定高度,下一层熔丝将铺在没有材料支撑的空间。因此,需要独立于模型材料单独挤出支撑材料,支撑材料可以使用比模型材料强度低的低密度熔丝,在零件加工完成后容易拆除。

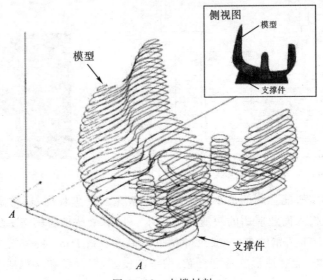

图 6-12　支撑材料

　　FDM 的优点是材料韧性好，设备成本低，工艺干净、简单、易于操作，对环境影响小；缺点是精度低，不易制造复杂零件，表面质量差，打印成型效率低，不适合制造大型零件。

　　该工艺适合于产品的概念建模、形状和功能测试，以及中等复杂程度的中小原型。FDM 工艺样件如图 6-13 所示。

　　FDM 常用材料为 ABS 和 PLA 塑料。FDM 已经是较为常用的打印设备，在国内已有众多厂家可生产，其中陕西恒通智能机器有限公司作为中国 3D 打印行业的领军企业，推出了多款 FDM 设备，如图 6-14 所示。

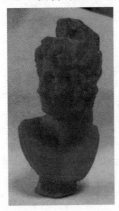

图 6-13　FDM 样件

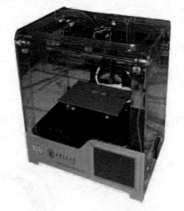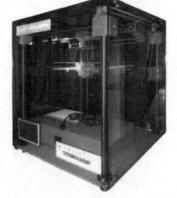

图 6-14　FDM 工艺 3D 打印机

### 6.4.3　DLP 面曝光 3D 打印技术

　　面曝光 3D 打印技术是一种与 SL 类似的快速制造工艺。相比之下，直接整面曝光的独特固化方式大大简化了该类 3D 打印设备的工艺过程和机械结构，并使其具备获得更高成型速度的可能。近年来，随着配有精密光学器件（Digital Micromirror Device，DMD）芯片的数字光处理（Digital Light Processing，DLP）投影仪日益发展成熟，为面曝光快速成型提供更加精确的动态掩膜，使成型件尺寸精度达到微米级，在精密铸造、生物医疗等方面具有广阔应用空间。

**1. 面曝光快速成型工艺原理**

与其他 3D 打印工艺类似,面曝光 3D 打印首先利用常见切片软件将事先绘制好的三维模型切片,根据获得的切片数据制作动态掩膜,再利用紫外光源或普通可见光源照射掩膜,每一层模型的实体部分透过掩膜一次性投射在光敏树脂上并使其固化,切换掩膜进入下一层实体,继续曝光,如此反复直至整个模型固化完成。

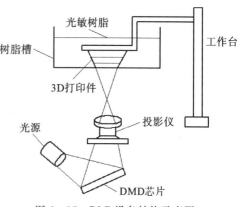

因此,能否制作满足要求的掩膜是获得较高成型精度的关键。在发展过程中,面曝光工艺先后出现了基于静电复印、液晶显示、数字投影等的多种掩膜生成方法,其中基于 DMD 芯片的数字投影技术直接利用较为成熟的 DLP 投影仪产生数字化图像,将其投射至光敏树脂表面即可实现固化,该技术具有成像精确、操作简便、能量分布均匀、使用寿命长等优点,已逐渐成为当前面曝光工艺 3D 打印设备的首选掩膜生成方法。基于 DLP 投影仪的 3D 打印设备结构简图如图 6 - 15 所示。

图 6 - 15　DLP 设备结构示意图

**2. DLP 面曝光 3D 打印工艺应用**

DLP 面曝光 3D 打印工艺因打印精度高、成型速度快等优点广泛应用于珠宝铸造、牙科医疗等方面,如图 6 - 16 所示。主要流程为:首先通过电脑完成成型件三维模型绘制,利用 3D 打印机制作实物模型,然后使用石膏将其包裹,最后进行浇铸,浇铸过程中树脂模型遇热气化,冷却后即可获得工件毛坯。

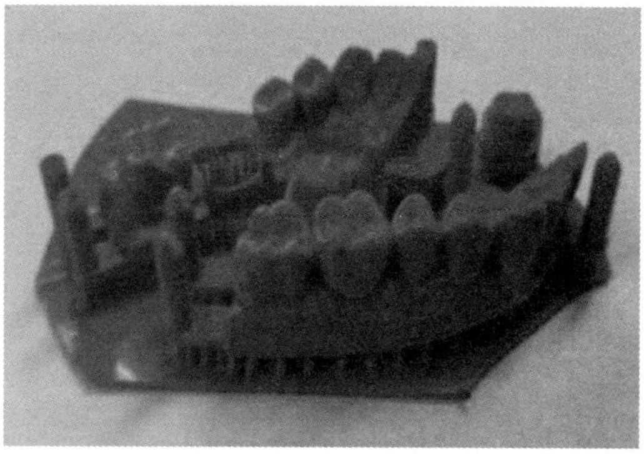

## 6.4.4　激光选区熔化技术

激光选区熔化(Selective Laser Melting, SLM)技术是利用高能量激光束,按照预定扫描

图 6 - 16　DLP 面曝光 3D 打印技术应用实例

路径,扫描预先铺覆好的金属粉末将其完全熔化,再经冷却凝固后成型的一种技术。其技术原理如图 6 - 17 所示。

SLM 技术具有以下特点:

(1)成型原料一般为金属粉末,包括不锈钢、镍基高温合金、钛合金、钴-铬合金、高强铝合金及贵重金属等。

(2)采用细微聚焦光斑的激光束成型金属零件,成型的零件精度较高,表面粗糙,稍经打磨、喷砂等简单处理后即可达到使用精度要求。

(3)成型零件的力学性能良好,可超过铸件,达到锻件水平。

(4)进给速度较慢,成型效率较低,零件尺寸受成型缸限制,不适合制造大型整体零件。

SLM 技术实际是在激光选区烧结(Selective Laser Sintering,SLS)技术的基础上发展起来的激光增材制造技术。SLS 技术最早由德克萨斯大学奥斯汀分校(University of Texas at

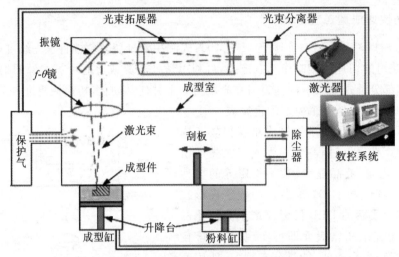

图 6-17　激光选区熔化技术原理图

Austin)的 Deckard 教授提出,但粉末连接强度较低。为解决这一问题,1995 年德国夫琅和费(Fraunhofer)激光技术研究所的 Meiners 提出了基于金属粉末熔凝激光选区熔化技术的构思,并在 1999 年与德国的 Fockele 和 Schwarze 研发了第一台基于不锈钢粉末的 SLM 成型设备,随后德国、美国、日本等国的研究人员针对 SLM 设备制造和成型工艺两方面开展大量研究,例如,美国的 Phenix、3D Systems 公司,德国 EOS、Concept Laser、SLM Solutions 公司,日本的 Matsuura、Sodick 公司等,均生产性能优越的 SLM 设备,其中德国 EOS 公司生产的 EOS M400型 SLM 设备最大加工体积可达 400 mm×400 mm×400 mm。中国的 SLM 设备研究主要集中在西安交通大学、华中科技大学、西北工业大学和华南理工大学等高校,并在航空航天等工业领域进行了成功应用。

### 6.4.5　激光金属直接成型技术

激光金属直接成型(Laser Metal Direct Forming,LMDF)技术利用快速原型制造基本原理,以金属粉末为原材料,采用高能量激光为能量源,按照预定加工路径,将同步送给的金属粉末逐层熔化,快速凝固和逐层沉积,实现金属零件直接制造。通常情况下,激光金属直接成型系统平台包括:激光器、CNC 数控工作台、同轴送粉喷嘴、高精度可调送粉器及其他辅助装置。原理如图 6-18 所示。

LMDF 技术集成了激光熔覆技术和快速成型技术的优点,具有以下特点:①无需模具,可实现复杂结构制造,但悬臂结构需添加相应支撑结构;②成型尺寸不受限制,可实现大尺寸零件制造;③可实现不同材料混合加工与梯度材料制造;④可对损伤零件实现快速修复;⑤成型组织均匀,具有良好力学性能,可实现定向组织制造。

LMDF 技术起源于美国桑迪亚(Sandia)国家实验室的激光近净成型技术(Laser Engineered Net Shaping,LENS),随后在多个国际研究机构快速发展,并被赋予不同名称,如美国洛斯阿拉莫斯(Los Alamos)国家实验室的直接激光制造(Direct Laser Fabrication,DLF),斯坦福大学的形状沉积制造(Shape Deposition Manufacturing,SDM),密歇根大学的直接金属沉积(Direct Metal Deposition,DMD),德国夫琅和费激光技术研究所的激光金属沉

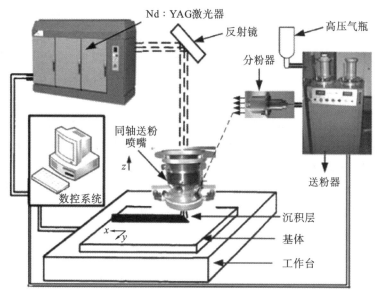

图 6 - 18　LMDF 系统原理图

积(Laser Metal Deposition, LMD), 中国西北工业大学的激光立体成型技术(Laser Solid Forming, LSF)等, 虽然名称各不相同, 但技术原理几乎一致, 都基于同步送粉和激光熔覆技术基本原理。图 6 - 19 所示为 LMDF 技术的一些工业领域应用。

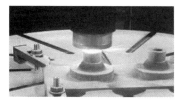

(a) 美国NASA多种金属混合激光成型

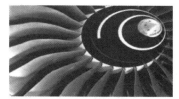

(b) 英国劳斯莱斯(Rolls-Royce)激光金属直接成型发动机部件

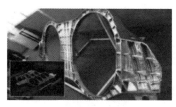

(c) 北京航空航天大学飞机钛合金主承力构件加强框

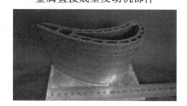

(d) 西安交通大学高温合金空心涡轮叶片

图 6 - 19　LMDF 技术的应用实例

# 6.5　3D 打印在康复辅具领域中的应用

## 6.5.1　3D 打印在医学领域中的应用

据统计, 我国每年有约 200 万器官移植需求, 但仅 1% 的患者能获得合适供体。医疗 3D 打印成为实现组织与器官制造的利器, 可以个性化定制人工假体。目前一些简单的替换产品已投入使用,长远的科研任务是实现活性组织与器官的按需打印。美国《时代》周刊评论细胞打印是 2010 年 50 大最佳发明之一。3D 打印材料从非生物兼容性到生物兼容性、从不可降解到可降解、从非活性到活性的各种研究正在大量进行。个性化假体与内置物植入体内替代病变或缺损组织已进入临床应用阶段;可降解组织工程支架逐渐降解为人体自身组织的研究仍处在临床试验阶段;活性组织与器官打印还在研发。传统的诊断方式是通过影像判断制定手术方案,现在可通过实体模型,做体外模拟实验,定制手术方案。例如,肿瘤切除时可能会伤及血管而致命,3D 打印医疗模型可以看清血管位置,帮助医生明确患者状况,并在体外切割、进行术前演练与优化。除了模型,还有测试系统,如 3D 打印心血管功能测试系统,可以通过电路控制血液流速和血压波动,模拟人体血流情况。在进行个性化假体手术时,很难精确做到按照假体设计进行切割,个性化导航模板可以帮助医生准确确定手术方向。典型的个性化导航器具有:脊柱个体化导航模板、髓芯减压个体化导航模板、个体化骨折外固定器等。其中,个体化骨折外固定器集成了导航和康复功能,使手术时间缩短了 80%,骨折愈合时间缩短了 33%~45%。

西安交通大学先进制造技术研究所在 1999 年开始利用 3D 打印构建个性化骨替代物,成功实现了骨替代物的精确个性化适配,使我国在这一领域处于国际前沿,推动了 3D 打印技术在个性化植入物制造中的应用,在先进制造技术应用于医学领域方面,比国外早 10 年。骨替代物的制作过程如图 6-20 所示。诊断后,利用 CT 测量骨骼截面图形,电脑构建 3D 模型后,3D 打印出所需替代骨骼部分及连接部分模型,通过快速熔模铸造出人体可兼容的钛合金骨替代物,并通过手术植入体内。

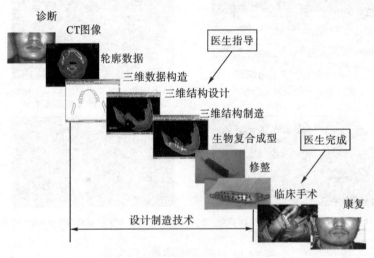

图 6-20 骨替代物的制作过程

图 6-21 是西安交通大学先进制造技术研究所和西安交通大学附属第二医院口腔医院成功实施的面颌骨修复病例,恢复了先前的面部轮廓。目前,该技术产品已成功应用于临床,使上万例患者受益。2016 年该团队通过 4D 打印制作出气管聚己内酯支架,治疗气管严重狭窄等疾病,该支架 2 年内将逐渐降解被人体吸收,避免了二次手术取出支架的痛苦,在国际尚属首次,如图 6-22 所示,上图是电脑建模的支架 CAD 模型,下图为打印的支架和扭曲的气管模型。

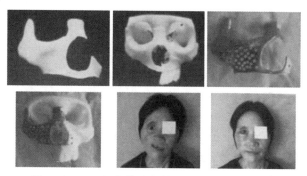

图 6-21　3D 打印模型翻制的面颌骨替代物案例

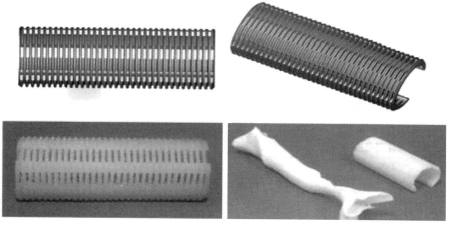

图 6-22　支架模型和气管模型

　　厦门大学研发的数字化虚拟肝脏、血管等人体内脏模拟系统如图 6-23 所示,配合 3D 打印,可直观展示人体内部结构,并根据个体数据获得个性化数据打印,为临床研究手术方案提供直观模型,如图 6-24 所示。

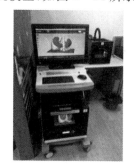

图 6-23　数字化模拟系统

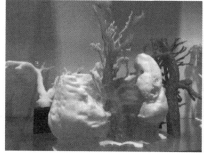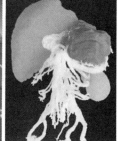

图 6-24　内脏血管模型

## 6.5.2　3D 打印在康复辅具领域中的应用

　　康复工程的目的是充分应用现代科技手段克服人类因各种因素产生的功能障碍,使其缺失功能得到最大程度的恢复或代偿,实现生活自理,回归社会。随着 3D 打印技术的发展和精准化、个性化医疗需求的增长,3D 打印技术在医疗行业应用的广度和深度得到显著发展,为制造高度定制化、低成本的康复辅具创造了条件。

## 1. 假肢和矫形器

在传统工艺中，矫形器的设计需要铸造、成型、建模和铣削等环节，其复杂结构和不同材料厚度要求已达到现有加工工艺极限；对于融合多种功能的产品，必须以手动方式将多个零部件组合形成成品，过程非常耗时；儿童患者需频繁更换矫形器，对制造的灵活性带来更大挑战。为解决这些问题，可采用 3D 打印技术，利用逆向工程对患者肢体建模，进行 3D 打印设计，根据患者不同需求量身定制矫形器。采用 3D 打印工艺，设计自由度得到提升，可实现复杂造型及功能集成；在同一个矫形器中可以变换不同材料厚度，达到增强特定部位灵活性或硬度的效果。

### 1）矫形鞋垫或足部矫形器

矫形鞋垫主要运用于医学康复领域，针对患者出现的骨质疾病进行调节。患者多出现拇外翻、严重脚部病变，或长期足部疼痛。矫形鞋垫可减轻上述病痛，并改善患者行为活动能力，使其重获行走能力。

软性矫形鞋垫针对体重偏轻或正常的人群，可减轻骨质与地面在运动过程中出现的摩擦力，降低不适感，或针对糖尿病患者使用，减少外力对其足部的伤害。硬性矫形鞋垫针对体重偏重的人群，减少大体重的压力伤害，实现脚踝保护。高跟型矫形鞋垫可调整行走过程中出现的高低不平现象，用于腿部明显差异的康复调节。儿童型矫形鞋垫可保证儿童特有的身体条件能够适应康复过程。

矫形鞋垫的设计应针对患者实际情况，包括足部受力、疾病、年龄等因素，设计出满足实际需求的产品。首先进行步态分析和足底压力测试，通过步态和压力数据获取患者运动过程中足底受力情况，根据受力情况，构建三维足部和鞋垫模型，确保两者对应；随后根据患者生理情况和病症特点选取合适的材料，通过模型 3D 打印制作矫形鞋垫；成品的矫形鞋垫必须经过试穿体验，并记录试穿过程中的足底压力数据和感受。

另外，通过生物力学原理设计，可达到减少压力、缓解疼痛、矫正畸形、增强足踝稳定性的目的，普遍应用于足部及下肢疾病的预防和治疗。2014 年，比利时 3D 打印公司 Materialise 与足底压力测量专业公司 RScan International 展示了 3D 矫形鞋垫，这是全球首次大规模使用 3D 打印定制矫形鞋垫。

### 2）假肢壳

美国密歇根大学 Wu MRC 实验室（S. M. Wu Manufacturing Research Center）利用添加碳纤维的尼龙打印假肢壳，如图 6-25 所示，使假肢既轻便又结实，并且符合个性化需求。该团队还探索湿态固化硅胶弹性体 3D 打印，直接打印硅胶（传统的硅胶多是先打印模具，再翻制硅胶）。硅胶具有稳定的化学性质，不易与大部分物质发生反应，用途非常广泛，尤其在医疗领域，但是硅胶柔软且固化时间较长，较难直接打印。图 6-26 所示是硅胶 3D 打印机和打印产品效果图。

## 2. 关节等无活性假体及损伤骨

外科手术中，假体的应用需要在手术中反复比对，这一过程会增加手术时间，加重手术创伤，不仅增加医疗资源消耗，而且提高了手术风险。3D 打印技术的出现有效解决了这些问题。可根据患者术前三维 CT 重建的结果，获取相应的构成数据，并输入计算机，完成对手术区域的模型构建，打印出患者骨骼，直观显示骨骼损伤位置及情况。根据这一模型选取术中需要应

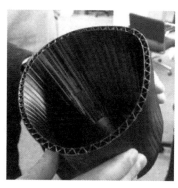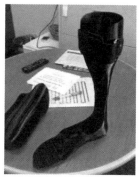

图 6-25　3D 打印的假肢外壳

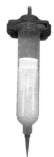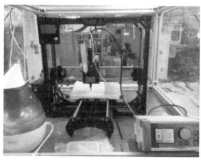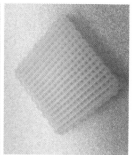

图 6-26　硅胶 3D 打印机及打印产品(针管内是液体硅胶)

用的假体,既节省了术中比对时间,又可避免不必要的资源浪费。

### 3. 辅助治疗髋臼骨折术后康复

髋关节是人体重要的活动关节和负重关节,髋臼解剖结构复杂、位置较深,手术创伤大、出血多,患者康复周期长。2006 年,我国首先提出"精准外科"的概念,医生可根据 3D 打印模型进行骨折线分析、术前虚拟复位手术设计,确定个体化、最优化手术方案及模拟操作,确保手术成功,减少并发症,缩短手术时间,有助于患者术后功能康复锻炼,促进骨折愈合。

### 4. 外骨骼

外骨骼是 3D 打印技术在康复领域应用的重要实例。脑卒中或其他脑部疾病患者术后存在偏瘫,无法独立完成运动或某些特殊动作,针对该类患者的术后康复,临床上会配套康复训练辅助其重获行为能力。3D 打印的外骨骼在康复训练中发挥了重要作用,患者穿戴外骨骼后可进行相关训练,不仅能够使关节、骨骼等组织在训练过程中不受偏瘫因素影响,起到保护作用,而且部分外骨骼能够通过提供运动动力或阻力保证康复训练更加有效。

### 5. 3D 打印眼镜片

1)3D 打印眼镜片的使用范围

屈光不正的患者可使用 3D 打印眼镜片。屈光不正包括近视、散光、远视等,其中 90% 是近视,患者无法看清视野内的物体。通过佩戴一定厚度和折射率的透镜,可以矫正屈光不正,使患者能够看清楚物体,提升生活质量。

2)实验室中的 3D 打印眼镜片

西安交通大学健康与康复科学研究所 3D 打印实验室中的 3D 打印眼镜片以近视眼镜片为主,在获得患者近视度数参数后,通过 3D 打印的方式制作合适的眼镜片。具体过程如下:①根据视觉检查参数和所选材料的折射率,按照光学设计要求进行三维模型设计,实现个体光学矫正,并使用 Zemax 光学设计软件仿真优化;②选取折射率等参数满足光学性能的透明树脂材料;③根据树脂材料性能参数和成型要求,确定打印工艺;④根据树脂材料性能参数、打印模型要求及打印机特点,设置打印参数,并制作成型镜片;⑤对成型镜片表面抛光、打磨、除毛刺等后期处理,完成成品。

3)3D 打印眼镜片的优势

传统光学矫正镜片是根据验光师临床验光经验配置而成,光学矫正适配性较低,可能引起配镜者光学矫正不彻底,形成二次近视。同时,没有高近视度数患者矫正镜片的道具,所有配镜需人工实现,致使配镜成本高。3D 打印技术通过三维建模后得到最符合近似参数的眼镜模型,根据数字模型完成镜片制作。与传统工艺相比,数字建模可在最大程度上得到精确的成品,极大程度上保护患者现有视力,同时可有效降低制作过程中的人力成本和制作周期。

# 小结

本章介绍了 3D 打印技术的基本概念、优势、技术特点,以及 3D 打印机的工作原理。分类介绍了金属、非金属 3D 打印材料及其性能。讲述了有限元分析及建模方法、逆向三维有限元建模方法及处理问题的流程。重点讨论了包括光固化成型法、熔融沉积制造法、DLP 面曝光 3D 打印技术、激光选区熔化技术和激光金属直接成型技术等 5 种 3D 打印工艺方法。最后,通过几个实例,介绍了 3D 打印技术在临床治疗和康复辅具制造领域中的应用。

# 思 考 题

1. 请阐述 3D 打印技术的基本定义,对比传统打印技术和 3D 打印技术之间的异同。

2. 请阐述 3D 打印技术的特性和优点。

3. 试说明 3D 打印技术的基本原理和流程。

4. 试说明基本的 3D 打印机种类及其配套打印技术。

5. 请简述常见的 3D 打印材料种类,并说明与其配套的 3D 打印技术。

6. 试说明有限元方法处理问题的基本步骤,并简述三维有限元建模的基本方法。

7. 试简述通过逆向工程三维建模的四个步骤。

8. 试简述 3D 打印技术中逆向工程设计和同向工程设计的差异,并分析两者在 3D 打印过程中起到的作用。

9. 3D 打印技术中制造技术可分为哪几类?简述每一种制造技术的具体原理,并对比不同制造技术之间的优缺点。

10. 试说明康复辅具的设计核心理念及设计思路,如何通过 3D 打印技术完成康复辅具制作?

11. 请简述 3D 打印外骨骼在康复训练阶段中发挥的作用。

12.同传统手工制作相比,说明 3D 打印技术制造的眼镜片有哪些优势与不足。

13.在康复领域中,矫形鞋垫分为哪几种类型? 分别针对哪些患者?

14.试分析 3D 打印矫形鞋垫的优势。

15.请举例说明 3D 打印技术在康复领域中的运用,分析 3D 打印技术在康复领域的优势。

16.通过本章学习,总结 3D 打印技术的基本应用及 3D 打印技术的制造优势。

17.通过查找资料,结合康复工程领域现状,简单描述未来 3D 打印技术的发展及 3D 打印技术给康复领域带来的改变。

# 参考文献

[1] 邱志惠.CATIA 实用教程及 3D 打印技术[M].西安:西安交通大学出版社 2016.

[2] 吴永辉,李涤尘,卢秉恒. 基于 RP 的生物活性仿生制造研究[J]. 中国机械工程,2000, 11(10):1090 - 1093.

[3] 王正如,梁晋,王立忠.基于逆向工程的汽车覆盖件 CAD 建模技术研究[J].机械设计与制造,2010,(7):106 - 108.

[4] 刘亚雄,李涤尘,孙明林,等. 反求工程和快速成型在计算机辅助外科手术中的应用[J]. 中国临床康复,2004,(26):91 - 92.

[5] 鲁中良,史玉升.间接选择性激光烧结与选择性激光熔化对比研究[J]. 铸造技术,2007 (11):37 - 42.

[6] 齐宝军. 逆向工程在产品设计中的应用[J]. 林业机械与木工设备,2014(5):48 - 50.

[7] 杨强,鲁中良,黄福享,等. 激光增材制造技术的研究现状及发展趋势[J]. 航空制造技术,2016(12):26 - 31.

[8] 卢秉恒,李涤尘. 增材制造(3D 打印)技术发展[J].机械制造与自动化,2013,42(4):1 - 4.

[9] 姜礼尚,庞之垣. 有限元方法及其理论基础[M].北京:人民教育出版社,1979.

[10] 王勖成,邵敏. 有限单元法基本原理和数值方法[M].2 版.清华大学出版社,1997.

[11] 李素姣,王珏,宁文德,等. 人体臀部与个性化防压疮坐垫的有限元建模[C] // 第三届北京国际康复论坛论文集.[S.l]:[s.n.],2008:531 - 534.

[12] CARTER D R, DAN M S. Mechanical Properties of Cortical Bone[J]. Clinical Orthopaedics& Related Research,1978,&NA(135):192 - 217.

[13] BLACKBURN J. Ab Initio Calculations of Seat Interface Pressures[EB/OL].[2023 - 07 - 19]. https://www.uwlax.edu/globalassets/offices-services/urc/jur-online/pdf/2001/j_blackburn.pdf.

[14] 黄卫东. 材料 3D 打印技术的研究进展[J].新型工业化,2016,6(3):53 - 70.

[15] 邱冰,张明娇,唐本森,等. 基于 3D 打印个性化手术导航模板辅助下的人工全膝关节置换[J]. 中国组织工程研究,2015,19(48):7731 - 7735.

[16] 张伦. 3D 打印技术在药物生产中的应用[J].中国制药信息,2015(11):37 - 38.

[17] 孙聚杰. 3D 打印材料及研究热点[J]. 丝网印刷,2013(12):34 - 39.

[18] 胡堃,李路海,余均武,等. 3D 打印技术在骨科个性化治疗中的应用[J].高分子通报, 2015(9):61 - 70.

[19] 李瑾. 矫形鞋垫在康复领域中的应用[J].今日健康,2015(11):370.

[20] 孙柏林. 试析"3D 打印技术"的优点与局限[J].自动化技术与应用,2013,32(6):1 - 6

# 第7章 远程康复与康复大数据管理系统设计

**学习要求**

了解远程康复的基本概念、远程康复技术的特点及所涉及的领域;掌握计算机网络和相关软硬件技术;熟悉微电子机械系统技术和微系统芯片技术及其应用;了解物联网和务联网的定义、特点及对发展远程康复的意义;掌握大数据和云计算的基本概念、关键技术和面临的问题;了解远程康复的数据特点、服务类别;通过结合具体的示例学会基于云平台和大数据的远程康复系统的设计方法。

## 7.1 概述

传统的医生与病人"面对面"的诊断和治疗模式已经存在了几千年,在农业文明和工业文明时代,由于思想观念和科技水平的制约,人们对这种模式的局限性缺乏深入了解,认为这种模式是自然而然的,而且几乎是唯一合理的。20世纪末以来,人类社会逐渐从工业社会向信息社会过渡,人类的生活方式和思维方式都经历了深刻而广泛的变化,人们开始了各种突破传统医疗模式束缚的努力,开展了远程保健、远程医疗和远程康复等领域的研究和应用,取得了一些初步的成果。

远程康复针对康复资源分布的不平衡、不合理的状况,提出了优化配置康复资源的途径,它有可能成为21世纪康复服务的重要模式之一。远程康复是康复医学与计算机技术、网络技术、传感器技术、信息处理技术等相结合的产物,它一方面可以对传统康复模式中的许多不足进行改善,另一方面又是一种新的康复资源,体现着新的康复理念,为康复工程技术的进一步发展提供了新的空间。

### 7.1.1 远程康复的价值

远程康复技术为解决由于康复资源分布不均匀而造成康复成本提高和残疾人不能享受康复服务等问题提供了途径。在传统的康复门诊模式中,一个残疾人如果想要做高质量的康复评定,就必须到大医院或康复中心去;或者一个康复专家组必须到这个残疾人的住所或社区去。然而,世界范围的康复资源与康复服务对象在地理分布上非常不均衡。康复服务的医疗技术资源、医疗设备资源、人才资源主要集中在富裕地区和大、中城市的医院及康复机构中。如第 1 章介绍,大部分残疾人居住在相对偏远和不发达的地区,尤其是发展中国家,80% 的残疾人居住在农村,并且他们通常都存在着各种各样的活动障碍,也属于经济收入比较低的弱势群体。这种矛盾局面,大大增加了残疾人接受康复服务的成本,甚至经常出现旅行费用超过诊治费用,或因旅行过于困难而放弃就医的现象。这种状况造成众多的残疾人很少甚至完全不能获得个性化的康复服务。随着计算机、通信、传感器等多学科的快速发展,远程康复具备了较好的技术可行性,为解决或缓解上述困难局面展现了良好的前景。远程康复使我们能够跨越地理区域的限制,实现康复专家与残疾人之间的信息交互,同时不产生大量附加的康复服务代价,如:交通费用、时间消耗等。

远程康复的价值还体现在它可以使现有的康复服务人力资源配置更加优化。我们有时可以在新闻和专题报道中看到,某个公众人物受到突发性伤害后,多个国家、多个康复中心的优秀专家飞赴此人所在的医院,联合组成治疗小组,发挥各自特长,最终取得良好的康复效果。在传统的"面对面"诊疗模式下,这种康复服务只能是特例,不具备推广的可能性,而远程康复则可以非常简便和成本低廉地实现专家之间这种跨越国界、跨越具体康复机构的优势互补,使得更多的人能够享受到过去可望而不可及的高质量康复服务。

远程康复可以使康复处方拥有更广泛的信息依据。由于个性化的康复服务需要综合考虑残疾人的生理状况、病理状况、家居和工作环境、职业特点、个人爱好、经济状况等多个方面的数据,而这些数据保存在不同的数据库中,由不同的部门来维护、更新和知识化,如:病理信息由医院管理、地理信息由国土资源部门管理、环境污染信息由环境保护部门管理。收集和综合这些信息的工作量非常巨大,传统的康复服务在这方面的处理能力难以胜任。而通过计算机网络及各类管理部门之间的协调,充分发挥远程康复系统的信息管理优势,我们就有可能获得大量与康复服务相关的信息。在此基础上,建立和更新康复服务数据库及知识库,一方面可以使康复专家更准确地掌握残疾人的个性化特征,另一方面也可以降低康复专家进行信息收集、更新和处理的劳动强度,提高其工作效率。

远程康复还可以提供更加及时、有效的康复服务。当前的康复服务通常是:残疾人每隔一段时间做一次康复评定,康复专家根据前一段时间残疾人的综合状况开出康复处方,设计下一阶段的辅助器材,确定相应的康复治疗、康复训练计划等。这种方式有一些缺点:①由于两次康复评定的间隔时间可能相当长,因而无法及时发现这期间出现的问题,从而丧失最佳的干预机会;②由于康复评定所处的环境与残疾人的实际生活环境有差异,对残疾人的评定及对辅助设备进行检测的持续时间也比较短,从而造成康复专家所得到的数据不够准确和完整。当采用远程康复时,我们可以让残疾人随身佩戴一系列智能化的传感器,或将这些传感器安装在辅助设备上,从而可以在残疾人的日常生活中随时采集和记录相关的康复数据,如果发现异常问题则立即向远方的康复专家报警,远方的专家对数据分析处理之后,可以调整康复方案,也可以通过智能化设备直接进行远程干预。此外,远程康复在康复教育、康复咨询等方面也有着传统方式无法比拟的优势。

综上所述,远程康复的价值体现在:解决或缓解康复资源分布的不平衡性所造成的康复服务成本上升;进一步实现康复资源的优化配置;建立更广泛的信息支持,提高康复服务的质量和效率;提供了新的康复资源,能够使康复专家更准确、全面、及时地掌握残疾人的康复数据和需求,提供更加优良的康复服务。

### 7.1.2　远程康复的定义

　　远程康复可以定义为在综合运用通信技术、远程感知技术、远程控制技术、计算机技术、信息处理技术的基础上，实现跨越地区的康复医疗服务。

　　远程康复涉及康复工程的大多数领域，包括康复评定、康复预防、康复治疗、康复训练、辅助设备设计、康复信息管理等，是帮助康复专家进行康复服务，提高工作能力的良好工具。第一，远程康复系统是康复专家本体感受器的外延，康复专家可以通过摄像头看到远方残疾人的肢体损伤情况、运动失能情况，以及残疾人的家居和工作环境；可以通过麦克风听到远方残疾人的语音，进而确定他的构音障碍；可以通过嵌入了多种传感器的人工皮肤触摸远方的残疾人，感知其身体表面的温度分布、湿度分布、压力分布；还可以通过力觉传感器获取远方残疾人的肌肉力量状况，等等。第二，康复专家既可以远程操作医疗及康复设备，对残疾人进行各种检测，如超声检查、肌电检查、脑电检查，又可以调整残疾人使用的智能化辅助设备参数，使其更加适合残疾人的个性化需要，例如：可以远程调整动态轮椅坐垫的运动模式，达到防治压疮的目的。第三，远程康复系统是康复专家与残疾人之间、康复专家与康复专家之间、残疾人与残疾人之间提高信息交流与合作能力的良好工具。借助远程康复系统，康复专家组的组成可以更加灵活和高效，康复专家的知识和经验交流更加便捷，康复专家与残疾人及熟悉残疾人状况的相关人员之间的信息交互可以更加频繁和深入，残疾人群的个体之间也可以更方便地交流康复经验和感受。第四，远程康复系统是康复专家进行信息处理的得力助手：一方面，远程康复系统可以在网络上广泛收集与康复相关的各种信息，并借助于计算机的运算能力，对数据进行融合处理，从而提高专家的工作质量，减轻其工作负担；另一方面，由于康复门诊的许多指标具有较强的主观性，各个专家对评定标准的掌握有一定差异，容易造成康复诊断的一些偏差，而传感器所采集的信号客观性较好，经适当处理之后，可以为专家们提供比较统一和可靠的参考依据。

　　远程康复是远程医疗的一个组成部分。与远程医疗领域的其他学科相比，远程康复具有如下一些主要技术特点：①远程康复系统所采集、处理、显示的数据通常是二维、三维和多维数据，包括视觉数据、触觉数据和声音数据等，如：为残疾人设计轮椅时，需要将残疾人的人体三维运动图像、身体局部（特别是臀部）的压力分布情况、残疾人的居室及工作场所图像进行综合，从而确定轮椅的最佳设计方案。②远程康复系统对应的计算机网络状况的差异和变化较大，在不同的时间、不同的地点，残疾人和每个康复专家都可能采用不同的方式接入网络。③远程康复系统所对应的设备类型繁多，技术标准问题显得尤为重要。康复服务对象是数量众多的、个性化特征极强的残疾人士，所需使用的通信设备、辅具、计算机操作系统、微传感器等多种多样。由于系统中存在着大量并非医疗领域专用的设备，遵循着各自领域的通用技术标准，而如果强制要求厂商为这些设备实现医疗标准的接口，则产品的成本会大幅上升，使康复服务的代价大大提高。因此，在远程康复系统的设计过程中，必须以用户为中心，尽量支持各类通用技术标准，以降低系统的使用费用。

### 7.1.3　远程康复的发展

　　最早的远程医疗服务可追溯到 1935 年，当时人们使用无线电台，建立了为海上航行人员提供医疗咨询服务的远程系统。20 世纪 40 年代末，在第二次世界大战后的日本也出现了一些非常简单的远程监护系统,系统设备仅仅由按键、导线、电铃组成,一些独自居住的老年人和病患者感觉不适时,可以按下按键,使远方的电铃发出声响,通知医护人员。这些简单的系统可以说已经具备了一些远程医疗或远程康复的特征。

具有视频信号的远程医疗系统出现在 20 世纪 50 年代末,1959 年维特森(Wittson)等人在美国内布拉斯加州建立了一个小型的交互式电视系统,用来进行远程心理健康服务。1964年,内布拉斯加精神病院与诺福克州立医院之间通过闭路电视网实现了相距 180 km 的远程医疗服务。1967 年,在马萨诸塞州总医院与波士顿洛根国际机场之间又建立了一个交互式电视系统,并实际开展了远程的临床诊断和治疗。这一阶段,即 20 世纪 50 年代末到 60 年代末的尝试性工作,证明了可以通过通信线路实现远程医疗服务。

20 世纪 60 年代末到 70 年代中期,研究者将研究重点放在远程医疗的组织形式、实施环境、资源需求等方面,主要采用闭路电视和电话两种通信方式。这一阶段的工作主要是评估远程医疗的可行性,并对比闭路电视和电话两种通信方式的优劣。从当时的情况来看,电话系统的优势明显一些。

从 20 世纪 70 年代后期开始,美、欧多个国家的政府资助了许多远程医疗项目,建立了多个试点网络,探索远程医疗的特点和运作规律。至 90 年代以后,由于计算机技术、通信技术的进步,特别是互联网的建立,远程医疗得到快速发展。1996 年的数据显示,欧洲有 17 个国家建立了远程医疗系统;美国则在全国大部分地区建立了远程医疗网络,包括 HP、IBM、Intel 在内的为数众多的公司、企业投入到远程医疗系统的研究开发之中;日本对远程医疗也非常重视,其重点放在家庭监护和远程手术方面;一些发展中国家,如中国、墨西哥、纳米比亚等,也开展了一系列相关的研究。

远程康复的许多技术来源于已建立起来的各类远程医疗系统,但主要用于康复服务的远程系统则在 20 世纪 90 年代才建立起来,如:1998 年,美国辅助技术中心和澳大利亚阿德莱德失能者技术研究会之间建立的压力检测系统。

目前,在远程康复方面有代表性的国外研究机构有:美国匹兹堡大学辅助技术研究中心(Center for Assistive Technology,CAT),等等。

国内有关远程康复的研究也已经取得一系列成果,如:上海交通大学研制的定制式人工关节 CAD/CAM 系统,实现了 CT 图像的传输、股骨数据的三维重建、人工关节的异地制造;西安交通大学研制的远程康复系统,基于 Java2 平台,实现了视频、声音、压力、温度等数据的远程采集和同步传输,该系统支持远程评定、远程监护、远程康复教育等功能,还可以通过虚拟人体模型将数据库中的个性化人体特征数据形象地显示出来。

过去十年,远程康复服务需求日益增强,国内外远程康复服务不断发展。大数据和云计算等技术为远程康复服务的实现提供了很好的支撑,但由于康复服务自身的特点,远程康复系统的设计与应用仍然存在很多问题亟待解决。

# 7.2　远程康复的相关技术

在门诊中,康复专家可以变换自己的位置,从不同角度观察残疾人的运动状况,可以用自己的双手来触摸残疾人的皮肤、观察其皮下组织特性,可以直接与残疾人进行交谈,或操作某种仪器来进行某项能力的测试。而在远程康复系统中,所有这些工作都成为一种间接行为,都必须在一系列技术手段的支持下才可以完成,同时还需要采用许多工程技术方法来提高工作效率和工作质量,下面介绍其中一些主要技术。

## 7.2.1 计算机网络和移动互联网

### 1. 计算机网络(Computer Network)

如果有多个计算机,它们之间地理位置分散,但是可以通过铜线、光纤、微波或通信卫星等设备来相互交换信息,这样的系统即被称为计算机网络。

计算机网络从网络规模上可分为局域网、城域网、广域网。

局域网(Local Area Network,LAN),指处在同一建筑物,如同一公司、同一医院,或几公里地域区域内的专用网络,通常是私用的,即专门为某个团体所使用,如一个医院内部通过同轴电缆联结起来的门诊服务网络。这种网络的覆盖范围较小,通常采用一条电缆联接所有的计算机,网络的时间延迟低,一般只有几十个毫秒,通信的出错率也较低。低速 LAN 的数据传输速率在 10 Mb/s 到 100 Mb/s 之间,高速 LAN 的数据传输速率可达几百 Mb/s。

城域网(Metropolitan Area Network,MAN),基本上是一种大型的 LAN,它所使用的技术与局域网相似,网络覆盖范围可包括若干个企业、社区、医院,或是一个城市。这种网络既可能是私用的,也可能是公用的。城域网采用一条或两条电缆将所有计算机互联,通常使用两条单向电缆,典型覆盖范围 160 km,传输速率为 44.736 Mb/s。

广域网(Wide Area Network,WAN),是一种跨越大的地理区域的计算机网络,可以包含几个省、市,或者是一个国家。在广域网中,大量的计算机通过通信子网(由通信线路和路由器构成)互相联结,结构复杂。广域网的通信线路包含大量的电缆、电话线、光纤,也可能包含通信卫星,覆盖范围可达数千公里,通常是公用网络,或是大型组织(如军队)的私用网络。网络内部不同结点间的数据传输速率差异较大,与接入方式相关。如采用光纤时可达 1~2 Gb/s,而采用电话线时只有几十 Kb/s。

TCP/IP 是一组网络通信协议,支持各种不同类型计算机的通信,是不同类型计算机之间进行相互操作的标准协议,是当前互联网上最常用和最重要的协议。

OSI 是由国际标准化组织建议的一组协议,包含路由和传输协议、IEEE802 系列协议等,提供全面的网络功能支持,如文件传输、打印、终端仿真等。与 TCP/IP 协议相比,OSI 协议的层次结构较为清晰,在网络技术发生变化时,比较容易将某一层次的软件替换。但 OSI 协议的设计比较复杂,效率也不高,在互联网上未能成为主流协议,其接受程度远远不如 TCP/IP 协议。

### 2. 移动互联网( Mobile Web/Mobile Internet)

移动互联网是以移动网络作为接入网络的互联网及服务,包括移动终端、移动网络和应用服务三个要素。移动互联网是移动通信网络与互联网的融合,一方面,用户以移动终端接入无线移动通信网络的方式访问互联网;另一方面,移动互联网产生了大量新兴的应用,这些应用与终端的可移动、可定位和随身携带等特性相结合,为用户提供个性化的、位置相关的服务。与传统固定互联网相比,移动互联网实现了随时随地的通信和服务获取,具有安全、可靠的认证机制,能够及时获取用户及终端信息,业务端到端流程可控等优势,但有用户数据安全和隐私性相对较低、移动终端软硬件缺乏统一标准、业务互操作性差等劣势。

移动网和互联网的融合是在应用、网络和终端多层面的融合,为能满足移动互联网的特点和业务模式需求,在移动互联网技术架构中要具有接入控制、内容适配、业务管控、资源调度、终端适配等功能。移动互联网的业务模型可分为:

(1)移动终端。移动终端具有智能化处理能力,支持用户接入互联网并实现业务互操作。终端可以在应用平台进行业务逻辑处理以减少空中接口的数据信息传递压力。

(2)移动网络。包括能够将移动终端接入无线核心网的各种设施,如无线路由器、交换机等。

(3)网络接入。无线网关提供移动网络中的业务执行环境,识别上下行的业务信息、服务质量要求等,并动态调度网络资源,最大限度地满足业务的服务质量要求。

(4)业务接入。能向第三方应用开放移动网络和业务生成环境,实现对业务接入移动网络的认证。

(5)移动网络应用。能够根据不同行业的需求设计、提供各类移动通信、互联网及移动互联网应用服务。

移动互联网极大拓宽了远程康复的应用范围和服务类型。然而移动互联网与远程康复的结合仍然有大量的技术问题有待解决。具体而言,如图 7 - 1 所示,应该从移动终端、接入网络、应用服务及安全与隐私保护等 4 个方面加以研究。移动终端主要考虑终端硬件、操作系统、软件平台、应用软件、节能、定位、上下文感知、内容适配及人机交互等,特别是针对康复服务设计的应用软件,以及传感器检测数据与终端的互联互通等;接入网络则主要是网络供应商考虑的异构无线网络融合、移动性管理与无线资源管理等;应用服务研究包括移动搜索、移动互联网应用拓展、基于云计算的服务、基于智能手机感知的应用等;安全与隐私保护研究涉及移动终端、接入网络、应用服务三个层面,包括了内容安全、应用安全、无线网络安全、移动终端安全和位置隐私保护等内容。

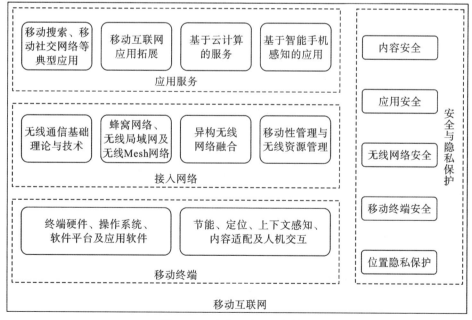

图 7 - 1　移动互联网研究体系

移动通信网从第一代模拟通信经过了近十年的发展,已经逐步进入 5G 时代,通信技术的发展使无线数据传输速率不断提升,特别是 5G 通信网络峰值理论传输速率可达每秒数十Gb,比现有的 4G 网络速度快了数百倍。如此强大的通信和带宽能力,将使得物联网等概念变为现实,也将极大推动康复医疗领域的系列变革。尽管移动互联网目前还缺乏统一的技术标准,在扩展应用的同时背负着多种技术需要面临和解决的问题,但相信在不远的将来,会出现新的体系架构、创新性的应用模式和技术解决方案,推断移动互联网不断走向成熟。

### 7.2.2　微机电系统

微电子机械系统(Micro Electro-Mechanical System,MEMS)是由微机械加工方法加工的微传感器和微执行器与微电子信号处理和控制电路有机结合而成的自动化和智能化的微系统。系统中微传感器获取信息,微信号处理与控制电路处理信息并做出决策,微执行器实现机械动作。MEMS 在许多方面具有传统机电技术所不具备的优势,包括体积小(微纳米级)、能耗少、可实现大批量和高精度生产、单件成本低、易制成大规模和多模式阵列等。MEMS 技术自 20 世纪 80 年代出现以来,引起了世界各国的高度重视,大量的科研人员和研究资金流向这一领域,取得了快速发展,目前少数器件已经实现了产业化,如微型加速度计、微型压力传感器、数字显微镜器件、喷墨打印机的微喷嘴、生物芯片等。

目前,MEMS 研究的核心技术包括:①传感器件、微结构、微传动组件;②微型泵、微型阀、微制动器、微电机等;③微细加工技术、微机电系统的构筑和控制方法;④微机器人、借助扫描隧道显微镜和原子力显微镜发展起来的集成微仪器等。

MEMS 的应用领域有:①航天领域,包括微型纳米卫星、制导和控制;②信息领域,包括高密度磁盘存储、信息输入输出、信息传递;③半导体工业领域,包括微模型修理、微线路构造;④医疗领域,主要是非侵入性治疗、显微手术、器官检测与处理;⑤生命科学领域,包括小生理器官处理、基因操作、蛋白质跟踪等。

在生物医学工程领域,微传感器是 MEMS 产品中研究最早、应用最多的器件,主要有微压力传感器、加速度传感器、振动传感器、生物化学传感器、湿度温度传感器、流量传感器等。这些微传感器可以测量各种物理化学参数。如:1 mm$^2$ 以下大小的血压计、微血液分析仪等。第一个实用化且技术上较为成熟的 MEMS 器件是硅微压力传感器,其中贴片式压力传感器可采集人体肌肉收缩产生的器官运动。在微创和无创手术方面,出现了使用 MEMS 技术制成的超微机器人,尺寸可达到亚微米级,能注入或吞入体内疏通消化道和血管,并可以清除毒物、病变细胞及其他垃圾。在医用微机器人方面,美国已开发出用于眼球视网膜显微手术的六自由度微操作机械手样机,日本也已研制出用于细胞操作的双指微操作手样机,在细胞手术中通过控制微推进器把一种直径为 $1\mu m$ 的生理微电极送入神经组织内来治疗帕金森病、癫痫和精神分裂症等。另外,微型泵和阀可植入人体内,按规定定时定量给出类似胰岛素等药物,以满足特殊疾病的治疗。

由于远程康复系统常常和家庭化、移动性健康与康复服务联系在一起,需要在残疾人的日常生活过程中采集人的生理、病理信息,所以所使用的传感器系统、计算机系统、治疗设备都应尽量地小型化并且性能稳定、成本低廉。MEMS 设备正好能满足这些要求,使用 MEMS 技术开发佩戴型设备,并与无线网络技术相结合,将成为 21 世纪保健和康复的一个基本特征。

### 7.2.3　物联网与务联网

**1. 物联网**

物联网(Internet of Things,IoT)的概念最早是在 1999 年由麻省理工大学自动识别技术中心(Auto-ID Center)的阿什顿(Ashton)教授在研究 RFID 时提出的,在 2005 年国际电信联盟(ITU)的报告中,他对物联网的覆盖范围进行了拓展,将其定义为通过射频识别(RFID)、红外感应器、全球定位系统、激光扫描器等信息传感设备,按约定的协议把所有物品通过互联网连接起来,进行信息交换和通信,以实现智能化识别、定位、跟踪、监控和管理的一种网络。简而言之,物联网就是"物物相连的互联网"。"物联网+"是各种物联网设备或物联网和不同行业的需求相结合,在不同行业中的应用。物联网将智能感知、识别技术与普适计算等通信感知技术,广泛应用于网络的融合中,因此被称为继计算机、互联网之后世界信息产业发展的第三次浪潮。

物联网的网络架构自底向上可分为三层:感知层、网络层和应用层。

(1)感知层实现对物理世界的智能感知、识别、信息采集处理和自动控制,并通过通信模块将物理实体链接到网络层和应用层。感知层识别物体、采集信息的来源为各种传感器,包括温湿度传感器、二维码标签、RFID 标签和读写器、摄像头、红外线、GPS 等感知终端,在康复辅具制造领域,则包括压力、血流、血压等生理量,以及用于不同器官功能检测、评估和监护的各种传感器。

(2)网络层是整个物联网的中枢,主要实现感知层获取信息的传递、路由和控制。网络层包括延伸网、接入网和核心网,它既可依托公众电信网和互联网,也可依托专业通信网络。网络层的主要功能是实现感知数据和控制信息的双向传递,此外还具有信息存储查询和网络管理等功能。

(3)应用层是物联网和用户之间的接口,它与行业需求结合,通过对感知数据进行分析处理,为用户提供丰富的特定服务。它包括应用基础设施、中间件和各种物联网应用。云计算平台作为海量感知数据存储、分析的平台,其基本设施和相关处理技术为物联网应用提供信息处理、计算等通用基础服务设施及资源调用接口,既是物联网网络层的重要组成部分,也是应用层众多应用的基础,称为应用基础件或中间件。

物联网的架构中感知层是物联网发展和应用的基础,网络层是物联网发展和应用的可靠保障,应用层则是物联网发展的最终目的。物联网在康复领域的应用,要面对和解决的技术挑战还有很多,不仅对传感器技术、信息安全技术提出了更高的要求,还需要根据康复服务的特点将云计算、大数据处理、虚拟现实等技术融入其中。

**2. 务联网**

务联网(Internet of Service,IoS)是由欧盟在第七框架计划中提出的一个新的网络概念,其定义为未来互联网的一个侧面,指的是所有需要使用软件应用的事务或事物都能够以互联网上的服务形式存在,如软件、软件开发工具、软件运行平台(包括服务器、存储和通信)等。务联网是依托互联网实现的现实世界与虚拟世界的网络化应用服务形态和聚生态系统,以集成服务的形式支持网络环境下的现实服务的实现,将管理的需求、预测的需求通过硬件和软件,为需要被服务的对象打造贴身的服务,或者预知其需要。"务联网+"是指应用于各种行业服务需求的务联网技术。

如果说互联网是虚拟数字空间,实现信息的互联互通及资源共享;物联网是物理现实与虚拟数字的混合空间,实现物理世界与信息世界的互联互通与资源共享;那么,务联网则是现实世界与虚拟世界的集成应用空间,面向大规模、个性化的服务需求,以集成服务网络的形式来支持现实世界中不同用户个体的应用与环境。在务联网中,所有的对象、资源、物体、服务都能够通过网络来访问,各种服务也可结合网络来提供。

务联网非常重要的特征之一在于多种服务经过互联形成网络后,并不是通过中央控制机制,而是完全以服务系统间的自我协调、环境感知等机制来自组织自演化地适应动态变化的外部环境和客户需求。以辅具适配的过程为例,目前的残疾人辅具服务包括对残疾人进行辅具需求评估、适配评估,辅具的设计、定(改)制、适应性训练、借用、维修、回收更换和效果评估、补贴配送,辅具服务的咨询、转介、宣传教育,居家环境无障碍改造,以及对残疾人家属、监护人、雇主、康复工作者和提供服务的其他人员进行培训和指导。整个流程中的大多数服务环节都相对独立,由不同的政府机构、企业或个人提供,信息的传递和通信效率非常低,有些环节往往需要重复多次,整个辅具申请适配的过程周期漫长,用户体验的满意度也不可能高。如果能够针对辅具适配这一服务需求,将此过程中涉及的所有环节的人、资源、物体和服务链接成务联网,各组分之间形成互动从而连贯畅通各个环节,使得这些环节得到更高效的运行和管理,从而满足和提高不同客户的个性化需求,势必会大大提高辅具适配的效率和质量。

由此可见,务联网可看作是一个综合性、网络化的服务生态系统,它通过“大规模定制”的方式为客户构建一个闭环的服务网络。具体而言,务联网首先感知客户的大批量个性化服务需求,进而建立每个需求与互联网上海量可用服务之间的映射,然后通过聚合计算资源、服务资源、社会资源进行自适应的服务网络生成,并根据应用情境的变化进行服务的演化。该网络中的各服务节点,在互联网和物联网的支持下进行协同,共同完成服务需求。特别是在云计算环境下,务联网除了体现服务资源及服务系统的网络泛在化与虚拟化,还更多地体现服务价值、服务质量、服务信用、服务整合、服务个性化和服务泛在化等新特征。

## 7.2.4　大数据和云计算

### 1. 大数据

随着物联网的飞速发展,数据量以前所未有的速度增长,学术界、工业界甚至各国政府都已经开始密切关注大数据问题。2011 年,科学杂志推出专刊,围绕科学研究中大数据的问题展开讨论。2012 年,美国投资 2 亿多美元开启“大数据发展计划”,旨在在科研、生物医学等领域利用大数据技术产生突破。大数据技术和发展也已成为我国国家战略的重要内容。

大数据是个抽象的概念,维基百科的定义为利用常用软件工具捕获、管理和处理数据所耗时间超过可容忍时间的数据集。国际数据公司(International Data Corporation,IDC)报告认为大数据技术描述了一种新一代技术和构架,用于以很经济的方式,高速的捕获、发现和分析技术,从各种超大规模的数据中提取价值。从根本上来讲,大数据的重点不是数据规模的定义,而是行业数据爆炸性增长,传统计算技术已无法应对,需要研究和寻找新的有效技术手段,以完成大数据的分析处理和价值发现。

大数据处理模式可分为流处理和批处理。其中,流处理是将数据视为流,源源不断的数据组成了数据流,当新的数据到来时就立刻处理并返回所需的结果。需要采用流处理的大数据应用场景有网页点击数的实时统计、传感器网络、金融中的高频交易等。代表性的流处理开源系统包括 Twitter 的 Storm、Yahoo 的 S4 以及 LinkedIn 的 Kafka 等。批处理最具代表性的模型是 Google 公司提出的 MapReduce,其核心设计思想为:①将问题分而治之;②把计算推到数据而不是把数据推到计算,有效地避免数据传输过程中产生的大量通信开销。该模型已在生物信息学、文本挖掘等领域得到广泛的应用。在实际的大数据处理中,常常不是简单地使用其中一种模式,而是将两者结合起来应用。

大数据处理的基本流程可以定义为:①数据抽取和集成。从不同来源的数据中提取关系和实体,经过关联、聚合后采用统一定义的结构来存储数据。现有数据抽取和集成方式大致可分为基于物化或是 ETL 方法的引擎、基于联邦数据库或中间件方法的引擎、基于数据流方法的引擎及基于搜索引擎的方法等四种方式。②数据分析。数据分析是整个大数据处理流程的核心。传统分析技术如数据挖掘、机器学习、统计分析在解决大数据分析时面临许多新的问题。首先数据量增大并不一定意味着数据价值增加,相反很可能是噪声数据增多;其次大数据应用的很多场景中需要在处理的实时性和准确率之间进行折中,而且数据分析算法还需要适应云计算的框架;最后,对类型庞杂的海量数据进行分析获得结果并不难,但是如果对整个数据的分布特点缺乏清楚的把握,会使得对分析结果好坏的衡量面临新的挑战。③数据解释。大数据分析结果往往也是海量的,采用传统方法基本不可行。可通过引入可视化技术和让用户一定程度上了解和参与具体分析过程两个方面来提升数据解释能力。

大数据存在多源异构、分布广泛、动态增长、先有数据后有模式的特点,这使得大数据管理面临新挑战。

(1)大数据集成的挑战。大数据类型从以结构化数据为主转向结构化、半结构化、非结构化三者的融合,数据源不仅来源于位置固定的服务器或个人电脑,还产生于手机、平板电脑和 GPS 等移动终端,数据有很明显的时空特性。数据存储时往往需要进行数据转换,该过程十分复杂且难以管理。此外,海量数据集成需要进行清洗,剔除过多的无用数据减少对后续数据分析的干扰,然而相对细微的有用信息可能混杂在庞大的数据量中,因此在数据的质与量之间需要仔细考虑和权衡。

(2)大数据分析的挑战。很多领域要求对数据进行实时处理,但目前仍未有通用的大数据实时处理框架。各种工具实现实时处理的方法不同,支持的应用类型相对有限。针对结构化数据的关系数据库索引不适于半结构和非结构化数据管理,在大数据产生的动态变化环境中索引结构的设计必须简单高效,要求能够对数据模式的变化进行很快的调整。同时,半结构化和非结构化数据很难用类似结构化数据的方式构建起内部关系,而大数据流快速的处理也难有足够的时间建立先验知识。

(3)大数据管理易用性的挑战。大数据已渗透到生活的方方面面,使用复杂大数据工具的大多数人都不是数据分析专家,复杂的分析过程和难以理解的分析结构都会限制他们从大数据中获取知识的能力。因此大数据易用性成为软件工具设计的巨大挑战,解决此问题需要关注可视化原则、将大数据处理技术和人们已习惯的技术和方法进行匹配的原则,以及基于人机交互的反馈原则。

(4)大数据隐私问题的挑战。首先,人们通常会有意识地隐藏在网络上单个地点的信息,但如果将某个人的很多行为从不同的独立地点聚集在一起时,可能存在着个人无法预知和控制的隐性数据暴露。从技术层面,可以通过数据抽取和集成来实现用户隐私的获取。其次,因为保护隐私而隐藏数据,数据价值无从体现。因此大数据时代的隐私性体现为在不暴露用户敏感信息的前提下进行有效的数据挖掘。如何在尽可能少损失数据信息的同时最大化地隐藏用户隐私是目前尚未解决的一个矛盾。最后,现有隐私保护技术主要是基于静态数据集,而大数据中数据模式和数据内容时刻都在发生变化,在这种复杂环境下实现对动态数据的利用和隐私保护将更具挑战。

此外,大数据管理还需要解决大数据能耗、大数据处理与硬件协同、性能测试基准等方面的挑战。

**2. 云计算**

大数据价值的完整体现需要多种技术的协同,云计算是大数据的基础平台和支撑技术,正是云计算在数据存储、管理和分析等方面的支撑,才使得大数据有用武之地。云计算是一种利用互联网实现随时随地、按需、便捷地访问共享资源池(如计算设施、存储设备、应用程序等)的计算模式。云指的是一个遥远的计算环境,它为用户屏蔽了数据中心管理、大规模数据处理、应用程序部署等问题。云计算通过集中管理巨大计算资源池,为计算环境外的用户提供可扩展和可度量的计算资源。其优点在于处理海量数据的能力,为大数据挖掘提供了新的计算平台。

云计算的特点体现在:①弹性服务。云计算能够根据工作负载大小动态分配资源,同时部署于云计算平台上的应用能够适应资源的变化并根据变化做出响应。②资源池化。云计算资源以共享资源池的方式统一管理。利用虚拟化技术,将资源分享给不同用户,资源的放置、管理与分配策略对用户透明。③按需计费服务。云计算采用计算机集群构成数据中心,并以服务形式提供给用户,使用户能够像使用水、电一样按需购买云计算应用程序、数据存储、基础设施等资源服务。④泛在接入。用户可以利用各种固定或移动的终端设备随时随地地通过计算机或移动互联网访问云计算服务。

从服务层面云计算服务可分为三类:①基础设施服务(Infrastructure as a Service,IaaS),提供硬件基础设施部署服务,为用户按需提供实体或虚拟的计算、存储和网络等资源。涉及的关键技术包括数据中心管理技术、虚拟化技术等,系统实例有 Amazon EC2、Eucalyptus 等。②平台服务(Platform as a Service,PaaS),提供应用程序部署与管理服务。用户只需上传数据、程序代码等即可使用服务,不必关注底层的网络、存储、操作系统的管理等问题。核心技术包括海量数据处理技术、资源管理与调度技术等,系统实例有 Google App Engine、Microsoft Azure、Hadoop 等。③软件服务(Software as a Service,SaaS),提供基于云平台开发的应用程序。企业可将桌面应用程序迁移到互联网,可实现应用程序的泛在访问。核心技术包括 Web 服务技术、互联网应用开发技术等。系统示例有 Google Apps、Salesforce CRM 等。

云计算的部署模式可分为公有云、私有云和混合云。公有云以按需付费方式向公众提供云计算服务,服务方式便利,但是存在用户隐私泄露、数据安全得不到保证等问题。私有云是指企业或组织内部构建的云计算系统。服务提供商和用户处于同一个信任域,相对而言数据隐私得到保护。但由于数据中心规模有限,在弹性服务提供方面不如公有云。混合云结合了公有云和私有云的特点,将用户的关键数据存放在私有云,而当私有云负荷过重时,可通过临时购买公有云保证服务质量。

云计算为大数据处理提供了便利,但同时也面临着挑战:①云计算和移动互联网的结合。移动互联网的发展丰富了云计算的数据来源,但移动网络时延比固定网络高,容易丢失链接,导致云计算 SaaS 服务可用性降低。因此需要针对移动终端网络特性对 SaaS 服务进行优化。②云计算与科学计算的结合。在云计算平台上进行科学计算面临着效率低的问题。目前的 IaaS 服务性能和传统的高性能计算机相比仍有差距,需要从 IaaS 层的 I/O 性能入手提高运算效率,同时还需要改进面向计算科学的编程模型,降低执行成本。③端到云的海量数据传输。许多数据密集型计算应用需要在端到云之间进行大数据量的传输,需要从基础设施层入手改变网络的组织方式和运行模式,提高网络吞吐量。④大规模应用的部署与调试。云计算的透明性和系统资源的弹性调配,需要研究适应云计算环境的调试与诊断开发工具及新的应用开发模型。

# 7.3　远程康复服务

康复服务的内容纷繁复杂,从理论上来讲,其中绝大多数都可以通过远程的方式来实现,因此远程康复服务及相应的远程康复系统设计也是多种多样的,我们将其大致分为四种类型:远程康复评定及干预、远程环境评定、远程监护、远程信息服务。

## 7.3.1　远程康复服务的数据特点

远程康复服务的数据来源非常广泛,包括残疾人的生理、病理、生活环境、经济状况等大量数据,还包括康复专家组成员的个人信息、辅助设备企业的信息等。一方面,我们需要对拥有的数据进行综合处理,获取相应的信息和知识;另一方面,也要认识到,康复专家组不可能对病人的所有生理信息、病理信息完全和精确地掌握,其远程评定过程是一种不完全推理过程和模糊处理过程,有必要开发各种基于不完全推理方法的快速模糊评价和模糊判别方法。

提供远程康复服务的系统与其他类型的远程医疗系统相比,更多处理的是二维、三维和多维信息,更加注重对患者的视觉观察、触觉感受、主观反应、压力分布、温度分布和湿度分布等信息的反映。良好的远程康复系统应保证远程专家组能够多角度地、尽可能不失真地、三维地观察到残疾人的肢体畸形特征、损伤特征、关节活动范围特征、肢体的运动速度特征等;同时应能够将运动的稳定性特征、肌力的变化特征、肌电特征、残疾人的疼痛感受、残疾人的心理感受等信息,选择性地加入到三维图像中,构成多维图像。

远程康复的许多信号是强背景信号下的弱信号(如肢体运动时的微弱颤抖),或肌力测定时,在对身体表面施加较强压力情况下,去感知肌肉的轻微收缩。因此,数据采集装置的中心点和量程范围应能够动态调节,以提高数据采集的精度。

远程康复的许多信号是主观信号,其表达也具有较强的模糊性,如 Carroll 上肢功能试验(Upper Extremity Function Test,UEFT)对上肢功能评定的评级:很差、差、部分、完全等。对这类信号有必要进行模糊修正。

同时,提供远程康复服务的网络系统,必须具备比较好的兼容性,现场设备与远程专家组之间的组合是不断变化的。一个专家组在完成一次会诊后,可能马上就会操纵另外一个地区的、型号和性能与前次会诊差异相当大的现场设备进行第二次远程会诊。如何修正或减轻不同的检测设备所造成的数据差异,以及由此带来的对专家组成员的心理影响,也是一个必须考虑的问题。

### 7.3.2　远程康复评定

　　远程康复评定工作包括远程康复评定和远程环境评定。前者主要是对残疾人的生理、病理、心理状况和活动能力的诊断,后者主要是对残疾人的家居环境和工作场所环境的测评。如图7-2所示,基本的远程康复评定服务的构成要素,包含残疾人、现场设备和医师、网络设备、远程专家组。其中,残疾人是康复服务的接受者,是远程康复系统的服务对象,具有很强的个性化特点,他可能有听力残疾、智力残疾、肢体残疾、视力残疾、精神残疾等残疾状况中的一种或若干种,既可能是成年残疾人,也可能是残疾儿童或是残疾老人;现场设备包括多种视觉、触觉、听觉等传感器,用来采集残疾人的失能信息,具体的设备通常包括摄像机、麦克风、数据坐垫、数据手套、佩戴式传感器、生物芯片等。通常现场医师不是专业的医师,因为专业医师的服务收费较高,所以可以选择非专业医师,或上门服务护士来承担这个角色,其任务是协助远方的专家组来采集残疾人的信息;远程专家组由多种专业技术人员组成,包括作业治疗师、认证矫形及修复专家、理疗师、心理医生、注册护士、辅具技术工程师、辅助设备厂商等,其中一人担任这个小组的组长,在组长的指挥下,专家组成员们协同完成网上会诊、辅助设备设计、辅助设备评价等工作。

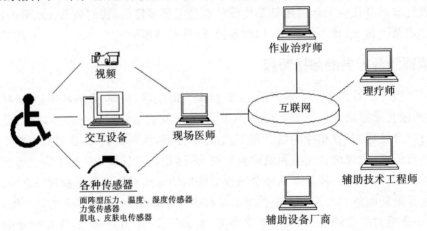

图7-2　远程康复系统示意图

　　当现场设备的智能化、自动化水平较高时,远方的专家可以亲自控制现场设备进行数据采集。例如:现场的摄像机被固定在电动万向云台上时,医师可以使用鼠标、游戏杆等操纵云台转动,寻找尽可能好的角度观察残疾人的肢体运动情况;而当现场有专用机器人的时候,医师可以通过语音下发命令,让机器人自动寻找最佳角度跟踪残疾人的运动。当现场设备的智能化、自动化水平较低时,远方的专家需要指示现场医师来完成数据采集的工作。如:可以让现场医师带上数据手套,触摸残疾人的肌肉收缩情况,从而感知肌肉力量。

　　远程康复评定的系统工作流程主要有以下几步。

　　1)数据采集

　　这是后续数据分析和设备设计的基础。与通常的医疗门诊相比,康复门诊更多处理的是二维、三维或多维的信息。康复门诊中更加注重对患者的视觉观察、触觉感受,以及主观反应、压力分布、温度分布和湿度分布等。因此,康复服务系统必须保证能够多角度、多方式、尽可能不失真地采集到残疾人的肢体畸形特征、肌肉萎缩及损伤特征、肢体的活动范围及方向特征、肢体的运动速度及稳定性特征、肌力随运动和随时间的变化特征,要能够捕捉到残疾人肢体运动中的不协调性、运动中的肢体扭曲、颤抖及主观感受等信息;要能够正确反映残疾人在康复器材上的物理参数(温度、压力等)的分布和变化,以及在这些物理量的变化过程中残疾人的本体感受情况。数据采集系统应考虑设备的故障自检功能和自校准功能。

2)数据综合及分析

采集到的各种信息需要被综合,并生成形象的、直观的二维、三维或多维图像及量化的数据描述、相关的说明文字。系统应具备一定程度的智能化,具有学习功能,能够生成常用的对各类残疾人的门诊方案;能够自动检查数据的完备性和合法性,提醒专家组重新采集数据或详细分析某个数据。

3)讨论康复方案

根据综合数据,远程专家组成员从各自的专业角度出发,对康复方案进行设计和讨论,对残疾人的身体能力和其他综合因素(如年龄、经济承受力)进行评价,确定辅助器材(如轮椅、假肢、台式辅助机器人、移动辅助机器人)的模式、材料、形状、使用方式等。为康复设备和辅助器材的设计提供依据。

4)开出康复处方

完成康复评定后,专家们开出个性化的康复处方,然后就可实施远程治疗或远程指导治疗。辅助设备厂商则可以开始辅助设备的设计、设计认可和产品制造。远程康复系统则应将诊断记录归档。

由于远程康复评定对数据的实时性要求较高,系统软件应根据当时的数据流量和工作内容,适时调整数据处理模式。例如:当医师观察患者的创伤情况时,对图像色彩和分辨率要求都比较高,系统应传输高质量的彩色图像;而当医师观察患者的膝关节活动范围时,如果这时通信带宽较小,则可以只传输黑白图像。

进行远程环境评定时,我们可以采用与康复评定类似的方法,实时地观察和评价残疾人的居住环境和工作场所对他是否合适,应如何改善。但在很多情况下,环境评定对数据的实时性要求不高,可以由一个代理人对环境摄制一段录像,并使用传感器记录一些环境信息,然后交给专家,专家再根据已掌握的相关的残疾人的数据,进行评定。

## 7.3.3　远程治疗和监护

在有了康复处方和相应的辅具之后,远程治疗可以分以下几种情况。

1)远程指导治疗

残疾人或其代理人根据处方购买相应的药品或治疗器材,选择及定制个性化的训练工具,在专家的指导下开展治疗和训练。

2)直接的远程治疗

康复专家远程操作智能化的治疗器材,对残疾人实施治疗。

3)反馈治疗

当残疾人拥有智能化程度较高的训练工具(如专用的康复训练机器人)时,康复专家可以远程设定这些工具的动态参数范围,这些工具将自动检测残疾人的身体功能参数,进行参数调整,来自适应残疾人体能的变化,以达到最佳的治疗和训练效果。

　　将残疾人日常生活和远程治疗过程中的数据收集起来,进行分析处理,及时调整康复方案,从而实现对残疾人的远程监护。根据残疾人所在的不同场所,我们将这种监护分为三类情况,如图7-3所示。

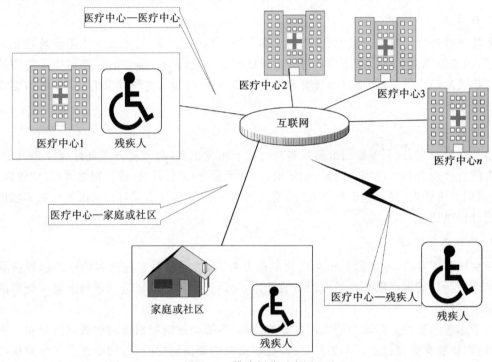

图 7-3　模式划分示意图

　　(1)社区医院。残疾人在社区医院接受治疗和进行训练,某一个或几个康复专家在远方的医疗中心提供服务。这种情况下,存在着有一定专业水平的医护人员,医疗及训练设备相对较为完善,网络通信条件较好,系统设计需着重考虑如何将多种不同类型康复设备的数据接入网络,如何综合处理这些数据。

　　(2)家庭。残疾人在自己家中,一般没有专业的现场医师,训练设备也较为单一,需要安装较多的环境传感器来检测残疾人各种参数的变化,网络通信条件有好有差,变化较大。系统设计应重点考虑怎样选择和安装这些传感器,如何让残疾人正确地使用这些传感器。

　　(3)移动性康复。残疾人可能在办公室、旅馆、汽车上、海轮上,在这些周围环境里不大可能为某个残疾人安装较多的传感器,通常需要残疾人使用佩戴式传感器。残疾人通过这些自身佩戴的传感器,与无线通信相结合,使远方的康复服务人员可以对其健康状况进行监测。此时,我们需要解决移动通信、智能化传感器的无线连接和设备的微型化、舒适化等问题。

## 7.3.4　辅助设备的远程设计和制造

　　辅助设备是与残疾人生活能力密切相关的、长期使用的特殊工具,其设计或制造方面的细小误差,都有可能对残疾人的生活质量产生重大损害,因此精确地设计和制造出不同材料、形状各异、功能各异,能够在当前条件下最大限度适合特定残疾人的辅助设备是整个系统极为重要的一环。辅助设备的设计应满足辅助技术第三产业的各种相关的辅助装置标准,并通过有关管理部门的认可。

在远程康复系统中,辅助设备厂商依据康复处方进行辅具的设计。由于辅助设备是典型的个性化产品,而在工业生产中存在着产品的个性化与规模经济的矛盾,这种矛盾体现在:一方面,大规模、批量化、标准化的生产,可以提供低成本的产品,但产品对个性化需求的满足程度低;另一方面,如果想要产品高度满足个性化需求,则通常只能形成高度差异化的小规模生产,产品成本就比较高。因此对于辅助设备厂商来说,在其设计方案中需要用到的各种各样的机械、电子组件应尽量遵循通用的技术标准,采用通用的组件,以降低设备的制造及维修成本。

辅助设备厂商应拥有比较完善的产品测试手段,厂商需要对制造出来的产品进行各种模拟测试,如:计算机仿真测试、假人测试等,根据测试结果对产品做进一步改进,以求符合远方用户的个性化特点。

远程康复系统还应该建立物流管理子系统,确保能够及时、准确地将辅具及零配件通过邮寄或货运等形式交到用户手中,并进行使用情况跟踪。

### 7.3.5　远程咨询和远程教育

远程康复咨询主要是指残疾人向康复专业人员咨询,或低等级医院向高等级医院咨询。这些咨询有可能是实时的,但更多的情况下是非实时的,咨询服务的请求者可以将他的疑问通过电子邮件发送到网上的专业站点,然后继续自己的日常生活;咨询服务的提供者收到邮件后,可能几小时或一、二天后才将答案回复给请求者,而并不影响咨询服务的质量。这些咨询的数据流量不好预测,咨询的内容可能是一段文字,也可能是几张静态图片,还有可能是一段视频,可能在一段时间内有大量的咨询请求发送给某个康复中心,也有可能较长时间内没有任何请求出现。咨询系统必须考虑这些情况,一方面从设备性能入手解决问题,如安装存储容量更大、速度更快的服务器,使用网络功能更强大的软件包等;另一方面需要从康复服务管理的角度解决问题,如:当时效性要求高时咨询收费高一些,当时效性要求低时咨询收费也低一些。

远程康复教育包括:对康复专业人员的教育、对失能者的教育、康复信息共享等。通过网络可以给康复专业人员更多的机会来观察病例和向专业教师学习,使更多的学生可以看到、听到最好的康复专家实际进行康复评定、康复治疗的过程,增进学生的经验和技能,从而提高学生的专业水平;残疾人通过更多地获取康复知识,可以更好地了解自我,保护自我。针对残疾人的远程康复教育系统在设计时,应充分考虑受教育者接受信息的能力,如:对听力障碍者,需要在屏幕上加字幕来表达语音的内容。

## 7.4　康复云及大数据管理系统设计举例

康复云是一种新兴的康复服务网络化共享架构,它是由康复行业内起主导作用或者掌握核心资源的机构、组织运用先进的云计算和大数据技术通过"物联网""务联网"等向医院、残联组织和公众提供综合康复服务的平台。它有望为目前极度匮乏的康复服务资源与广泛的康复服务需求之间日益突出的矛盾提供切实可行的解决方案,可能使越来越多需要康复服务的组织、机构和个人获得及时、优质和高效的个性化服务。显而易见,通信和网络技术的飞速发展将为传统的康复治疗和服务领域带来深刻的变革,学习和运用通信和网络发展的最新知识是行业对康复工程从业人员的最新要求,唯此才可能推动和加速康复服务个性化、网络化的进程。

### 7.4.1　辅具适配制造与服务的康复云设计

辅具适配、服务是残疾人补偿和改善功能、提高生存质量、增强社会参与能力的最直接最有效的手段之一。康复辅具的个体性适配设计、制造与服务是现代国际康复新理念、新技术的重要组成部分。对辅具需求者而言,选配辅具绝不是技术越先进、功能越齐全、价格越昂贵越好,重要的是适合自身需求,有益于残余功能的利用和状况的改善,应面向用户的具体情况,为用户量身定制贴合其实际需求的康复辅具。使用不合适的辅具,不仅是经济上的浪费,严重的还会造成对身体的二次伤害。以个体性强为特征的3D打印技术的出现,为康复适配技术的发展提供了重要契机,对于辅具产品的创新发展及推广应用都有重大推动。然而由于康复优质资源十分有限,而康复辅具需求者人数众多,且这些需求者往往行动不便,与此同时,尽管我国康复服务的从业者逐年增多,但相较于康复需求者仍然少之又少,因此绝大多数的需求者都难以享受到包括3D打印技术在内的辅具适配新技术带来的益处。如何让这些数量有限的康复服务人员,充分利用极其有限的康复资源,为更多的康复需求者提供基于3D打印的先进适配服务,是当前康复医学工程领域必须解决的重要问题。

云计算为面向众多康复辅具需求者的个性化适配问题提供了新的解决思路。变"康复需求者找医院"为"康复工程师上门服务",测试、采集需求者的各类数据,通过网络上传至云平台,在云平台上实现:由技师进行个体化的适配设计,由医师综合诊断开具处方,且整理、分析康复训练过程中病人的康复数据,对康复训练效果进行评估并不断调整处方。已有的云计算平台对于建立完成以上功能的康复网络平台提供了依据并积累了经验,可将基于云平台的康复网络称为"康复云"。

康复云服务的提供类型包括:①基础设施即服务,将康复训练装备、医疗设施等基础设施作为服务提供给用户;②平台即服务,将康复训练平台等作为服务提供给用户;③软件即服务,使康复训练软件平台,包括康复训练资源、医疗专家、康复评估等通过软件的方式提供服务。辅具适配制造与服务的康复云可以在成熟的云平台部署软件上构建,其体系结构如图7-4所示,主要包括以下内容。

(1)构建基于物联网的康复平台。包括数字化肢体运动功能障碍评估模块,手功能康复训练,上肢功能装备康复训练装备,下肢功能障碍康复训练装备,认知功能障碍康复训练装备(二期工程),吞咽/语言功能康复训练装备(三期工程)。

(2)建立"康复训练医生"私有云,为每个用户建立独立的信息空间,根据其病情自动搜索,联系相应的各科康复医师。并通过"云平台"将这些医师组织起来,在"云空间"中对患者进行会诊,使得用户能够有效地得到准确的诊断。

(3)建立"医疗资源"私有云,将医院的医疗资源通过云的形式组织起来,利用云平台统一调度各个医院的医疗设施,提高医疗设备的利用率,为康复训练提供保障。

(4)建立"应用服务"私有云,将康复训练以"服务"的形式提供给用户,尤其是一些医疗软件资源,如,将心理康复训练、医生资源、康复训练评估等以"软件即服务"(SaaS)的方式提供给用户,而将医疗设备或者医疗平台以"平台即服务"(PaaS)的方式提供给用户;将康复训练设备、场地等硬件资源以"基础设施即服务"(IaaS)的方式提供给用户。

以矫形鞋垫适配制造和服务为例,可以在以上康复训练云平台体系上构建个体化适配矫

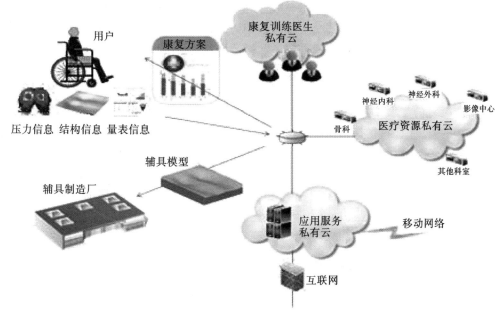

图 7 - 4　康复训练云平台体系结构

形鞋垫系统分布,如图 7 - 5 所示。通过该系统可实现个体化矫形鞋垫适配的灵活布局。云平台将用户(医院或者足部专业诊所)和服务提供商(公司)突破地域的局限联系起来,实现了分布式测量、集中化生产的布局:用户根据病患数量、相关科室规模等划分为基层医院、重点医院或专业诊所等。基层医院由于病患数量及科室人员等的限制,难以提供完整的个体化矫形鞋垫的定制服务,这些医院可以选择配备足部信息测量设备,采集病患的信息,并上传至云平台,服务中心根据订单加工相应的矫形鞋垫,并通过物流邮寄给患者或者医院。而重点医院或专业诊所因为病患数量多,可以配备全套的足部测量和矫形鞋垫设计及 3D 加工设备,这些设备之间通过云平

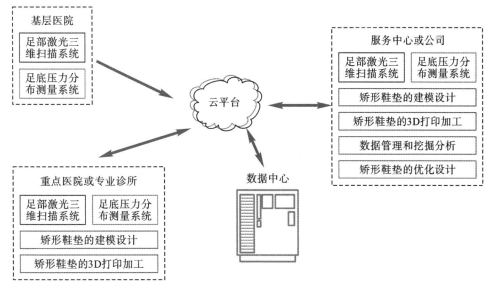

图 7 - 5　个体化适配矫形鞋垫系统分布

台相互连接。服务中心通过云平台为这些单位的技师提供在线指导。服务中心除了提供完整的个体化矫形鞋垫的定制服务,还负责临床数据的管理,并对数据进行分析,优化矫形鞋垫的设计,并通过云平台更新所有的授权终端。数据中心则提供必要的数据信息服务。

### 7.4.2　脑功能康复大数据管理系统设计

脑功能康复的需求日益增高,以我国为例,罹患脑卒中患者已超 2800 万,是影响我国伤残调整生命年的首要原因;患有创伤性脑损伤的人口更是超过 1.39 亿;与此同时,社会老龄化问题的发展导致各类脑功能退行性疾病发病率攀升。这些不同原因造成的脑功能障碍、损伤是康复领域亟待解决的重要问题。面向众多患者的脑功能康复远程服务是解决这一社会问题的有效途径。而在对这些患者进行医学护理和康复的复杂过程中涉及不同的专业知识,临床康复专家需要连续检测不同因素对康复治疗过程的影响,因此在脑功能康复过程中会产生大量数据,本节针对该问题,就脑功能康复大数据管理系统的设计方法提出参考解决方案。

**1.脑功能康复服务数据捕获和处理模型建立**

在脑功能康复服务中,我们设定有以下几种服务用例:①定位服务。对于服务对象,通过佩戴的手环、手机 GPS 定位服务,能够及时地获取其位置信息,特别是当用户进入室内,GPS连接不通畅时,能够通过室内的局域网间接对其定位。②预防危险发生。通过检测患者的生理信息,及时监控患者的健康状况,对可能发生的危险进行预警。③提供一键报警功能。使患者在遇到危险时能够十分便捷地与看护服务中心建立连接。④失物寻回。通过 RFID 技术和触摸屏帮助用户找回丢失的物品。⑤脑部刺激。这也是系统设计主要关注的部分,主要包括两种方式。一方面建立用户的记忆簿,通过触摸屏进行提醒刺激,通过播放歌曲、音乐、视频片段和相片等唤回记忆,或者是通过交互式游戏进行正向脑功能刺激;另一方面则是针对患者平衡和运动技能,采用可视化的反馈手段帮助其进行反复治疗,提高患者的平衡能力。图7-6是脑功能康复系统数据获取和处理的模型。

模型中室内部分的医学传感器主要是实现对体温、体重、血压和心率等进行检测的各类传感器。家庭传感器主要包括感知门窗开闭、冰箱门开闭的传感器,气体传感器,温湿度传感器等。射频标签主要分配给患者常用的钥匙、钱包、手套等物品,方便找回。平衡系统传感器主要用于对患者平衡障碍的诊断。室内部分还包含软件部分,通过交互式界面设计,为用户提供视音频播放、游戏等功能。室外部分功能主要实现对患者的定位。

**2.脑功能康复大数据云服务架构的设计**

根据脑功能康复数据获取和处理可以构建系统的云服务架构,如图 7-7 所示,主要包含以下几个部分。

(1)计算云:涉及数据分析任务,如数据挖掘、统计计算和可视化等所有服务。

(2)数据空间云:包含所采集的数据和其他存储在数据和语义存储库中的其他数据空间成分。

(3)数据源云:将数据源监视器捕获的数据写入到数据源存储库中,并提供从存储库中提取所需数据的服务。

(4)代理云:服务提供商发布各种服务。

(5)接入点:允许用户接入代理云,发现和接入需要的服务,然后使用其他的云服务。

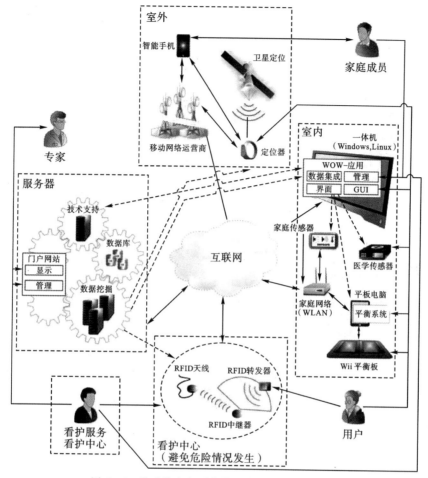

图 7 - 6　脑功能康复系统数据获取和处理的模型

　　随着互联网技术的飞速发展,康复治疗将出现重大的变革。传统的康复医疗必将和物联网、远程康复、大数据管理等智能化网络平台相融合,通过嵌入式、穿戴式设备感知和监控人体的生命体征,收集和反馈康复过程中的相关信息,及时制定康复干预和治疗的方案。远程康复变革式发展对康复工程的从业人员提出了挑战,只有不断学习掌握新技术,不断解决远程康复系统设计和实现中出现的新问题,才能使众多需要康复服务的人群在这场技术革命中享受到科技带给他们的最大益处。

# 小结

　　本章介绍了远程康复的定义、基本概念及在康复领域应用的价值;介绍了远程康复系统设计所需要的相关知识和技术;讨论了远程康复服务传输数据的特点、远程康复诊疗、评定中的难点,以及远程监护、远程数据采集、远程设计与制造、远程咨询与远程教育中的特殊问题;最后,结合康复云的构架,讨论分析了辅具适配制造与服务和脑功能康复大数据管理系统的设计实例。

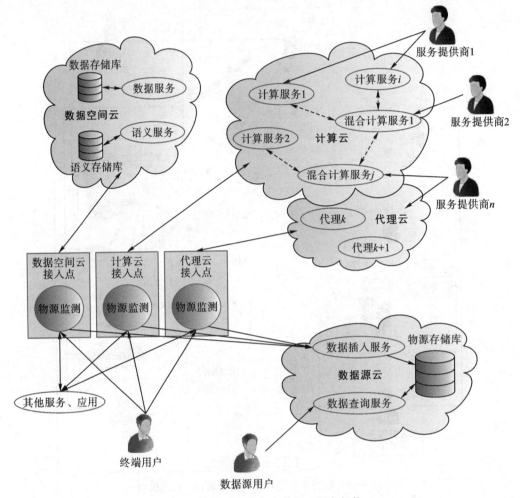

图 7-7　脑功能康复大数据云服务架构

# 思考题

1.什么是远程康复？促使远程康复技术发展的客观原因是什么？它的临床应用价值和意义何在？

2.远程康复都涉及了哪些领域的相关技术？它与远程医疗有什么不同？它们的主要技术特点是什么？

3.计算机网络从硬件角度如何分类？它们有哪些异同，试列表分析。

4.计算机网络协议有哪些？在远程康复领域主要用到了哪些？

5.什么是 MEMS？其目前研究的核心技术和应用领域有哪些？

6.请试用 MEMS 技术为帕金森病人设计一个能对脑深部神经核团（苍白球）进行电刺激的脑电极部件，设计包括刺激/接收电极的结构、工作原理及参数指标要求。

7.若要对帕金森病人佩戴的脑深部神经核团电刺激器进行遥控，调节刺激参数，设计应做哪些改动？你怎样重新设计这个装置？请画出原理框图，并叙述各单元的工作原理。

8.试将传感器技术、佩戴式技术、植入式技术、信息处理技术及通信网络技术相结合,为日常生活中慢性病患者,如慢性肺功能障碍病人、高血压患者、癫痫病人等,设计一个对生理、病理参数进行连续监测的系统。

9.请描述三维图像重建的原理。如何通过网络系统,实现人体三维运动图像的实时、不失真的传输?请提出你的解决方案和涉及的关键技术。

10.什么是数据存储库和知识存储库?请举例说明它们在远程康复系统的设计中各有什么用处。

11.软件工程从生命周期法到面向对象法都发生了什么变化?这些变化为远程康复系统设计带来怎样的好处?

12.远程康复系统的数据有哪些特点?远程康复评价主要有哪些特征?远程康复中有哪些特殊问题?

13.在远程康复评价系统的设计中,如何利用传感器技术、数字图像处理技术、人体模型技术等多学科交叉手段,来消除或减小非现场观察引起的数据采集误差(如对肌力强度的判断、对肢体三维运动角度及运动能力的判断)?请描述你的解决方案。

14.为了加强国际康复评价技术及康复知识的普及与教育,请设计一个国际远程康复网络系统。你认为其中要解决的关键技术问题有哪些?

15.什么是物联网+?试简述物联网的主要架构。

16.什么是务联网+?它的主要特征有哪些?试简述务联网技术对康复工程的影响。

17.试简述辅具适配制造与服务的康复云平台的体系结构。请结合具体应用设计一个基于云平台的辅具适配制造和服务系统。

# 参考文献

[1] CASTLMAN K R. Digital Image Processing[M]. 北京:清华大学出版社,1998.

[2] COOPER R A, FITZGERALD S G, BONINGER M L et al., Telerehabilitation: Expanding Access to Rehabilitation Expertise[J]. Proceedings of The IEEE, 2001(89): 1174-1191.

[3] WINTERS J M, WANG Y. Wearable sensors and telerehabilitation [J]. IEEE Engineering in Medicine and Biology Magazine, 2003, 22( 3):56-65.

[4] SHAPCOTT N. TeleRehabilitation Overview and Preliminary Results[C]//The 3rd Chinese Conference on Rehabilitation Medicine. Beijing: [s. n.] 2001.

[5] TANENBAUM A S. 计算机网络[M]. 北京:清华大学出版社,1998.

[6] 白净,张永红. 远程医疗概论[M]. 北京:清华大学出版社,2000.

[7] 蔡涛,邱力军,廖琪梅,等. 虚拟现实技术及其在医学中的应用[J]. 第四军医大学学报, 2001(22):110-111.

[8] 窦祖林. 远程康复及其在香港的发展[J]. 中华物理医学域康复杂志,2003(25):761-762.

[9] 高文. 计算医学工程与医学信息系统[M]. 北京:清华大学出版社,2003.

[10] 郭茂祖,孙华梅,黄梯云. 专家系统中知识库组织与维护技术的研究[J]. 高技术通讯, 2002(2):1-4.

[11] 贺席兵,敬忠良,王安.多传感器数据融合中的数据配准研究[J].航空电子技术,2001 (32):24 - 21.

[12] 黄靖远,刘宏增,李海燕,等.虚拟现实——康复工程前景初探[J].生物医学工程学杂志, 1991(16):203 - 208.

[13] 黄靖远,刘宏增,凌迪,等.康复用虚拟现实健身车的技术基础[J].生物医学工程学杂志, 1999(16):453 - 457.

[14] 刘兴.多传感器数据融合的实现技术[J].电子学报,2001(09):540 - 542.

[15] 童利标,徐科军,梅涛.国外手爪中多传感器数据融合技术的研究概况[J].合肥工业大学 学报(自然科学版),2001(24):40 - 46.

[16] 王成寿.数字信息时代的关节外科与假体工程[C]//Proceedings of International Symposim on Rehabilitation Engineering & Clinical Rehabilitation.Dalian:[s.n.],2002.

[17] 吴国良,马登武.虚拟现实系统中的人机交互技术[J].电光与控制,2001(3):39 - 42,2001.

[18] 徐从富,耿卫东,潘云鹤.面向数据融合的 DS 方法综述[J]电子学报,2001(29):393 - 396,2001.

[19] 徐升,唐庆玉.虚拟现实技术在医学中的应用[J].国外医学生物医学工程分册,2001 (24):49 - 54.

[20] 徐一新,莫梅琦,赵家鹜.Internet 新进展及医学信息应用[M].上海:医科大学出版 社,2001.

[21] 刘强,崔莉,陈海明.物联网关键技术与应用[J].计算机科学,2010(37):1 - 4.

[22] 徐晓飞,王忠杰.从软件工程的发展看面向价值的服务工程[J].中国计算机学会通讯, 2010(6):16 - 20.

[23] 李强,史志强,邵长锋.个性化定制的云制造服务平台的研发[J].计算机技术与应用, 2016(42):109 - 112.

[24] 张霖,罗永亮,陶飞,等.制造云构建关键技术研究[J].计算机集成制造系统,2010(11): 192 - 202.

[25] 范佳进.残疾人辅助器具服务的技术与管理[M].深圳:海天出版社,2014

[26] 孟小峰,慈祥.大数据管理:概念、技术与挑战[J].计算机研究与发展,2013,50(1):146 - 169.

[27] 罗军舟,金嘉晖,宋爱波,等.云计算:体系架构与关键技术[J].通信学报,2011,32(7):3 - 21.

[28] EMROUZNEJAD A. Big Data Optimization:Recent Developments and Challenges, Studies in Big Data[M]. Berlin:Springer-Verlag,2016.

[29] JIANG J Y, GAO G Y, FENG J F, et al. Traumatic brain injury in China[J]. The Lancet Neurology, 2019, 18(3):286 - 295.

# 第三篇

应用篇

# 第8章　人机界面技术

**学习要求**

　　了解辅助技术的人机界面要素,包括控制界面、选择集、选择方法,以及与辅助技术其他组成之间的关系。掌握人机控制界面的空间特性、激活和去激活特性、敏感特性、分类及控制增强技术。掌握用户能力评价和控制界面选择的流程与方法。掌握增强控制界面的设计思想和方法。了解计算机键盘、鼠标等输入适配器的原理及分类。了解计算机输出适配器的原理、分类,以及针对各类残疾特点的特殊输入和输出适配器的设计。了解用户使用控制界面运动技能的训练要领。掌握脑机接口、神经接口、视觉跟踪有关的概念与设计方法。掌握互联网无障碍通路的设计思想与方法。

## 8.1　影响辅具和计算机使用的功能障碍

　　功能障碍者通过使用辅具极大地拓展了生存空间,提高了生活质量。如:下肢功能障碍者通过轮椅走向户外,上肢功能障碍者通过生活类辅具实现生活自理,语言或听力功能障碍者通过辅助与替代沟通(AAC)系统实现与外界的信息交流。这些辅具的使用,最基本的部分就是人机界面。通过人机界面实现对辅具的控制,又从人机界面获得反馈信息。特别是近二十年来计算机技术的飞速发展,不仅为功能障碍者融入社会提供了便利条件,而且给人机界面技术提出了新要求,即:如何设计适配输入和输出技术,使各类功能障碍者均能使用计算机及各种软件。

　　影响辅具和计算机使用的功能障碍主要包括:①视觉障碍。从低视力到盲,视力缺陷的范围很广,主要涉及能否看见计算机屏幕上的文字或图像,能否执行眼手配合(如移动鼠标)任务等。对于低视力患者来说,文字的大小和颜色在极大程度上影响文字的易辨性。②运动功能障碍。运动功能障碍的主要原因有骨关节疾病、偏瘫、脑瘫、帕金森病、多发性硬化症及四肢或手指缺失等。由于运动功能受限或控制能力障碍,在使用普通键盘和鼠标时有一定困难,例如,无法同时按下两个键,在按键或松键时多次敲击按键,或只能单手操作键盘和鼠标。③听觉障碍。部分听觉障碍者可能听到部分声音,但可能无法辨别内容,有些可能根本听不到任何声音。这些听觉障碍者因为无法清晰辨识计算机提示音(如警告声和语音消息),可能在使用计算机时出现困难。④认知和语言障碍。认知和语言障碍的范围很广,从阅读困难,记忆、解决问题或感知感官信息障碍,到理解和使用语言障碍。认知和语言障碍者由于无法处理复杂任务,如不一致显示或词语选择等,在使用计算机时存在更多困难。⑤癫痫发作。多种形式的声、光可能触发某些易发患者的癫痫发作。⑥与年龄相关的障碍。视力减退是随年龄增长所出现的最常见问题。60 岁后,多数人会丧失部分聚焦、分辨图像、区分颜色和适应光变化等能力,晶状体逐渐模糊,需要增加视觉对比度。多数人在视力模糊的同时会伴随颜色辨识力下降。随着年龄的增长,骨关节功能逐渐退化,出现因关节炎或关节退行性病变引起的轻度运动功能障碍。

# 8.2 辅助技术的人机界面要素

辅助技术的人机界面通常是指辅具中与人进行信息交互的界面。它的设计和开发融合了多种技术,如:生物医学信息学、计算机科学、软件工程学、人因工程学、认知心理学、语言学和社会学等。当今,人机界面信息传递的研究已成为国际康复工程与技术领域发展最为活跃的方向之一。

通常的人机系统模型中,人机之间存在相互作用的界面,人机之间的信息交流和控制活动都发生在此界面上。人通过界面控制辅具,形成人机信息传递;辅具的各种显示又"作用"于人,实现机人信息传递;人通过视觉、听觉、触觉等感官接受来自机器的信息,经过大脑加工和决策,做出反应,再次实现人机之间的信息传递。人机界面的设计直接关系到人机关系的合理性。人机界面的研究主要集中在控制与显示这两个问题上。

辅助技术人机界面的研究和开发,主要针对如何提取功能障碍者自身残存功能和意识行为,并将其转换为各种电气信号和其他控制信号,达到自如操作生活辅具的目的。同时,又研究如何以合适的方式,将控制外界环境的结果反馈给功能障碍者,使之及时对反馈信息做出反应,实现更好地控制外界的目的。最终,促使功能障碍者有能力参与到家庭和社会生活中去。这里以四肢瘫患者为例分析人机界面控制系统的功能和作用。日常生活中,四肢瘫患者可以通过头控装置,或声音输入系统发出口头指令,操纵周围环境,如门窗、家用电器的开启,室内温度的调节等;也可以利用移动辅助系统、洗浴辅助系统等日常生活辅具实现生活自理;工作中,可以通过计算机或可视电话发出指令,或直接与贸易伙伴网上谈判,可以通过网上银行取得贷款,达成交易等。此外,还可以通过信息传递辅助系统、计算机和互联网,随时与家人和朋友联系,及时了解并掌握最新的商业情报和贸易行情。现代医学和康复技术虽然不能完全恢复患者的四肢功能,但依靠电子计算机技术和环境控制系统,同样可以拥有较高的生活质量和工作能力,并完全融入到现代社会生活中。

人机界面包括控制界面、选择集和选择方法三个要素。通常情况下,三个要素相互关联,直接影响整个辅助装置的使用和运行。

## 8.2.1 控制界面

控制界面(也称作输入装置)是指键盘、操纵杆等硬件部分,通过它们实现对辅具的操作和控制。控制界面产生一个或无数个独立输入或信号,这些输入或信号称为输入域。输入域分为离散型和连续型两种。离散型输入域的每个位置都由固定值代表不同结果,之间没有中间变量;连续型输入域的输入是连续的,并且有着无数数值。对于离散型输入域,输入域的数量等于用户可获取的对象数目。例如,计算机键盘上的 100 多个按键代表不同字母或标志,这些字母和标志就是传送给处理器的信号。对于诸如操纵杆和鼠标这些连续型输入域来说,输入域的数量是无限的。

### 8.2.2 选择集

选择集即可以选择的条目,可以用传统的拼写方法(如字、词和句等)、代表特定含义的符号、计算机图标、线条、画面、合成语音等表示。按照特征,可以将选择集划分为视觉型(如键盘上的字母)、触觉型(如盲文)、听觉型(如听觉扫描语音选择)。选择集的大小、特征和类型都是由用户的需要和期望的活动输出决定的。

对于视觉障碍者:可调整软件和操作系统功能以满足需要。例如,放大文本和图像、提高对比度,以及选择适当颜色满足色盲患者等。对于严重视觉障碍者来说,可用屏幕查看辅助装置访问计算机,这些辅助装置可将屏幕文本转化为语音或动态可刷新盲文显示。

对于听觉障碍者:程序可使用视觉提示(如闪烁的工具栏)或将语音消息显示为文本。例如,打开"声音卫士"(控制面板中的辅助功能)后,可在系统发出警告时显示可见的警告信息。

对于运动功能障碍者:改善或消除键盘和鼠标的使用控件可改进计算机的辅助功能。控制面板提供了一些帮助,例如,使用数字键盘而不是鼠标进行浏览;使用黏滞键使无法同时按两个或多个键的用户通过一次按一个键达到相同效果。

对于认知和语言障碍者:软件程序可设计成满足有认知和语言障碍需求的形式。例如,使用非常明显或有提示的顺序、不太复杂的显示、更少的单词及面向小学标准的阅读水平,以利于认知和语言障碍者使用。

对于疾病发作者:可将软件程序设计成避免引发疾病发作的模式。例如,对于骨质疏松的老人,有配套的防跌倒软件,软件通过三轴加速度来判断应用的老人是否处于摔倒状态,如果用户摔倒,软件立刻报警并且通知家人,从而避免老人由于摔倒不能及时得到救治而引发的系列问题。

### 8.2.3 选择方法

选择方法包括直接选择和间接选择两种。

#### 1. 直接选择

应用直接选择的用户可用控制界面选择任意条目。利用声音、手指、眼睛或者身体移动,使用户表达自我选择。利用这种方法用户可以区分目标并直接操作。在任意时间内,选择集内所有条目都有同等选择机会。敲打键盘可以被认为是直接选择。图 8-1 是直接选择示意图,用户可使用手指在键盘上直接选择"S"键。可以看出,从选择可以直接得到结果,因此直接选择更直接和容易。

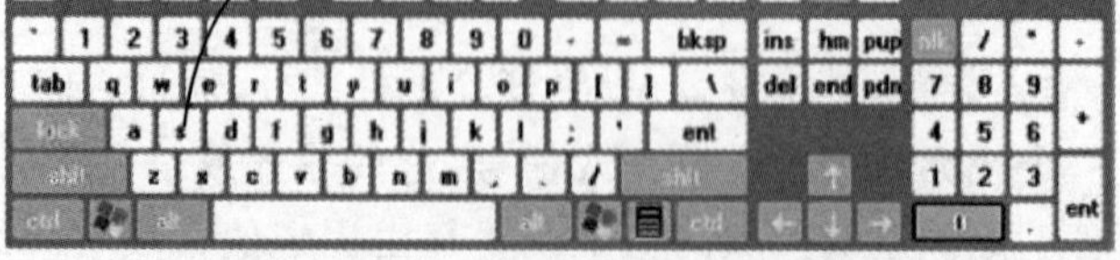

| 输入 | 输出 |
| --- | --- |
| 按"S"键 | S |

图 8-1 直接选择示意图(通过手指在键盘上直接选择"S")

**2. 间接选择**

与直接选择不同,间接选择包含中间步骤。目前应用的间接选择主要有扫描、导向扫描、反扫描、编码等。

1)扫描

最常用的间接选择是扫描,它的选择集显示在辅助装置的显示器上,通过顺序扫描设备上的光标或指示灯操作选择集条目,当希望的选择集条目出现时,用户发出信号。

图 8-2 是通过扫描方式打开空调的操作过程,指示灯点亮代表选择后将执行的动作。扫描时首先点亮"洗衣机"选项,等待一定时间将顺序点亮"电视"选项,然后点亮"空调"选项,此时可按下选择开关打开空调。

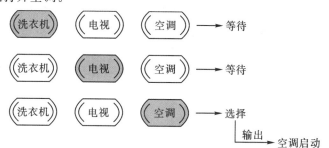

图 8-2　扫描选择打开空调

由于在顺序扫描的过程中,用户不能主动控制,必须等待直到需要的选择集条目出现,因此这种方式一般在选择集条目较少时选用。如果选择集条目很多,为加快选择速度,可选择图 8-3 所示的行-列扫描方式。该方式首先以行为单位顺序扫描,当扫描到所选条目所在行时,按下开关,此时进入行内顺序的列扫描。当扫描到"T"的位置时可按下选择开关进行选择。

"布鲁兔"(Blue2 Bluetooth Switch)的设计将正常人键盘输入和鼠标操作行为简化为对设备白色和橙色两个区域的敲击。结合系统软件,用户仅需通过"敲击"这一简单的

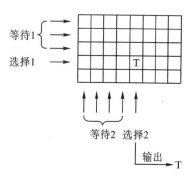

图 8-3　选择"T"的行-列扫描方式

动作就可以对 iPad 和苹果笔记本电脑等设备进行操作和文字输入。考虑到残障人群身体部位灵活性的差异,"布鲁兔"还可以外接控制开关,将开关适配在肩膀、头部、脚部等部位来满足不同残障者的个体需求。它打开了肢体残障人群使用"布鲁兔"操作 iPad,进而接入互联网世界的一扇门。图 8-4 为"布鲁兔"开关及其使用场景。

2)导向扫描

导向扫描是一种混合方法。用户激活控制界面选择扫描方向(水平和垂直),选择装置依次扫描,扫描到所需条目后,向处理器发出选择信号。

这种选择信号可以通过在所选处停留超过规定时间(即接收时间)而自动产生,或者激活另外的控制界面(如开关)来表示选择。图 8-5 表示用导向扫描方式使用具有四个方向控制的操纵杆选择"T"的过程。在导向扫描中,运动方向和步进移动时间都对选择起作用,操纵杆

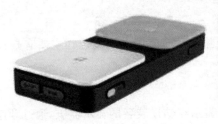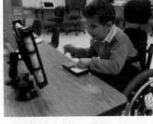

(a) 布鲁兔开关　　　　　　　　　　(b) 使用场景

图 8-4　"布鲁兔"开关及其使用场景

或者开关阵列都可用于导向扫描控制界面。导向扫描比直接选择需要更多的步骤,但比单个开关的扫描步骤少。这种方法对用户有较高的要求,要求用户能够激活和保持控制界面,并在合适的时间释放。图 8-6 为导向扫描的曲面键盘和控制笔。

|向右|向右|向右|向右|向下| |
|---|---|---|---|---|---|
| | | | |向下| |
| | | | |向下| |
| | | | |向下| |
| | | | |T选择| |
| | | | | | |

输出　T

图 8-5　使用具有四个方向控制的操纵杆用导向扫描方式选择"T"的过程

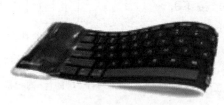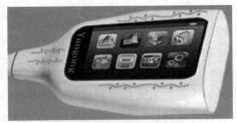

(a) 导向扫描的曲面键盘　　　　　　　(b)导向扫描的控制笔

图 8-6　导向扫描的曲面键盘和控制笔

3)反扫描

在扫描和导向扫描过程中,通常以开关闭合状态为选通状态,以断开状态为非选通状态。反扫描操作则以开关闭合为非选通状态,开关断开为选通状态。这种选择方式对改善重症肌无力、手指颤抖等功能障碍者操作、控制辅具特别有效。

4)编码

在编码选择时,用户使用明确的运动序列代表选择集内特定条目的编码,与上述两种间接选择方式一样,同样需要中间过程。最常用的编码方式是莫尔斯码输入系统,即利用双开关输入莫尔斯码,图 8-7 是莫尔斯码编码表,它包括一系列的长短信号,通常分为"嘀""嗒"两种。通过开关可以把长短信号输入计算机,计算机将其翻译成字符和数字。通过用最短的码表示最常用的字母,效率大大提高,在书写和通信过程中这种效率体现得更加明显。虽然可视化的显示、图表可以帮助编码,但编码主要依靠记忆。与直接选择相比,它对用户的身体技能要求较低;与扫描方式相比,输入的快慢由用户控制,而与装置无关,但对认知技能,如记忆力、排序等能力要求较高。

| 字母 | | | | |
|---|---|---|---|---|
| A ·- | B -··· | C -·-· | D -·· | E · |
| F ··-· | G --· | H ···· | I ·· | J ·--- |
| K -·- | L ·-·· | M -- | N -· | O --- |
| P ·--· | Q --·- | R ·-· | S ··· | T - |
| U ··- | V ···- | W ·-- | X -··- | Y -·-- |
| Z --·· | | | | |
| 数字 | | | | |
| 1 ·---- | 2 ··--- | 3 ···-- | 4 ····- | 5 ····· |
| 6 -···· | 7 --··· | 8 ---·· | 9 ----· | 0 ----- |
| 常用标点符号 | | | | |
| , ·-·-·- | , --··-- | ? ··--·· | | -··-· |
| / -··-· | ; -·-·-· | : ---··· | | |

图 8-7 莫尔斯码编码表

另外一种编码的例子是 Darci 码,这种方法是采用八个方向的开关进行编码,类似于在具有四个位置的操纵杆的四个斜对角各增加一个位置开关。图 8-8 是使用 Darci 码输入"C"的过程,首先移动开关到位置"2",然后到位置"1",最后返回中心。这种动作序列即可告诉处理器输入变量"C"。

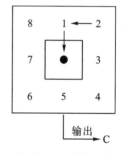

图 8-8 使用 Darci 码输入"C"的过程

上面介绍了多种选择方式,幸运的是,大部分装置都提供了多种控制界面和选择方法,选择集可以根据用户需要有所变化。从生产角度来讲,这种多功能装置可满足更多人群;从消费者角度来看,有助于提高产品性价比和适应性。

## 8.2.4 人机界面同其他辅具的连接

当用户激活控制界面,信号携带的信息传递到处理器中,处理器对信息的解释和具体装置的功能相关。装置的功能集称为命令域。例如利用操纵杆控制电动轮椅时,命令域中的"向上"代表向前移动,"向下"代表向后移动,"向左"代表向左移动,"向右"代表向右移动。同样地,操纵杆也可以用来控制电视机,"向上""向下""向左""向右"分别代表声音增大、声音减小、频道上调、频道下调。

命令域中的每个条目在选择集中必须有对应的条目,选择集通过选择方法呈现给用户。例如,直接选择方法中选择集的条目就是目标本身,输入域的数量等于命令域数量。对于间接选择,输入域的信号少于命令域条目数量,这些条目会顺序呈现在装置上。由此,可以看出选择方法是怎样将人机界面与处理器的命令域相连接的。

为便于功能障碍者使用辅助装置,应设计出适合其使用的控制界面。人机界面不仅应当易学,让用户轻松掌握有关界面、任务的静态知识,而且应考虑如何加速信息获取,让用户迅速、准确了解当前任务动态。就此可以参考以下界面设计原则。

(1)一致性原则。使用与已有经验、知识一致的人机界面,采用适应原有的概念和习惯的处理方法,减少学习,避免歧义和失误的发生。

(2)为加快用户学习,人机界面应当提供教程、演示和帮助等辅助信息。实际上,对应的文档、手册、资料及面对面的培训和服务也是用户界面重要的组成部分,有助于用户对界面知识和任务方法的掌握。

(3)采用多媒体、声音识别、手写体识别等技术,以及提示等适当方法,使用户通过多通道快速获取当前动态信息。界面设计尤其应当考虑对紧急情况的警告和信息辅助,即"出错处理和帮助"原则,防止信息获取失误。

(4)及时反馈,从而减轻短期记忆负担,使用户能迅速无误地获取信息。

# 8.3　控制界面特性及增强控制界面的辅助技术

## 8.3.1　控制界面特性

控制界面是人机交互系统的输入装置,了解其特性和常用的控制增强器是设计、选择控制界面的基础。控制界面特性包括:空间特性、激活特性和敏感特性。选择控制界面时,应针对具体情况对这些特性综合考虑,包括控制界面的位置和大小(空间特性)、如何被激活(可激活性)和获取激活后的反馈结果(敏感特性)等。

### 1.空间特性

控制界面的空间特性包括:①尺寸大小;②控制界面内可激活的目标数;③每个目标的大小;④目标之间的空间间隔。根据这些空间特性,控制界面可以分为很多种类。例如,单开关只有一个目标(图8-9),目标的大小就是开关的大小,主要适用于活动范围严重受限的功能障碍者,只能进行精度很低的操作。开关阵列(包括操纵杆)有2~5个开关(图8-10),每个都代表不同目标。用户的活动范围比单开关的用户大,但也相对较小;操作的精度比单个开关用户的操作精度高,但不足以使用键盘;紧缩键盘(图8-11)是每个键尺寸很小且相互靠近的改进键盘,微型键盘只有十几厘米长,手指只需放在键盘中央,稍做移动就可按到每个键。上肢关节活动度和肌力明显下降的功能障碍者可以选择微型键盘;增大键盘是每个键尺寸很大且整体尺寸也很大的改进键盘,不能完成精细动作的功能障碍者可以选择特制的大键盘进行输入操作。很多特殊键盘都可按使用者的要求改装,例如把最常用的键安放在较方便的位置,有助于活动能力受限的功能障碍者使用。

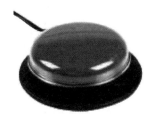 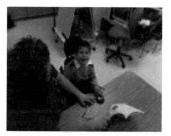

(a) 按压型单开关（彩虹豆）　　　　　　(b) 开关使用场景

图 8 - 9　按压型单开关(彩虹豆)及其使用场景

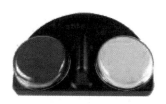 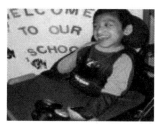

(a) 按压型双开关（大鼻子）　　　　　　(b) 开关使用场景

图 8 - 10　按压型双开关(大鼻子)及其使用场景

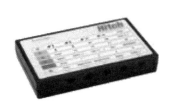 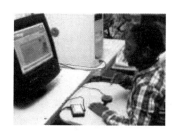

(a) 紧缩键盘（黑衣士）　　　　　　　(b) 键盘使用场景

图 8 - 11　紧缩键盘(黑衣士)及其使用场景

### 2. 激活特性

很多特性与界面的激活有关。控制界面的激活特性包括:激活方法、力度、位移、灵活性、持久性等。钝化或者释放是控制界面需要考虑的另一特性。虽然我们一直专注控制界面的激活特性,但也要考虑控制界面的释放或钝化特性。

1) 激活方法

激活方法是指控制界面检测到用户发送的信号并将其送到处理器的方法。表 8 - 1 显示了激活方法。

**表 8 - 1　激活方法**

| 发送信号/用户动作 | 信号检测 | 示例 |
|---|---|---|
| 身体运动（眼、头、手、腿等） | 机械控制界面：靠压力或拉力激活 | 操纵杆、键盘、脚踏开关 |
| | 电磁场控制界面：靠接收光波或无线电波等电磁能量激活 | 光指示器、光探测器、无线遥控器，通过眨眼、由红外探头判断眼睑的运动发送信号 |
| | 电控制界面：靠检测身体表面的电信号激活 | 肌电开关、眼电开关、电容或接触开关 |
| | 接近控制界面：接近但不接触的信号检测 | 热敏开关 |
| 呼吸 | 气流控制界面：检测呼吸产生的气流或压力变化 | 呼吸控开关（检测呼吸流和压力）、口吹式开关、吸气式开关 |
| 发声 | 声音或语音控制界面：利用清晰的发音进行控制 | 声控开关、汽笛开关、语音识别 |

　　控制界面通过身体运动、呼吸和发声三种方式检测用户运动。控制界面检测出运动转换的压力，即机械力，进而形成机械力控制界面，该类界面是控制界面中最大的种类，大多数开关、键盘、操纵杆等都属于这一类。电磁场控制不需要接触用户身体，可通过声、光的频率来检测一定距离的运动，实现激活。例如头控光源、探测器及遥控环境控制单元的发射机等都属于这一类。电控制界面对于身体产生的电流很敏感。例如，电容开关可以检测身体表面的静电流，最常见的例子就是电梯按钮。这种开关不需要压力，适用于肌萎缩用户。另一种电控制界面利用贴在皮肤上的电极探测肌肉电活动，与肌肉收缩相关的肌肉电流信号也是常用的检测信号。贴在眼睑上的电极能够测出眼睛的运动，由此产生眼电图。接近控制界面通过探测热或其他信号即可检测运动，不需要接近身体表面，虽然很少应用，但在无法产生压力的情况下，体热敏感器作为控制界面也是可以使用的。

　　总之，机械和电控制界面都需要接触身体，其中机械控制界面要求有压力产生，电磁控制界面和接近控制界面不需要接触身体。

　　表 8 - 1 中由身体产生的第二种信号类型是呼吸信号，呼吸控制器如图 8 - 12 所示，利用气流或气流压力变化检测信号，这种类型的控制界面通常称作呼气或吸气开关，要求用户有很好的气流控制能力。近几年来，随着语音识别技术的出现，发声激活方法得到飞速发展，当其他激活方式无效时，利用声音、字母或单词就能够激活控制界面。

　　2）力度

　　用户使控制界面产生信号所要花费的力度是需要考虑的另一激活特性。激活力度的范围从零到相对大力度的

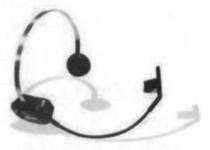

图 8 - 12　呼吸控制器

值。对于机械控制界面而言，力度是指开关激活所要求的力；对于电磁场控制界面而言，是指能够使传感器激活的最小距离；对于电控制界面，由肌肉收缩所产生的肌电信号要有足够大的

变化,皮表肌电信号由放置在皮肤表面的电极检测,其幅度同肌肉的收缩力成正比。

对于呼吸控制界面,力度是指呼出和吸入的空气量(包括压力和速度)。基于信号的力度不同产生不同的控制信号。例如,利用这种方式操作的电动轮椅,呼、吸及使用气量的大小代表轮椅向不同方向的移动。

对于发声控制界面,力度是指声音的大小或响度。因为是基于个别词语的识别,语音识别控制界面还包括正确发音。

3)位移

控制界面的位移同样需要考虑。位移是指控制界面从原始位置到激活状态需要移动的距离,机械控制界面要求位移一致。有些控制界面不要求产生位移,如压力感受操纵杆,检测压力变化而非位移变化。很多机械控制界面由移动及压力激活,这些控制界面的位移可提供肌肉运动知觉、触觉、本体感受的反馈,对用户十分必要。例如,与较大位移开关相比,薄膜键盘具有很小的位移,如果没有对位移的反馈,用户往往要施加远大于实际需要的力来操作键盘。

4)灵活性

控制界面的灵活性(可选择的操作方式的数量)也需要考虑。键盘、操纵杆及开关都有很多类型,同样,激活的方式也有多种。功能障碍者的障碍类型不同,控制方式不同。有些可以用手指控制按键,有些则用肘或额头等。考虑到激活方式的不同,控制界面应灵活设计。相对于呼吸和语音控制方式,使用身体不同部位控制的压力控制方式更为灵活。控制界面的安装位置对于灵活性也起着重要作用。将控制界面安装在个人空间理想位置能方便用户控制。例如,鼠标多放在桌面或其他平面上,而操纵杆可以安装在不同位置,利用手、脚或下颌激活。

5)耐用性

最后要考虑的是控制界面的耐用性。在设计时应考虑控制界面的使用频率、承受压力及界面材料的耐磨性和器件的可靠性等。如果控制界面在失去控制前要承受较大的压力,就需要采用金属等耐用材料。

6)去激活特性

控制界面要求的释放力约为激活力的三分之一,以保持控制通路的流畅。

**3. 敏感特性**

激活过程中产生的听觉、体觉及视觉反馈就是控制界面的敏感特性。某些控制界面利用点击声提供听觉反馈。如,普通键盘每一次按键都会有点击声,而薄膜键盘不提供任何听觉反馈。体觉反馈是指在控制界面中产生的反应,如触觉、肌肉知觉和本体感受等。例如,当用户激活开关时,控制平台的空间位置提供肌肉知觉数据,数据转换为运动结果后给用户提供本体感受反馈。当界面在用户的视觉范围内时,通过对位置和运动的观察可得到视觉反馈。

一般情况下,控制界面提供的感官数据与激活所需的力度存在直接关系。靠身体电荷激活的接触开关不要求压力,所以不提供任何体觉反馈,因此可以在接触开关处加蜂鸣器以提供听觉反馈。

通常,丰富的感官反馈能够方便用户使用,但有时也会妨碍用户工作。例如,控制界面的点击声可能惊吓到用户,因此在设计过程中,应尽可能选择其他控制接口以避免这种影响。

总之,在辅助系统的设计中,控制界面的空间特性、激活特性及敏感特性有着重要作用。

本着满足用户需求的原则,对每种特性都应认真考虑并做出最有效的选择。

## 8.3.2　用户功能能力评价和人机控制界面的选择

人机控制界面的选择是一个复杂的过程。了解功能障碍者的需求,对功能能力评估是选择最佳的人机控制界面的先决条件。图8-13示出了人机控制界面选择的流程图。评估和选择的任务包括以下几方面。

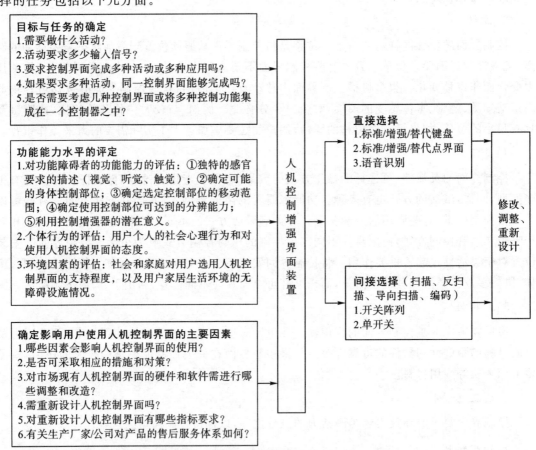

图 8-13　人机控制界面选择过程的流程图

1)确定功能障碍者的目标和任务

了解功能障碍者的目标、需求,确定与功能障碍者能力相适应的人机控制界面。例如:对于使用计算机的成年偏瘫患者,可能需要通过计算机完成上肢技巧训练,改善上肢功能。对于脑瘫患儿来说,需要选择或编写计算机游戏,完成教育和训练,促进认知功能和社会-心理能力发展。如果电动轮椅用户不需要使用电脑,则不必考虑是否能用键盘。如果用户想拥有几种功能(通信、移动、环境控制等),则必须考虑是使用不同设备来实现不同功能,还是利用单个集成控制界面完成全部功能。

2)评定功能障碍者的功能水平

评定功能障碍者的功能水平包括对功能障碍者能力的评估、个体行为的评估及环境因素的评估三方面。首先,通过评估,了解并掌握功能障碍者与使用人机控制界面有关的运动、认知、言语、感觉等功能,了解用户在决定所需的人机控制界面时可接受的参数。如:用运动范围测定来确定舒适状态下肢体动作可以触及的空间范围的最大值和最小值,即确定了用户的工作空间几何要求。其次,通过评估,了解用户个人的社会心理行为、家庭和社会支持等。再次,通过评定,了解用户对使用辅具的态度、居家环境的无障碍设施情况等。

3)确定影响用户使用人机控制界面的主要因素

应充分考虑和评估影响因素、可能采取的相应措施和对策等。例如:为功能障碍者选择适宜的、用于计算机的人机控制界面,应考虑增强控制界面产品的市场信息,确定对计算机硬件及软件进行调整、重新设计和改造的要求。还需了解有关的辅具供应商对产品售后服务的信息等。

4)人机控制界面的选择

人机控制界面的选择包括直接选择和间接选择两种。一般来说,直接选择的人机控制界面要求目标数量多,有更多的决定技巧。间接选择则要求 8 个或更少的目标,更适用于多重残疾用户。

5)修改和调整

在市场产品不能满足用户需求时,需要对现有产品进行修改和调整。当修改和调整不能达到使用要求时,需要提出重新设计要求及参数指标。修改、调整和重新设计后的人机控制增强系统仍需要进行使用前后的效果评估,直至用户满意。

### 8.3.3　增强控制界面的辅助技术

功能障碍者使用计算机或操纵轮椅等辅具时,往往存在诸多困难。例如:键盘的布局和排列对健全人来说十分简便,但是对于上肢功能障碍患者来说比较困难。例如,四肢瘫患者无法操作传统的标准 101 键盘,偏瘫患者因为手指功能受限,很难准确控制标准键盘,并且单手操作极大程度地降低了输入速度。因此,对于上肢功能障碍者来说,必须考虑选用为不同目的设计的控制增强器。下面列举几种常用的控制增强器。

微型键盘:微型键盘只有约 13.3 cm 长,手指只需放在键盘中央,稍作移动就可使用每个按键。上肢关节活动度和肌力明显下降的功能障碍者可以选择这种键盘。

增大键盘:不能进行准确操作的上肢功能障碍者很难控制标准键盘上的按键,可以选择特制的大键盘进行输入操作。很多特大键盘可按使用者要求进行改装,例如:把最常用的键安放在比较方便的位置,有助于活动能力受限制的功能障碍者使用计算机。

操纵杆:多用于计算机游戏,亦可替代鼠标。操纵杆可放置在不同位置,并使用身体不同部位操作,如头部、下颌、嘴等,如图 8 - 14 所示口控操纵杆。经过适当改装,操纵杆也可应用于上肢功能训练。

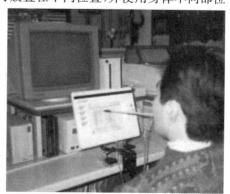

轨迹球:像一个倒置的鼠标,使用时只需移动静止容器中的球。轨迹球可置于任何位置,也可以用脚和下颌操纵,适用于上肢关节活动度降低的功能障碍者,经过改装后,可用于手指灵巧性训练。操纵杆和轨迹球需要特殊扫描软件系统支持。

头控鼠标:是特制的头盔,佩戴后,只需移动头部便可把鼠标信号输入计算机,并有效实现所有鼠标功能。有些系统在头盔上装有呼吸管,用以代替鼠标按钮。当吹呼

图 8 - 14　口控操纵杆

吸管时,该装置会把指令输入计算机,相当于按下鼠标按钮,该装置也具有"拖曳""选项""连击"等其他鼠标功能。头控鼠标可以完全代替键盘和鼠标。在头控鼠标应用软件里,通常装入了"屏幕键盘"小型软件,通过这种软件,利用移动颈部和头盔上的呼吸管,可以自如操作计算机,适用于上肢功能障碍患者。

　　特殊开关:用于捕捉功能障碍者所有动作,并将该动作翻译成计算机信号。特殊开关有多种类型和操作方法,可被身体任一动作激活,包括头、手、脚,甚至是眼部运动,如手指轻按、皱眉头、脚趾轻踏等。可以利用不同的特殊开关进行康复训练和治疗。如利用抓握式特殊开关训练偏瘫患者手指灵活性;利用大型轻触面特殊开关训练脑瘫及偏瘫患者上肢协调性;利用特殊开关工作原理,选择适当接口,将多种康复训练装置连接到计算机,用于康复训练和治疗。

　　声音输入系统:功能障碍者在传声器上说出指令,甚至只需发出可识别的声音,计算机便会根据指令运行。对于四肢瘫患者,声音输入系统的出现无疑是一项令人振奋的科技发明。

　　头控指示杆:头控指示杆是一个可调校的头载装置,附有由前额伸延出的由橡皮包裹着的指示杆。使用者佩戴头控指示杆后,利用头部运动,在键盘上按下选择键。头控指示杆适用于上肢功能障碍患者,如图 8-15 所示。另外,当四肢受限时可以通过给用户接上安装在头部两侧的开关,进行敲击进而控制电脑,目前,这一解决方案已经被苹果公司广泛使用在其产品中。

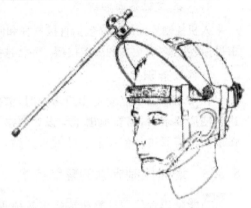

图 8-15　头控指示杆

　　其他辅助技术:键锁、键套、慢键等可以帮助功能障碍者更高效地控制计算机键盘。另外,眼控技术通过检测瞳孔注视的方向来识别用户的操作意图。目前对于渐冻症晚期的患者,通过眼控技术进行交流是唯一有效的解决方案。

# 8.4　计算机输入/输出设备原理与技术

## 8.4.1　计算机输入设备

### 1.计算机键盘原理及分类

　　键盘是计算机最常用的输入设备,由按键、键盘架、编码器、键盘接口及相应的控制程序等组成。通常有几十或上百个键,每个按键相当于一个开关。一般微型计算机的键盘包括标准键盘(83 键、84 键)和扩展键盘(101 键、104 键)两种。

　　1)标准键盘

　　标准键盘主要功能部分包括单片机、译码器和 $16 \times 8$ 的键开关阵列。其中单片机将CPU、存储器、总线及接口集成在一片硅片上。

　　标准键盘按照按键开关的类型分为触点式和无触点式;按材料分为机械触点式、薄膜式和电容式;按功能分为编码键盘和非编码键盘。

对编码键盘来说,当有按键按下时,系统自动检测,并提供按键的对应键值。这种键盘接口简单,使用方便,但价格较贵。非编码键盘仅提供按键的行列位置(位置码或称扫描码),按键的识别和键值的确定依靠软件完成。

个人电脑系列键盘属于非编码键盘,按键开关均为无触点的电容开关。该系列键盘由单片机扫描程序识别按键当前位置,然后向键盘接口输出该按键的扫描码。按键的识别、键值的确定及按键代码存入键缓冲区等工作全部由软件完成。目前个人电脑上常用的键盘接口有直径 8 mm 的 PS/2 键盘接口和 USB 接口两种。

2)改进的特殊键盘

当功能障碍者无法使用标准键盘操作计算机时,需要对标准键盘进行改进。如图 8-16 所示的黑衣士键盘转换器为盲人操作键盘,键盘转化器简化键盘键数,改变按键体积、形状,使视力障碍者易于识别。上肢功能障碍者可以选择紧缩键盘,不能完成精细动作的功能障碍者可以选择大键盘。这些改进的键盘都需要主机接口电路和软件驱动器。对于苹果计算机来说,需要使用苹果公司的桌面总线进行连接;基于 MS-DOS 或 Windows 应用的计算机则使用包括串行口、键盘接口、并行口或游戏端口等方式接入。图 8-17 为可立克键盘转换器。

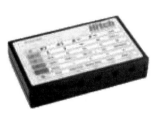
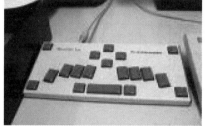
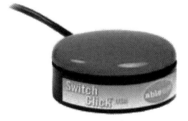

图 8-16　黑衣士键盘转换器　　　　　　　　图 8-17　可立克键盘转换器

3)虚拟键盘

虚拟键盘是指通过软件的方法模拟键盘操作,在可视屏幕上显示一个带光标的键盘图像。虚拟键盘需要硬件接口和软件驱动程序。软件应用屏幕、鼠标和基本输入/输出系统,通过探测光标在虚拟键盘图像中的位置,将该字母插入到键盘队列中。从编程方面看较为复杂,但它创造了一种键盘替代品,使那些不能使用实体键盘的用户可以通过肢体的其他部位操作计算机。图 8-18 是 WindowsXP 提供的虚拟键盘。

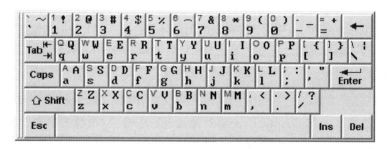

图 8-18　WindowsXP 虚拟键盘

虚拟键盘允许调整按键布局、虚拟键大小、键盘在屏幕上的位置,以及实现个性化的方法。许多虚拟键盘系统还包含其他特性,较常用的是文字预测功能,可以根据使用频率动态调整词语出现的次序。其他特性还有水平和垂直光标移动速度、键盘规划、键盘图像在屏幕上的位置等。

4）概念化键盘

概念化键盘（图 8-19）是指用表示一定概念的图片、符号、词语取代键盘上的字母和数字的键盘。当按下图片时，它们相应的字母发送到计算机上并产生期望结果。例如，对基本算术和货币概念理解有困难的用户使用的键盘比使用数字和字母按键可能更有效，当按下硬币按键时，代表硬币的数字被输入程序中。此外，简单的换零钱程序在鼓励用户学习减法技能的同时，也帮助其学习特定硬币的币值，这种方法对某些用户很有激发性。

简单的功能也许只需要两个按键。例如，空格键用于移动光标指示不同选项，返回键确定。这个概念可以控制任意两选项任务。虽然只有两个键，但却起到与键盘相同的功能。

另一种概念键盘是带有特殊设计的特种输入键盘。这种键盘可以直接插入计算机游戏连接口，而不需要特殊输入接口。例如，教授语言概念的程序可以通过把表示概念的图片显示在键盘上实现，并使用户通过按下按键使相应概念的发音和图片在屏幕上重复播放。概念键盘在任务和用户行为间建立了直接关系。例如，通过使用人体图片作为键盘，人体每个部位作为按键，用户能够根据程序指示触摸身体各个部位，同时程序能够重复身体各个部位的名称，并使该部位在屏幕上移动。

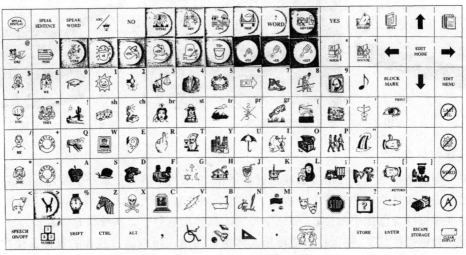

图 8-19　概念化键盘

更直接的键盘是触摸键盘，使用这种键盘的用户只要触摸屏幕上的适当位置，便可像敲击键一样输入信息。带有触摸屏的监视器在 Mac OS X 系统和 Windows 系统上都有相应产品。

5）盲人打字机

盲人打字机［图 8-20(a)］是盲人用来输入盲文的常用工具，为便于盲人通过打字机使用计算机，工程师戴维（David Gareth Evans）对键盘进行了改装，改装方案包括安装在盲文键盘下的电路板和运行在计算机上的解释软件两部分。盲文键盘共有 9 个按键，每个按键都有与之配合的一对光发送器/光接收器，当有按键按下或释放时，光接收器检测到变化，通过电路板上的 PIC 单片机把信号以串行通信方式传入计算机，计算机上的解释软件对其进行解释，最终形成文字。图 8-20(b) 是盲人打字机与计算机连接的结构图。

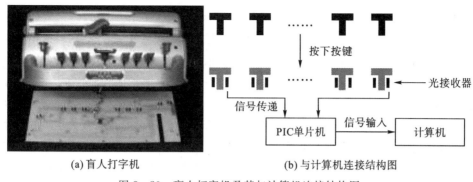

(a) 盲人打字机　　　　　　　　　　(b) 与计算机连接结构图

图 8 - 20　盲人打字机及其与计算机连接结构图

## 2. 计算机鼠标原理及分类

鼠标也是计算机常用的输入设备，其功能与键盘类似。移动鼠标可以快速定位屏幕上的对象，鼠标是计算机图形界面交互的必用外接设备。

### 1) 标准鼠标

标准鼠标通过 RS - 232C 串行接口、PS/2 鼠标插口或 USB 接口与主机连接。鼠标的操作包括平面移动和按键按下与释放两种。当鼠标在平面移动时，通过机械或光学方法将其移动的距离和方向转换成脉冲信号传送给计算机，计算机驱动程序将脉冲个数转换成鼠标水平和垂直方向的位移量，从而控制显示屏上的光标随鼠标移动而移动。

标准鼠标的分类方法有很多，按照接口类型可分为 5 类：PS/2 接口型、串行接口型、USB接口型、红外接口型和无线接口型。PS/2 接口鼠标用的是 6 针小型圆形接口，串行鼠标用的是 9 针 D 型接口，USB 接口鼠标使用即插即用型 USB 接口，红外接口鼠标用红外线与计算机进行数据传输，无线接口鼠标通过无线电信号与计算机进行数据传输，后两种鼠标没有连接线，也称为摇控鼠标，使用较为灵活，不受连接线限制。PS/2 接口鼠标和 USB 接口鼠标是最常用的鼠标。串口鼠标基本已被淘汰。

按照工作原理的不同，标准鼠标又分为：机械式、光电式和光机式。目前较流行的是光电鼠标。机械式鼠标已经被淘汰。

笔记本电脑使用的鼠标包括内置式和外置式两种。外置式鼠标与普通台式机鼠标完全相同。内置式鼠标则与机器合为一体，根据工作原理可分为指点杆式、触摸屏式和轨迹球式。

鼠标最重要的参数是分辨率，以 dpi（像素/英寸）为单位，表示鼠标移动 1 英寸所通过的像素数。一般鼠标的分辨率为 400～800 dpi，高的可达 12000 dpi。若屏幕分辨率为 640×480，鼠标只要移动 1 英寸，则对应屏幕 400～800 像素位置，基本经历屏幕的 2/3 以上。因此，鼠标的分辨率越高，移动距离越短。

### 2) 仿真鼠标

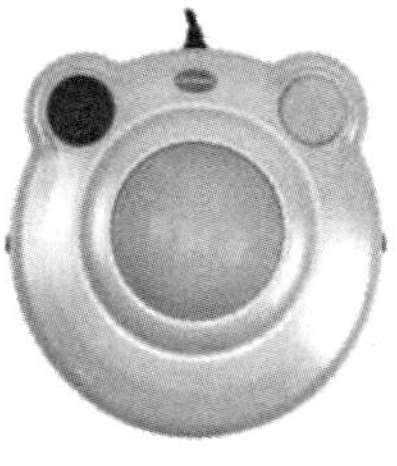

当标准鼠标不能满足功能障碍者需求时，就需要设计适合的特殊鼠标来替代标准鼠标。使用箭头键仿真鼠标的操作，当鼠标仿真器被激活时，软件将箭头键输入翻译成鼠标输入。当鼠标仿真器未被激活时，软件将箭头键输入翻译成箭头键输入。当跟踪球、操纵杆或其他硬件替代鼠标时，相应的软件要与其配套驱动，可以完成单击、双击、拖曳等功能。图8-21为轨迹

图 8 - 21　轨迹球鼠标

球鼠标,其设计更符合人因工程学,具有减小手臂或手腕的压力,定位精确,不易晃动等优点。

3)头控鼠标

头控鼠标适合于上肢功能受限的患者,它是特制的头盔或耳机,用户佩戴后,只需移动头部,便可把鼠标信号输入计算机,并有效实现所有鼠标功能。图8-22是Chen提出的头控鼠标,在耳机的顶部和一侧分别放置两个倾斜传感器,用于模拟鼠标的四个方向操作,当头部在不同方向运动时可移动屏幕光标位置。另外安装一个与脸颊接近的接触开关实现鼠标的选择功能,当脸颊鼓动吹气时,该装置会把指令输入计算机,相当于按下鼠标的按钮。通过适当训练,用户可完成如"拖曳""选项""连击"等鼠标功能。图8-23示出一位功能障碍者通过头控鼠标使用计算机的情景。

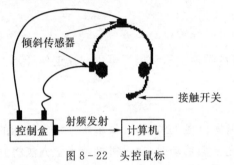

图8-22　头控鼠标　　　　　　　图8-23　功能障碍者通过头控鼠标使用计算机

4)摄像鼠标

部分四肢瘫、脑瘫等功能障碍者,与外界沟通能力十分有限。也许只能通过眨眼表达感情,或者移动舌头与外界交流。为帮助这些人融入社会,需要借助相应的技术手段,开发出适合的控制界面。

M. Betke提出了用摄像的方法实现鼠标功能,通过在用户前面安装摄像头获得其面部图像,图像分析和跟踪系统对面部图像特征部位进行实时分析与跟踪,并且把面部特征变化转化为相应的计算机命令,从而达到使用计算机的目的。

图8-24中A把鼻尖作为特征进行跟踪,B是跟踪眼球变化,C和D是以下嘴唇为特征进行分析,E是对大拇指跟踪,F表明在夜间借助计算机屏幕发出的光对鼻尖特征进行有效跟踪,G是以双眼和鼻尖等多特征为基础的多目标跟踪。

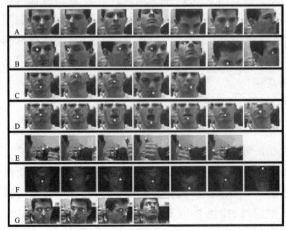

图8-24　通过不同的面部表情和动作实现摄像鼠标功能

**3. 基于输入装置的仿真界面**

基于输入装置的仿真界面(General Input Device Emulating Interface,GIDEI)是一种特殊用途的处理器。通常,辅具的扩展键盘、单开关、鼠标等需要接入计算机,与计算机一起执行功能操作。然而,它们的输入/输出界面指令代码与计算机键盘及鼠标接口设定不一致,两者之间缺乏兼容。因此,当这些辅具接入计算机时,需要中介,将辅具接口指令翻译成计算机能识别的特征代码,使其程序能在该计算机上运行。GIDEI 正是执行这样的功能的中介,它转换、解译人机控制界面的信号代码,使之与计算机指令域的要求匹配。因此,GIDEI 可称为是建立在辅具界面与计算机之间的互通信息的桥梁。

GIDEI 由三个基本要素组成,即:输入方法、人机仿真界面设计和一系列可选项。其中,输入方法包括以下几类。①键盘类:辅助键盘、压缩键盘、扩展键盘、虚拟键盘和标准键盘等。②扫描:线性或行-列扫描;自动扫描、反扫描或步进扫描;单、双、四或五个开关;操纵杆开关等。③莫尔斯码:单开关用和双开关用。④ASCII 码:并行口和串行口。⑤比例信号:鼠标、跟踪球和操纵杆等。人机界面设计包括:①依据用户选择布局键盘;②当用户选择键入时,字和字符串被送到计算机应用程序中;③用合成语言作为对用户发出的激励信号或选中相应选项时的反馈信息。一系列可选项包括:缩写、自动大写、键的重复率、可执行不同键入水平(如自定义按键、自定义按键+其他键)、指令、宏、鼠标仿真、多任务竞争输入、预测进入、输入速率、屏幕选择显示定位等功能。

组合 GIDEI 的适配输入是通过键入和鼠标活动来进行解码的。这些解码包括对扩展键盘、压缩键盘、触摸屏/触摸板、舌触摸小键盘和特殊用途键盘的译码。基于软件的 GIDEI 能通过交谈的设置,接收听觉和视觉提示,并允许合成语音反馈。图形用户界面(Graphic User Interface,GUI)则是另一种信号处理方法。用户通过点击屏幕上的图形标记,可切换到所点击的图形环境界面,这样逐层进入,直至所选取的目标。它可以与组合扫描方式、虚拟键盘、替代键盘等方法结合使用。这种只需要辨认已见过的图形,而不需要回忆曾见过图形的方法在辅具的设计中经常采用。另外,替代鼠标、操纵杆和开关输入也是辅具中经常采用的。因此,GIDEI 也需要针对 GUI 和替代鼠标、操纵杆、开关输入等进行解译,以便使计算机能执行相应人机控制界面的指令。这里需要指出的是:直接转换内部常规计算机键盘指令域到新界面键入设置代码的方法是不可取的,应该保持计算机从这些特殊人机控制界面去寻找输入的功能。这些特殊人机控制界面需要在任何给定的时间送出键入信息,并转译成符合计算机指令域的指令代码。

## 8.4.2　用户使用控制界面的运动技能训练

在多数情况下,为提高功能障碍者使用辅助设备控制界面的能力,需要制定周密的计划,以便进行有针对性的运动技能训练。通过训练计划的实施,可以:①拓宽功能障碍者的运动技能;②提高功能障碍者使用控制接口的速度、持久性和准确性;③使未使用过任何控制接口的功能障碍者有能力操作某种控制界面。训练方案、时间和强度因人而异,并具体考虑需要达到的效果。例如,使不能通过身体控制目标的功能障碍者具有可以使用控制接口的能力,可能需要数年训练。

功能障碍者可能已具备使用某种辅助设备控制接口的能力,但需要通过训练提高这些技能,如提高输入速度、减少错误率,或者改善使用控制接口的持久性等。例如,训练者可以直接选择,通过训练能够使用标准 101 键盘,并且降低使用过程中的疲劳程度,提高输入速度。目前专门有针对使用键盘和鼠标的软件可供选用。

为了训练患有某种运动功能障碍的用户使用辅助装置,需要制定科学周密的训练计划和循序渐进的训练方法,表 8-2 是用于开关运动训练的几个步骤和训练工具。

表 8-2　用于使用开关的运动训练的几个步骤和训练工具

| 目标 | 达到目标所采用的工具 |
|---|---|
| 时间无关的开关应用,以便建立因果概念 | 器具(电扇、搅拌机等)、电控玩具/收音机、专门设计的计算机程序 |
| 时间有关的开关应用,以便训练在正确的时间使用开关 | 专门设计的计算机程序,需要在正确的时间内进行反应,以便得到图形或声音结果 |
| 在特定的区域使用开关,以便训练多项选择能力 | 器具、电控玩具、游戏 |

由于部分类型功能障碍者缺乏语言沟通能力,所以首先需要通过时间无关的开关操作训练,以便正确评价其对因果关系的掌握程度。可以通过对电扇、电视等电器的操作,使用电控玩具,或使用专门设计的计算机程序对其评价。这一阶段的目标是使功能障碍者具备在任何时间按下开关,并观察开关打开和闭合后所引起的结果的能力。

第二步是使功能障碍者在正确时间内使用开关,可以通过专门设计的计算机程序或游戏进行训练,通过在正确时间内按下开关,得到图形或声音结果。

在第三个阶段,要求功能障碍者使用开关从多个选项中正确选择,可以使用电控玩具、器具,或相应计算机程序,其目标是逐步增加选项以提高功能障碍者灵活选择的能力。

### 8.4.3　计算机输出设备

计算机输出设备用于接收或传输计算机的处理结果。常用的计算机输出设备有显示器和打印机等。

#### 1. 显示器

显示器的作用是将主机输出的电信号经过处理转换成光信号,最终将文字、图形显示出来。常用的显示器有阴极射线管(Cathode-Ray Tube,CRT)显示器和液晶显示器(Liquid-Crystal Display,LCD)两种。

CRT 显示器又分为荫罩式和电压穿透式。荫罩式 CRT 显示器是较为常见的显示器,因其在电子枪与荧光屏间有一个布满栅孔的金属荫罩板而得名。荫罩式 CRT 显示器的特点是显示分辨率高、价格便宜、使用寿命长、电能消耗大、体积大。

LCD 显示器主要采用有源矩阵和无源矩阵两种技术。

有源矩阵显示器又称为薄膜晶体管液晶显示器(Thin-Film-Transistor Liquid-Crystal-Display,TFT-LCD)。它的每一个像素点都由一个薄膜晶体管控制液晶透光率,其优点是色彩鲜艳、视角宽、图像质量高、响应速度快。但其成品率低,价格相对昂贵。

无源矩阵显示器用电阻来代替有源晶体管,制造较为容易。其最大优势就是价格低,但色彩饱和度较差、图像不够清晰、对比度较低、视角较窄、响应速度慢。

## 2. 打印机

打印机是计算机标准输出设备之一,与主机之间的数据传输有并行、串行和 USB 接口三种方式。目前大多数打印机采用并行数据传送方式,即通过并行接口与主机连接。部分串行打印机通过主机的串行口连接。打印机的种类很多,按照打印原理可分为击打式和非击打式。

工作方式:按照从主机接收的数据类型可分为字符方式和图形方式。

打印机通过接口与主机相连,该接口也称为打印机控制器或适配器。可以是独立的接口卡,也可以集成在主板上,通过标准的 25 芯插头插座相连接。

接口类型:打印机的接口类型主要有并行接口、串行接口和 USB 接口三种,其中并行接口应用最为广泛。

显示器或打印机不适用于视觉缺陷患者。通常用"低视力患者"形容只能阅读对比度和大小都足够明显的读物的群体,用"盲人"形容不能通过计算机输出显示或打印机来获取有用信息的人,对于盲人必须利用听觉或触觉提供输出。

## 3. 针对低视力患者的输出设备

对于低视力患者,最主要的问题是显示器的文本特性。有三种因素影响文本字符的可阅读性:①大小,即纵宽;②空间,即字符间距;③对比度,即前后背景的颜色关系。必须解决的问题是调整字符大小、空间及颜色对比度,以使低视力患者可以阅读。屏幕放大器又称作屏幕放大镜。该程序类似于放大镜,使用户可以放大屏幕区域,也可移动焦点查看屏幕的不同区域(图 8 - 25)。

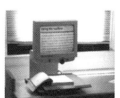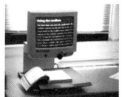

(a) 白底黑字　　　　　　(b) 蓝底白字

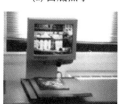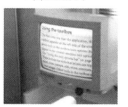

(c) 画面彩色调节　　　　(d) 放大阅读文字

图 8 - 25　弱视者屏幕

## 4. 针对盲人的输出设备

对于盲人,解决的方法是寻找除视觉外的其他敏感途径,如听觉、触觉或者两者兼而有之。声音合成器、盲人触点阵列、触觉字母图片等都是常用的方式。例如为盲人设计的屏幕阅读器可将屏幕信息转化为合成语音或可刷新的盲文显示,也称为盲人访问实用程序或屏幕读取器,通常只转化文字信息,如果图形有描述可视图像的替换文本,则也可转化图形。

图 8-26 展示了盲人用辅助阅读设备。扫描仪既可扫描正常文字,也可扫描盲文。扫描盲文时,机内配有专门的翻译软件,将其转换成正常文字,显示在计算机屏幕上。当盲人阅读屏幕时,声音合成器将文字转换成语音信号输出,以便于盲人对文档进行编辑和操作,最后,通过盲文打印机打印输出。

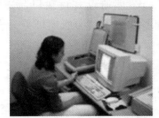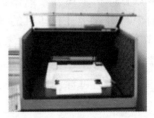

(a) 盲文扫描、翻译、发声阅读设备　　(b) 盲文打印机

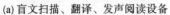

图 8-26　盲人用辅助阅读设备

# 8.5　手机 App 接口技术

## 8.5.1　数据通信技术

在康复工程中,手机 App 接口技术往往用于手机与辅具、康复器具的微处理器之间的数据通信,从而实现通过手机 App 控制辅具、康复器具,以及手机 App 显示辅具、康复器具相关信息的功能。在讨论不同型号手机 App 接口设计之前,首先需要了解常用的手机 App 接口技术中传输数据的方法。目前在康复工程中,广泛使用的无线通信技术主要有蓝牙、无线局域网(Wi-Fi)、ZigBee 等。

### 1. 蓝牙(Bluetooth)

蓝牙技术是爱立信、IBM、英特尔等 5 家公司在 1998 年联合推出的一项无线通信技术,是无线数据和语音传输的开放式标准,它将各种通信设备、计算机及其终端设备、各种数字数据系统、甚至家用电器采用无线方式连接起来。蓝牙的传输距离为 10 cm~10 m,如果增加功率或加上某些外设便可达到 100 m 的传输距离。蓝牙采用 2.4 GHz ISM 频段和调频、跳频技术,使用前向纠错编码(FEC)、自动重传请求(ARQ)、测试驱动开发(TDD)和基带协议。时分多址(Time Division Multiple Access,TDMA)是一种为实现共享传输介质(一般是无线电领域)或网络的通信技术。它的时隙为 0.625 $\mu$s,基带速率为 1 Mb/s。蓝牙支持 64 Kb/s 实时语音传输和数据传输,语音编码为 CVSD,发射功率分别为 1 mW、2.5 mW 和 100 mW,并使用全球统一的 48 bit 的设备识别码。由于蓝牙采用无线接口来代替有线电缆,具有很强的移植性,并且适用于多种场合,加之该技术功耗低、对人体危害小,且应用简单、容易实现,所以易于推广。

目前常用的蓝牙模块有 HC05 和 HC06,其中 HC05 是主从一体化的蓝牙模块,既可以主动搜索从设备,也可以用作被搜索的设备,但指令较复杂;而 HC06 是从机蓝牙模块,虽然不能主动搜索其他设备,只能用作被搜索的设备,但其指令少于 HC05。在应用手机接口技术的康复工程中,康复器具和辅具中无线通信设备的主要要求是能被手机搜索和连接,因此通常可选用 HC06。

### 2. 无线局域网(Wi-Fi)

无线局域网(Wireless Fidelity,Wi-Fi),根据无线网卡使用的标准不同,Wi-Fi 的速度快慢、可靠性及通信距离也有所不同。人们常用的 Wi-Fi 基于 IEEE802.11b 协议,最大优点是传输速度较高,可以达到 11 M/s,在信号较弱或有干扰的情况下,带宽可调整为 5.5 M/s、2 M/s和1 M/s,带宽的自动调整有效地保障了网络的稳定性和可靠性。另外它的有效距离较长,同时也可与已有的各种 802.11 DSSS 设备兼容。

目前常用的 Wi-Fi 模块有瑞昱 RTL 系列、雷凌 RT 系列和乐鑫 ESP 系列。在康复工程项目的实际应用中,我们通常把相应的 Wi-Fi 模块配置成 client 模式接入 Wi-Fi 网络,然后配置网络无线路由器,把路由器的虚拟服务器端口映射到 Wi-Fi 模块的内网 IP,使得 Wi-Fi 模块网关可把数据转发到互联网上。配置网络无线路由器之后,当手机 App 通过以太网访问无线路由公网 IP 的指定端口时,通过虚拟服务器的端口映射,访问会被转接到 Wi-Fi 模块网关子网 IP 的对应端口。

### 3. ZigBee

ZigBee 是一种低成本、近距离、低功耗、低复杂度的双向无线通信技术。它主要用于传输距离较短、传输速率不高且功耗较低的各种电子终端设备之间的无线数据传输。IEEE802.15.4 是 ZigBee 通信协议的底层架构,它是国际电气和电子工程师协会(IEEE)的一项技术标准。IEEE802.15.4 仅处理 ZigBee 协议的媒体接入控制层(MAC 层)和物理层协议,而 ZigBee 协议的网络层和应用层由 ZigBee 联盟定义。ZigBee 技术有自身的无线通信标准,在多个终端设备之间彼此协调完成通信,这些设备通过接力的方式使用无线电波将数据从一个节点传送到另外一个节点。ZigBee 设备及之间的组网过程具备网络式分布、自组织和自维护的特点,而这个过程只需要消耗很少的能量就可以完成。

目前最常用的 ZigBee 模块是 TI 公司生产的 CC2530 模块。由于 ZigBee 是局域网,没有办法直接和手机通信,因此如果要和手机通信,采用的 ZigBee 模块需要具备蓝牙、Wi-Fi 或 GPRS 接口,通过把 ZigBee 协议转换成其他协议的方式与手机通信。有的手机端(如双卡双待手机)配有 UART 口,可以接收串口数据,则可以在手机的 USB 口插入一个 USB 的 ZigBee 模块实现通信。

## 8.5.2　Android 接口开发技术

Android 是一种基于 Linux 的自由及开放源代码的操作系统,Android 系统凭借系统的灵活性、扩展性、开放性、互联性及友好的人机界面等优势,在智能手机操作系统的竞争中占据了明显的优势。Android 应用程序使用 Java 语言编写,因此手机软件开发环境包括 Java 开发工具及 Android 开发工具和插件。针对 Java 语言的集成开发环境有很多,使用最广泛的是 Eclipse 开发平台,Eclipse 必须要有 JDK 的支持,同时 Android 开发需要 Android SDK 和 ADT 的支持。

在 Windows 系统下搭建 Android 开发环境的步骤为:首先安装 JDK,配置 Windows 上 JDK 的变量环境,包括 JAVA_HOME、Path 和 CLASSPATH 三个系统变量的设置,然后下载并安装 Eclipse 和 Android SDK,最后为 Eclipse 安装 ADT 插件。

Android 系统的底层建立在 Linux 系统之上，该平台采用一种软件叠层（Software Stack）的方式进行构建，主要由 Linux 内核层、系统运行层、C/C++库、Android 应用软件框架层、Android 应用层 5 层组成。图 8-27 为 Android 手机的软件架构。

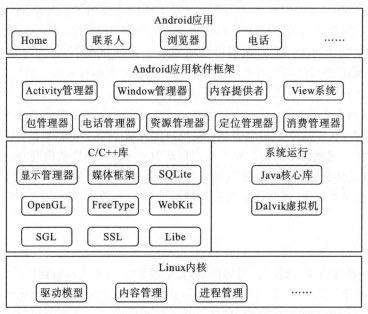

图 8-27　Android 手机软件架构

当采用蓝牙传输数据时，Android 与蓝牙模块应用程序在调用蓝牙相关功能之前，首先需要在应用程序清单文件中声明蓝牙权限 BLUETOOTH 和 BLUETOOTH_ADMIN。声明蓝牙权限之后，就可以对蓝牙进行设置。所有的蓝牙活动都需要蓝牙适配器 BluetoothAdapter 的支持，蓝牙适配器可以通过调用静态方法 getDefaultAdapter()获取。随后通过搜索蓝牙设备、查找名称、查找服务、安全性能认证的流程建立蓝牙通信系统的设备连接。

当采用 Wi-Fi 传输数据时，需要 Android 手机通过建立 Socket 的方式对系统内部进行访问。在此基础上，用户必须了解 Wi-Fi 接入点的基本链接信息及对方（如信息接收核心模块）在 Wi-Fi 网络中的 IP 地址码和接入端口号。在安卓客户端使用 Wi-Fi 通信，必须在工程文件中添加 Wi-Fi 访问权限：<uses-permissionAndroid：name="Android. permission. ACCESS_WIFI_STATEK"/>。安卓系统中 Wi-Fi 跟链接的类共同存放于 android. WiFi 包内，利用此包中的相关函数可以通过 Wi-Fi 连接进行数据收发。Wi-Fi 通信模块的运行流程为 Wi-Fi 链接的打开、无线网络扫描、接入端口配置及链接、基于数据链的网络传输四个部分。Wi-Fi 无线链路连接完成后，无线通信模块通过函数 senddata()发送数据、函数 onReceiveU 接收数据，与康复器具进行交互。

当采用 ZigBee 传输数据时，Android 手机（上位机）通过串口或其他通信方式发送查询 ZigBee 设备状态的数据包或者控制 ZigBee 设备动作的数据包，ZigBee 设备（下位机）接收到数据包之后对数据包进行解析；如果上位机发来的数据包是查询终端传感器的数据，下位机依据通信协议对传感器数据进行打包然后发送给上位机，如果上位机发来的数据包是控制某个设备动作，下位机首先执行这个动作，然后同样按照通信协议发送一个动作响应数据包给上位机。可以看出，手机客户端和 ZigBee 设备一个是主机一个是从机，二者之间的数据传输都是以数据包的形式进行的,通信协议的主要作用就是规定了数据包的格式和规范。ZigBee 无线传感网络的数据传输主要在 SampleApp. c 文件的事件处理函数 SampleApp-ProcessEvent( )中实现。

### 8.5.3　iOS 接口开发技术

　　iOS(以前称为 iPhoneOS)是苹果公司专门为其硬件开发的移动操作系统。它是目前为许多公司移动设备提供动力的操作系统,包括 iPhone、iPad 和 iPod touch,也是继安卓之后全球最流行的移动操作系统之一。iOS 扮演底层硬件和应用程序的中介,创建的应用程序不能直接访问硬件,需要和系统接口进行交互,系统接口和对应的驱动打交道。这样可以防止创建的应用程序改变底层硬件。

　　图 8-28 为 iOS 的整体架构,其主要分为 4 层,分别是 Cocoa Touch 层、Media 层、Core Services 层和 Core OS 层。Cocoa Touch 层由多个框架组成,包括 UIKit、Map Kit、Game Kit、Message UI/Address Book UI/Event Kit 及 iAd,它们为应用程序提供核心功能。Media 层的框架包括 AV Foundation、Core Audio、Core Image、Core Graphics 等,负责创建复杂的图形、播放音频和视频。Core Services 层包括 Foundation、Core Foundation、CFNetwork、System Configuration 等 12 种框架,用

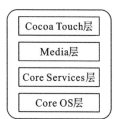

图 8-28　iOS 系统结构图

于访问较低级的操作系统服务,如文件存取、联网和众多常见的数据对象类型。Core OS 层由最低级的 iOS 服务组成,这些功能包括线程、复杂的数字运算、硬件配件及加密。对于开发者来说最重要的就是 Foundation 框架和 UIkit 框架,它们分别位于 Core Services 层和 Cocoa Touch 层。

　　iOS 手机软件开发环境为 Xcode 开发平台。Xcode 是苹果公司提供的用于开发 Mac OS 的软件套件。它是一种集成开发环境(Integrated Development Environment,IDE),允许开发基于 iOS 的 iPad、iPhone、iPod Touch 设备应用程序,能够管理应用程序的资源,支持项目管理、编辑代码、构建可执行程序、代码级调试、代码的版本管理及性能调优等。另外支持苹果公司提供的开发软件和接口生成器,用于构造图形界面的应用程序等。Xcode 包含多款工具,在与苹果手机相关的康复工程中最常用的是 Interface Builder(IB)工具,它是 Xcode 集成的杰出用户界面编辑器,提供了一系列可视化开发的接口工具,包括文本框、数据表格、滚动条、弹出式菜单等控件,能够以可视化方式设计应用程序界面,它不仅是一个 GUI 绘图工具,还可在不添加任何代码的情况下添加应用程序功能,极大减少故障(Bug)、缩短开发时间并让项目更容易维护。同时,Xcode 还附带了 Instruments 工具,帮助开发者记录数据、进行性能分析和内存调试,优化应用,解决潜在的 bug。

　　iOS 开发有两种编程语言,分别是 Objective-C 和 Swift,两者均为面向对象的语言。目前,由于 Swift 语言并未完全成熟,相关的支持库还不是很全面,采用 Objective-C 编写 iOS 应用仍是主流。Objective-C 是 C 语言的超集,对 C 语言完全兼容,同其他面向对象语言一样,也具有继承、封装、多态等特性。Objective-C 具有动态特性,调用的方法名、对象的类名等不在编译时指定,而是通过 Runtime 特性在运行时指定的。iOS 应用的开发步骤如下:

　　(1)注册开发者账号。iOS 有三种开发者账号,分别是个人账号(Individual)、企业账号

(Enterprise Program)、公司账号(Company Program)。个人账号和公司账号均用来在苹果应用商店 App Store 发布应用,唯一的区别是公司账号可以多人协作开发。企业账号主要用于企业内的应用分发,不能在 App Store 发布应用。

(2)搭建开发环境。首先需要在开发者中心创建开发证书和发布证书,之后在苹果电脑上安装 Xcode 并导入相关证书。

(3)应用编写。在 Xcode 中创建项目,编写 App,并用 IDE 中的模拟器进行调试,在发布前还需要进行真机调试,详细测试应用性能。

(4)应用发布。创建应用描述文件,将应用打包,并上传到 App Store 或者内测应用发布平台。

iOS 手机可以利用 Core Bluetooth 框架,通过蓝牙 4.0 与任何非 iOS 设备进行通信,前提是两者都含有蓝牙 4.0 模块。iOS 手机还可以与外部设备通过 Socket 进行 Wi-Fi 通信。Socket 面向客户端/服务器模型,并遵循 TCP 协议或 UDP 协议。上述通信方式的基本原理与 8.5.2 节中 Android 通信方式的原理基本相同。

### 8.5.4 手机接口技术在康复工程中的应用

目前,手机接口技术在康复工程中的应用主要体现在两方面:一是当智能手机作为控制设备控制康复器具或辅具时,通过手机接口连接无线通信设备以实现手机控制康复器具运动的功能;二是当智能手机作为交流设备或认知设备时,通过手机接口与手机的底层硬件进行交互从而对孤独症或认知障碍等病症进行辅助康复。

作为控制设备,智能手机通常与康复器具的微处理器通过 8.5.1 节中给出的通信方式进行数据交换,以达到控制康复器具的目的。在各类康复器具中,与手机联系最为密切的是电刺激类的康复器具。用户使用智能手机作为与电刺激器的人机交互工具,可以在手机上设置电刺激的电流强度、刺激时间、刺激模式等参数,同时可以接受并显示电刺激设备微处理器通过无线通信设备反馈的刺激信息,大大降低了用户的操作难度。图 8-29 为手机作为控制设备时的软件架构。在具体设计过程中,确定了康复器具的微处理器型号和通信方式之后,首先要在数据交换层完成对手机的无线通信设计。在完成通信部分的设计后,手机即可通过无线通信接口获得康复器具微处理器发送的相应信息,将其保存或展示以便于进一步的设计。随后按照整个康复系统的要求对手机的人机交互界面进行设计,依托手机保存的康复器具数据信息完成手机功能的实现。

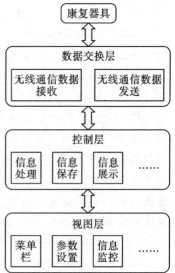

图 8-29 手机软件架构

作为交流设备或认知设备时,智能手机本身就作为康复器具或辅具使用,可以通过手机显示图片或完成游戏进行康复训练。相较于上一种应用,在这种情况下智能手机的人机交互界面成为了设计的重点,由于 iOS 平台自身的特性,当注重康复系统的人机交互界面时我们通常选择 iOS 平台进行设计。利用 iOS 平台设计 iPhone 界面,结合软件设计的原则,通常从界面造型、界面优化、界面布局三个方面进行考虑。针对界面造型,应考虑符合康复系统用户兴趣及背景的界面;针对界面优化,需要考虑字体的选取、字体颜色的设置、背景颜色的设置及分辨率等因素;针对界面布局,需要考虑界面模块分布、用户使用习惯等。所以在确定了系统的界面设计需求之后,可以采用如图 8 - 30 所示的系统设计框架进行实现。其中 GUI 设计模块包括主界面设计、图片界面设计及操作界面设计三部分,操作界面用以将视图和功能两部分相结合;功能模块根据系统的要求设计出不同的功能并通过操作界面进行内部交互。在确定系统设计框架后可通过 iOS 的常用框架类库实现框架的设计并进行封装,以实现康复系统所要求的手机功能。

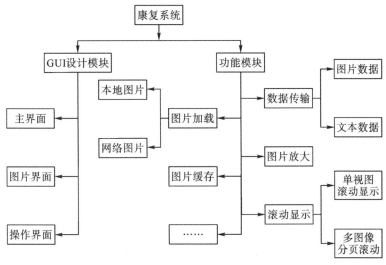

图 8 - 30　系统设计框架

# 8.6　神经接口技术

## 8.6.1　脑机接口

### 1.脑机接口概述

脑机接口(Brain-Computer Interface,BCI)是通过通信信号传输和处理技术使人体大脑神经中枢与外部电子设备直接建立沟通交流和控制的渠道。人们利用这一渠道可以与外界进行想法的表达和设备的操控,在这个过程中,完全不需要运动系统或者语言发音系统的参与。这种方式可以有效地帮助具有运动功能障碍或运动功能完全丧失的人提高交流和控制能力,改善其生活质量。脑机接口是一种神经信号采集、信号处理、模式识别、机械控制等技术交叉融合的综合性应用技术。在科学研究方面,只要是具有神经中枢信号采集能力的设备,都有希望拓展成脑机接口系统,但是在现阶段,脑电信号因具有实时性好、时间分辨率高的特点,被作为脑机接口的常用通信信号。一般用信息传输速率和分类正确率来作为脑机接口系统性能的衡量指标。

脑机接口系统一般由 3 部分组成,分别为信号采集模块、信号处理模块、机械控制模块。信号采集模块是通过模数转换放大器,将人体的头皮脑电进行初步放大,再通过主放大器对脑电信号进一步放大、去噪声,该模块的设计既需要考虑屏蔽盒、绕线、布板等提高信噪比的因素,还需要考虑隔离电路,以保障使用者的安全。信号处理模块一般分为两个部分:信号特征提取部分和模式识别部分,具体的方法在生理信号定征章节(第4章)已经详细阐述过,这里不再赘述。机械控制模块一般通过无线和有线两种方式对外部电子设备进行操控。脑机接口系统的总体框架如图8-31所示。

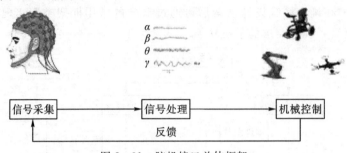

图 8-31　脑机接口总体框架

### 2. 脑机接口实现方式

脑机接口中涉及多种行为意识分类,大致可以分为两类:诱发信号分类和自发信号分类。

1)诱发脑电

(1)视觉诱发。视觉诱发电位是一种常见的诱发脑电信号。视觉诱发分为两种方式,一种为稳态视觉诱发,另外一种为瞬时诱发。两种诱发方式在频率刺激的范围上有所不同。稳态视觉诱发是通过较高的频率进行刺激,使得被试在上一个刺激还未消失的时候就给予另外一个刺激,使得刺激表现出叠加效果。而瞬时诱发指的是较低频率的刺激,一般单个刺激引起单个反应,下一个刺激来的时候,上一个刺激引起的效应已经完全消失。稳态视觉诱发一个重要应用是利用频闪刺激来完成脑控键盘输入,刺激界面如图8-32所示。在刺激界面中会有阵列方式排布的方格,方格上面标有字母,不同方格会呈现出不同的频率翻转,当被试集中注意力观看其中一个方格时,通过脑电信号特征提取,可以分析出被试注视的方格。通过不同方格的组合可以拼写出想要表达的文字,实现了利用大脑直接进行语言输出。

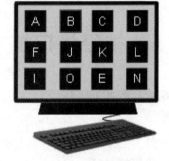

图 8-32　基于视觉诱发的脑控键盘

(2)P300。事件相关电位是一种通过外部诱发的脑电信号方式。其中包括 N100、P100、N200、P200、P300 等成分。P300 是一种强度较高,稳定性较好的诱发成分,所以在脑机接口领域应用较为广泛。P300 主要位于中央皮质区域,是与大脑认知加工过程有关的内源性诱发电位,其波形是一个具有正电位的波峰,其潜伏期大约为 300 ms,如图 8-33 所示。研究表明,P300 电位与相关事件出现的概率联系紧密。通常,出现概率越小的相关事件,其产生的 P300 电位越显著。但是,相关事件出现的概率越小,其诱发一次 P300 电位的时间将会越长,进而严重影响 BCI 系统的实时特性。P300 可以用来以脑机接口的方式自主控制家居设备,如图 8-33 所示。在电脑屏幕中显示带有时间间隔的图片,图片内容为家庭中需要控制的家居设备,当被试集中注意力关注某个家居设备图片时,在脑电信号里面就会出现相应的 P300 信号特征,进而控制该设备。

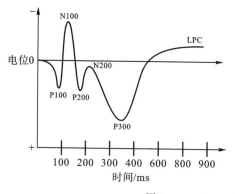
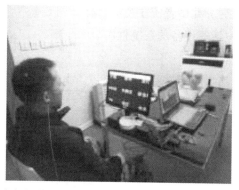

图 8-33  P300 示意与智能家居控制

2)自发脑电

(1)慢皮质电位。慢皮质电位是人体大脑皮质最慢的电位,是一种可以自主控制的脑电节律。在时域信号中表现为几百毫秒到几秒之间的电位极性转换与波动,在人体大脑思维活跃的时候,慢皮质电位向负向进行转换,在人体大脑思维低沉的时候,兴奋性降低,慢皮质电位向正向转换。经过短期训练,几乎大部分人都可以通过自主调节控制慢皮质电位,进而被设计成一种意识分类方法。

(2)运动想象。运动想象也是一种行为意识分类方法,且为自发脑电信号。这种方法主要和镜像神经元相关。所谓镜像神经元,指的是当人体大脑想象肢体在运动的时候,即使不做出实际动作,也会在大脑的运动感觉皮质区域激活相关神经元。因此,对感觉运动区域的脑电信号进行节律特征分类可以判断被试进行运动想象的具体类别。在现阶段,对于运动想象的研究一般集中在左右手、脚和舌头运动想象,对于单个肢体或者器官的运动想象研究相对较少。运动想象的范式原理图如图 8-34 所示,主要是基于事件相关去同步原理。以左右手运动想象为例,当想象左手运动时,右侧脑区会被激活,神经活动增加,血流增快,导致该区域整体功率降低,而对侧脑区功能提高;对于右手运动想象正好相反。脚部运动想象也是基于该原理,只是激活的区域在中央沟附近。

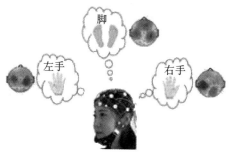

图 8-34  运动想象的示意图

## 3. 脑机接口技术的应用

1)辅具

(1)环境控制。基于脑机接口的环境控制是改善功能障碍者生活的一种重要方法。它是在人脑和其他电子设备间建立的一种直接的交流通道。人脑对于不同刺激有不同的响应,可以用来区分受试者所注视的目标。图8-35为人脑信号控制外围环境,包括灯和风扇、电视、空调、电话等设备的系统框图。

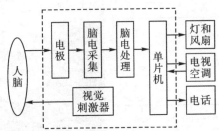

图8-35　基于脑机接口的环境控制系统

(2)假体(假肢、假手)的控制。由于特定的功能障碍者身体的某些部位不能正常移动,所以需利用从人体大脑中获取的指令来控制假肢或假手以完成复杂的任务。假体控制可以用于辅助医疗康复,进而提高功能障碍患者的生活质量。2013年,瑞士洛桑联邦理工学院利用神经信号研制出16自由度的仿生手,该仿生手连接肢体残疾患者的神经与传感电极,可以让肢体残疾患者恢复原有的触感,并且自由控制仿生手实现特定的动作。图8-36所示为仿生手应用示意图。

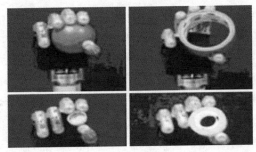

图8-36　仿生手应用示意图

2)脑电生物信息反馈治疗

反馈治疗的主要功能是采用图形游戏或虚拟现实的方法对接受治疗的患者进行治疗,这种反馈治疗基于患者当时的脑电状况。在反馈游戏中,患者并未通过鼠标或者键盘等输入方式来控制飞机,而是通过对患者的脑电进行处理,检测特定频率内的脑电波是否达到奖励阈值,从而控制游戏的进行。反馈游戏的开发,可以采用基于高速实时动画渲染、交互式音乐和环境音效等高要求应用开发服务的DirectX。

## 8.6.2　基于肌电信号的神经接口技术

### 1.基于肌电信号的神经接口技术概述

基于肌电信号的神经接口技术是生物信息技术的先导技术之一,该技术融合了肌电信号采集、肌电信号处理、肌电神经活动控制、模式识别等多项技术。基于肌电信号的神经接口技术利用计算机的高级计算能力,总结归纳人体肌电信号的活动规律,帮助控制外界设备或者替代或增强人体的功能。人类对于肌电的研究已有很长的历史。目前,在各学科协作配合下,一方面人类对肌电现象的产生机制和活动规律的研究已深入到生物大分子的水平;另一方面,在医疗应用和机器人控制等领域,正发展着更多的新技术和新仪器。随着中国老年人口的增多,社会中具有功能障碍和残疾的人群规模不断扩大,对于人机交互式康复辅具的需求也在逐渐增加。临场感技术是交互技术的核心,即对在远端进行操作的用户,给予其不同感觉的反馈,使其具有身临其境的感觉。基于肌电信号的神经接口技术自然也具有该特征。

**2. 基于肌电信号的神经接口技术在康复工程中的应用**

1)基于肌电信号的智能控制

当肌肉兴奋时,每个肌肉纤维细胞都会产生生物电活动,由于肌群的存在,这些单个的生物电活动会进行整体叠加、混合,最后穿过皮肤,形成可以被采集到的肌电信号。当人体某些机能受损时,由于部分执行功能障碍,生活质量受到很大影响。虽然执行功能受损,但是生物电信号依然存在,可以通过这些生物电信号控制外部设备来补偿某些功能。例如,当人体由于下肢功能障碍需要配备轮椅时,可以采集上肢不同动作的肌电信号,通过信号处理技术和模式识别进行分类,进而控制轮椅的行进方向,具体的实现框图如图 8 - 37 所示。

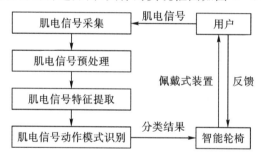

图 8 - 37　基于肌电信号的智能轮椅控制实现框图

2)基于肌电信号的神经环路重建

肌电信号除了能够完成智能控制,在神经康复领域也发挥着重要作用。针对偏瘫手功能康复需求,以实现患者主动意念控制的手部精细动作康复训练为目的,西安交通大学生物医学工程研究所王珏教授团队将人工智能、机器人技术与神经科学相结合,实现患者主观意念控制的健侧运动带动患侧训练的主动双侧协同式手功能康复训练系统,如图 8 - 38 所示。依据临床康复训练要求,优选多种训练手势和合理的肌电信号采集位点。依据肌电信号特征,设计sEMG 信号的预处理算法、活动起始点检测算法、活动段肌电信号的特征提取算法,根据特征向量预测手势动作的分类算法,实现针对多种精细训练手势的低延时、在线识别方案。训练系统能够借助肌电信号,检测患者主观运动意图,即健侧手运动,以驱动患侧手完成同步运动,形成闭环生物反馈控制环,让患者以双侧训练和镜像治疗的形式,自主地完成与日常生活自理相关的康复训练任务,从而促进与手部运动控制相关的神经再通,实现康复目的。

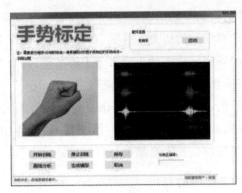

(a) 软件

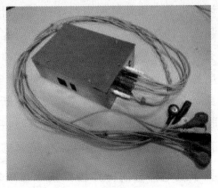

(b) 硬件

图 8 - 38　基于肌电信号的神经环路重建康复训练系统

### 8.6.3　视觉跟踪技术

#### 1. 视觉跟踪技术概述

视觉跟踪是指对图像序列中的运动目标进行检测、提取、识别和跟踪，获得运动目标的运动参数，如位置、速度、加速度和运动轨迹等，从而进行下一步的处理与分析，实现对运动目标的行为理解，以完成更高一级的检测任务。视觉跟踪技术作为计算机视觉领域的热门课题之一，是对连续的图像序列进行运动目标检测、特征提取、分类识别、跟踪滤波、行为识别，以获得目标准确的运动信息参数（如位置、速度等），并对其进行相应的处理分析，实现对运动目标的行为理解，以完成更高一级的任务。

视觉跟踪技术的研究发展也经过了一系列进步，从开始的简单的周期性运动（如步行、跑步）到对人体自由运动乃至复杂的体操动作的跟踪与分析，从跟踪单个运动人体到跟踪多个人体目标，从单目视觉到多目视觉，人工干预到自动化标注，从运动跟踪、参数分析到动作的识别和理解。

视觉跟踪方法主要模仿人类视觉系统，可以适应更复杂的环境，具有更高的运动自由度且价格低廉。其技术可以应用在智能监控、影视业、虚拟现实、体育研究、视频会议、高级用户接口、基于内容的视频存储和检索等方面。

#### 2. 视觉跟踪康复系统关键技术

视觉跟踪康复系统的三大难点体现在：第一，是从复杂背景中提取运动人体信息（主要是首帧的提取）；第二，视觉跟踪康复系统需要跟踪与重构图像，从而得到各个时刻反映人体运动的参数（如关节点轨迹），由此以骨架或柱体模型再现和分析人体运动的过程；第三，是对人体行为的识别和理解。视觉跟踪康复系统涉及的关键技术有数字图像处理技术、模式识别技术、计算机视觉及人工智能。该系统所面临的挑战是，在动态场景中对运动的快速分割，对人体的非刚性运动、人体自遮挡和目标之间互遮挡的处理等，以及进一步提高系统的实时性与精度。

**3. 视觉跟踪系统的分类**

视觉跟踪系统可分为带标记的视觉跟踪、无标记的视觉跟踪和混合的视觉跟踪。

1）带标记的视觉跟踪

把特制的标志点（Marker）贴在人体关节处，要求标志点相对于背景具有特殊色彩或可以发光，以便计算机视觉系统识别。在人体运动过程中求解标志点的运动，利用标志点的运动，并借助相应的人体模型，最终实现人体运动跟踪。其优点是操作性强（无电缆等装置的限制，允许被试者大范围活动）、采样频率高（可以满足高速运动测量的需要）、标志点便于扩充。其缺点是系统成本高、后处理复杂、标志遮挡、不便于跟踪长时间的运动。尤其对肢体残障患者，把标志点放在准确的关节位置是很难做到的；且大量标志点的使用还会限制运动的自由度；标志物有时被遮挡，或伴随着人体表面的变形，标志点会产生错位。图 8 - 39 为带标记的视觉跟踪示意图。

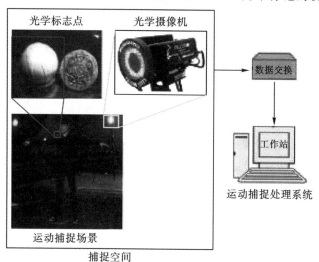

图 8 - 39　带标记的视觉跟踪

2）无标记的视觉跟踪

无标记的视觉跟踪分为棍图模型、线带模型、3D 实体模型和无模型 4 种。

（1）棍图模型：参数包括人体各关节点的位置、关节间的骨骼连接、骨骼的长度及方向等，可以描述人体的不同姿态。按照关节点位置维数的不同，棍图模型分为 2D 棍状模型和 3D 棍状模型。2D 棍状模型可以作为部位标定和关节点位置恢复后，二维人体运动骨架序列的描述。3D 棍状模型可用于人体的各关节点深度坐标的恢复，也可用于三维重建后三维人体运动骨架序列的描述。

（2）线带模型：主要参数是人体各部位的长宽比例、外围轮廓的形状等。主要描述了人体的三维形态投影在二维图像平面上的形状特征。线带模型用于二维图像上人体区域中不同部位的跟踪、判定和对应。图 8 - 40 为棍图模型及线带模型示意图。

（3）3D 实体模型：主要参数是人体各部位的三维形状、空间位置和方向等。用来估计身体各部位间的碰撞冲突事件。

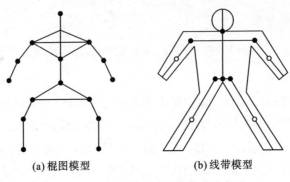

(a) 棍图模型　　　　　　　　　(b) 线带模型

图 8-40　棍图模型及线带模型示意图

（4）无模型：事先不需要建立人体模型，而是在连续的图像帧间创建位置、速度、形状等有关特征的对应匹配问题。该方法从提取人体的特征开始，人体特征的选用标准是具有抗噪声、鲜明的对比性及合适的大小等特点。为了建立在帧间的准确特征对应，通常都定义明确的约束条件以减小无用的匹配区域来提高匹配效率。特征点越简单，越容易抽取，但越难跟踪，而高层次的特征点难以抽取但容易跟踪。所以在实际应用中需要根据系统的要求，在特征点的复杂性和跟踪效率之间选取一个折衷的方案。

3）混合的视觉跟踪

混合视觉跟踪技术是指同时利用带标记的和无标记的视觉跟踪方法。带标记的视觉跟踪用来构建跟踪模块，并存储数据库，作为矫正患者动作的基础。在混合的视觉跟踪系统中，技术和知识模块的结合将会有效、准确地跟踪人体运动，跟踪结果以视频和音频的方式反馈，从而实现对肢体残障患者的肢体的准确跟踪，以辅助患者进行功能康复训练。

**4. 视觉跟踪技术与康复训练**

基于视觉跟踪的智能康复系统价格低廉，已经成为研究的热点。基于视觉跟踪的智能康复系统由 3 部分组成：摄像机、计算机和患者。图 8-41 所示为视觉跟踪的康复系统结构图。该系统首先将摄像机摄取的患者行动的图像序列等输入到计算机中，然后由计算机自动地处理、跟踪人体动作，并把治疗指令反馈给患者来指导患者进行正确的运动康复训练。

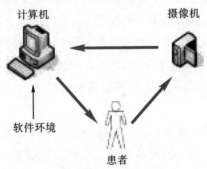

图 8-41　视觉跟踪的康复系统结构图

# 8.7　互联网无障碍通路的设计

## 8.7.1　无障碍网络的定义

网络的可使用性是评价一个网页能否被所有功能障碍者,特别是为利用屏幕阅读器等非传统方式阅读网页的功能障碍者无障碍使用的能力。网页允许功能障碍者使用低水平或高水平技术无障碍地获取信息。这里的低水平技术是指对所有网络中的图像提供文字解说;高水平技术则指在文字描述中能进行文字鉴别、处理文字尺寸、定位和表格等方面的技术。

## 8.7.2　常规网页面临的挑战

互联网在现代生活中扮演着越来越重要的角色,是功能障碍者融入社会生活的良好工具。然而,随着多媒体技术的发展,互联网越来越依赖于各种复杂图形、动画、声音等表达方法。这种状况使功能障碍者使用网络时遇到的挑战不断增加,特别是视障、听障,或患学习障碍和诵读困难的人群,他们访问含有 Flash 图片、复杂图表、大量视听信息的网络站点的困难不断增加。在我国,约有 1233 万视力障碍者(不包括色盲患者),听力障碍者有 2004 万人,认知或感觉障碍人数超过 1200 万。功能障碍者享受教育、健康、康复的权利和需求,与健全人一样。100% 获得网络信息是回归社会的重要标志。因此,提供适当的技术,使广大功能障碍者无障碍地从互联网上获取信息具有重要意义。同时,网络信息的可获得性也作为评价标准,评判一个团体或组织是否愿意并准备好在业务经营范围内接纳和包容功能障碍者。

下面从功能障碍者的角度,分析常规网页存在的问题。

(1)在没有文本浏览器和屏幕阅读器时,视力障碍者,如盲人、色盲者、视觉颠倒者,以及不能通过视觉编辑文字信息而只能通过听觉处理文字信息的功能障碍者等不能浏览网页。

(2)在没有特殊编码的情况下,文本阅读器读到图片时,会出现读出"图片"这个词而无法识别图片具体内容的情况,常使用户感到莫名其妙。例如,浏览西安交通大学的官方网站时,会依次听到"欢迎来到'图片',这是'图片',这里是'图片',……"。这让人感觉不是在浏览网页,而是做语法纠错。然而,如果在编码中给每个图片加入文字说明,就完全不一样了。"欢迎来到西安交通大学,这是科学馆大楼,这里是康复科学与技术中心,……"。由此可见给图片配以附加说明的重要性,否则用户无法理解网页在描述什么。

(3)网页无法阅读的问题还有:①当网页被框架分割时,屏幕阅览器不能浏览网页;②音频和视频片段没有解说词;③非标准网页使盲人很难获取全部信息,图 8-42 示出了两种网页形式,两者之间没有统一模式,且在其中一个网页中,主目录定位也不确定;④以不可读格式建立的列表和表格,如图 8-43 所示,浏览器可能会横向阅读,但用户无法明白它在读什么;⑤通过色彩传达信息。色盲者不能阅读用色彩表达的信息,如:一些链接往往用蓝色表示,那么,蓝色色盲患者无法阅读此信息。

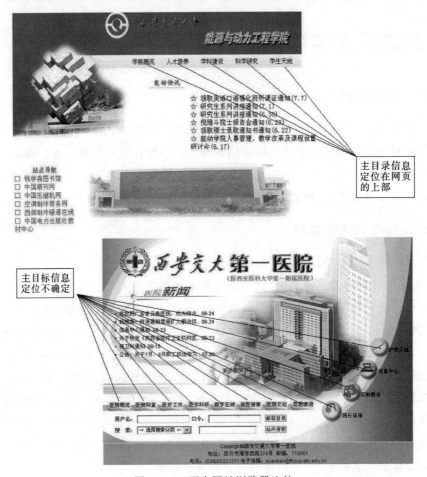

图 8-42　两个网站浏览器比较

| 华北地区 | 华东地区 | 华南地区 | 华中地区 | 东北地区 | 西北地区 | 西南地区 | 港澳台地区 |
|---|---|---|---|---|---|---|---|
| 24小时 | | | 48小时 | | | 72小时 | |
| 地区 | 城市 | 08月24日夜间 | | | 08月24日白天 | | |
| | | 天气状况 | 风向风力 | 最低温度 | 天气状况 | 风向风力 | 最高温度 |
| 北京 | 北京 | 小雨 | ≤3 | 19 ℃ | 中雨 | ≤3 | 26 ℃ |
| 天津 | 天津 | 阴 | ≤3 | 20 ℃ | 阵雨 | ≤3 | 25 ℃ |
| 河北 | 石家庄 | 小雨 | ≤3 | 18 ℃ | 多云 | ≤3 | 24 ℃ |
| | 唐山 | 阴 | ≤3 | 20 ℃ | 多云 | ≤3 | 29 ℃ |
| | 秦皇岛 | 阵雨 | ≤3 | 19 ℃ | 阵雨 | ≤3 | 25 ℃ |
| | 北戴河 | 阵雨 | ≤3 | 19 ℃ | 阵雨 | ≤3 | 25 ℃ |
| | 保定 | 中雨 | ≤3 | 19 ℃ | 小雨 | ≤3 | 26 ℃ |
| | 承德 | 多云 | ≤3 | 16 ℃ | 小雨 | ≤3 | 25 ℃ |

图 8-43　一种用文本阅读器无法阅读的表格模式

　　要解决上述问题,需要设计无障碍使用的网站,测试并改进网站设计,使其具有可获得性。下面介绍互联网的重要信息源——国际互联网联盟有关网络可访问性动议的国际性协议(W3C WAI,见网页 www.w3.org/WAI),并推荐 Bobby 分析器。

### 8.7.3　互联网接入用户代理

用户代理被定义为访问互联网内容的软件(见 www.w3.org/WAI),包括与浏览器一起使用的桌面图形浏览器、文本浏览器、声音浏览器、移动电话(手机)、多媒体播放器,以及辅助技术软件[例如屏幕阅读器、放大器、基于输入装置的仿真界面(General Input Device Emulating Interface,GIDEI]等。用户访问互联网的设备应具备独立性,即用户与用户代理(和渲染器的文档)的互动,不依赖于用户选择的基于特殊需求的输入输出设备。

用作用户代理的输入设备包括前面章节介绍的鼠标和鼠标替代点指设备、头指示棒、键盘和键盘替代设备(如屏幕键盘、盲人输入键盘)、开关、开关阵列、麦克风等;输出设备也在前面的章节中有所讨论,包括:屏幕阅读器、屏幕放大器、盲人用显示器、语音合成器等。

W3C WAI 正在制定指导用户代理开发商进行设计的指导方针,W3C WAI 工程还提供了基于现有和新兴技术的可接入用户代理开发的解决方案。这类设计将使不使用标准键盘和鼠标访问互联网的人受益(例如通过掌上电脑、电话、自动终端访问互联网的人)。同时,W3C 特别强调了设计中图形桌面浏览器和独立辅助技术(例如屏幕阅读器、屏幕放大器、盲人显示器和声音输入软件)的兼容性。

这些指导方针鼓励用户代理的设计者考虑用户如何在多种情况下都能访问文档,而潜在用户可能有视觉、听觉,或移动障碍,还有可能不能处理某些类型的简单信息;代理的用户也许存在阅读或理解困难,也许没有或不能使用常规键盘或鼠标。

用户代理可分为两种类型,第一种经常用在图形桌面浏览器中,稍后将讨论其在用户可获得性方面的作用;第二种类型是独立的输入输出,包括本章讨论过的许多技术,如屏幕放大器、屏幕阅读器、替代键盘、替代的点指设备等。正在制定的原则集中在这两种类型用户代理的协同工作上。

W3C WAI 用户代理指导方针有以下几个原则:第一,用户界面的可访问性,指必须使用户在使用改进后的输入系统时,能够通过系统界面使用代理所提供的功能。第二,必须使用户通过所提供的控制风格(例如颜色、字体、语速、音量)和文档格式,访问文档内容。许多前述过的访问方式(例如简单滚动)可用来帮助确保文档内容的可访问性。第三,用户代理应能够帮助指引用户,使用户正确指示所访问文档的位置。除提供文档位置的替代表示(例如文档中包含多少链接,或者当前链接的数目)之外,使用大量位置信息设计的优秀导航系统应允许用户跳转到特定链接。第四,用户代理应依据系统标准和惯例进行设计。通过标准接口交流,在图形桌面用户代理中尤其重要,它使得信息对于辅助技术是可用的。W3C 的这些指导方针可以在 W3C WAI 网页(www.w3.org/WAI)中找到。

### 8.7.4　网页的发展

网页是文本、图形和声音的混合体,网页的生成需要使用一系列编程语言。其中,超文本标记语言(Hypertext Markup Language,HTML)已经成为网页设计的标准。HTML 不需要专用编辑器,从逐行输入 HTML 代码的简单文本编辑器到高级商品化编辑工具都可以用来编辑 HTML 代码,许多类型的文字处理器都能把文件从特定的文字处理器格式转化为 HTML。

W3C 提出了 HTML 建议,形成了开发规范,包括可访问性和多媒体的指导方针(www.w3.org/MarkUp)。HTML 指导方针也提供了对样式页面的访问。层叠样式页面(Cascading

Style Sheets,CSS)允许网页用户观看选择的任意版面。W3C 建议开发者应尽可能地使用样式页面格式化网页,并且使用纯 HTML 标记结构。重要的是,开发者要允许样式页面能够被使用不支持样式页面浏览器的人关闭。通过使用 HTML 作为标准,文件不兼容的问题就能够避免。HTML 接入标准的一个例子是 ALT ="text" HTML 属性。这个功能使文本与每一个图形对象一致。通过按下键盘上的 ALT 键与文本联系的对象就被播放。这也能链接到屏幕阅读器或者盲人输出设备上。

Java 语言因允许程序员开发在不同计算机和设备上使用的应用程序,而被广泛应用于互联网编程中。Johnson E.、Korn P. 和 Walker W. 描述了 Java 平台和接入特点。Java 访问的统一性提供了一种联结,可以为辅助技术提供经由执行 Java 可执行应用程序接口的工具箱访问图形用户界面(GUI)的途径。可执行工具箱是一组封装好的软件组件,其基本功能包括:输入输出、数据结构、系统属性、日期和时间、国际化、网络服务、用户接口组件和 Applet(能在其他应用中运行的小程序)。这些接入功能的细节,Johnson E.、Korn P. 和 Walker W.(1999)做了详细介绍,可在 Java 站点里找到。

网页和多媒体软件的设计者使用微软的同步接收媒体交换(Synchronized Accessible Media Interchange,SAMI),能够给失聪用户增加字幕。这个标准简化了让开发者、教育者和多媒体生产商和设计者添加标题的步骤,并且作为一个开放标准(不收许可费和专利费)提供给公众。这种方法与电视机字幕显示十分相似。W3C WAI SMIL 用于简化多媒体表示,使得超级链接和多媒体对象相关联,并在屏幕上显示表达版面。这些特点允许多媒体表达的时间被综合进 HTML 程序。

### 8.7.5　网络浏览器

不同网络浏览器具有各自特点,可获得性参差不齐。Lynx 是互联网上基于文本的浏览器。它与盲文点阵或者屏幕阅读软件兼容,对于盲人使用者很有用。此外,Lynx 也提供导航功能。WebSpeak 是提供声音或双模式工作的互联网接入浏览器,这个浏览器将网页信息翻译成语言。用户通过基于浏览器自身的内容、图像和语句文档结构进行浏览,不必使用能够处理滚动和解释结构化的屏幕显示模式。

微软 IE(Internet Explorer)具有很多针对功能障碍者自身特点的功能特性。包括键盘导航(在链接、框架和客户端图像绘制中)、代替图像的文本描述显示方式、多种字体大小、风格页面的关闭功能等,能使用高对比度功能增加可读性,能够合并微软动态接入提供关于文档的信息。

前述的屏幕阅读器中许多方面都借鉴了 IE 的特点,包括 HAL、用于 Windows 的 JAWS、outSPOKEN、Windows Bridge、Windows-Eyes 和 WinVision。为 Windows 操作系统提供接入的特点也同样用于网页接入。

Netscape 浏览器允许字体加大。IBM 主页阅读器能够通过将 IBM 的 ViaVorce Outloud 文本——语言转换声音合成器和 Netscape 浏览器相结合,用语音讲出网页信息。主页阅读器(Homepage Reader)可根据图形用户界面提供声音信息给用户,这些信息包括表、框架、表格图像的替代文本。主页阅读器通过页面链接或者图像/图形对象的 ALT 文本把信息转换为声音,使用户能浏览和阅读复杂表(如电视节目表),并使用导航模式。在表导航模式中,用户容易阅读表的行、列、单元格,包括跨越多行或多列的表单元格。

VIP InfoNet talk Web 浏览器可提供屏幕放大,给低视力患者提供优化显示。

### 8.7.6　使网络站点具有可获得性

W3C WAI 也制定了创建可访问网络站点的指导方针，站点的快速制作技巧展示在表8-3中。这个指导方针特别强调了网络站点布局的方法和创建站点时的编程，指导人们如何设计出使用替代输入或输出方法访问较为容易的网页，并且给设计者提供了使网页内容对于有视力、听力、或其他操作障碍的个人具备可访问性的指导原则。

表 8-3　使站点具有可获得性的快速制作技巧

| 项目 | 技巧 |
| --- | --- |
| 图像和动画 | 使用 ALT 特性来实现所有可视化功能 |
| 图像区域连接 | 对于感兴趣的区域适用区域连接和文字描述 |
| 多媒体 | 提供字幕和音频副本，以及视频描述 |
| 超文本链接 | 使用脱离上下文仍然有意义的文本，如：避免使用"点击这里" |
| 页面组织 | 使用标题、列表和一致的结构。在设计和样式上尽可能使用层叠式的表单 |
| 图表和表格 | 概括或使用"longdesc"的特性 |
| 脚本、Java 程序和插件 | 在 active 特性不被接受或不被支持时，提供替代内容 |
| 帧 | 使用无框架的元素和用有意义的标题 |
| 表 | 进行逐行的阅读（Reading Sensible），有一个概括总结 |
| 检查工作 | 使用 www.w3.org/tr/wai-webcontent 上的工具、检查清单和指导、方针，验证网页 |

Vanderheiden 和 Chisholm 介绍了针对网站建设的权威指导方针的发展。强调了使网页可以在用户、技术和境遇之间无障碍转换的概念。通过无障碍转换，无论什么用户、技术和境遇限制发生变化，网页都能保持稳定。他们列举了一个需要把全屏文字放大到 36 pt，供低视力患者使用的例子。在这个例子中，作者首先确保在网页上的所有可用信息都可以完全被视觉和听觉识别，也可被用在文本中；其次，他们推荐从当前的内容和结构方式（怎么让用户接受内容）中分离出站点内容（要说的是什么）和内容结构（怎么组织）；最后，建议网页作者确保所有网页可利用各类硬件操作。他们把这些建议与 W3C WAI 权威指导联系起来。

美国应用特种技术研究中心（Center of Applied Special Technology，CAST）已开发出基于网站的软件工具——Bobby 分析器。Bobby 分析器分析网页对功能障碍者的可获得性。它是免费软件，具有使用方便、可提供完整评价报告和提供详细改进建议等优点。分析网页时，将要检查的网页 URL 输入 CAST 的站点。Bobby 分析后，提交一份显示该网页及相关链接网页上任何有关可获得性或浏览器兼容性错误的报告。一旦站点收到了 Bobby 批准等级，Bobby 批准图标（见图 8-44）

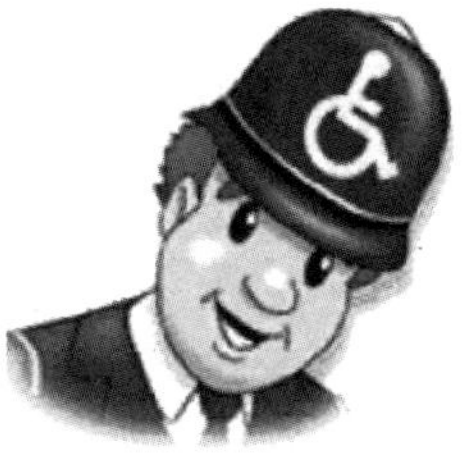

图 8-44　Bobby 标识

将显示在网站上。报告不仅包括自动检查的内容，还提供认为有问题的要手工验证的检查点（疑点）列表。在批准通过前必须把这些信息递交给 CAST。

2001 年，Ellen Chon 等人曾用 Bobby3.1 CAST 分析器对中国和美国的康复、教育和健康网站进行分析。结果（见表 8-4）显示，不论是美国还是中国网站，大部分都不符合无障碍使用要求。与健康和康复相关的网站，Bobby 检测具有较高的合格率。这个结果提示：网络设计者应开始注意无障碍网络的观念，为功能障碍者重返社会创造条件。

表 8 - 4　　Bobby3.1 CAST 分析器对中国和美国相关网站的检查结果

| 项目 | | 政府 | 健康 | 盲人 | 康复 | 大学 | 图书馆 |
|---|---|---|---|---|---|---|---|
| 中国（含香港） | 检查数 | 24 | | | 5 | 62 | 8 |
| | 合格率 | 21% | | | 83% | 8% | 11% |
| 美国 | 检查数 | | 30 | 20 | 25 | 114 | |
| | 合格率 | | 67% | 65% | 60% | 39% | |

作为最早出现的网络无障碍评估工具之一，Bobby 初期由 CAST 开发，后来转由 Watchfire 公司继续运作，在经过一段时间的运营后已停止使用。目前对于普通的使用者，可以使用 Chrome 的审计功能和 Accessibility Developer Tools(Chrome 插件)，它能自动检测网页的可访问性，以及提供相关的修正信息。

对于开发人员，目前常用的是 Pally 工具（见网站 https://pally.org/)，它是基于 HTMLcodeSinffer 以及 PhantomJS 制作而成的网站内容无障碍性(Accessibility, A11y)自动化检查工具。

Pally 本身运行在 node 环境下，通过 npm install 安装。安装成功后，可以使用命令行来执行对目标网页的检查。同时它也支持从 JavaScript 直接调用。Pally 工具支持选择 WCAG2.0 A/AA/AAA 标准和 Section508 标准，也支持忽略这些标准中某些特定的项。通过设置参数，还可以改变输出报告的格式，比如输出 CSV 或者 HTML 格式的报告。

对比之前需要手动进入到网站的每个页面、点开每个隐藏元素，再把当前网页源代码拷进自动化工具的检查方式，Pally 提供了 Actions 方式来自动化操作页面元素，使得网站操作和规则对比可以完全自动化进行。

另外，和其他 A11y 测试工具相比，除免费和开源之外，Pally 还衍生出了许多不同目的的、基于核心工具 Pally 的 Pally - X 工具。比如支持并发多线测试和测试/生产环境隔离，而且可以存储每次执行结果的 Pally - Webservice；又如支持非技术用户使用、操作配置简单易懂、集成了 Pally - Webserivce 的前后端一体工具 Pally - Dashboard，如图 8 - 45 所示。

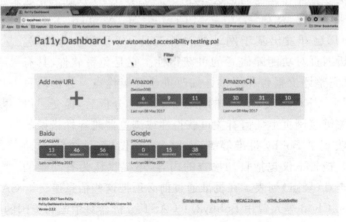

图 8 - 45　Pally - Dashboard 测试界面

# 小结

本章首先讲解了影响辅具和计算机使用的功能障碍,介绍了设计康复辅具人机界面需考虑的基本要素、人机控制界面的三种特性、评价用户使用人机界面能力的流程,以及适配选择的方法。重点讨论了增强控制界面的设计思想和方法、计算机输入/输出适配原理与技术、手机 App 接口技术、神经信号接口技术,包括脑机接口、神经接口、视觉跟踪等技术的概念与设计方法。最后,讨论了无障碍网络的定义、面临的问题与挑战、针对问题的解决方案及评价方法。

# 思 考 题

1.请分别举例说明功能障碍,如肢体、视觉、听觉和认知障碍,是怎样影响人机控制界面的设计的。

2.试描述辅助技术的人机界面信息传递环,举例说明它是如何提取功能障碍者的残留信息,并在功能障碍者与辅具界面之间进行信息的传递和交流的。

3.什么是人机控制界面的输入域?离散输入控制界面与连续输入控制界面有什么不同?它们各有什么特点?它们的使用场合又有哪些不同?怎样确定输入域的选用原则?

4.什么是人机控制界面的选择集?举例说明如何确定选择集的大小、特征和类型。

5.人机控制界面的选择方法可以归纳为哪几种?每种各有什么特色?

6.请为一位颈椎 C7 损伤的高位截瘫用户选取一种人机控制界面,以便他能操作键盘,通过计算机与外界交流。

7.什么叫辅具的命令域?命令域的选择原则是什么?

8.什么是反扫描?请描述反扫描技术是怎样改善功能障碍者控制辅具的能力的。

9.编码选择方式有哪些优缺点?它适用于哪类功能障碍者?哪类功能障碍者不适合使用这种选择方式?为什么?

10.控制界面有哪三个特性?试举例说明这些特性是怎样影响或改善用户使用辅具的功能的。

11.在人机控制界面的设计中,为什么要考虑去激活特性?如果为一位手颤抖不能快速释放键的用户设计一款 AAC 装置的键盘,你打算如何设计键盘的硬件和软件,以屏蔽掉由于振颤和重复键入造成的人机界面无法正常工作问题?

12.为什么说了解功能障碍者的需求,并对其功能能力进行评估是选择最佳人机控制界面的先决条件?

13.如何评价用户的功能能力?为什么对用户功能能力的评估还要包括对其社会心理行为的评估、对社会和家庭的支持程度的评估、对用户本人对使用辅具的态度及家居生活环境无障碍设施情况的评估。这些因素对人机界面的选择有何影响?

14.概念化键盘与标准键盘有什么不同?请设计一段软件驱动程序,使概念化键盘能直接插入计算机 USB 接口,即可直接用概念化键盘操作计算机屏幕。

15.请设计一套基于红外线控制原理的头控鼠标器,画出原理框图,并描述每个单元的工作原理。

16.请描述摄像鼠标的工作原理。它是怎样实现面部图像的特征部位实时分析与多目标跟踪的？

17.GIDEI 是什么意思？它执行什么功能？它应具有哪些特色？在设计 GIDEI 时，要考虑哪些因素？

18.试为盲人设计一个屏幕阅读器，画出原理框图，并描述每个单元的工作原理。

19.试为上肢瘫痪患者设计一个手机控制的电刺激器，并简述其设计步骤。

20.盲人、聋人访问互联网会遇到哪些障碍？试提出并描述消除这些障碍的解决方案。

21.为什么互联网无障碍通路如此重要？W3C WAI 用户代理提出哪些指导原则来规范网页的设计？Bobby 分析器又是采取什么样的方式，帮助网页设计者设计无障碍网页的？

# 参考文献

[1] COOK A M, POLGAR J M. Assistive Technologies：Principles and practice[M]. London：Mosby-Year Book Inc,2014.

[2] MCCOLL M A, BICKENBACH J E. Introduction to Disability[M]. London：WB Saunders Company Ltd, 1998.

[3] CHEN Y L. Application of tilt sensors in human-computer mouse interface for people with disabilities[J]. IEEE Transactions on Neural Systems and Rehabilitation Engineering, 2001, 9(3):289 - 294.

[4] EWANS D S, BLENKHORN P. A modified Perkins Brailler for text entry into windows applications[J]. IEEE Transactions on Neural Systems & Rehabilitation Engineering, 2002, 10(3):204 - 206.

[5] EDWARD N, BRAQNDT J, ANDREW M P. Enabling America：Assessing the role of rehabilitation science and engineering [M]. Washington：National Academies Press, 1997.

[6] KAREN F. FLIPPO K, BARCUS J M. Assistive technology：A resource for school, work, and community[M]. Baltimore：Paul H Brookes Publishing Company, 1995.

[7] BETKE M, GIPS J, FLEMING P. The camera mouse：visual tracking of body features to provide computer access for people with severe disabilities[J]. IEEE Transactions on neural systems and Rehabilitation Engineering, 2002, 10(1): 1 - 10.

[8] EISENBERG M G. Medical Aspects of Disability[M]. New York：Springer Publishing Company, 1993.

[9] PARKER R M, SZYMANSKI E M. Rehabilitation Counseling：basics and Beyond[M]. Third edition. Austin：PRO-ED Inc, 1998.

[10] COHEN E, WANG J. A Web-based Accessibilities in 2001：Representative Rehabilitation, Education and Health Related Sites[C] //Proceeding of the 3rd Chinese Conference on Rehabilitation Medicine. Beijing：Chinese Association of Rehabilitation Medicine, 2001.

[11] 冯博琴.大学计算机[M].北京:清华大学出版社,2004.

[12] 严后选,孙健国,张天宏.无线红外智能遥控器的设计[J].测控技术,2003(22):54-56.

[13] 章捷,颜文俊,姚维.无线家庭网络控制系统的设计[J].工业控制计算机,2003(16):40-42.

[14] 张锋,潘俊民.智能电动执行器的人机接口设计[J].微处理机,2003(3):7-9.

[15] 赵拥军,胡宗云,王振兴.编解码电路在遥测遥控系统中的应用[J].工业仪表与自动化装置,2000(5):34-36.

[16] 徐潇.无障碍性测试工具 Pally[EB/OL].[2023-07-19].http://insights. thoughtworkers. org/accessibility-testing-tools-pa11y/207-7-18.

[17] 冯蕾.基于 Android 和 iOS 的家用呼吸机移动终端 APP 的设计与实现.[D].济南:山东大学,2018.

# 附录　康复医学数据库

目前用于康复评价与预测的几个较有影响的数据库系统如下。

**1.医学康复统一数据库系统**

1983 年,美国纽约州立大学的康复医学系在"物理医学和康复学会"及"康复医学会"的支持下,率先开始了医学康复统一数据库系统(Uniform Data System for Medical Rehabilitation,UDSMR)的研究工作。该系统使大多数康复医生能用统一可信的方法来测残疾的严重程度和医学康复的结果。

**2.功能恢复预测系统**

1993 年,日本东北大学康复医学研究所经过 6 年努力,研究开发了"功能恢复预测系统"(Recovery Evaluating System,RES)。该系统将患者入院时的各种资料,通过计算机处理,对患者上肢功能、认知功能、社会成熟度及运动年龄等进行预测。

**3.脑卒中统一数据库系统**

中山大学和广州市残疾人康复中心的学者通过多年努力,研制并开发了"脑卒中统一数据库系统"(Stroke Uniform Data System,SUDS)。该系统为脑卒中的医疗、教学和科研积累基本数据,能自动对大量信息和数据进行综合管理和统计分析,并能对脑卒中患者的运动功能、认知功能、日常生活活动能力等进行初步预测,为临床和科研提供帮助。

**4.复康专科资源数据库系统**

香港复康专科及资源中心研究并开发了"复康专科资源数据库系统"。该系统建成以来,共收录了残疾用品、用具七千余种,并对其整理分类。使用者只要输入相应主题词或关键词,就可以很方便地查询到有关辅具的种类、厂家、产地、用途、价格、代理商等资料。

**5.康复工作运行监测与结果分析系统**

康复工作运行监测与结果分析系统(Operation Monitoring and Analysis of Results,OMAR)是数据库管理系统,主要帮助社区康复工作者设计、追踪、分析、评价预定的康复目标、康复结果,提高社区康复的工作效率。

# 第9章 辅助操作与康复辅助机器人

**学习要求**

    了解辅助操作的定义、基本概念和研究内容；了解辅助操作设备的作用与分类；了解环境控制的基本技术和方法；理解智能家居环境设计的核心理念，完成从依赖人主动控制模式设计到智能控制模式设计的转变。了解康复辅助机器人的基本概念与分类；了解功能康复的机理；分类了解辅助操作型康复机器人、康复训练机器人和智能机器人的设计思想、工作原理及关键技术；学会做需求分析，寻找工程解决方案和设计方法；了解康复辅助机器人技术及系统的现状与发展趋势。

## 9.1 辅助操作的基本概念与分类

    操作是一种人类的外在活动，主要指人们使用上肢（尤其是手及手指）所完成的活动。辅助技术所研究的操作是具有目的性的操作，特指人为达到某种最终目的所实施的行为，如吃饭、洗漱、打字等。辅助操作是指利用各种设备来提高残疾人实现一种或多种操作的能力的方法。

### 9.1.1 辅助操作的作用和研究内容

    在日常生活中，人们必须通过一系列操作来控制周围环境中的各种器具和设备，从而实现某种目的。如：看书时需要将书本固定在某一位置，并且需要向前或向后翻页；使用筷子吃饭时，需要将筷子移动到适当的位置，打开筷子，然后对筷子施以适当的力夹住食物，再移动筷子将食物送入口中；玩扑克牌时，需要一只手持若干张牌，另一只手摸牌和出牌。对于健全的人来说，这些操作通常简便易行，不会有什么困难，但对于残疾人来说，根据其失能状况会产生不同程度的困难，如：高位截瘫者只能产生颈部以上的自主运动，对于这些人来说开关电灯、拉窗帘、操作轮椅等活动都极其困难。这时就可以通过基于语音识别技术的居家环境系统，将居家环境中的灯具、电子锁、电视机等设备通过无线网络节点互联为一个系统，通过声音识别控制技术、无线信息传输技术等实现对家电等的远程控制。

    如何利用残疾人尚存的身体能力，通过增加中间环节的辅助设备（包括硬件和软件），使残疾人能够控制周围环境，以及如何提高这类控制的效率、安全性、舒适性等问题，是辅助操作与环境控制技术的研究内容。这类技术的关键是建立一个残疾人尚存功能与各种常用工具、物品及电器设备之间的人机接口。此处可以利用的身体功能多种多样,包括残疾人某部分肢体的微动、语音、吹/吸气、眨眼、面部表情,以及肌电信号、脑电信号等。

### 9.1.2　辅助操作设备的分类

为提高残疾人的操作能力而研制的辅助设备从功能方面可分为功能替代型和功能增强型;从用途方面可分为特殊用途型和一般用途型。其中,替代是指用不同的方法帮助完成同样的工作;增强是指用同一种方式帮助做同样的事;特殊用途是指一种装置只能帮助完成某一种操作;一般用途是指一种装置可以帮助完成两种及两种以上的操作。将这两种分类方法综合起来,我们可以把辅助操作设备分为四个类型:①功能替代,特殊用途;②功能替代,一般用途;③功能增强,特殊用途;④功能增强,一般用途。举例如下。

(1)功能替代,特殊用途。某些辅助进食的机电装置,当使用者按下按钮之后,辅助器就会把食物从盘子中取出,并将食物上移到用户嘴唇高度的位置。这类装置替代了人用手拿勺子取食物,并将勺子抬高的操作,并且这种装置只能完成辅助进食的工作。

(2)功能替代,一般用途。一个基于脑机接口的控制系统,可以根据对失能者脑电信号的分析和识别,完成收发电子邮件、开关电视机、操作轮椅向前或向后运动等多项任务。这个控制系统替代了人手的许多操作,可以帮助完成多项任务。

(3)功能增强,特殊用途。某些特制的用于辅助进食的叉子,其手柄是弯曲的。这种叉子可以让因上肢关节活动受限而不能将叉子移动到正常角度取食的失能者,取到盘子中的食物。这种叉子增强了残疾人上肢的活动范围,并且只能起到辅助进食的作用。

(4)功能增强,一般用途。帮助肢体残障患者完成各种运动功能恢复训练的康复机器人,运用了现代科技使运动康复模式智能化和多样化,可以最大限度地满足残障者康复目标的实现,提高了训练效率。

# 9.2　环境控制技术

环境控制技术是康复工程的一个重要研究领域,其研究目的在于为残疾人创造一个全新的、可控的、人工的积极环境,全面辅助残疾人的工作、学习和日常生活。此领域辅具的主要作用是提高和维护残疾人调整、监测其周围空间的气候、运动、声音、光线、空气等环境要素的能力,特别是对各种电器的调控,如:空气调节器、智能轮椅、助听器、家居监控机器人、空气净化器等。

很多需要操作的装置都是电力驱动的,如:电视机、电灯、空调、电风扇等居室用品,还有搅拌机、电饭锅等厨房用品。其他的一些非电力驱动操作对象经过改进,也能够成为电力驱动控制对象,例如房门、窗户、窗帘等。这些环境用品及其控制器大多使用标准的家庭电源(如:中国交流电为 220 V、50 Hz)。环境控制单元(Environment Control Unit,ECU)就是那些用来控制电力驱动的环境用品的辅助设备。用户通过控制接口与环境控制单元进行交互,并通过显示器获得控制产生的行为信息。图 9-1 为环境控制单元的组成示意图。

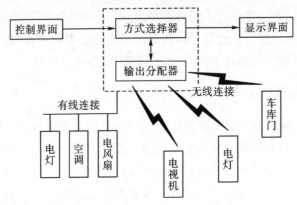

图 9 - 1　环境控制单元的组成示意图

### 9.2.1　方式选择器

方式选择器(Selection Method)是控制界面和显示界面二者和整个环境控制系统的连接模块。

选择方法包括直接选择、扫描、直接扫描、编码访问等,这些方法都可以用到环境控制单元中去。如果使用者能够直接选择输出,那么就可以使用直接选择的方法。例如,控制电灯、空调、电视机的环境控制单元对应着三种不同的功能控制,有着三种不同的控制界面(最简单的就是一个按键对应于一种功能控制)。如果要实现同样的三种功能,使用扫描方法来进行选择,那么三种需要控制的功能在键盘或是其他类型的控制界面(如面板)上可以有各自对应的指示灯,当需要激活的设备所对应的灯亮的时候,使用者就可以激活控制界面来选择这个条目。这种控制方式,需要根据使用者的使用状况合理确定扫描频率,扫描频率过高,可能造成错误操作,扫描频率过低,则可能产生使用效率低下的缺陷。使用莫尔斯码之类的编码规则,可以对不同的任务或是输出设备进行编码,使得不同的设备对应不同的编码,当使用者想要使用某一设备时,只需要输入代表这个设备的相应编码即可。上述的选择方法在环境控制单元中都有应用,有时可以将以上几种选择方法集成在同一个环境控制单元里。

### 9.2.2　控制信息的传递方法

所有的环境控制单元都需要向控制的设备传递一定信号。虽然理论上可以将需要控制的设备和环境控制单元中的其他部分用导线连接起来,但是,这种想法是不实际的,因为直接用导线连接需要将所有要控制的设备集中在一起,而这通常是很难做到的。实际可行的更加有效的做法是应用某种遥控技术,实现输出分配器和电器设备之间的连接。类似地,控制接口和处理器之间也可以使用同样的方法实现连接。总结起来,实用的信号传递方法通常有:电力线载波、红外线、超声波和射频。

**1.电力线载波**

一般来说每一个电器都要通过插座与电力线相连,如果能够通过电力线传输信号,则每一个电器都有可能接收和发送信号。电力线载波通信方式是在电力线上耦合一个或几个高频信号作为载频(几十到几百 kHz),通过对载频进行调制发送信号,通过对载频进行解调接收信号。如图9-2所示,在每个电器的电源插座接一个电力线载波专用调制解调器,调制解调器接收到信号后将插座内的继电器断开或闭合,实现相应电器的开和关,如:开灯、关灯。由于采用电力载波通信不需要额外布线,并且与电器连接方便、自然,所以许多环境控制单元和智能化居室系统都把它当作首选的通信方案。

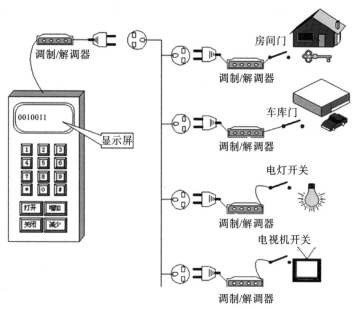

图9-2 使用电力线载波控制电器的开关

由于电力线是用来给用电设备传送电能,而不是专门用来传送数据的,所以使用电力线传输数据时要注意一些问题:①必须确保载波信号(通常为十几伏以下的高频信号)和工频信号(频率为50 Hz或60 Hz,有效值为110 V、220 V或380 V)的有效隔离,必须做好弱电电路的保护工作;②变压器对电力载波信号有阻隔作用,所以电力载波信号只能在一个变压器的供电区域内传送,取载波信号时应在变压器的初级线圈处截获,如果想要载频通过变压器,则要加桥接组件;③不同信号耦合方式造成的电力载波信号损失有很大差异;④电力线不是一个理想的通信媒介,它存在着本身固有的脉冲干扰,具有高衰减、高噪声、高变形的特点。

**2. 红外线**

可见光的波长范围在$0.38\ \mu m$至$0.76\ \mu m$之间,波长大于$0.76\ \mu m$、小于$1000\ \mu m$的光线称为红外线。红外线信号传输就是由发射器发出红外线指令信号,由接收器将信号接收下来,然后对信号进行处理,最终实现对被控对象的远距离控制。由于波长小于$1.5\ \mu m$的红外线在大气中的传输特性较好,同时它的直线传播、折射、反射和被物体吸收的物理特性与可见光非常相似,可以使用和可见光类似的光学装置,所以通常使用的红外线波长在$0.76\sim1.5\ \mu m$之间,属于近红外光。红外发射器件称为红外线发射管,红外接收器件一般有红外光敏二极管和红外光敏三极管。由于大多数红外光敏二极管和红外光敏三极管的受光峰值波长在$0.88\ \mu m$至$0.94\ \mu m$之间,因而红外线发射管通常被制作成发光峰值波长$0.88\ \mu m$至$0.94\ \mu m$,这样发射管和光敏管互相匹配,具有较高的传输效率和较好的抗干扰能力。红外线遥控的距离一般在几米到几十米之间。

　　由于红外线是直线传播,并且不能穿透遮挡物,所以在一个房间内使用这种环境控制单元不会影响另一个房间的电视机、空调、电灯等电器。在一般情况下控制器发出的信号不一定都需要编码,或是独占某个频段。红外线收发设备具有结构简单、制作方便、成本低廉、可靠性高等优点,适用于近距离的遥控或信号传输。但它也有一些缺点,主要是抗光污染的能力较差,在有强光源或环境光线变化较剧烈的地方易受干扰,如:在霓虹灯附近或室外阳光较强的地方,因此主要在室内使用。

　　红外线发射器通常由信号产生电路、编码电路、调制电路、驱动电路、红外发射管组成;红外线接收器通常由红外接收管、前置放大器、解调电路、解码电路、驱动电路、执行电路组成,如图9-3所示。

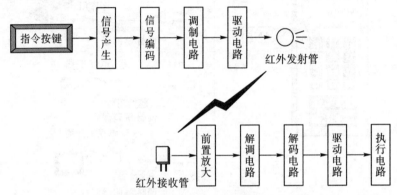

图9-3　红外线发射器和接收器组成示意图

　　按照产生和区分控制指令的方式来分类,红外线遥控又分为频分制和码分制。频分制是指每个控制信号所产生的红外线光束具有不同的调制频率,通常在几百赫兹到几千赫兹之间,如:电视机对应 500 Hz 的调制频率、电灯对应 1000 Hz 的调制频率、空调对应 1500 Hz 的调制频率。码分制是指每个控制信号所产生的红外线光束具有不同的编码,通常采用高、低两个调制频率编码,如:1500 Hz 表示"1",500 Hz 表示"0"。频分制具有电路简单、易于组装的优点,但当系统通道较多(即需要控制的电器较多)时,电路就会变得复杂和庞大,且容易产生通道间的相互干扰,因此频分制一般在系统所需通道较少的情况下使用;码分制由于要有编码、解码电路,所以电路复杂一些,但当需要控制的电器较多时,电路规模不会变大,也不存在通道间相互干扰的问题,因此码分制一般在系统需要产生较多种类的控制信号时使用。

### 3. 超声波

　　人耳所能够听到的声音频率范围是 20 Hz 至 20 kHz,低于 20 Hz 的声波称为次声波,高于 20 kHz 的声波称为超声波。尽管我们人类听不到超声波,但自然界中很多动物都能够发出和感受到超声波,如蝙蝠等。在海浪和刮风的声音中,也包含了很多超声波。

　　超声波是一种机械波,可以在固体、液体和气体中传输,传输速度远远慢于电磁波,在空气中为 340 m/s。与我们通常听到的声波相比,超声波的频率较高,波长较短,传输方式是沿某一方向直线传播,传播的能量较为集中。超声波的振幅很小,加速度很大,能够在接收组件表面产生较大的压力,当超声波在空气中传输到达固体或液体媒质表面时,绝大多数能量将会被反射。利用超声波的这些特点,我们可以用与红外线信号传递相似的方法实现控制信号的传输。

在超声波控制系统中,通常使用的机械波频率为 20 kHz 到 100 kHz 之间,市场上最常见的超声波发射与接收器件的标称频率是 40 kHz。如果频率过低,则外界杂音干扰较多;频率过高,则传输过程中的衰减会比较大。超声波遥控的距离与红外线类似,也是几米到几十米之间。由于超声波发射和接收组件具有固定的频率特性,所以选用超声波的环境控制单元一般不采用频分制,而是采用码分制工作。

超声波控制电路与红外线控制电路相比,除了能量转换方式不同(红外线系统为电能—光能,超声波系统为电能—机械能),其他方面基本相同。超声波发射器通常由超声波信号振荡器、编码电路、脉冲调制电路、驱动电路、超声波发射组件组成;超声波接收器通常由超声波接收组件、前置放大器、脉冲解调电路、解码电路、驱动电路、执行电路组成。如图 9-4 所示,其中超声波发射组件的固有振荡频率和超声波接收组件的固有振荡频率一致。

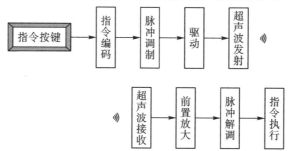

图 9-4　超声波发射器和接收器组成示意图

由于超声波的物理特性,超声波收发设备具有不受光线强弱、光线变化影响,抗电磁干扰能力强的优点,但也存在着抗噪声干扰能力不强的弱点。使用超声波的环境控制单元也主要在室内使用。

**4. 射频**

通过无线电波将控制单元和输出分配器、控制界面和家用电器等连接起来,这种方式称为射频方式。射频方式设备的最常见例子有:便携式电话、遥控车库门等。

射频的主要优点是电磁波不会被建筑材料遮挡(当然,与大地相连的金属物会产生屏蔽作用)并可以传输得很远,同时目前市场上存在大量的射频通信产品和芯片。

射频的主要缺点在于设备之间相互的电磁干扰,并且由于众多的用户共享同一个媒质空间,所以缺乏隐私性。设备信道间相互干扰问题可通过以下两种方法解决:①降低射频发射功率,从而减小信号覆盖范围。这样,同样大小的空间内就可以容纳更多的用户,即使这些用户使用相同的射频频率。②在发射器和接收器之间多设置一些信道。用户可以操作设备对不同频段进行扫描,发现哪个信道的信号最强,就使用哪个信道来工作。隐私性问题通常采用用户编码的方式加以解决,即允许使用者用键盘输入一组编码,然后将编码与各个不同的收发装置进行匹配。

通信技术的发展和芯片工艺的改进,使得无线通信装置的应用非常广泛,并已出现了许多商品化的射频接收和发射芯片,如:①NE605,是荷兰飞利浦公司出品的 FM 接收器芯片,具有对射频信号混频、中频放大、限幅、鉴频的功能,输出为音频信号。这种芯片构成的接收电路具有结构简单、成本低廉的特点。②CMX017,是 MX-COM 公司的 FM/FSK 无线发射芯片,内部有射频压控振荡器、FM/FSK 调制器、功率放大器等电路,可以完成 FM 和 FSK 信号的发射。③RF401，是一种用于数据传输的单片型无线收发芯片，内部集成了高频发射、高频接收、FSK 调制、FSK 解调、锁相环、多频道切换电路等。使用这种芯片，外围电路非常简单，便于产品研制，且使用时性能非常稳定。④GJRF400，是 Gran-Jansen 公司的一种可编程的射频发射/接收芯片，常用于无线局域网的连接，可完成数据流的发送和接收。这种芯片提供一个三位总线的串行口，可通过该串行口对芯片编程，设置收/发模式、分频系数、滤波器截止频率、频偏等多项参数。

　　实际应用中，我们可以选择上述几种信号传递方式中的若干种进行组合，构成一个较完善的系统。如图 9-5 所示，台灯、吊灯采用电力线载波控制，电视机使用红外控制，入户门使用超声控制，车库门使用射频控制。

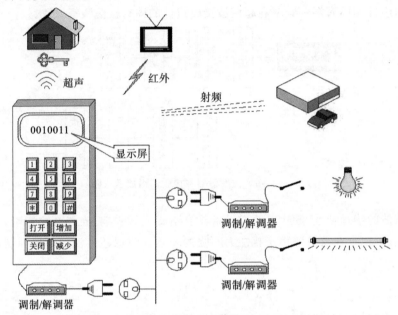

图 9-5　多种控制信号传递方法的组合使用

　　控制接口的输入可以是离散信号，也可以是连续信号。环境控制单元中较多地使用离散控制，通过离散控制，使设备处于开、关，或是某种特定状态。开关控制如：电灯、电视机、收音机，每个信号对应其中一个开关；通过设置数值，以达到某种特定状态的如：拨电话、电视机频道的选择等，每个数值都对应一个离散数字的输入，使电器处于某一状态。还有一些情况下，控制单元连续控制离散量，而导致输出量连续变化，使其变大或变小，例如：拉帷帐、控制电视或收音机的音量、调节电灯的亮度等。

　　在失能者的生活环境中，一些设备仅需要打开和关闭两种操作，通常这些设备可以通过一个开关来控制，按下开关就能够激活设备运行。一些车库的远程开门钥匙就属于这种控制类型。这种情况下，车库门钥匙上的开关需要经过一定的改进，或者是将整个控制功能都包含在环境控制单元里面，供缺乏正常开门能力的人使用。大多数环境控制单元可以使用的控制开关有瞬时型和闭锁型两种。瞬时型开关在开关按下时接通电路，激活相应的电器设备；开关抬起时断开电路，相应的电器设备停止运行。瞬时型开关模式适于完成一些连续行为（如关闭帷帐、打开窗帘），使用者希望这些行为输出保持多长时间就能够保持多长时间。闭锁型开关则在用户第一次按下开关后接通电路,相关设备保持激活的状态,第二次按下开关后断开电路,相关设备进入非激活状态。由于闭锁型开关每次按键后,开关都保持一种状态,因而对于电灯、电风扇之类的设备非常适用。

## 9.2.3 可训练设备

无论使用超声、红外线还是射频,遥控器通常都是为了某一种设备设计的,如果一个人拥有多台设备,每个设备需要单独的控制,则会产生遥控器的混乱。为了解决这个问题,一些厂家生产了一种名为遥控单元(Remote Control Unit)的可训练控制器,经过一定的设置可以使用于任何设备。每种设备有其特有的控制编号,可训练控制器通过将这些控制编号存储起来达到控制各种设备的目的。将可训练控制器朝向某个设备专用的遥控器,使用这个专用遥控器发射设备对应的功能控制编号,则可训练控制器就把这个号码存储起来,以后将会具备这个专用遥控器的功能。依照这个过程,所有设备对应的控制编号都可以存储在可训练控制器里面,用这个可训练控制器就可以控制所有的设备,从而避免了混乱情况的发生。

## 9.2.4 基于 BCI 的环境控制系统

由于人的运动是在大脑的控制和调节下完成的,而对于一些重残者(如高位截瘫患者)来说,因为无法产生自主运动,使得下颌控制开关、吹气/吸气开关、肌电控制设备等都无法使用。这时,可通过与功能障碍者的约定,获得其脑电信号的特征,来实现对外界环境的控制。基于BCI 的环境控制系统的组成如图 9-6 所示,脑电信号通过多通道头皮电极采集,通道数的增加有利于提高脑电信号采集的空间定位精度和空间分辨率。这些电极被装配进一个帽子或头带中,受试者将电极帽或头带戴在头上,若是湿电极,则需电极与头皮之间涂抹导电膏,降低阻抗以保证可靠接触。系统中脑电信号又可分为诱发脑电和自发脑电。①诱发脑电基于人对外界刺激源发出的不同的刺激信号所产生的不同模式响应来识别人想要完成的操作,如:计算机屏幕上出现不同频闪特性的数字"1""2""3"的图像,利用人脑对每次频闪必然出现 P300 脑电波的生理特性,可以获得人行为意识的频率特征,后置电路将此特征信息翻译成"开灯""关灯""开门"三种操作,一个简单的环境控制单元模块的设计就完成了。使用时,用户想完成其中某项操作时,他就将目光停留在相应的数字上较长时间,环境控制单元则根据获取脑电信号的频闪特性,实现对外界特定物品的控制。②自发脑电不需要外界刺激,但是它需要用户做一定时间的训练,配合产生与其本人行为意愿相一致的特征脑电。例如:人在静息态和想象书写、想象计算、想象物体在三维空间旋转、想象左手运动、想象右手运动时,都会产生不同特性的脑电,我们只需要人为地为这些特征信息赋予定义,对应于对不同物体状态的控制,电子设备直接根据使用者的脑电活动情况判断其意图,同样可以实现对外界环境控制的需求。另外,若按时序划分展开,翻译脑电行为意图,就如同计算机二进制码翻译一样,我们可以实现对外界环境的任意种控制。

基于 BCI 环境控制系统对室内静态环境的控制有较好的适用性。由于诱发脑电特性的提取不适于在室外强阳光下进行,自发脑电特性的提取需要用户高度集中注意力配合,且要排除用户本身的肌电、心电,以及外界工频、静电和电磁辐射等的干扰,因此,对于在室外动态环境里活动的用户,尤其是易产生不安全因素的场合,易由于分散注意力、应激反应跟不上造成事故的场合,不建议使用这种环境控制系统。

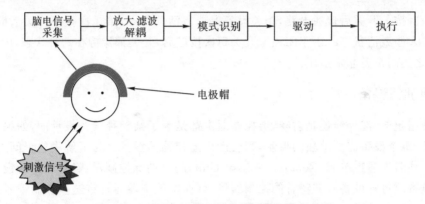

图 9-6　基于 BCI 的环境控制系统组成示意图

### 9.2.5　智能家居设计的核心理念

随着社会经济的发展,以人为本,建立和谐社会的需求越来越迫切,提高体弱老人、患有慢性病和无充分活动技能的功能障碍者的生活质量,研究助老助残机器人新技术,已成为当今科技界关注的焦点。智能家居系统起源于 20 世纪 80 年代美国的"Smart Home"技术(图 9-7)。智能家居技术随着组网方式改进,先后经历了 4 个发展阶段:第一阶段是运用同轴线及两芯线连接技术完成家庭组网;第二阶段是通过总线及 IP 技术组网;第三阶段是集中化的智能控制系统,由中控机完成主要控制功能;第四阶段则基于物联网技术,可根据用户需求实现个性化的功能。

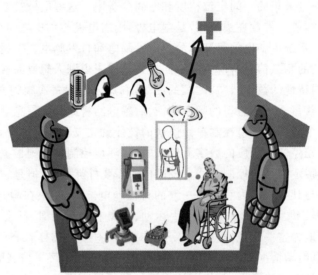

图 9-7　针对功能障碍患者的智能家居技术示意图

结合智能家居技术能够针对留守在家庭中的功能障碍者(老年人和残疾人)在自我照顾、环境控制和健康监护方面的特殊问题,解决关键技术难点,使之不仅能独立完成照料自己日常生活的功能,还能通过控制系统和网络系统,控制家庭环境系统和与外界环境系统发生交互,帮助他们自尊、自立,更方便地融入到社会生活中去。同时,他们的健康状况也为社会健康监护管理系统所关注。一旦发生紧急情况,系统可及时通过无线通信网,将信息远程传送给正在上班的子女、亲属和社会救助机构，以便进行及时的救护。

　　智能家居技术是一种与人的生活习惯、生活环境、心理状态、社会文化等有着高度交融的，多模态人机交互界面的复杂动态系统。针对功能障碍者的智能家居辅助技术，首先，要将各类康复辅助机器人纳入已有的物联网中。其次，从功能上讲，这些机器人需完成：①辅助和帮助功能障碍者照料自己日常生活和活动，例如，护理机器人可以帮助功能障碍者从床上或轮椅上支撑起身，智能辅助行走；受控制机械臂可以帮助功能障碍者洗脸、刷牙、刮脸、化妆、如厕；家用机器人可以帮助摆放桌椅、拿饮料、取食、进食等。②帮助功能障碍者控制家用电器及环境系统，如控制常用电器（如开关窗帘、电灯、电扇、微波炉、电冰箱，管理电视、立体声收录机、录像机/放像机、安全防护系统，包括开关门、防盗、报警搏击等）；管理温度控制系统，包括空调、加热器等装置。③通过无线数据互联网系统，辅助和帮助功能障碍者与外界环境系统交流，丰富生活内容，提高生活质量，如使用电话、手机、视频电话、个人数字化辅助（Personal Digital Assistant，PDA）装置、使用台式计算机、手提电脑及网络技术，包括能帮助他们完成随意取物，如从书架上取书/放书等，甚至可以与功能障碍者进行语言交流、对其进行心理疏导，进行绘画等。④通过各种佩戴式传感技术和卫星通信技术的远程健康监护系统，将他们的生活纳入医疗和公共服务机构的社会健康监护管理系统之中。这些监护功能包括对功能障碍者，特别是患心血管病或肺心病老人的健康监护，如日常心电、脉搏波、血压、血氧饱和度、呼吸等的监护和对其在家活动，乃至摔倒状况的监护。监护功能也包括对特殊功能障碍者，如对慢性肺功能障碍者呼吸困难-急惰去适应状况的监护，对帕金森病患者和脑卒中后偏瘫患者运动机能及运动模式的监护等。

　　针对功能障碍患者的智能家居系统功能的实现，还存在着诸多技术难点，同时也成为当今国际科技界及康复工程领域的研究热点。

　　(1)目前智能家居系统的安装、调试和使用过于复杂，而满足多种康复辅助设备相互关联的综合应用就更加复杂，这将制约智能家居产品从研发产品向消费产品的转化。这主要是由于智能家居系统的设计技能尚未成熟，缺乏系统的运行经验，从而在系统的操作性及人性化等方面性能较弱，需要用户体验反馈来逐渐激发和提升设计者的设计技能。因此，兼容标准的设定成为亟待解决的问题之一。

　　(2)佩戴式传感器系统是另一项重要的辅助技术。现今，人们已经能够制作出体积微小的传感器来测量各种生理参数，传感器的耗电量也越来越小，生产成本越来越低。这些传感器可以被嵌入到衣物（包括服装、手表、戒指、小装饰品等）当中，构成佩戴式传感器系统。当患者穿戴上这类衣物时，他相应的生理参数就可以被随时采集和记录。通过无线个人局域网（Wirless Local Area Network，WPAN），可以将佩戴式传感器系统与家居中的其他测量、控制设备结合在一起，实现移动性的多参数健康监测和灵活的辅助操作及环境控制。

　　另外，寻找新方法、新途径获取人体功能信息，建立友好的人机交互界面一直是发展新型康复机器人的重要途径。如今，除了常规的人体信息提取方式，用语音信号识别与处理结果来控制环境的技术已经不再新鲜。现代最新科技已经开始引导人们研究如何从肌电信号（EMG）、脑电（EEG）、面部表情、视觉关注和触觉中提取特征信息来控制环境和生活自理装置，以及执行生物信息反馈康复训练。类似鹰眼、眼控鼠标、触觉服等人机交互装置的研制将成为今后若干年的研究热点。

（3）当家庭康复服务机器人通过网络通信系统与健康监护管理系统发生交互后，许多与远程监护、远程康复相关的问题，如：各种慢性疾病的监护、突发病征的识别，以及传输延时、传输速度、传输精度等相关问题就暴露出来，并引发了一场新的科技革命。这场科技革命来自两个方面的发展，一个是对各类慢性病人突发事件特征信息的定征技术，如：①对癫痫预发特征的甄别要求发展快速处理算法，以便患者有足够的时间采取预防措施；②对帕金森综合征患者运动障碍的监测促进了神经网络方法的研究，以便用加速度表来测量运动模式及数据，并借助于标准帕金森病评价分级（Unified Parkinson's Disease Rating Scale，UPDRS）所得到的临床评分组合成输入特征集合，最终获得与临床评分之间有很好关联性的训练后神经网络的输出。

另一个是针对海量数据的网络传输及挖掘技术。这一类技术需要多媒体电视会议和无线通信的工具，实现传感器数据采集和用户被监控事件相关信息采集的手段，以及用神经网络和模糊逻辑技术处理应激事件的专家系统模块。PDA 的设备和更一般地基于 IEEE 802.11b（WLAN）、蓝牙（WPAN）和手机技术（WMAN）的移动计算类工具提供其与互联网的连接。如：①对心脏病、高血压、糖尿病、厌食症、长期疼痛或严重肥胖症这样的慢性疾病患者的长期健康监护。要求人们记录海量的数据，这涉及数据压缩传输、特异性病理特征的识别（不漏检、不误检）、海量数据挖掘等现代化的技术手段，以在庞大的数据集合中发现我们试图观察的现象的蛛丝马迹。一种用向量量化（Vector Quantization）、投影算法和聚类技术来检测每个与特定条件相关数据集合的子集的方法已经被提出来解决这类问题。②远程监测一个独自生活的老年受试者的健康状况，检查可能发生的健康状况变坏或突发的问题，如跌倒或突发的危险状态。实现这个目的的传感器会被置入受试者的家庭环境中或是采用佩戴式，但是受试者不接收数据的反馈。护理者既要接收长期趋势的数据，也需接收有可能在突然需要帮助的情况下发出的自动警报。例如远程监测 ECG 信号，系统中病人携带一个便携式的 ECG 监测仪。如果病人感到心脏有问题，他/她会利用监测仪把 ECG 信号发送到护理中心，由护理中心检查、判断是否需要紧急救助。

针对功能障碍患者的智能家居的设计及应用还受到其他许多方面的挑战。第一，要特别强调技术设备（例如测量设备）使用的方便性和自动化。因为这些设备的使用者技术水平有限，不能将各种微型传感器安放在日常用的设施上，或使用者不愿意在家中或在身上放置任何新的技术设备。第二，由于自立生活非常依赖这个监测系统，就要极力鼓励使用者接受由于使用该系统而可能产生的不便。第三，由于该系统用来在危险状况下产生警报，系统功能，包括数据测量、数据传输和解释功能的稳定性显得很重要，在这个方面出现的任何问题都会影响系统的接受程度。第四，由于使用者希望尽可能地过正常生活，系统的隐蔽性很重要。提供反馈给使用者的方式（数据处理和表达效用的方式）应尽量简单，甚至在有些例子中，不给使用者提供反馈信息。

如上所述，适用于老年人和功能障碍者的"智能家居"包含了智能自动化系统、机器人服务系统和健康监护系统。它是包含人在内的非结构环境或半结构环境、具有社会-文化传统的多动因系统、具有各种交互形式多模式界面的非常复杂的系统。而使用者则是身体虚弱、行动迟缓、无技能，甚至卧床不起、具有认知障碍的弱势群体。这一强大的需求不仅形成了智能家居"以人为本""与人友好"的核心设计理念，而且大大促进了环境控制技术由人工自主控制模式向智能机器人模式的转变，一场机器人领域的革命已经来临。

# 9.3　康复机器人概述

## 9.3.1　康复机器人的基本概念与分类

康复机器人(Rehabilitation Robots)是一种新型机器人,它属于医疗机器人范畴。作为医疗机器人的一个重要分支,它的研究贯穿了康复医学、生物力学、机械学、机械力学、电子学、材料学、计算机科学及机器人学等诸多领域。

康复机器人分为康复训练机器人和辅助型康复机器人两大类。

(1)康复训练机器人:主要功能是帮助患者完成各种运动功能的恢复训练,如:手功能运动训练、上肢运动训练、下肢行走训练、脊椎运动训练、颈部运动训练、静态/动态平衡训练等。

(2)辅助型康复机器人:主要用来帮助肢体运动有困难的患者完成各种动作,如外骨骼助力腿、机器人助力服、全身性外骨骼机器人——"动力辅助服"、机器人轮椅、导盲手杖、机器人假肢、护理机器人、健康监测情感护理机器人等。

## 9.3.2　康复机器人的发展史

康复机器人的发展史可以追溯到 20 世纪 60 年代。原始的康复操控器是一个能支撑身体的外骨骼动力背架。1964 年,Correl 等人在躯干与上肢连接处装上电机,做成了一个由小型计算机控制、具有 4 个自由度的康复操作机械手。1979 年,Rancho 臂诞生。它拥有 7 个自由度,允许控制肩(内收、外展、屈曲、伸展)、肘(屈曲、伸展)、腕(内转、外旋,桡骨和尺骨偏斜,屈曲、伸展)和手指(抓握、放开)。每个自由度用双向舌控开关激活,可放笔在桌上和伸手拿取东西。缺点:一次只能活动一个自由度。

20 世纪 70 年代末期和 80 年代初期,开始出现了单机辅助机器人。这些辅助机器人可以安装在桌子、轮椅上,它们不必支持、移动使用者的四肢,因而具有更大的通用性。然而,由于这类辅助机器人不是附着在人的身上,如何让部分功能丧失的用户对其控制就成了更大的难题。为了解决这个问题,需要通过人机交互系统来将使用者与辅助机器人联系起来。随着人机交互技术的发展,可用的人体信号源越来越多,并且计算机识别信号的能力也越来越强。同时,现代人工智能技术的发展也使得辅助机器人系统经过训练后,能够完成很多自主性任务。这些科学技术的进步,促使辅助机器人的实际应用变得更加切实可行。

康复训练机器人研究起步相对较晚。20 世纪 80 年代末 90 年代初,相关动物模型实验和康复医学临床研究带来了神经康复与干预技术的深刻变革,促进了神经康复机器人技术的产生和发展。最早出现的上肢康复机器人是麻省理工学院 Hogan 教授团队研制的 MIT-MANUS,其后出现了如 MIME、GENTLE/S、ARMin 等多种形式的上肢康复机器人样机。基于这些平台,各国研究人员对上肢康复机器人的构型设计、训练方法、控制策略及量化评价等问题进行了深入研究,取得了较为丰富的研究成果。而下肢康复机器人技术相对落后,还远未获得理想的临床效果。例如瑞士 Hocoma 公司的 Lokomat 下肢康复机器人,是目前国际应用最为广泛、认可度最高的下肢康复机器人。然而,临床研究结果表明,Lokomat 的临床效果在统计学意义上甚至不如传统康复训练方法。在国内,上肢康复机器人出现较早,研究成果也较为丰富。但值得注意的是:现有下肢康复机器人普遍存在功能单一、训练效果未得到临床证实等问题,在技术上、临床效果上都有待进一步研究和验证。

# 9.4　康复训练机器人的工作原理

康复训练机器人是利用人脑的可塑性,通过进行足够多的重复的、特定任务的训练让患者重组中的大脑皮质通过深刻的体验,来学习和储存正确的运动模式。它依据康复医学理论和人机协同机器人原理,建立人体运动模拟控制系统,并在此系统的控制下,帮助患者依从正常人体运动规律进行康复训练。训练中躯干/肢体运动通过人体感觉系统的反向刺激,促进大脑皮质代偿通路的产生,进而恢复神经系统对人体运动功能的控制能力,达到运动康复的目的。

## 9.4.1　运动功能康复的神经机理

图9-8示出大脑皮质中央前回运动区对身体各部位运动控制的定位分布。从图中可以看出,上肢,特别是手部功能在大脑皮质有面积较大的代表区。手和手臂复杂精细运动刺激有助于增加大脑皮质突触传递的数量,从而对神经功能信息传导通路的重塑产生重要影响。

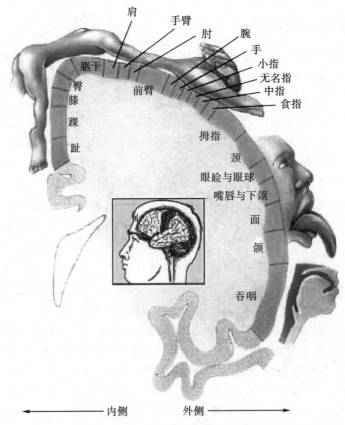

图9-8　大脑运动皮质对应身体各部分的运动控制区的示意图

运动功能康复的机理主要是建立在神经重塑理论之上的。神经重塑理论包含广义和狭义两个方面。广义方面主要指是行为学表现。通过集中注意力和反复观察模仿,可以达到行为记忆的效果。狭义方面指突触可塑性问题。随着科学的发展,人们发现中枢神经系统的可塑性的潜力非常之大。通过高强度反复学习,可以增加神经元连接效能。具体表现为数目增多和传递效率增加,另外也伴随着神经易化。所谓神经易化指的是原来不具有该功能分配的神经元现起到代偿或者强化的作用。这种代偿作用可以发生在患侧周围、对侧功能区域和其他功能区域。

大脑可塑性理论提示脑功能重组的恢复训练中应该高度重视患者在康复训练过程中主观努力的作用。临床康复治疗实践中也发现:患者主动意念的参与,可以使康复训练治疗的效果提升 7～8 倍。因此,在康复机器人的设计中,充分考虑用工程技术的手段激发患者主动参与的积极性是重要的任务。另外,近几十年发展起来的镜像神经元理论与灵长类动物模型实验提示:当一位脑卒中患者自己手脚不能动,看见临床病人做肢体训练,并想象自己手脚也能动时,其大脑皮质相关脑区的镜像神经元也被激活放电,从而有利于功能代偿通路的重建。

依据上述理论、临床实践,以及众多患者个体病态特征,康复训练机器人的研制应包括:①设计虚拟人肢体运动场景,使患者通过观察虚拟人的肢体训练,激活患者大脑皮质的镜像神经元系统工作,从而建立具有大脑中枢主动参与的肢体运动功能康复训练模式及系统;②研究康复训练过程中准确识别患者动作意图的关键技术;③针对康复训练过程中可能出现的意外情况,如痉挛,研究个体适配、多目标多阶段决策的人机协同控制算法,以及与神经-肌肉-骨骼的病态特性相匹配的柔性驱动系统理论与控制方法;④借鉴作业治疗过程有效的经验,设计含各种任务、脑与肢体协同工作且具有自适应生物信息反馈的多样化刺激模式。

## 9.4.2 康复训练机器人的控制技术

在临床康复治疗中,对于脑外伤所致的神经系统疾患,功能运动和感觉的刺激在康复过程中具有极其重要的作用。但是,以徒手方式进行训练需要足够的人力,并十分耗费治疗师的体力,因此只能维持短时间的训练。此外,徒手辅助步行训练在肥胖或肌痉挛的患者中很难进行。另外,肢体辅具虽然分类/种类很多,但相对分散、不具备整体性,很难实现患者在软瘫期良肢位的摆放,以及在痉挛期,既能够关注到不同级别肌力和肌张力情况,同时又能协调肢体矫形器的康复治疗功能。因此,利用机器人技术,辅助进行神经功能康复训练,已经成为世界范围内康复技术领域最主要的发展方向和研究热点。

康复训练机器人是基于机器人技术设计制造的、用来代替作业治疗师,对肢体神经和肌肉系统功能进行康复训练的器械。使用机器人辅助康复训练,不仅要承继治疗师全部治疗经验,将他们从繁重的体力劳动中解放出来,还需要综合规划治疗处方,提高效率和训练强度,从常规治疗手段中挖掘出更具发展潜力的康复手段。同时,康复训练机器人不仅要提供有效的肢体运动功能治疗和评价手段,而且要为深入研究人体运动康复的规律,以及大脑与肢体之间控制与影响的关系提供工具。

### 1. 康复训练机器人的工作模式

目前,依据运动功能障碍患者与机器人互动模式,康复辅助机器人主要分为被动、主动及主被动结合三种模式。

被动模式康复训练机器人:通过机器人牵引或拉伸患者的患肢进行重复运动,引起肢体肌肉被动收缩和关节的被动伸缩,从而达到肢体功能康复的目的。例如,瑞士 Hocoma 公司开发的康复机器人 Armeo 可以通过牵引患者患侧肢体进行有目的性的、自发性的重复和激励训练,来提高康复治疗的效果。大量临床应用数据表明:这样的康复机器人能够在一定程度上帮助瘫痪的脑卒中患者恢复自身主动控制肢体的能力,对于上肢运动控制能力的恢复尤为明显。被动康复机器人操控简单、使用方便。但因在长期的重复训练过程中,患者被动地依赖机器人带动肢体一起运动,自己不需要付出任何努力,因此,康复效果受到限制。

主动模式康复训练机器人:通过将患者的实时运动/神经信息或动作意图融入康复训练中,促使患者主动参与到肢体运动功能康复过程中,从而显著加速其相应神经肌肉功能的恢复。现有的主动康复机器人系统主要采用力位信息和生物电信号两种方法识别人体的运动意图。目前,临床应用的主动康复训练的机器人是根据机械参数(如支撑力/力矩/关节角度/位置)对系统进行相适应地调整的。例如,美国麻省理工学院研制的平面型康复治疗机器人MIT-MANUS 可以带动患肢肘部和前臂做两自由度的平面运动和小范围的被动垂直运动[图9-9(a)],腕部增加了受力反馈,使运动更加平稳。美国加州大学欧文分校仿生机器人实验室开发的外骨骼式上肢康复训练机器人 Pneu-WREX 是通过一个伺服位置控制器将患者的实时运动信息前馈至控制系统,实现了更为复杂精准的上肢运动[图 9-9(b)]。斯坦福大学Burgar 等人研制的上肢康复机器人是利用患者健侧的运动信息(力/力矩),通过六个自由度的工业机器人 PUMA-560 带动患侧肢体完成镜像运动[图 9-9(c)]。新泽西州立罗格斯大学基于手指的力反馈信息研制了 Rutgers Master Ⅱ-ND 手套,实现了瘫肢手指的康复训练。采用力位信息识别运动意图的常用方法是采用力/力矩传感器测量或者间接测量反映患者运动意图的肢体关节力矩。就多关节外骨骼康复机器人而言,为了使估计的主动力矩尽可能准确,一般需要考虑机构和患者肢体的惯性力、关节摩擦力等因素;而由于噪声和测量误差的影响,准确估计惯性力和摩擦力非常困难。

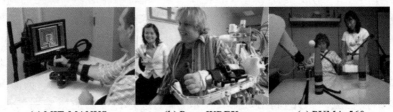

(a) MIT-MANUS       (b) Pneu-WREX       (c) PUMA-560

图 9-9 基于运动信息反馈控制的上肢主动康复机器人系统

主被动模式康复训练机器人:将被动机器人和主动机器人的功能结合起来,发挥两者的优势。临床上,依据患者的康复需要,分别采用主动康复或被动康复。例如奥地利 Tyromotion公司开发的 AMADEO 系统是一款机电整合的手指神经康复训练系统,能够根据患者神经损伤的程度,执行主、被动康复训练。

## 2. 基于患者运动意图识别的主动康复训练机器人结构

利用患者的自主神经信息(如肌电、脑电)实现康复机器人的主动神经康复训练也是一种重要的人机交互控制模式,它是利用神经-机器接口(Neural-Machine Interface, NMI)技术获取患者的主动运动神经信息,通过对运动神经信息的解码得到患者的运动意图,然后将运动意图输入到康复训练机器人系统,实现基于运动意图的康复辅助训练。图 9-10 是基于患者运动意图识别的主动康复训练机器人系统基本结构示意图。在以患者意图操控机器人实现运动功能康复的过程中,患者始终是康复训练过程中的主体。

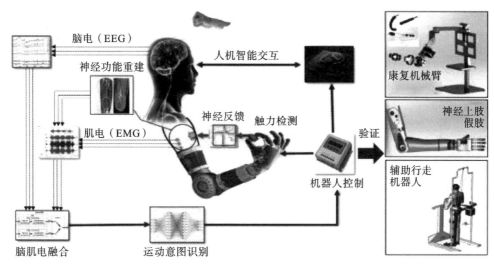

图 9-10 基于患者运动意图识别的主动康复训练机器人系统基本结构示意图

　　已有的康复医学临床研究表明,这种有患者运动意图主动参与的康复训练对于患者神经系统重建和运动功能恢复更加有效。为此,对患者运动意图进行准确地在线识别非常重要。在神经-机器接口技术中(图 9-10),脑机接口(BCI)技术可以直接从大脑皮质测量神经电信号(Electrocorticogram,ECoG)或从头皮表面测量脑电信号(EEG)作为康复设备的输入信号;大脑产生的神经运动信号经周围神经传导到肢体肌肉,引起肌肉收缩产生肌电信号(EMG),肌-机接口(Muscle Computer Interface,MCI)技术通过将测量所得的肌肉产生的电信息作为康复设备的输入信号。对捕获的神经控制信号"解码(Decoding)",可以预测患者想要执行的动作意图。因此,利用运动神经信号作为动作控制信号研发的运动功能康复系统与器械,可以实现患者对运动康复辅助器械的直觉操控,有效提高残障患者运动功能康复。

### 3. 基于表面肌电的动作意图识别

　　患者运动意图识别中采用的生物电信号主要包括表面肌电信号(sEMG)、脑电信号(EEG)、眼电信号(EOG)等。相对来说,sEMG 的研究和应用更为丰富,相关研究主要包括:动作模式分类、估计肢体关节连续量等。sEMG 信号用于动作模式分类的相关研究比较成熟,其目标是得到较高的识别率、区分更多的动作类型,需要解决的关键问题是特征提取和分类模型设计。常用的 sEMG 特征包括时域特征(积分绝对值、差分绝对均值、波形相似度等)、频域特征(中值频率、均值频率)及时频域特征(小波系数),应用的分类模型则包括 $k$ 近邻、多层感知机、高斯混合模型及支持向量机等。尽管采用 sEMG 进行动作分类的研究成果非常多,目前在如何处理未知动作模式、算法性能、模型性能方面仍然存在很多问题。同时,采用 sEMG 对离散动作进行分类,往往只能区分较少的动作模式,而在理想的康复机器人辅助训练中,需要完成连续平滑的运动控制,因此,基于 sEMG 估计关节连续量(如角速度、力矩等)的方法更加适用于康复机器人的控制(图 9-11)。用 sEMG 估计关节连续量主要采用两种方法实现:一种是采用神经网络为代表的回归模型;另一种是基于肌肉生物力学特性建立的关节动力学模型。基于 sEMG 的肌力模型避免了对复杂的肌肉动力学系统进行精确建模,能获得更加精确的肌力估计。但是,sEMG 信号是一种非常微弱的生物电信号,对皮肤脂肪厚度、表面毛发、温度、湿度等因素非常敏感,个体差异会显著影响 sEMG 的估计结果。现有基于 sEMG 估计运动意图的相关技术与临床实际需求还存在很大差距,尤其是脑卒中肢体瘫痪患者的 sEMG 信号往往十分微弱,或者存在痉挛等异常情形,单纯通过 sEMG 信号来识别患者意图还存在难以克服的困难;而基于 EEG 的 BCI 技术则有望弥补这一不足。BCI 技术可以跨越肢体瘫痪、肌力微弱这一障碍,从患者大脑获取更为直接的运动意图信息。而且,脑卒中肢体瘫痪的根本原因在于脑神经受损,通过获取残留脑神经信息识别患者意图,可使患者更早进行主动式的康复训练,并有效激发残留脑神经的重组和代偿机制,促进脑神经系统功能康复。

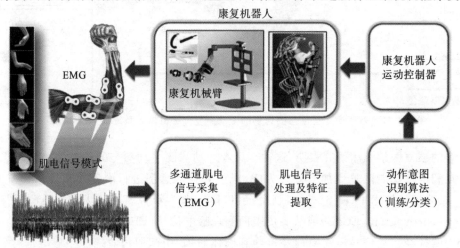

图 9 - 11　基于表面肌电信号解码的运动意图识别方案

### 4. 基于肌电信息解码的动作意图识别

以基于肌电信息解码的患者动作意图识别为例,意图识别主要包括:肌电信号(EMG)的采集、肌电信号处理及特征提取、动作意图识别算法(图 9 - 11)。①EMG 信号采集:根据患者肢体肌肉的分布,将多个肌电电极置于体表采集 EMG 信号,同时进行滤波处理,带通滤波器的截止频率一般为 10~500 Hz。②EMG 信号处理:用 50 Hz 带通滤波器对采集到的多通道原始 EMG 信号进行滤波,去除工频干扰。③EMG 信号的特征提取:为了得到连续的动作指令输出,在特征提取之前首先对预处理后的 EMG 信号"加窗"处理,如图 9 - 12 所示。一般情况下,每个时间窗长为 100~150 ms,窗之间的重叠长度为50 ms,然后依次从每个时间窗中提取相应的信号特征用于模式分类。最常用的 EMG 信号特征是:平均绝对幅值、波形长度、过零点个数、符号变化次数等 4 种常用的时域特征。国内外许多研究表明,与频域、时频域及非线性特征相比,这 4 种时域特征能够得到较好的动作识别准确率。对于时间窗长为 $k$ 的肌电信号 $x_n(n=1,2,3,\cdots,k)$,平均绝对幅值、波形长度、过零点个数、符号变化次数等 4 种时域特征的定义如下。

(1)平均绝对幅值(Mean Absolute Value,MAV)为单个时间窗内所有信号的平均绝对幅值,是肌电信号处理中最常用的时域特征之一,用来表示信号强度大小,其定义如公式(9 - 1)所示:

$$V_{\mathrm{MAV}} = \frac{1}{k}\sum_{n=1}^{k-1} \mid x_n \mid \tag{9-1}$$

（2）波形长度（Waveform Length，WL）为单个时间窗内信号波形长度随时间的积分，通常用来衡量肌电信号的复杂度，其定义如公式（9-2）所示：

$$l_{WL} = \sum_{n=1}^{k-1} |(x_{x+1} - x_n)|  \tag{9-2}$$

（3）过零点个数（Number of Zero Crossings，ZC）为单个时间窗内信号通过零点的次数，由于该时域特征可以反映肌电信号的部分频域信息，被广泛应用到肌电信号处理中。为了避免噪声干扰，在计算过零点时要求信号之间差值大于一定阈值。其定义如公式（9-3）所示：

$$n_{ZC} = \sum_{n=1}^{k-1} \left[ \text{sgn}(x_n \times x_{n+1}) \bigcap |x_n - x_{n+1}| \geqslant 阈值 \right]$$
$$\text{sgn}(x) = \begin{cases} 1, & x < 0 \\ 0, & x \geqslant 0 \end{cases}  \tag{9-3}$$

（4）符号变化次数（Slope Sign Changes，SSC）为单个时间窗内信号符号"＋"和"－"的变化次数，该时域特征也可以反映一定的频域信息。在计算符号变化次数时设置一定的阈值，可避免由于噪声引起的误差，其定义如公式（9-4）所示：

$$n_{SSC} = \sum_{n=2}^{k-1} \left[ f(x_n - x_{n-1}) \times (x_n - x_{n+1}) \right] \}$$
$$f(x) = \begin{cases} 1, & x \geqslant 阈值 \\ 0, & 其他 \end{cases}  \tag{9-4}$$

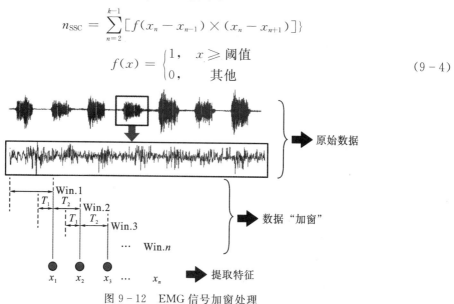

图 9-12　EMG 信号加窗处理

### 5. 动作意图识别算法

为了识别运动意图，人们使用了各种各样的识别算法，包括线性判别式分析（Linear Discriminate Analysis，LDA）、贝叶斯统计方法（Bayesian Statistical Methods）、人工神经网络（Artificial Neural Networks）、模糊逻辑方法（Fuzzy Logic Methods）等。各种模式识别算法都可以实现肌电模式的高精度解码。因为 LDA 分类算法计算简单、容易实现，而且与其他复杂的模式分类方法具有相似的动作分类精度，所以是最常用方法之一。LDA 是模式识别的经典算法，1996 年由 Belhumeur 引入模式识别和人工智能领域。2003 年 Englehart 等人首次将 LDA 算法用于多功能假肢的控制中，之后，LDA 算法开始被广泛用于肌电控制的研究中。LDA 是基于贝叶斯理论产生的，该理论认为通过先验概率和类条件概率密度函数可以估计出

后验概率,即观测量 $x$ 属于类别 $w_k$ 的概率 $P(w_k|x)$ 可以通过公式(9-5)求得:

$$P(w_k \mid x) = \frac{p(x \mid w_k)P(w_k)}{P(x)} \tag{9-5}$$

其中 $p(x|w_k)$ 是类条件概率密度函数,表示在类别 $w_k$ 发生的条件下,$x$ 属于类别 $w_k$ 的概率密度;$P(w_k)$ 是类 $w_k$ 发生的先验概率,是根据大量统计资料得到的结果:

$$P(x) = \sum_{k=1}^{c} p(x \mid w_k)P(w_k) \tag{9-6}$$

其中 $c$ 是类别总数,表示观测量 $x$ 发生的概率,在模式分类问题中,对于不同的类别 $w_k$,同一观测量 $x$ 对应的 $P(x)$ 是相同的,可以忽略。因此,公式(9-5)的分类规则又可以表示为

$$g_k(x) = p(x \mid w_k)P(w_k) \tag{9-7}$$

其中 $g_k(x)$ 为观测量 $x$ 属于 $w_k$ 的概率。通常认为,在类别 $w_k$ 发生的条件下,$x$ 属于类别 $w_k$ 的概率符合正态分布,则类条件概率密度函数 $p(x|w_k)$ 如公式(9-8)所示:

$$p(x \mid w_k) = \frac{1}{\mid C_k \mid^{1/2}} \left(\frac{1}{\sqrt{2\pi}}\right)^d e^{-1/2(x-u_k)^T C_k^{-1}(x-u_k)} \tag{9-8}$$

其中 $d$ 是输入信号 $x$ 的向量维数;$u_k$ 和 $C_k$ 为类别 $w_k$ 的均值向量和协方差矩阵。把公式(9-8)代入公式(9-7),由于自然对数函数是单调递增函数,对公式(9-7)两边取自然对数,并且去掉常数项不会影响判决结果。因此,观测量 $x$ 属于类别 $w_k$ 的判决函数可以表示为

$$g_k^*(x) = \ln\{\mid C_k \mid\} + (x-u_k)^T C_k^{-1}(x-u_k) - 2\ln\{P(w_k)\} \tag{9-9}$$

将式(9-9)展开得

$$g_k^*(x) = \ln\{\mid C_k \mid\} + xC_k^{-1}x^T + 2u_k^T C_k^{-1}x - u_k^T C_k^{-1}u_k - 2\ln\{P(w_k)\} \tag{9-10}$$

鉴于判决规则是比较 $g_i(x)$ 和 $g_j(x)$ 的大小,去掉与类别无关的常数项 $\ln\{\mid C_k \mid\}$ 和 $x^T C_k^{-1}x$,并不影响分类结果,因此公式(9-10)可以写为

$$g_k^*(x) = u_k^T C_k^{-1}x - \frac{1}{2}u_k^T C_k^{-1}u_k - \ln\{P(w_k)\} \tag{9-11}$$

公式(9-11)可以看作是输入信号 $x$ 的线性函数,最终表达形式为

$$g_k^*(x) = Weight_k x^T + Offset_k \tag{9-12}$$

其中,$Weight_k$ 为权重矩阵;$Offset_k$ 为偏移量。

### 6. 基于脑电信息解码的动作意图识别

近年来,在康复机器人研究中,基于 BCI 技术的人体运动意图识别方法逐渐获得关注。例如,奥地利学者 Pfurtscheller 在基于 BCI 系统的运动意图识别方面进行了开创性的研究,其研究团队研发的 Graz-Ⅱ系统可以对使用者想象左右手或者右脚运动产生的脑电信号进行在线分类,识别率达到 77%;美国明尼苏达大学的研究团队基于小波分析对运动想象 EEG 信号进行分类,进而对 EEG 信号进行溯源分析,把想象不同肢体运动时脑电活动源的位置作为特征进行分类研究;日本学者 Yamawaki 等建立时频模型对运动想象 EEG 信号进行分类研究,取得了较好的分类效果。尽管基于 EEG 信号对离散动作进行分类的研究成果比较丰富,但是仍然存在一些不足需要进一步研究解决。例如,现有的 BCI 技术主要是针对动作模式分类,而临床康复中则希望能对患者肢体运动量(如关节角度、力矩等)进行连续预测,进而实时调节机器人控制,单纯依赖现有的 BCI 技术还难以达到这个目标。

### 9.4.3　康复训练机器人的结构

康复训练机器人是人与机器人紧密耦合的人机一体化系统,其设计不仅要考虑人因工程学、仿生学要求,还要与康复训练或者功能重建的临床需求紧密结合。目前,上肢/下肢康复机器人大多采用末端牵引式或者外骨骼式两类构型。典型的末端牵引式上肢康复机器人如MIT 式两类构型、MIME 等;典型的外骨骼式上肢康复机器人则包括 ARMin、TRMinn、MyoPro 等,末端牵引式设计相对简单,研究更为充分,外骨骼式则是目前的上肢康复机器人研究热点。现有的下肢康复机器人一般针对患者的特定病情或特定康复阶段设计。例如,针对康复初期的重症患者,主要采用卧姿或者坐姿训练。行走功能是人体下肢最为重要的功能之一,因此步态训练是目前下肢康复机器人研究的重点。国外典型的末端式步态训练机器人包括 LokoHelp、Goko、GaitTrainer、MIT-Trainer 等。这类机器人主要与人体下肢足部接触,从下肢远端驱动人体实现步态行走。末端式步态训练机器人还可以提供包括上下楼梯、在不平路面行走等丰富的训练场景,增加训练的挑战性和趣味性,提高患者的训练强度。但是,末端式步态训练机器人难以对下肢关节进行精确控制,不利于患者矫正错误的关节协同运动和对正确步态的学习。外骨骼式的步态训练机器人可以弥补上述不足,国外典型的外骨骼式步态训练机器人主要包括 Lokomat、ReoAmbulator、WalkTrainer、HAL、ReWalk 等。

康复训练机器人的结构设计应结合肢体自然运动解析和电生理实验信息,依据肢体关节运动的协同规律,研究肢体自然运动的特征提取和运动降维方法,建立基于有限运动特征、欠驱动机构和势能组件网络重构肢体自然运动和肢体智能运动特性的机械实现原理。并结合穿戴实验,验证肢体康复机器人的运动/力顺应特性、阻抗自适应特性及运动辅助性能等。

### 9.4.4　康复训练机器人的人机交互技术

现有的功能康复训练机器人的研究更多倾向于增强人机之间的交互功能。康复训练机器人是人机强耦合的系统。如何实现人与机器人之间的主动柔顺交互是康复训练机器人研究中亟待解决的关键问题之一。康复训练机器人系统中的交互控制策略可以从功能上分为两层:上层一般是基于临床康复医学原理设计的训练策略,而底层则是驱动康复机器人实现相关训练方法的控制策略。康复机器人系统中采用的上层训练策略主要包括按需辅助的策略、基于挑战的策略、触觉刺激策略等。底层控制策略则包括力位混合控制、阻抗控制、导纳控制、自适应控制等。目前,阻抗控制策略在康复机器人系统中应用较为广泛。阻抗控制可由质点、弹簧、阻尼三个组成单元来描述,其中弹簧和阻尼单元较为常用;采用阻抗控制策略时,系统测量人体运动量,并根据测量值控制对应的输出力。Locomat、LOPES、MIT-MANUS 等均采用了阻抗控制策略。导纳控制也被称为基于位置的阻抗控制,一般采用双闭环结构,内环前向信道包含位置控制器,系统测量人体施加的作用力,并根据测量值控制相应的位移量。Ranatunga等提出了一种双闭环结构的自适应导纳控制器,外环采用 ARMA 模型设计控制器,内环采用自适应神经控制器。采用该控制策略可以较好解决人机物理交互的解耦问题,获得较柔顺的人机交互性能。通常认为,采用阻抗控制策略可以获得更稳定的人机交互,但因系统摩擦等因素影响,其控制精度相对较低。而导纳控制策略则对重力和摩擦力进行了补偿、可获得精确的位置控制,但在人机交互过程中容易出现不稳定。近年来,"黏滞力场"的概念被引入康复机器人控制系统。例如,ALEX 下肢康复机器人系统中设计了一种力场控制器,可对患者的踝关节施加切向和法向作用力：切向力用于引导患者按照预定轨迹运动，而法向作用力可构建运动平面内的"虚拟墙"；实验表明，采用该训练策略可有效改善患者的步态模式。

### 9.4.5 功能康复效果评估方法

肢体运动功能康复效果的精确评估对康复方案和策略的制定至关重要。目前，临床上主要采用量表的方式对康复效果进行评估，但量表评估方法存在主观性强、评分不够精细、耗时长等问题。对于康复辅助机器人训练方式，可以基于机器人传感测量数据和神经电生理数据对功能障碍进行分析与智能量化评估。进而，基于评价结果和个性化方案的增量学习建立针对患者个体特征的个性化康复方案，并基于训练中对患者神经生理多层次参与水平的实时评估，在线调节康复训练策略，强化患者参与水平，提高效果。依据傅格-梅尔评估量表（Fugl-Meyer Assessment，FMA）和选择性功能动作评估（Selective Functional Movement Assessment，SFMA）理念的模块化肢体动作筛选，从肢体运动、稳定性、平衡功能、步态和功能性任务活动等方面，通过提取高特异性和敏感度且可应用于康复机器人的评估动作，联合构建基于模块化动作分类的评估体系。随着康复训练的持续推进，偏瘫患者的肢体运动将逐渐变得更加稳定、平滑，力的方向感也得到改善，这些特性的变化可以从位置、速度、力等信息上体现出来。通过获取脑电、肌电等与肢体运动相关的电生理信息，构建神经参与程度、运动控制能力和任务完成水平的多层次量化指标与评价方法。

# 9.5 康复训练机器人设计实例

康复训练机器人可分为手功能康复训练机器人、上肢康复训练机器人、下肢康复训练机器人，以及平衡功能康复训练机器人等。

### 9.5.1 康复训练机器人的设计原则

（1）安全性原则：该机器人的使用者是具有身体运动功能障碍的人。如脑卒中患者，他们也常伴有语言和认知功能障碍。这类生活弱势群体，自理能力差，心理较为脆弱，容易受到伤害。因此，在康复训练机器人的设计过程中，要尽可能全面考虑保证其安全性的设计，确保他们在训练的过程中具有足够的安全保障。

（2）有效性原则：康复训练机器人的设计在保障安全的同时，也需要保证训练对患者具有足够的治疗效果，否则整个治疗过程对患者毫无意义。治疗有效性需要经过大量临床试验案例的验证。

（3）舒适性原则：康复治疗的过程一般都是缓慢的，治疗周期从几个星期到几个月不等。因此，康复训练机器人的设计需要满足良好的人机交互特性，使患者在整个康复训练治疗的过程中尽可能享受康复体验。

（4）简易性原则：功能康复训练机器人设计的主要目的是取代一对一的传统治疗方式，所以希望康复机器人能更加智能化，只需要极其简单的操作就可以满足患者的治疗需求，减少治疗师的工作压力。

（5）趣味性原则：已有论文证明在整个康复训练的过程中，增加患者的主动参与程度就可提高治疗的效果。因此，在康复机器人设计中应该尽量增加机器人治疗的趣味性，来提高患者的主动参与程度,进而提高疗效。

(6)经济性原则:虽然近几十年来,中国的经济得到了高速的发展,但是人均收入较发达国家还有差距。在就医过程中,经济负担会给很多患者带来诸多困扰。所以在设计康复机器人的过程中需要考虑经济问题,尽可能降低机器人的制造成本,为患者减轻经济压力。

图 9-13 所示为上述不同的设计原则在整体设计中的权重。康复训练机器人在设计过程中可参考标出权重,考虑满足上述六项设计原则。

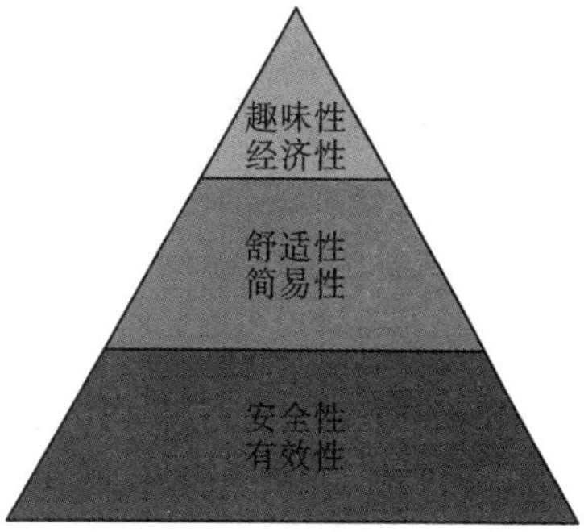

图 9-13 康复机器人设计原则

## 9.5.2 手功能康复训练机器人

手功能康复训练机器人是具有逻辑控制单元,能指导、辅助功能损伤手完成一系列复杂训练任务,进而改善手部功能的集成系统。它主要用于脑卒中、偏瘫、脑外伤等手功能受损患者的康复训练中。

### 1. 手功能康复训练机器人的神经基础

手功能康复训练机器人的康复机理也是建立在神经重塑理论基础之上的。在患者手部功能受损时,手功能下传通路会受到影响,导致手部运动功能障碍。手功能康复机器人通过带动患者手部进行动作训练,利用运动监视器激活患者运动功能区域,高强度反复训练可以增加运动神经元之间的连接效能。

### 2. 手功能康复训练机器人的基本构成

手功能康复机器人的基本结构主要包括上位机软件、硬件控制系统和机械结构。通过上位机软件发送命令信号给硬件控制系统,硬件系统控制结构带动患者手部进行动作训练。在训练的过程中,上位机软件往往通过不同方式对患者训练的过程进行实时反馈。康复机器人的机械结构分成牵引式、牵拉式和外骨骼式。所谓牵引式指的是利用外部轴线拉动指端进行伸展,利用弹簧装置进行自动复原完成屈曲;牵拉式指的是利用内侧线性结构拉动指端进行屈曲和伸展;外骨骼机械结构指的是包裹在手外侧的一种带关节的手套状结构,通过推拉方式带动外骨骼结构进行规则运动。手功能康复机器人的驱动方式一般采用电动或者气动。电动驱动的优势为驱动稳定,数字化能力强,噪音小;气动驱动的优势为驱动平滑柔和,更加接近于人体肌肉运动规律。

### 3. 手功能康复训练机器人设计实例

图 9-14 所示为西安交通大学生物医学工程研究所设计的一款手功能康复训练机器人的原理框图。该系统总共由四部分组成:手功能康复机械及控制系统、脑电采集处理模块、基于柔性传感器的数据手套模块及上位机模块。脑电信号处理电路采集患者自发脑电信息,经过主控器模数处理上传至上位机进行在线的运动想象状态分析,用于被动模式下训练过程的启动;手功能康复训练装置为该方案的核心部分,主要由康复机械手装置、动力系统和控制电路组成;上位机包含康复训练软件系统,完成病人相关信息数据库的构建、虚拟现实场景的搭建、人机交互界面、训练界面、评价界面、训练过程显示等。

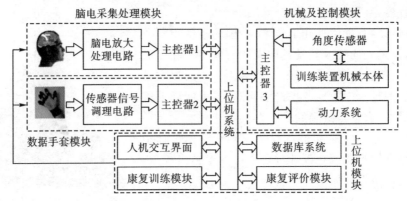

图 9 - 14　手功能康复训练机器人的原理框图

　　针对软瘫期(想象运动、被动训练、防止关节粘连)、痉挛期(人机共驱动下的被动训练)和恢复期(自适应反馈、等级补偿式的助动训练、主动训练、阻力训练、精细运动训练等)三个康复阶段中发生的特殊临床问题及其需求,研制了欠驱动式手功能康复训练机器人。它佩戴方便,可适应不同佩戴者手指长度的变化(图 9 - 15)。除每个手指能进行单指的屈曲伸展训练外,还能够完成抓握、拇指-食指对捏及三指抓取等多指复合运动。通过压力传感器实时监测手指用力状态,加之以助力或阻力,实现主动助力或阻力康复训练。结合临床康复手法与虚拟现实技术开发的手功能康复训练游戏能够最大程度地激发患者的训练积极性。结合所开发的数据手套,康复评估模块除能够估计患者手指运动活度及肌力外,还能够对患者手部运动的协调性加以评价。

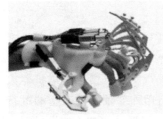

(a) 手功能训练原理样机

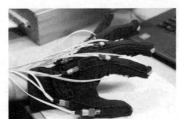

(b) 数据采集手套样机

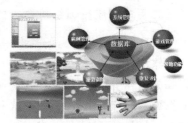

(c) 上位机软件系统

图 9 - 15　西安交通大学手功能康复训练机器人

　　该机器人系统依据患者的康复阶段及认知水平开发了不同的康复训练游戏,主要用于提高训练的趣味性,激发患者的主动参与意愿。同时,训练游戏参考临床训练手法,使得其更符合临床需求。如,①喷泉游戏:针对痉挛后期患者进行设计,完成对患手手指伸展训练,并要求患者能在平展状态保持一定的时间。对患者认知能力要求不高,可用于主动-助力模式。②射击游戏:针对恢复期早期患者,对患者要求较高,不仅需要患者具有一定的肌力,还要求患者能够根据游戏反馈来控制手指的运动。可用于主动-助力及主动-阻力训练模式。③捕蝴蝶、排球竞技:本游戏对患者的要求最高,不仅要求患者具有较高的运动能力,还要求患者具备较高的反应能力。

　　另外,机器人系统还设计了虚拟老师进行动作示范,患者反复观看示范动作,将虚拟老师的动作与游戏过程联系起来,形成对这一过程的动作记忆。当其在训练过程中不能完成预设目标时,虚拟老师将再次出现,重新示范动作,患者可通过反复观看,再次明确训练目标,从而在训练过程中潜意识地对动作进行调整,慢慢达到预设训练目标。

一般来讲,设计一款能满足手指关节活动范围训练需求的机器人需进行以下四个步骤。

(1)运动学分析建模:手部的生理结构研究表明与手指运动相关的手部骨骼主要包括掌骨、近指骨、中指骨及远指骨,并依次由掌指关节、近端指关节和远端指关节连接。在设计时需要依据手指关节的运动规律及推拉连杆的力矩计算出合适的力学模型,设计过程一般是通过 Intec Simpack、MSC Adams 等力学仿真软件完成。

(2)仿真计算与设计:对于特定的手指长度,基于第一步设计的仿真模型利用 MATLAB进行数值计算,求解不同尺寸机械构件下运动学模型的空间状态集合($M$),找寻某一尺寸组合使得 $M$ 包含手指屈伸过程中所有可能的空间状态。由于变量较多,可以通过某些构件的实际情况进行预先的尺寸设定,避免机械冲突,同时考虑到设备的可穿戴性及美观性。

(3)样机佩戴测试:为进一步确定各机械构件尺寸,利用 Pro/E 进行运动仿真。依据人手的解剖学结构建立单根手指的仿真模型,根据 MATLAB 计算结果设定关键部件尺寸,建立零件的三维模型,然后通过装配模块完成各零件的组装。通过建立运动分析文件,考察手指关节活动范围是否满足要求,并通过机构的动态干涉检查,对零件尺寸外形进行修改。

(4)软件系统及控制接口级联:手功能康复训练机器人系统设计主要依赖于 C＋＋等计算机语言完成与机械手的串口通信。西安交通大学生物医学工程研究所设计的康复训练系统还包括 EEG 信号采集放大模块及数据手套系统评估模块。能够通过 BCI(脑机接口)完成运动想象信号的识别与分类,从而使患者能够通过简单的运动想象完成主动训练任务。同时还能够完成对患者运动功能的简单评价。

为解决临床康复引发的实际问题,一个康复训练机器人的设计与研发需要综合运用多学科交叉的知识和一系列关键技术,如:人-机器人混合系统运动学和动力学建模;基于多源信息融合技术的交互式生物信息反馈;机械结构和控制模式的个体适配与人机交互自适应控制算法研究;与神经-肌肉-骨骼特性,特别是病态特性相匹配的柔性驱动系统理论;多维微力测量关键技术及三维力之间耦合干扰和抗惯性力干扰的解耦技术;无创神经-肌肉系统选择性功能性电刺激的核心技术;基于虚拟现实环境技术的肢体运动功能障碍智能辅助训练治疗处方的数据库知识。

**4. 手功能康复训练机器人研究进展**

康复机器人技术在欧美等国家已经得到了科研工作者和医疗机构的普遍重视,也取得了一些有价值的成果。2006 年 Tobias Nef 等人研制了基于虚拟现实技术的上肢康复医疗机器人 ARMIn。罗格斯大学和斯坦福大学医学院在基于虚拟环境的远程康复机器人系统方面做了大量的工作。

目前我国市场上关于手的康复训练工具以进口为主,包括:以波浪式空气压力为动力的日本日东工器公司制造的 ROM－100A 型手康复装置(图 9－16)和韩国 RELIVER RL－100 型手部康复训练仪;采用电机驱动的美国 Kinetec8091 便携式手部连续被动运动仪器(图 9－17)。国内的研究机构也研制了一些未市场化的训练装置,如第一军医大学珠江医院研制的利用刺激电极对肌肉进行功能性电刺激的手功能康复仿生手套等。这些训练仪大都通过预先设置的程序对患者进行被动训练,不能与患者的主观意念相结合,且没有舒适的训练环境,容易引起患者心理疲劳。

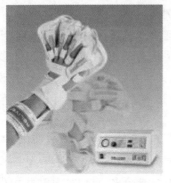
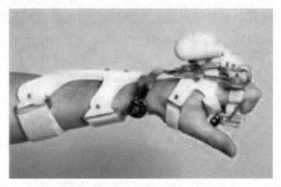

图9-16　ROM-100A型手康复装置　　　　图9-17　Kinetec8091便携式训练仪

随着临床需求的不断提高,在康复训练过程中,需要患者更多的主动性参与。一种健侧手带动患侧手的模式被大家认可,如图9-18所示。控制系统中采用偏瘫患者健侧手佩戴数据手套作为主手,患侧手佩戴外骨骼作为从手,患者通过数据手套自主控制戴在患肢上的外骨骼,由此来驱动患肢手指运动,实时交互力与位置信息。该设备由拇指和其他手指的活动机构、腕关节活动机构及基座组成。每个活动关节获得独立运动控制,可以进行单指训练。为了将神经肌肉信号与主动控制相结合,近些年出现了肌电驱动方式的主动手功能康复训练机器人。通过检测患侧手的肌电,来判断患者准备进行的动作任务,以此作为控制命令来操控康复训练机械手带动患者进行康复训练。这种训练方式可以实时反馈患者的肌电信号,能够展示出患者的运动功能康复情况。

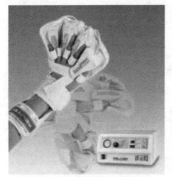
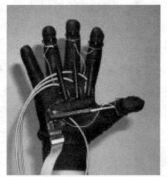
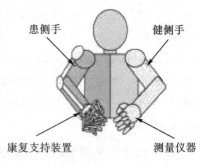

(a)连续被动运动机械手　　　　(b)力反馈训练装置　　　　(c)健侧带患侧手训练

图9-18　手功能康复训练机器人

## 9.5.3　上肢康复训练机器人

上肢康复训练机器人的工作原理和康复机理与手功能康复训练机器人类似。通过带动患者患侧肢体进行运动操作,根据神经重塑理论,高强度反复进行运动训练可以促进运动功能的恢复。上肢康复训练机器人也需要满足和手功能康复训练机器人相同的设计原则。现阶段,上肢康复训练机器人的结构类型主要有5种:端点式、桌面式、外骨骼式、绳索式和混合式,如图9-19所示。

端点式上肢康复训练机器人指的是康复训练机器人的活动端点与人体上肢的关节点相对

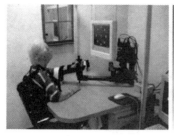
(a)端点式

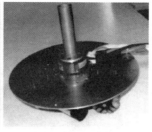
(b)桌面式

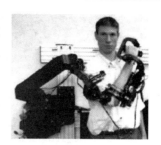
(c)外骨骼式

图 9 - 19　上肢康复训练机器人

应,通过端点的活动带动关节点活动,达到运动执行的目的,该类上肢康复训练机器人活动范围大,可进行自由设置,能够使各个关节参与到训练中;桌面式上肢康复训练机器人总体外观为桌面形状,一般为圆形,桌面上装有固定装置,桌面下具有轴承转动装置,该类机器人操作简单,稳定安全;外骨骼康复训练机器人相对较为复杂,整体表现为穿戴形式,外壳包裹上肢带动上肢进行动作训练,该类机器人自由度高,灵活性好;绳索式上肢康复训练机器人通过绳索牵拉带动患者上肢进行训练,该类机器人韧性较好,安全性高,造价一般相对较低;混合式康复训练机器人一般通过巧妙的方式将以上形式进行结合,综合各种方式的优点,达到提高疗效的目的。

对运动能力的量化评估在康复时具有重要作用,不仅能够体现康复治疗的效果,同时能够对正常及病理条件加以区分,最终指导康复干预手段的选择。目前临床上使用的上肢运动功能评价方法依然以经典量表为主。虽然量表具有简单易行的优点,但是其最大缺点是评价结果包含过多主观成分,较易受评分者主观因素影响。这些量表通常对患者功能性动作或者日常生活动作完成情况加以评价,缺乏客观量化的评估手段,如缺少对运动学参数的测量及分析。

上肢功能运动学参数的测量与分析仍然以实验室研究为主,涉及的运动学参数有肢体活动范围、运动速度、运动效力与效率、准确性、协调性及平滑性等。研究使用运动学参数区分运动功能损伤患者及健康受试者在进行功能性或日常生活动作时的差别,或者尝试建立新的基于运动学参数的功能评估指标,这些指标应满足有效性、可重复性及对功能改善敏感等。值得注意的是,多数研究利用的数据采集设备为基于光电传感器的运动捕捉系统,其成本高、操作复杂,无法满足临床所需。新兴的康复训练机器人可以在进行运动训练的同时记录患者的运动学参数,但是其所能测量的数据有赖于康复训练机器人本身的功能,亦具有很大的局限性,例如仅能做被动训练的康复训练机器人无法测量关节的主动活动范围。

目前,上肢康复训练机器人比较有代表性的研究有:瑞士苏黎世大学的 Nef 等开发的一种新型的上肢康复机器人 ARMin(图 9 - 20);美国麻省理工学院 Hogan 和 Krebs 等人研制的 MIT-MANUS康复机器人;瑞士 Hocoma 公司与众多世界知名的康复诊所、大学、研究中心共同开发的 Armeo 系统(图 9 - 21);意大利的 Tecnobody 公司专门设计了一套针对肩关节的评价和康复系统上肢多关节复合训练系统 MJS(图 9 - 22);美国的麻省理工大学研制的 MIT-MANUS康复机器人训练系统。并且 Armeo 和 MJS 都形成了产品。

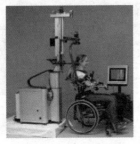
图 9 - 20　ARMin 康复机器人

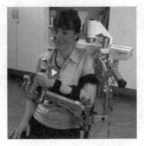
图 9 - 21　Armeo 系统

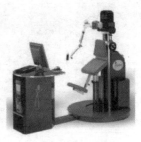
图 9 - 22　MJS 系统

### 上肢康复训练机器人实例

1)MIT-MANUS 脑神经康复机器人

1995 年美国麻省理工大学的研究人员 Hogen 和 Krebs 等研制出一种称为 MIT-MANUS 的脑神经康复机器人(图 9 - 23),并不断扩展其功能。能够帮助中风患者进行康复治疗,甚至对那些中风发生 5 年以上的患者也有效果。

该机器人的机械部分有三个模块:平面模块、手腕模块和手部模块,依次串联。平面模块牵引肘和前臂在水平面上做平移运动,并有一定的重力补偿,辅助患者的肩关节和肘关节进行活动;手腕模块提供了三个运动自由度,辅助患者的前臂和手腕关节进行活动;手部模块辅助手掌部分关节进行活动,训练抓握功能。整个系统采用阻抗控制以保证安全。训练时,MIT-MANUS 可以推动、引导或干扰患者上肢的运动,以提供不同的训练模式;可以采集位置、速度、力等信息以供分析;可以将运动状态信息显示到电脑屏幕上为患者提供视觉反馈。Hogan 等在该机器人系

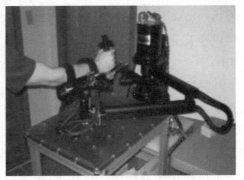
图 9 - 23　MIT-MANUS 康复机器人

统上做了不少临床试验,并得出一系列结论:机器人辅助治疗不会给患者带来副作用;患者可以接受这种治疗方式;辅助患者进行运动训练可以促进脑神经康复,且将机器人辅助训练引入传统康复训练效果更好;机器人辅助治疗的疗效在 3 年后仍然存在;中风 3 个月后,神经康复并未停止,仍在继续。这是一种 30 英寸高的机械臂,可以与计算机屏幕相连接。如果将中风患者的手臂与机械臂捆在一起,机械臂可以带动患者的肩部和肘部运动,在计算机屏幕上显示为光标移动。机器人能够像康复治疗师一样锻炼中风患者的手臂,这将有助于恢复患者由于中风而瘫痪的肩部和肘部的运动功能。该机器人有平面运动和三维空间运动两种训练模式。可以实现患者的肩、肘和手在水平和竖直平面内的运动。在治疗过程中,把患者中风的手臂固定在一个特制的手臂支撑套中,手臂支撑套固定在机器人臂的末端。患者的手臂按计算机屏幕上规划好的特定轨迹运动,屏幕上显示出虚拟的机器人操作杆的运动轨迹,患者通过调整手臂的运动可以使两条曲线尽量重合,从而达到康复治疗的目的。如果患者的手臂不能主动运动,机器人臂可以像传统康复医疗中临床医生的做法那样带动患者的手臂运动。用于被动训练时,受试者的患肢在机械臂的驱动下,遵循康复医师规定的训练处方和运动规律,运动规律显示在电脑屏幕上,为患者提供视觉生物反馈;机械臂带有过载保护装置,确保训练安全。机

器人有反向驱动功能;用于主动训练时,患肢推动机械臂按规定训练模式运动;机器人提供阻抗控制和助力功能,以适应不同训练阶段的需要。

2）ARM Guide 康复机器人

2000 年,David Reinkensmeyer 等研制了一款称作 ARM Guide（Assisted Rehabilitation and Measurement Guide）的康复机器人,用来辅助治疗和测量脑损伤患者的上肢运动功能。患者手臂缚在夹板上,由电机驱动沿直线轨道运动,轨道的俯仰角和偏斜角可以调整。在该系统上的实验表明,经过训练,患者瘫肢沿着 ARM Guide 主动运动的范围扩大了;患者运动的峰值速度得到了提高,肌张力降低;经过训练患者总体运动控制能力得到了提高。

3）ReoGo 上肢康复机器人

ReoGo 上肢康复机器人用于上肢和手(0~5 级肌力)早期功能性的被动-助动-主动模式的康复训练。实验证明,大量重复的功能性目标导向运动能促进脑功能损伤患者大脑皮质的重组。ReoGo 上肢康复机器人正是基于此理论而设计,通过让患者投入渐进的、重复性的功能运动,从而达到肢体功能恢复的目的。

ReoGo 上肢康复机器人有六大亮点:①采用三轴 Forcell 技术的机器伸缩臂,可做目标触及训练、水平移动触及训练、向前触及训练、水平诱导训练等;②通过被动-助动-主动的形式,完成神经参与的目标导向的运动控制训练;③手腕支撑,为痉挛和肌无力患者提供了人性化设计;④具有互动 3D 图标训练模式和生物反馈功能,通过多种训练游戏,增强患者主动运动意识,提高患者训练兴趣;⑤精确的运动数据采集,病历自动存储,方便治疗师根据患者的状态、能力和目前功能恢复情况,制定个性化的训练方案;⑥智能机器人平台,减少人力参与,提高康复效果。

## 9.5.4　下肢康复训练机器人

减重步行训练(Partial Body Weight Support Training,PBWST)是 20 世纪 80 年代后期融合运动疗法和神经促进技术而出现的康复训练方法,它利用悬吊装置减少体重对患肢的负荷,使支撑能力不足的患者能进行步行训练,由医用跑台带动患者下意识地迈步,可以激活运动皮质和脊髓节律性运动中枢,有助于行走功能的恢复。目前 PBWST 已成为临床常用的治疗手段,被广泛用于脑外伤、脑瘫、多发硬化、帕金森病等上下神经元性病变,以及下肢骨折、关节成形术后、假肢安装者的康复训练。PBWST 使用时通常需要 3 名治疗师,其中 1 名负责支撑患者腰部,2 名帮助患者屈膝。减重步行训练康复机器人(也称外骨骼步行机器人)就是代替理疗师辅助患者自动完成 PBWST 治疗的专用机器人。

减重步行训练康复机器人可分为外骨骼机械腿和牵引机械手两种结构形式。

(1)外骨骼机械腿:瑞士 Hocoma 医疗器械公司与瑞士苏黎士 Balgrist 医学院康复中心合作,于 1999 年研制成功 Lokomat 减重步行训练康复机器人,2001 年推向市场,是能够辅助下肢运动障碍患者在医用跑台上自主进行减重步行训练的产品。Lokomat 采用电机驱动,4 个电机分别安装在机械腿的髋支架和大腿腿杆上,各驱动一套丝杠螺母机构。通过丝杠推动大腿和小腿摆动,完成步行训练。Lokomat 采用关节角度和人腿与机械腿之间的作用力作为反馈信号。比利时布鲁塞尔自由大学开展了 ALTACRO 减重步行训练康复机器人研究计划。ALTACRO 采用气囊型人造肌肉作为驱动装置,通过充、放气使气囊膨胀缩短或收缩伸长来带动外骨骼式机械腿摆动。

（2）牵引机械手：2002年美国HealthSouth公司推出了AutoAmbulator减重步行训练康复机器人，它采用两个2自由度机械手牵引患者大腿和小腿完成步行训练。美国加州大学洛杉矶分校也提出了一个减重步行训练康复机器人的设计方案——ARMS。ARMS采用4个气缸驱动机械手牵引患者大腿和小腿完成步行训练。

Lokomat（图9-24）主要用于对脊髓损伤、脑卒中及其他神经损伤患者的康复治疗，它以外骨骼机器人为主体结构，结合减压平板治疗，使用身体支撑系统（Body Weight Support System）支撑人体及机构重量并维持系统的高度稳定，辅助以跑步机，使患者在康复早期即可进行减压运动平板治疗，促进了步态的改善及中枢神经系统功能的重塑，突破了传统训练持续时间短、强度低和重复性差等限制。该机器人还具有人工智能，能根据不同病人对标准步态的抵触情况实时修正步态，实现人机之间的协调康复训练。

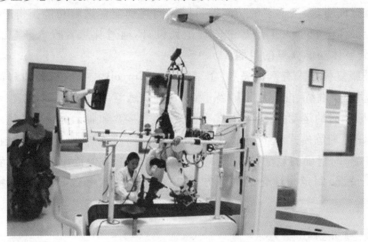

图9-24　Lokomat减重步行训练康复机器人

在国内，浙江大学自2006年底开始研究减重步行训练康复机器人，该机器人的特点是可以在多体位下进行训练，采用的机械结构与Lokomat基本相同，外骨骼采用电机加丝杆的驱动方案，腰部支撑采用平行四杆机构。欧美康复医学排名第一的美国西北大学康复研究所研究表明，应用Lokomat比理疗师训练的各项指标低10％以上。

从技术角度分析，Lokomat机器人至少存在3个明显不足：①机械腿的髋膝关节通过电机经减速器驱动丝杠推动大腿和小腿摆动，电机转角与大小腿转角之间不是简单的线性关系，从而引入误差。同时采用电机＋丝杠的驱动方式，使关节不具备反向驱动性能这也是影响康复机器人性能的重要指标。②平行四杆机构在上下波动的过程中，存在前后方向的窜动。腰部随动支撑装置的前后窜动增加了机械腿与医用跑台速度匹配的难度，影响系统的性能。③只用角度和力进行反馈，没有患者生理/心理状态信息参与减重步行康复训练机器人的控制，不能有效地调动和发挥人体的潜能，影响了康复训练效果。

针对Lokomat存在的问题，清华大学提出用电机加谐波减速器取代电机加丝杆的驱动机构、用竖直升降机构取代平行四杆机构的新型减重步行训练康复机器人设计方案，解决了Lokomat不能反向驱动等问题。同时，清华大学为研发样机配置了人机混合控制系统，大大提高了康复训练过程中患者的主动性及其神经系统的参与度。清华大学研制的减重步行训练康复机器人突破反向驱动、人机混合共驱动等关键技术,将患者神经系统与机器人的机械装置的控制系统"衔接"起来实现人机的协调合作,并针对不同患者条件实现个性化的运动和载荷训练模式的自动生成系统,进而使外骨骼机器人能真正取代治疗师进行康复治疗。

# 9.6　辅助操作型康复机器人

## 9.6.1　喂饭辅助机器人

在人类的诸多活动中,进食是最期望能够独立完成的操作之一。对于生活不能自理(尤其是吃饭不能自理)的残疾人士来说,自动喂饭机能够真正解决他们的"吃饭"问题,让他们无需借助他人的帮助就可以完成生存的基本需求,维护了他们的自尊。此外,对于那些发生肌肉萎缩的高龄老人及帕金森综合征患者,自动喂饭机为他们提供了一种新的选择。

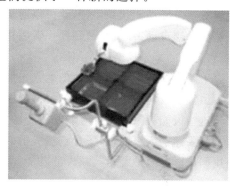

图 9-25 是一种喂饭辅助机器人,它可以模拟人的手臂、肘部、手腕和手的动作,辅助用餐人员将餐盘里的食物用勺子装起来送至嘴边,帮助使用者独立完成进食操作。喂饭辅助机器人使人们能够实现两种最基本的控制:第一种是对特定的、想吃的食物的定位;第二种是拿起食物,并移动到与嘴等高的平面。目前市场上提供的喂饭辅助机器人需要使用者能够从匙中取到食物、咀嚼并安全地吞咽下去,对于那些仅仅是不能够取到食物并放到嘴里的人来说,喂饭辅助机器人有着很大的益处,但是对于那些没有吞咽能力的功能障碍者而言,喂饭辅助机器人不能满足他们的需求。

图 9-25　喂饭辅助机器人

喂饭辅助机器人的第一个功能是完成食物的定位:进食者能够控制餐盘平台或者活动臂的旋转,当定位了准确位置后,进食者按下按钮,停止旋转。喂饭辅助机器人第二个功能是将食物放到汤匙里面,实现这个功能的模式可以分为两种:移动汤匙铲取食物或是固定汤匙,推动食物进入汤匙。对这两种模式而言,汤匙和盘子都要设计成可以自由卸载的形式,以便拆卸下来进行清洗。喂饭辅助机器人第三个功能是将食物放到嘴边:这个功能借助于一个末端附有汤匙的活动臂来完成,活动臂能调节汤匙到桌面的距离。常用的活动臂有两种类型:双段关节式和伸缩式,双段关节式的活动臂能够承载较重的负荷,并可将汤匙指向更多的位置;伸缩式的活动臂活动空间小,但运送食物更加方便。

喂饭辅助机器人一般需要一个或是两个开关。如果是两个开关,那么其中一个负责盘子或者活动臂的转动;另一个负责将食物舀进汤匙,并且操纵汤匙的升降活动。如果只安装一个开关,那么第一次开关操作将控制盘子或者活动臂的旋转,第二次操作开关将把食物推进汤匙,然后把汤匙移动到嘴边,如此循环。

图 9-26 是美国 DESiN 公司发明的一款喂饭辅助机器人 Obi,通过了 FDA 的认证和各种碰撞标准检测,可以让残疾人或偏瘫病人完全通过独立的方式进食。Obi 采用可充电设置,在满电的情况下可以续航 2~4 h。它由一个能 360°旋转和上下伸展的机械臂、一个汤匙和一

个四格的餐盘组成,有两个控制按钮,一个控制机械臂在四格的餐盘之中切换选择菜品,另一个按钮负责在选好菜品之后将食物舀入勺子中进行喂食。如果手不方便使用,还可以改成脚踏模式。Obi 配置了强大的稳定系统和感应系统,可以喂食液态食物,在喂食过程中遇到阻碍时还会自动停止喂食,稳定性极强。Obi 还拥有记忆功能,把勺子调整到用户的嘴部位置后,系统会自动记住该动作和位置,下次就可以将食物准确送到使用者的嘴部。

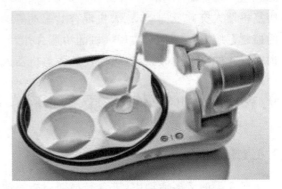

图 9-26　喂饭辅助机器人 Obi

　　另外一种商业喂饭辅助机器人是日本 SECOM 公司研发的 My Spoon,使用者通过下颌或者肩等部位推动棒状操作杆,就可以对机器人的手臂进行操作,机械臂前端装有叉子和勺子,能够将食物自动夹起,并送到操作者嘴边,豆腐等软性食品则可以用勺子直接舀起。饭菜送到嘴前,上层的叉子还会感应缩回,不会伤到使用者的嘴巴,通过 My Spoon 喂饭辅助机器人,颈部以下瘫痪的病人、肢体不便的老人也能自行进食。

　　虽然喂饭辅助机器人的用户群体较少,只能被特定的丧失了某些运动功能的人应用,但是对于这些失能者来说却具有非常重要的意义。这些人由于运动功能缺陷,无法使用正常餐具,常常需要靠别人来喂饭,既影响进餐的效果,又常常使失能者情绪消沉,而喂饭辅助机器人的应用则可以有效地补偿其缺失的功能,大大提高了他们的生活独立性。

### 9.6.2　翻书辅助机器人

　　无论对于正常人还是残疾人来说,阅读都是获取信息的一个重要手段。许多具有运动障碍的残疾人士,虽然有阅读的能力,但是由于上肢截肢、肌力不足或手指功能低下等原因,不能完成翻页操作,从而使得他们无法阅读书籍、报刊和杂志。当然,我们可以安排服务人员帮助残疾人完成翻页操作,问题在于对于任何大量的阅读任务,每几分钟就需要完成一次或多次的翻页操作,这种方式实际上并不可行。一些基于低级技术的辅具能够提供一些方法来帮助这类残疾人完成阅读操作,例如:可以用夹书架固定书籍,让残疾人使用接口棒或头控指示器完成翻页任务,但这种方法的主要缺陷是要求残疾人具有很好的头部控制能力,以及对接口棒或头控指示器的操作能力,而很多残疾人在身体功能方面并不具备相应的能力,或是难以掌握相关的操作技巧;同时,书籍的放置需要他人帮助,被阅读的书籍无论是在视觉还是物理可接触方面也都需要有合适的角度。

　　翻书辅助机器人的出现,很好地克服了上述局限。图 9-27 是日本 DOUBLE 公司生产的全自动翻书辅助机器人。这种全自动翻书辅助机器人使用带橡胶的滚轮和移动的框架实现翻页功能,结构设计人性化,可根据用户的坐姿、躺姿等灵活地调整或旋转,使用户在任意的角度都能舒适地阅读。其操作简单,同时能够适应各种不同大小、纸张厚度的书籍,不漏翻,不多翻。

　　翻书辅助机器人最重要的两种行为功能是:①分离书页,即从所有书页中分离出待翻页的书页。目前商品化的翻页机通常采用两种方法完成分离书页的任务,一种是使用真空吸气泵

吸住某一页,使之脱离其他的页面,另一种是使用
一个棍状的滚轮,滚轮放置在书页上面,滚轮表面
使用橡胶之类的材料来增加摩擦力,当滚轮滚动
的时候,下面的书页就会和其他的书页分离开来。
②翻页,即将页面从一边移动到另一边,包括向前
翻、向后翻或翻到特定页等。在成功分离出页面
的基础上,翻页机必须把书页移动到书籍或是杂
志的另一边,可以采用移动式框架、半圆形盘、斜
臂、摆臂等将页面推到对侧。

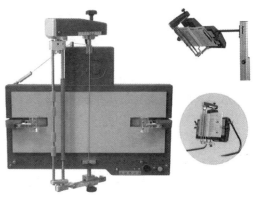

图 9-27　翻书辅助机器人

　　除上述两种基本功能外,翻书辅助机器人的
设计还需要考虑许多其他问题,如下所示。

　　(1)书本的固定:将任何一种书放置好以后,能够保证其不会掉下来或者自动合上,同时要
能保证利于老年人和残疾人进行书本的放置和取出。

　　(2)动力问题:采用不同类型的电动机,虽在功能上没有什么影响,但对整体的性能评价确
有很大关系,包括翻页是否方便等。

　　(3)障碍处理:遇到强障碍时具有自保护功能,避免对用户、书本或翻页器造成损害。

　　(4)是否可以遥控:包括如何设置遥控按钮、如何实现电动机的软驱动等问题。

　　(5)纸张保护:不能对书本有太大的磨损,否则会损坏书本,降低使用率。

　　(6)环保问题:噪音控制和对其他人的影响等问题。

　　(7)适应能力:书本有多种不同的装订尺寸和装订方式,翻页器应该有一定的适应能力。
可以考虑使用静电量(或磁力)可调的装置。

　　(8)操作人员的舒适度:读者阅读距离和高度应该可以根据不同使用者的要求和环境调
节,减少不必要的弯腰或仰头,尽可能让使用者感到舒适;选择适合的材料和背景色,支撑板的
材料应该比较轻便结实,具有较大的负重能力,背景颜色可根据用户的喜好进行喷染;遥控器
和支撑板设计应符合人的感受特点,一般情况下,人的视觉区在水平方向 120°,最佳视区为中
心区 10°。支撑板视距最好在 50 cm 左右,且注意不同按钮的颜色区分。

## 9.6.3　移动辅助机器人

　　在康复机器人技术中,人是整个运作过程的中心,使用机器人的目的是加强或恢复人的一
些操作能力,这就使得安全性成为第一重要因素。康复机器人在工作过程中应绝对避免对使
用者造成任何伤害。它的力和速度一般不能过大,力为 20~50 N,速度约为 10 cm/s。这类机
器人必须能够自发地执行完全没有计划的运动。因此,它在人机接口、智能化控制等方面应更
加关注老年人和残疾人在使用过程中的特殊要求,在功能和技术上存在着新的研究热点和
难点。

　　康复机器人的应用主要有以下三个方面:围绕辅助机器人建立的固定工作站;满足教育目
的的认知辅助性机器人;工作、学习、家庭用的移动机器人。与特殊目的的进食器和翻页机相
比较,这些辅助性机器人都是一般目的(用途)的操作设备。

　　固定工作站式辅助机器人:将机械手臂和专门设计的工作台结合而成的工作站型机器人
是最常见的康复辅助机器人,它由过程控制手臂拿取工作台上的物品。这种机器人是由德国

海德堡大学和美国约翰霍普金斯大学最早提出,20 世纪 80 年代初,斯坦福大学基于 Puma 260 工业机器人开发了 DeVAR 工作站,将 Puma 手臂装在顶棚的轨道上用于办公环境。1986 年首次亮相于英国通用机器智能有限公司的 RTX 机器手与成年人手臂的尺寸接近,目前已成为基于工作站方式的机器人研究的首选机械臂。1987 年剑桥大学设计了一种交互式的任务级编程环境 CURL,用于康复机器人的控制研究。1989 年英国 Mike Topping 公司研制的 Handyl 手臂,安装在固定平台上,采用扫描开关方式控制,通过更换平台上的托盘帮助残疾人进食、刮脸、化妆和绘画。随着机器人技术及生理信号识别技术的不断发展,目前工业级机器人协作手臂能够被很好地应用于康复机器人平台的搭建,例如,ABB 公司在 2015 年推出的双臂协作机器人 YuMi 采用 IRC5 控制器,能够实现视觉跟踪,手势识别等功能,能够帮助使用者完成烹调、制作、甚至是乐器弹奏等日常任务,如图 9 - 28 所示。

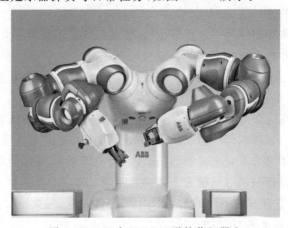

图 9 - 28　日本 YuMi 双臂协作机器人

教育认知辅助机器人:除了应用于家庭或工作方面,辅助机器人还可以用于教育认知方面。教育认知用辅助机器人有一些额外的限制,由于通常情况下使用者年龄比较小或者认知能力有限,这就使得设计简单化、适合年龄的控制模式和用户接口非常有必要。另外,教育辅助机器人常常是针对认知能力有限的未成年人或者老年人,所以这种机器人的安全性需要格外重视。对于认知功能有限的用户来说,操作任务的中心在于认知和语言能力的培养,教育认知辅助机器人一方面对儿童操作能力的提高大有益处,另一方面,对于那些有一定认知功能缺陷的用户,也有利于他们认知能力和语言技巧的培养。

由于人们日常工作生活中总是在不断切换场景地点,因此对于行动不便的人群就需要一种移动的辅助机器人。针对室内室外不同的应用场景主要有两种方案实现移动辅助:将辅助机器人安装在通用移动平台上,例如轮椅上,或是将辅助机器人安装在针对特殊场景设计的可移动基座上,例如智能护理床,由使用者控制。第一种方法最大的局限性就是机器人手臂过大,加上轮椅本来就有的一些必须附带的对象,在某些情况下,这种方法不是很实际。虽然应用微型化技术能够解决这一问题,但相对来说,使用单独的可移动基座是更好的选择。无论是家庭还是在工作场所,可移动的机器人都是很好的解决方案。然而,这种方法也存在一些缺点。可移动的机器人需要使用者对其有一定的掌握控制能力。由于使用者很可能只有非常有限的控制能力,那么其对机器人的掌握控制能力就不可能像正常人那么有效或是根本就没有。另外一个难点就是将机器人的基座从一个地方移动到另一个地方并不是一件容易的事情,这好比把一个电动轮椅从一个地方搬到另外一个地方。最为实际的做法是只在一定的范围内使用可移动器人，如，家庭内、办公室内或是学校、工厂内的某些地方。

　　这类机器人最常见的形式是智能轮椅或在智能轮椅上加装机械臂。法国在 1975 年通过 Spartacus 机器人项目开展了遥控机械手的研究，并基于该项研究分别在 1984 年和 1985 年与荷兰进行 MANUS 机械臂和 Master 工作站的研究。MANUS 机械臂专门用于轮椅安装，由 Exact Dynamics 公司改装在一个可升降底座上后获得巨大成功，至今仍在销售和使用，取得了良好的社会和经济效益。类似的机器人还有美国 Winsford Feeder、英国 Neater Eater 和日本 My Spoon 等。欧盟 TIDE 项目开发了操作臂 MARCUS、导航系统 SENARIO、系统集成技术（例如 M3S 和 FOCUS），完成的康复平台有 MECCS、OMNI 和 MovAid。

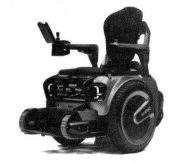

图 9-29　瑞士 SCEWO 智能轮椅

　　进入 21 世纪后，移动康复机器人的研究全面展开，欧洲、日本和中国都进行了各具特点的研究，并且出现了丰富的辅助康复系统，例如能够提供优异代步功能的智能轮椅、用于弱视者的导航机器人、帮助老人起居和行走的步行机器人、用于增强肢体功能的机器人系统等。其中智能轮椅的研究最为丰富，例如瑞士研制的 SCEWO（图 9-29）、日本研制的乘骑式 RODEM、美国麻省理工学院的 Wheelsley、中国科学院自动化研究所的自动导航智能轮椅等。另外，安装机器手臂的智能轮椅（德国 FRIEND 系统）还可以完成简单的日常生活操作。

### 9.6.4　外骨骼助行机器人

　　随着机器人技术的不断创新，外骨骼机器人在自适应平衡反馈系统控制方法方面取得了较大进展。一些外骨骼机器人技术应用到康复领域，提高了患者下肢运动功能康复的效果，促进了康复技术的发展。

#### 1. 外骨骼助行机器人实例

　　HAL（Hybrid Assistive Leg）外骨骼机器人是日本筑波大学开发的用于助力和康复的全身性外骨骼机器人，具有主动的膝关节、髋关节和被动的踝关节屈/伸自由度，如图 9-30(c) 所示。HAL 的控制系统通过置于大腿前后侧的表面电极，检测使用者的表面肌电信号，通过电位器检测关节转角，通过足底力传感器检测地面反作用力，通过陀螺仪和加速度计检测躯干姿态。通过基于 sEMG 信号的控制系统和基于行走模式的控制系统，来判断用户的运动意图并控制机构进行平衡运动。

　　ReWalk 外骨骼机器人是由以色列制造商 ReWalk Robotics 设计制造的外骨骼系统。它的主要用途是协助下肢瘫痪的患者恢复站立行走功能。此产品已于 2014 年通过美国食品药品监督管理局认证。该机器人结构十分紧凑，但是在使用过程中，需要借助支具才能维持平衡，帮助截瘫病人行走。其中，ReWalk Personal 主要适合家庭、工作或社交环境中使用，通过传感器和控制器，感应患者细微动作及重心位置的变化，使患者能站立、行走和上下楼梯。

#### 2. 外骨骼助行机器人控制策略

　　有效、实用的外骨骼助行机器人控制方法是实现人体-外骨骼系统控制的关键，常见的外

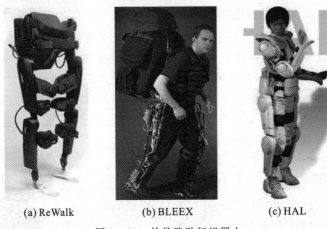

(a) ReWalk　　　　　　(b) BLEEX　　　　　　(c) HAL

图 9 - 30　外骨骼助行机器人

骨骼助行机器人控制方法主要有以下几种。

（1）基于数学模型的控制方法。基于数学模型的外骨骼控制方法将人体骨骼等效为刚性部件，以人体关节作为转动副，进行连接，同时结合惯性力、重力、科氏力和离心力的作用进行力学建模和计算。伯克利大学开发的下肢外骨骼 BLEEX 使用的是基于物理特性的数学模型，有单腿支撑、双腿支撑、双腿冗余支撑三种不同的动力学模型，不同的模型根据步行周期中的不同阶段来确定，每个动力学模型都有其不同的控制机制。BLEEX 还在步态摆动相的控制中引入了最小二乘法，通过输入输出数据估计动力学模型参数。

（2）基于肌肉模型的控制方法。肌肉模型通过建立肌肉收缩力与运动神经信号和关节运动学的关系，来预测人体关节各相关肌肉的收缩力。通常采用肌电信号作为输入，肌肉收缩力估计值作为输出。希尔（Hill）模型是一种常见的参数化的肌肉模型，由三个元素构成：收缩组件、串联组件和并联组件。它的输出可以表示为一个关于肌电信号和肌肉长度的关系式。非参数化的肌肉模型不需要肌肉和关节动力学的信息，可通过人工智能等方法来建立肌电信号与关节输出转矩之间的关系。

（3）步态控制方法。下肢外骨骼机器人通常使用步态控制方法。步态控制可以采用分层式控制，也可以使用有限状态机、基于动力学模型或基于人工神经网络的步态模式的自适应方法。陈贵亮等人使用 OpenSim 建立了人体关节数学模型，与下肢肌肉表面肌电信号相结合，规划出针对不同患者的人体生理学训练步态，可将该步态轨迹用于控制外骨骼机器人。

### 9.6.5　机器人护士

机器人护士就是能够为使用者的日常生活和基本需求提供帮助和支持的机器人。机器人护士能够提供多方面的帮助和支持，常用于病房或家庭，能在一定程度上代替护理人员，实现喂患者喝水、送药、进食、陪伴、心里慰藉等功能。机器人护士由微机控制，采用语音识别、AI智能化等控制方式，由患者发出命令，遵照指令完成规定的动作或响应。

自 20 世纪 80 年代开始，机器人护士的理念和开发就已经逐步展开。早期的机器人护士主要提供移动辅助和简单的日常生活帮助服务，如：20 世纪 80 年代，日本研制的"MELKONG"机器人护士，有两只机械手，可以根据患者的指令，平稳地将其从床上抱起，然后放到小车上，送去诊室检查，也可以把患者抱到轮椅上，带其去想去的地方，还可以把患者送进浴盆,为其洗澡;法国在 20 世纪 80 年代研制的一些机器人护士,能给病人倒水、喂饭、开收音机或电视机,以及打电话等;20 世纪 80 年代末,美国研制的为瘫痪者服务的机器人,能够为病人开罐头、刷牙、打字、准备牛排等;2015 年,日本生产的"ROBEAR"机器人护士[图 9 - 31(a)],已经能在医院里为病人送药送饭,它身上装有视觉传感器,可以避免与人相撞,也不会碰到其他障碍物,同时该机器人的肩部和关节部分设有测定所需力量的感应器,模拟出人的怀抱感。新机器人不仅能够将卧床不起者从床上扶起,还能够将坐着的人抱起。

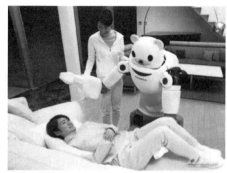
(a) 日本"ROBEAR"机器人护士

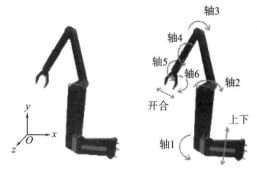
(b) 机器人护士机械护理手臂示意图

图 9 - 31　机器人护士

图 9 - 31(b)所示是一个机器人护士的机械手臂示意图,这个机械手臂包含有六个旋转轴,并在手臂前端装有一个机械手,可以灵活地在三维空间内完成抓握物体的操作。护理手臂既可以安装在固定支架上,也可以固定在移动支架上。使用者通过简便的操作,就可以完成拿取远处的东西,饮水、进食、服药等多项操作。

### 9.6.6　健康监测情感护理机器人

得益于康复工程研究及人工智能技术的不断发展,护理机器人系统在提供常规护理的同时,还能够为使用者提供健康监测和社会关怀等功能。健康监测类型的护理机器人主要以日本开发的机器人 Wakamaru 和 Teddy 为代表(图 9 - 32),它们具有监测健康状况、提醒按时服药等功能。其中,机器人 Wakamaru 还能够记录使用者的日常活动,并在异常情况下(如在跌倒的情况下)向他人发送邮件,同时,它还能够识别十个不同的面孔,能够在使用者外出的情况下监测住所的安全。日本生产的机器人 Hopis 则具有测量血压、血糖和体温的功能。欧洲开发的机器人 Hector 除了具有记录老人的日常行程和监测老人跌倒情况的功能,还具有家庭环境管理、服药提醒和紧急救助评估等功能。美国开发的自主机器人 Pearl 能够提醒老人的日常活动安排,如提醒老人按时服药和与医生的预约,还能够监测老人的健康状况等。社会关怀类型的护理机器人主要以 NeCoRo、Paro及 AIBO 为代表。其中,具有海豹形状的机器人 Paro 能够发出类似海豹的声音,还能够通过摇动尾巴和眨眼对

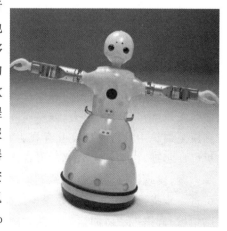

图 9 - 32　日本 Wakamaru 健康监测
情感护理机器人

老人的爱抚行为作出反应,它白天虽然很活跃,但晚上却喜欢睡觉;索尼生产的具有小狗形状的机器人 AIBO 可以行走、追逐球状物体,能够通过它的尾巴、身体活动及眼睛的颜色和形状表达包括高兴、生气、害怕、悲伤、惊讶和厌恶在内的六种情感;机器人 NeCoRo 的行为取决于它与使用者互动的历史,对它的爱抚和拥抱能够引发其积极的反应,而粗暴的行为则能引发它愤怒的反应,它与 Paro 一样,白天活跃晚上睡觉,同时它还具有向使用者索要拥抱的功能。

## 9.7　智能康复机器人发展前景展望

智能康复机器人涉及人类生命健康,是应对人口老龄化、医疗资源需求增长的必然发展方向。康复训练类机器人是结合了康复医学和机器人技术为创伤及患病肢体提供肢体或器官正常的形态或功能的辅助训练装置。相比较传统的康复治疗技术,康复训练机器人的优势主要体现在:①适合长时间高强度重复性训练刺激,可有效提升神经突触的可塑性;②可根据康复的早中晚不同阶段选用有针对性的康复训练处方,提高康复的有效性;③获得多种人机交互数据,能够对康复治疗状态进行实时客观评估;④运用康复机器人辅助手功能训练能够有效减少康复理疗师的作业时间、节省康复治疗成本、保证康复训练效果,其有效性不断得到验证,已成为功能康复治疗中广泛采用的技术手段。

目前,康复训练机器人在运动与感知重塑一体化、处方调整与训练进程一体化、康复治疗与功能评估一体化三个方面还存在不足,在感知反馈、人机交互、智能学习、康复评估等基础理论和关键技术方面缺乏突破性成果,在手臂精细运动功能与操作能力、感知觉的训练与强化、基于患者个体状态和训练进程的适应性、精准性和以任务为导向的训练方面效果不佳,有待进一步研究。例如,在脑卒中患者,特别是慢性脑卒中患者的物理康复训练中,准确识别人体运动意图对于康复训练机器人的运动控制至关重要,直接影响用户的自然操作感受和康复辅助效果,因此提高人体运动意图识别精度和可靠性具有重要研究价值。提高人体运动意图的识别效果一方面在于生理信息检测技术的发展,另一方面在于意图理解模型的优化和创新。未来,脑电、肌电、近红外光谱、肌肉超声及其他新型检测技术将提供更高质量的信号和更为丰富的人体生理信息。同时,随着信号处理、模式识别、机器学习、人工智能技术的不断进步,将逐步加深对隐含在生理信号中的人体运动意图的理解,提高解码精度和可靠性。

另外,人体运动的精确控制离不开感觉信息的反馈,包括视觉、听觉、触觉、本体感觉等。临床发现,70%以上脑卒中偏瘫患者具有感觉系统受损问题,这将很大程度影响康复训练的效果。因此,基于虚拟现实技术的感觉反馈与物理交互在康复训练机器人中得到广泛地重视。目前,康复训练机器人中的感觉反馈主要依靠增强视觉或听觉反馈。例如:将肌电信号转化为曲线图像或声音反馈给人,或将实际误差进行视觉放大或扭曲,实现对反馈过程的干预。考虑到康复训练中人机物理交互存在力和运动的动态因果关系,触觉反馈的利用价值更大。为了更好地实现"按需辅助",有学者提出了基于触觉补偿的"外周-中枢-外周"自适应反馈康复训练方案,发现该方法能有效地调控神经信息传导,改善感觉-运动皮质神经突触的可塑性,从而可进一步提高康复训练的效果。此外,另一种神经环路调控技术——基于言语增强的"视听觉-脑中枢-言语-手"协同运动控制方法也已被提出用来改善康复训练效果,相关的临床试验验证正在进行中。未来的康复训练机器人研究中,在运动功能训练的同时给予充分、恰当地感觉刺激,实现对人体运动感觉双向通路的闭环干预,有望促进大脑的可塑性,大幅提高康复辅助机器人的临床实用性和使用效果。

智能康复机器人的另外一个主要发展方向是辅助操作型机器人,其对于提高失能病人或残疾人的生活质量意义重大。辅助操作型康复机器人正朝着家庭康复的方向迈进,目前,还存在成本较高、结构化和系统性不强等问题,另外,其实用性还需要进一步完善和提高。未来的辅助操作型康复机器人需要在如下几个方面大力发展。

(1)智能化:康复机器人除了具有基本的自主移动、拿取和运送物品等功能,还应进一步提高智能水平,简化用户的控制,使机器人能体察用户意图,在简单指令下自主完成各种操作。所以,需要发展和综合应用各种智能控制技术,开发和完善灵活丰富的人机接口,同时结合计算机通信、网络技术和智能家居技术,使康复机器人能更有效地将用户和社会生活环境融合起来。

(2)人性化:康复机器人是为残疾人和老年人设计的,更应根据他们的生理和心理特点,考虑到他们的特殊需要,设计出称心如意的产品。例如:使机器人的颜色、形态、行为方式上更能为人接受,使用更舒适、安全、可靠、与用户有反馈沟通的能力等。这样,机器人才能真正步入家庭,作为一个得力的助手,而不仅仅是一部供人操作的机器。

(3)模块化:要实现康复机器人的批量生产、技术兼容性和简易快捷的更新,必须实现模块化。机器人的硬件部分如机械臂、控制器、传感系统和人机接口等都按统一的标准模块化设计,形成各自的嵌入式系统,能方便地集成和统一控制。这样既便于各项技术的单独更新和升级,也可充分利用第三方的强势技术,同时,还可以根据用户各自的需要,定制不同的产品。

# 小结

本章介绍了辅助操作的基本概念及辅助操作设备的分类;介绍了环境控制关键技术、方法,以及智能家居设计的核心理念;介绍了康复机器人的基本概念、分类与发展史;重点讨论了康复训练机器人的工作原理,并结合临床不同部位康复训练的特殊需求,重点讨论了手功能、上肢、下肢康复训练机器人的设计原则、要解决的关键问题、关键技术和方法。在辅助操作型康复机器人中,重点讨论了喂食、翻书、移动机器人、机器人护士,以及健康监测情感护理机器人的工作原理与特征。最后,对智能康复机器人的发展前景做了展望。

# 思 考 题

1.什么是操作? 辅助操作与环境控制技术的研究内容和技术关键是什么?

2.辅助操作设备是如何分类的? 试举 4 个例子分别说明 4 大类辅助操作设备的特征和其功能上的区别。

3.试用视觉意识识别技术为双手臂残疾人设计一款自动进食机。要考虑视觉意识行为的提取技术、取食(含固体和液体食物)臂自由度的选取与控制、碗与调羹的固定、前馈与反馈控制需求等。

4.有一位双手包括双前臂功能障碍者想使用计算机,请为他设计一个机械手,可以帮助他完成从计算机中拿取光盘的操作,并要考虑人机界面,使他能控制机械手的活动,并能控制计算机,完成键盘和鼠标的功能。

5.试为一位双手臂功能障碍并卧床不起的老人设计一款阅读辅助机器人,该机器人应能完成从书架取书的功能,并能将书放在阅读辅助机器人的翻页器上,由翻页器执行翻页工作。

6.为高位截瘫并影响上肢运动功能的患者设计一本语音书籍,应考虑哪些因素?试为他们设计一款能控制阅读速度的语音书籍。

7.环境控制单元是什么?什么是方式选择器、输出分配器?环境控制单元可用哪几种方法向被控制设备传递信号?

8.一个成年的脑瘫病人,不能说话,但可用一个基于手提电脑的 AAC 装置,并可用膝关节控制开关。她需要看电视和 VCR,听录音机,还需要打电话,控制窗帘等。请为她设计一个环境控制装置。画出原理框图,并阐述其工作原理。

9.试描述基于脑机界面的环境控制系统的基本原理。这种方式存在哪些技术难点?可采用哪些关键技术解决这些问题?

10.试为移动机器人设计一个超声避障器,请叙述其工作原理,并给出发射超声的频率范围、使用超声发射/接收器的个数、超声检测可达到的最大距离、最大三维检测角度等参数。

11.试为移动机器人设计一个红外线避障器,并叙述其工作原理。

12.试比较超声避障器与红外线避障器的优缺点和适用场合。

13.请设计并描述用语音输入来进行环境控制的工作原理及语音信号处理的方法。

14.请设计并描述如何用图像处理技术识别情感脸谱意识,并用它来控制机器手的执行操作,完成自动辅助喂食的功能。

15.请设计并描述如何用视觉意识信息来控制计算机屏幕画面动目标的移动速度、移动方向、移动距离等参数。

16.请设计并描述如何用 EMG 准确判断肌痉挛的发生,并基于肌痉挛的 EMG 信息识别患者多种运动意图。

17.请设计基于生物电信息(如 EEG、EMG)、影像学信息(如 MRI、NIRS)及其相干性对脑损伤患者运动感觉功能进行量化评价的方法。

18.试设计一个用头控驾驶轮椅的模拟训练装置及软件。当仿真轮椅在屏幕显示的迷宫中行驶时,用户应能用头控装置控制它,使之能在迷宫中自如行进、拐弯,不碰撞迷宫的墙壁。头控驾驶的成绩,如:行驶速度、碰撞迷宫壁的次数,将以统计学方式显示在训练结果栏目表中。

19.试为中风偏瘫病人设计一个手部功能康复训练装置,并描述其工作原理。该康复训练装置能从 EEG 中提取运动相关意识,以控制该手部功能运动康复训练装置,使手部功能等级地得到康复训练,即:装置的显示界面能实时、清楚地显示手部运动主动/被动的状况,及主动运动与被动运动各占总运动量的份额。

20.试描述自主视觉导航的工作原理,就如何提高导航系统的实时性和导航精度提出自己的设想和建议。

21.就对远程慢性病监护中突发事件的识别和实时处理提出自己的解决方案。

22.举例说明海量数据网络传输及挖掘技术怎样帮助我们观察、发现用户健康状况的表征,并预报突发事件发生的可能性。

# 参考文献

[1] BONATO P. Wearable sensors/systems and their impact on biomedical engineering[J]. IEEE Engineering in Medicine and Biology Magazine，2003，22(3)：18 – 20.

[2] COOK A M. HUSSEY S M. Assistive Technologies：Principles and practice[M]. St Louis：Mosby-Year Book Inc，1995，2002.

[3] JOVANOV A E, RASKOVIC D, COX P G,et al. Stress monitoring using a distributed wireless intelligent sensor system [J]. IEEE Engineering in Medicine and Biology Magazine，2003，22(3)：49 – 55.

[4] KORHONEN I, PARKKA J, VAN GILS M. Health monitoring in the home of the future[J]. IEEE Engineering in medicine and biology magazine，2003，22(3)：66 – 73.

[5] LIEPERT J ,BAUDER H, MILTNER W H R, et al.. Treatment-induced cortical reorganization after stroke in humans[J]. Stroke，2000，31(6)：1210 – 1216.

[6] WINTERS J M, WANG J. Wearable and Sensors and Telerehabilitation[J]. IEEE Engineering in Medicine and Biology Magazine，2003，22(3)：56 – 65.

[7] SUNGMEE P, JAYARAMAN S. Enhancing the Quality of the Life Through Wearable Technology[J]. IEEE Engineering in Medicine and Biology Magazine，2003，22(3)：41 – 48.

[8] KEIJSERS N L , HORSTINK M W ,GIELEN S C. Automatic assessment of levodopa-induced dyskinesias in daily life by neural networks[J]. Movement disorders：official journal of the Movement Disorder Society，2003，18(1)：70 – 80.

[9] SIXSMITH A J. An evaluation of an intelligent home monitoring system[J]. Journal of telemedicine and telecare，2000，6(2)：63 – 72.

[10] STEFANOV D H, BIEN Z, BANG W C. The smart house for older persons and persons with physical disabilities：structure, technology arrangements, and perspectives[J]. IEEE transactions on neural systems and rehabilitation engineering，2004，12(2)：228 – 250.

[11] BOUZIT M,BURDEA G,POPESCU G,et al. The Rutgers Master II-New design force-feedback glove[J]. IEEE-Asme Transactions on Mechatronics,2002,7 (2)：256 – 263.

[12] UUKI S,KAWASAKI H,ITO S,et al. Development of a Hand-Assist Robot With Multi-Degrees-of-Freedom for Rehabilitation Therapy[J]. IEEE-Asme Transactions on Mechatronics，2012，17 (1)：136 – 146.

[13] TONG K Y, HO S K, PANG P M K, et al. An intention driven hand functions task training robotic system [C]. 2010 Annual International Conference of the IEEE Engineering in Medicine and Biology. IEEE，2010：3406 – 3409.

[14] ANG K K, GUAN C, CHUA K S G, et al. A large clinical study on the ability of stroke patients to use an EEG-based motor imagery brain-computer interface[J]. Clinical EEG and Neuroscience，2011，42(4)：253 – 258.

[15] VAN TUIJL J H, JANSSEN-POTTEN Y J M, SEELEN H A M. Evaluation of upper

extremity motor function tests in tetraplegics[J]. Spinal Cord, 2002, 40(2): 51 - 64.

[16] DE LOS REYES-GUZMAN A, DIMBWADYO-TERRER I, TRINCADO-ALONSO F, et al. Quantitative assessment based on kinematic measures of functional impairments during upper extremity movements: A review[J]. Clinical Biomechanics, 2014, 29 (7): 719 - 727.

[17] MOYLE W, JONES C, SUNG B, et al. What effect does an animal robot called CuDDler have on the engagement and emotional response of older people with dementia? A pilot feasibility study[J]. International Journal of Social Robotics, 2016, 8(1): 145 - 156.

[18] 常东来, 江亿. 家庭自动化网络中的无线网络技术[J]. 计算机测量与控制, 2001(02): 54 - 55.

[19] 陈曦. 智能家居控制系统的设计与实现[J]. 国外电子元器件, 2003, 11: 5 - 7.

[20] 韩江洪, 黄丽, 张利, 等. 家庭网络中蓝牙技术的研究与实施[J]. 合肥工业大学学报 (自然科学版), 2003, 26(4): 481 - 485.

[21] 任国灿. 智能型遥控系统的研制[J]. 仪器仪表用户, 2003, 10(2): 7 - 8.

[22] 苏长赞. 红外线与超声波遥控[M]. 北京: 人民邮电出版社, 1998.

[23] 肖辉, 岳继光, 曹聪, 等. Web 技术与 WAP 无线应用协议在智能家居中的应用[J]. 微型电脑应用, 2003, 19(5): 56 - 57.

[24] 严后选, 孙健国, 张天宏. 无线红外智能遥控器的设计[J]. 测控技术, 2003, 22(3): 54 - 56.

[25] 张锋, 潘俊民. 智能电动执行器的人机接口设计[J]. 微处理机, 2003, 3: 7 - 9.

[26] 章捷, 颜文俊, 姚维. 无线家庭网络控制系统的设计[J]. 工业控制计算机, 2003, 16(4): 40 - 42.

[27] 赵拥军, 胡宗云, 王振兴. 编解码电路在遥测遥控系统中的应用[J]. 工业仪表与自动化装置, 2000 (5): 34 - 36.

[28] 陈贵亮, 李长鹏, 赵月, 等. 下肢外骨骼康复机器人的动力学建模及神经网络辨识仿真[J]. 机械设计与制造, 2013, (11): 4.

# 第 10 章　坐姿椅及防压疮坐具系统设计原理

**学习要求**

　　了解坐姿定位与坐具系统的技术分类、功能需求及适配评价原则；掌握姿势控制的基本原理及姿势控制和畸形矫正的处理技术；了解压疮的定义、易发部位与分类；了解压疮的病因、诱发因素及外部物理控制因素；了解防压疮坐垫的分类及其设计原理；掌握个体性防压疮坐具系统仿真设计方法，用有限元法研究人体-坐具系统界面应力、应变问题；掌握个体性防压疮坐垫的优化设计与制造方法。掌握适配防压疮坐具系统的技能和评价方法。了解防压疮坐具系统的标准与检测方法。学会舒适性坐具系统的分析方法。

## 10.1　概述

　　正确而稳定的坐姿是躯体功能障碍者执行其他操作活动的基本条件。在早期，人们发现脑瘫患者在轮椅上无法保持稳定坐姿，以致无法参与日常生活中需要自理的活动。同时，不良的坐姿会影响其体格的健康发展，导致骨骼畸形的恶化。脑瘫患者的这种需求引起了人们对轮椅坐具系统的关注和研究。自 20 世纪 80 年代起，坐具与坐姿定位系统的理论及技术得到了快速发展，并被广泛应用于具有其他功能障碍（如脊髓损伤、肌萎缩、神经侧索多发性硬化症等）的轮椅用户，以使他们能保持正确的姿势，防止畸形和压疮，通过增加座椅的舒适度，提高其独立自主活动的能力。目前，轮椅用户的坐姿评价、个体性坐姿定位系统的设计、市场上已有坐具系统的选配、调节与改制等已成为辅具设计和辅助技术服务中的重要组成部分。

### 10.1.1　坐姿定位与坐具系统技术分类

　　具有不同功能障碍的用户对坐姿定位与坐具系统（或简称坐具系统）有不同的需求，但这些需求均用以下四种技术来处理。

#### 1. 姿势控制型坐具系统技术

　　姿势控制型坐具系统技术主要用于满足脑瘫、肌萎缩、多发性硬化症等患者的需求，对其进行姿势控制和肢体矫正。由于神经肌肉损伤、关节畸形，患者会出现异常动作姿势和反射，以至于他们坐轮椅时，无法保持良好的坐姿，最终制约其正常的日常活动，甚至导致骨骼畸形的恶化。

这种坐具系统技术也可用于患者的康复及疾病出现的早期,这时畸形和异常姿势还不固定,较易控制,一旦这种异常因处理不当或被强化,控制起来就相对困难了。目前,这种坐具系统技术存在的主要难题是:①如何提供适应康复程度的系统,对于渐进性康复好转的患者如何预测其重获运动控制的程度;②如何在控制姿势的同时,防止新的畸形出现;③如何使姿势控制和功能训练同时进行,使其功能在姿势矫正中得到最大程度的康复。

### 2. 压力控制型坐具系统技术

压疮的发生及其变化是一个相当复杂的过程,其治疗过程也非常困难,需要花费很多医疗人力、时间和金钱。同时,也常常会引起其他并发症而导致死亡。因此,最好的方法就是预防压疮。坐姿坐具系统技术在压疮预防中起着极其重要的作用。

压力控制型坐具系统技术主要满足脊髓损伤患者防止压疮产生的需求。这类患者因为脊髓受损,神经系统及神经传导通路不同程度地受到损伤,感觉与运动功能减弱,甚至丧失,致使其与坐具界面接触的软组织长期受到的压力得不到释放,进而引起局部组织缺血、缺氧,造成组织损伤与坏疽,形成压疮。压力控制型坐具系统的主要功能是将臀部软组织承受的压力进行合理的再分布,尽量降低峰值压力,并通过改变坐具系统界面形状,使臀部-坐具界面压力分布均衡,从而有效地防止压疮的产生。同时,也要考虑坐具系统的功能性和使用时的稳定性,以保证对身体有足够的支撑力,防止身体畸形或畸形加重。

### 3. 智能控制型坐具系统技术

在压疮形成机理中压力-时间关系非常重要,压力的形成中可承受的压力与时间成反比,压力越大,软组织能耐受压力的时间越短。因此针对瘫痪水平比较高,无法进行体位变换的患者,利用控制压力-时间常数的技术进行设计的防压疮坐垫称为压力-时间常数控制型坐具。压力-时间控制型坐具系统主要通过设计多个可动态调节的坐垫气囊或者液体模块,利用充、放气(液)体及交替变换人体软组织与坐具界面压力的控制装置,使得使用坐垫的患者得以不断变换身体与坐垫表面的压力部分,从而防止压疮的形成;对于有压疮的患者则通过改变患者的局部血液循环而使得伤口尽快愈合。目前,智能控制型坐具系统技术不仅可以调整坐具界面局部压力,而且向多功能化发展,包括调整微环境温度、监控微环境湿度、予以报警,以及生理参数检测。这些生理参数可以通过蓝牙通信系统直接传递到手机上,或通知家人和急救中心。

### 4. 舒适型坐具系统技术

舒适型坐具与姿势调节坐具通常应用于有运动控制能力和活动能力较强的用户。由于长时间保持坐姿,这些用户的颈椎、胸椎和腰椎等会出现许多不适。这类坐具系统就是通过姿势调节提高使用者的身体舒适度水平。广义上说,这类坐具系统可以应用于任何从事长期处坐姿位工作或需要提高座位舒适度的用户,包括老年人、颈椎病患者和下背痛患者等。

## 10.1.2　坐姿定位与坐具系统的功能需求

根据用户具体情况选择合适的坐姿定位与坐具系统,使用户的个体功能能力得到最大程度的发挥,是坐姿定位与坐具系统追求的总体目标。进行坐姿定位,并使用坐具系统后,应该具有以下的功能:①使异常状态或反射趋于正常,或影响最小;②促进其运动功能正常发育;③维持骨骼中线的最佳对位,维持关节在主/被动活动中的正常运动范围,预防、控制关节畸形及肌肉挛缩;④预防组织损伤;⑤提高期望姿势的舒适度及耐力;⑥减少疲劳;⑦增进呼吸、口肌运动及消化功能;⑧功能增强后,仍能保持其最大稳定度;⑨易于照顾(如治疗、护理及教育)。

### 10.1.3　坐姿定位与坐具系统的适配评价

坐姿定位与坐具系统评价是针对每个用户的个体需求、个体的功能能力,以及潜在可掌握的技能,为用户推荐与其相适应的坐姿定位与坐具系统,或对现有坐姿定位及坐具系统提出修改意见。这里需强调的是,一个好的坐姿定位与坐具系统是为了使用户的功能能力得到最大限度的发挥。因此,个体性"适配"的原则是选择坐姿定位与坐具系统最基本的原则。而评估则可能涵盖用户需要的所有领域,包括生活自理、工作学习及休闲娱乐。

#### 1. 用户的需求识别

对用户进行坐姿定位与坐具系统适配评估的第一步就是要确定用户的需求。用户的需求识别包括对用户身体状况、生活环境(气候、地理、社会等环境)、无障碍设施环境及交通状况、护理者可能提供的护理条件、对以前使用过的坐具系统的评价、用户本人、家属和护理者的期望康复目标等内容的识别。

讨论用户使用坐姿定位与坐具系统的基本背景信息有助于确定使用该系统的目标及使用哪种技术制作系统。例如:热是需要考虑的最重要的物理因素。所居住的气候环境对坐具系统采用何种材料有重要影响,极端的气候条件可能会影响材料的最终选择。除了要考虑自然环境,还需要考虑用户所处的社会环境。根据其所担当的社会角色的转变,用户对坐具系统的需求条件也是不同的。在某些情况下,一套坐具系统是远远不够的,如在家、学校、公路等不同区域,坐具系统承担的任务有所差异,这就需要选择能满足不同场合需求的坐具系统。

正确判断用户需求的优先级是为用户选配真正合适的坐姿定位与坐具系统的必要条件。通常,一副坐具系统不能完全满足用户的所有需求,这就需要对用户的需求进行分级比较,尽量保证优先级较高的目标,放弃一些优先级较低的目标。例如,对于脑瘫患儿,有时为了矫正脊椎的畸形,暂时放弃对舒适度的要求,而以矫形和保持良好坐姿为首要目标。又如:当需要对用户的关节进行固定,同时又希望恢复功能锻炼时,就需要根据用户的具体情况判断哪种目标更为迫切,从而进行折衷选择。

#### 2. 用户的技能评估

除了识别用户的需求,还需要进一步对用户的技能做全面的评估,用户技能的评估主要包括生理技能、感觉技能、认知与行为技能和功能技能的评估。

1)生理技能评估

所谓生理技能评估主要是对用户的骨骼关节因素、神经肌肉因素及呼吸与血液循环等因素进行评估。通常要进行坐位和卧位两种不同体态条件下的评估。

(1)骨骼关节因素评估。主要评估关节活动度、骨骼畸形及其严重程度、骨骼的对位对线等,以确定姿势的最佳角度。首先用户需要躺在平整的床垫上,对其腰椎和骨盆的灵活度进行测量,再逐步对颈部、上肢、髋关节、膝关节、踝关节进行活动范围的测量;其次确定用户的头部、肩部、躯干和骨盆是否处于一条直线,即对线。在取坐姿时,同样需要对各个关节的活动范围及骨骼的对线进行测量,确定重力对身体各个部位的影响。

通过对骨关节活动度的评估,可以确定用户是否具有肢体畸形,以及这些畸形发生的程度。永久性畸形主要出现于骨骼、肌肉、韧带等部位,它限制了相应关节的正常活动范围,同时还会影响相邻骨骼的对线。而肌肉的紧张性增加往往也会出现某些固定的姿势,但这种假性畸形是可以通过施加外力(被动牵张)来缓解的。

通过这些信息调查,可进一步确定用户的姿势是否需要依靠坐姿定位与坐具系统来调整,提供的坐姿坐具系统是否能够满足用户的需求,在所提供的坐姿定位与坐具系统不能够校正异常姿势的情况下,是否需要运用外科手术解决,以及进行的外科手术对坐具的选择又会产生怎样的影响,等等。

(2)神经肌肉因素评估。个体的神经肌肉系统主要影响人的运动模式和姿势控制。为了对用户的神经肌肉系统有一个精确的描绘,应当首先了解神经肌肉的状态,同时注意个体的反射模式,包括个体对主动运动和被动运动模式、姿势改变、内外部刺激变化的反应,以及常见神经反射对坐姿的影响等问题。另外,还需要仔细了解用户的姿势控制和自主运动能力,确保坐姿定位与坐具系统对用户自主控制范围外动作能提供足够的支撑。

(3)呼吸和血液循环因素评估。呼吸和循环状态是评估涉及的另一类因素。由于肌肉骨骼的畸形,个体的心肺功能会受到影响,甚至会不同程度地限制呼吸和血液循环,尤其是下肢的血液循环状态。长期处于坐位,下肢功能活动减少,不仅血液循环速度减慢,而且血液黏稠度增加,这可能会引起血栓形成。因此,在适配坐姿定位与坐具系统时,应注意尽可能避免因姿势异常而引起的肺循环系统和血液循环系统的障碍。

### 2)感觉技能评估

用户常用的感觉技能包括视觉、听觉和触觉。良好的视觉、视野及听觉有助于保持身体平衡和判断环境状况。人对自身所处环境的空间位置意识能够影响姿势的维持,并且能够促进用户在运动时出现反射性的保护。

触觉的灵敏程度直接影响用户使用坐具系统的效果。有些用户触及某些不熟悉的物体表面时会出现保护性反射。而有些用户则因为神经系统受损,触觉感受器损害等因素而失去这种保护性反射。因此,我们首先需要确定用户是否具有感觉丧失等情况,尽量避免因臀部/背部接触面的软组织缺乏触觉而产生压疮的现象。评估应对用户的承重表面的皮肤,包括对颜色、光滑度、知觉及潮湿度等方面进行检查,尽早发现可能出现压疮的迹象。

### 3)认知与行为技能的评估

认知与行为技能的评估主要涉及用户在使用坐姿定位与坐具系统中的安全防范意识。人的认知能力,包括判断、解决问题,制定行动计划等能力,在固定坐具中不是主要的决定因素,但会影响到用户的安全状况。例如,许多中风病人和其他缺乏安全判断能力的用户可能不会主动将坐具中的定位绷带固定;脑损伤的病人常有情绪暴躁、行为异常的现象,当激动时会因摇晃座椅而发生倾斜,甚至翻倒,这时就需要对坐具的安全性能进行加固,防止出现异常情况。

人的动机,包括对辅助技术的忍耐程度、对审美和美观的偏好、对残疾现状的接受程度等,在用户接受坐具系统时起到重要作用。如,有些用户可能对辅具有过不愉快的经历,有些用户可能对坐姿定位与坐具系统具有很低的耐受力,而另一些用户则可能因为不接受残疾的现实而排斥使用适配的坐姿定位与坐具系统。另外,坐具系统通常被认为是身体功能的部分延伸,美观性和实用性也可能成为用户是否接受新坐具系统的重要因素。与用户一起讨论、处理上述问题,往往能够起到很好的适配效果。

4)功能技能评估

用户在转位(如从床到轮椅、从轮椅到浴盆等),自我照顾(如吃饭、穿衣等),机动性和推动力,语言交流,内脏和排泄功能,以及使用其他设备(如轮椅上的呼吸设备、通信设备、语言交流设备)等方面的能力是评估用户合理、有效使用坐具系统的重要指标。通常,用户在坐具系统中完成的所有活动均包括在评估项目之中。用户功能技能的高低直接决定其使用坐具系统的能力和范围,也直接影响其生活、学习等日常活动。跨学科评价专业团队成员通过观察用户在现有坐具系统中展现的功能性活动,可以了解用户的独立自理程度,发现阻碍其功能发挥的身体部位,并掌握用户个人完成功能活动时所采用的策略;通过与用户一起模拟不同的姿势,并完成不同姿势下的各种任务,可以系统地评估用户的各种功能技能;通过评估结果分析,可以选择合适的坐具系统,使用户尽可能在所选用的系统上最大限度地发挥各种功能能力,同时又不妨碍其使用行之有效的各种运动策略。

姿势定位与坐具系统的评估是一个错综复杂的过程。它包括收集连锁信息,发现漏洞,并寻找办法解决难题等重要环节。同时,由于用户个体性特征差异很大,用户在残疾过程的不同阶段呈现的问题和需求在不断变化,上述评估内容也在不断变化。因此,在用户的信息评估过程中,需要考虑诸多因素,并不断修正,才能确保评估结果对选配坐具系统的指导作用。

# 10.2　姿势控制和畸形矫正坐具系统

许多残疾人因为骨骼肌肉异常或存在异常反射而需要进行姿势控制和校正。在这些人群中,有些仅存在轻微损伤,只需局部细小的支撑;而有些则因为多个肢体受到损伤,需要广泛地应用外部定位装置进行姿势控制。具有姿势控制和畸形校正功能的坐姿坐具系统能够给用户提供足够的身体支撑,帮助其完成控制和校正功能,预防畸形,并增进正常运动功能。

## 10.2.1　姿势控制的生物力学基础

### 1. 牛顿运动定律

在坐姿定位系统中,常用到牛顿第三定律和杠杆原理。当人体取坐姿状态时,躯干与臀部、大腿组织向下作用在座椅界面的力等于座椅界面对身体的支撑力,两个力的方向相反,此时为平衡态。当身体呈静息态时,所有的内力与外力达到一种平衡状态,身体静态平衡。当身体处于动作状态时,它与其周围的力达到一种平衡而产生一定的速度,称为动平衡。

还有一种称为旋转平衡。当发生旋转动作时,物体沿着某一支点而运动,并沿着与支点垂直的平面动作。图 10-1

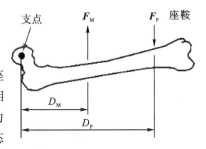

$D_M$—肌力臂;$D_P$—座鞍力臂;
$F_M$—肌力;$F_P$—座鞍外力

图 10-1　旋转平衡示意图

所示为旋转平衡的示意图。其中转矩或力矩（Torque 或 Moment）＝肌力（$F_M$）×肌力臂（$D_M$）。由于 $D_P > D_M$，故，$F_M > F_P$。肌力臂越长，相同的力产生的力矩越大。在坐姿定位中，必须考虑力矩的平衡，即：座鞍所产生的力矩要与作用于股骨头上的肌力所产生的力矩达到平衡。

### 2. 姿势与重力中心

人站立时，两脚提供支撑面，腰椎呈自然的弧度，骨盆呈正中位置。重力中心（CG）位于后腰椎部，而重心线（$L_w$）通过下颌的乳突、肩膀的前方、髋关节中心的后方、膝关节中心的前方，以及大约在踝关节前方 5～6 cm 处［图 10-2(a)］。髋关节完全竖直时其韧带收紧，提供被动的闭锁机制。

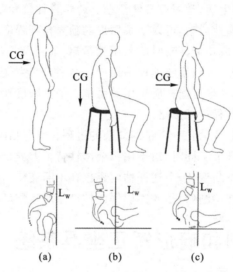

图 10-2　不同姿势时的重力中心示意图

当人处在坐姿放松状态，重力中心位置下移，由臀部、大腿后方，以及脚所组成的支撑底面积变大，因此具有较好的稳定度。但放松时，缺乏支撑的坐姿导致骨盆向后旋转、髋关节屈曲、韧带松弛，失去闭锁机制，腰椎由前屈变成后凸。此时，重心线位于坐骨结节的后方、腰椎的前方［图 10-2(b)］。当取坐姿，且膝关节伸直时，骨盆后倾的角度还会增加。当人处在坐姿，且挺直时，脊椎肌肉被激活以抵抗骨盆向后旋转的力，腰部脊椎后凸，形成直立或腰椎后凸的坐姿。这时，骨盆向前旋转，重心线如图 10-2(c)所示，通过坐骨结节，位于腰椎的前方。

前倾坐姿如图 10-3 所示，它被称为功能性任务姿势（Functional Task Position）或称预备姿势。此时，身体的重心会向活动的方向移动，脚跟会背屈，而身体参与预备姿势，手臂和手会被往前带至视野范围，而脚移至膝盖后方，而能承受更多的重量。从图 10-3 可以看到：躯干的重力（$W$）在髋关节（$O$）的旋转支点处，产生一个旋转的力矩。重力线与支点之间的距离即是力臂（$OA$），动量等于重力（$W$）乘以力臂（$OA$）的长度。它必须由支点另一侧所提供的动量，即：肌肉的活动力（$F$）乘以力臂（$OB$）加以平衡。每种坐姿的重力线与支点之间的关系都不相同。因此，在研究坐姿定位时，要观察重心线落于何处，以便考虑姿势控制的解决方案。

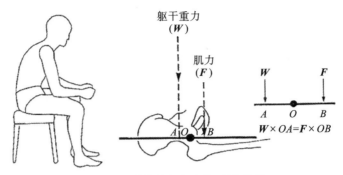

图 10-3　功能性任务定位(预备姿势)

## 10.2.2　姿势控制的基本原理

许多研究表明,具有姿势控制的坐具系统能够改进用户的许多生理功能,通过对脑瘫患儿进行头、颈和躯干姿势校正后,其口腔肌肉的运动技能显著提高,并且肺活量和呼气量都比在标准吊带式轮椅中有所提高。另外,正确的姿势控制有利于用户最大限度地发挥自身的功能,扩大观察环境的视野,增大肢体运动和反应控制的范围和能力,甚至能够改善患儿的认知功能。

在姿势控制中,最重要的原理是:身体中心的稳定状态有利于头部和肢体的移动与控制。所有移动和姿势维持的前提就是要保持身体的平衡,对于自身不能有效控制姿势的用户,需要通过外部定位部件进行辅助支撑。目前,国际上常用三个等级来描述用户在坐姿中所表现出的控制量,即:①不需要手支撑坐姿的用户,这些用户不用手支撑也能维持长时间而稳定的坐姿。这类用户通常需要舒适、并能提供稳定支撑基础的坐具系统,以帮助其完成移动功能。②需要依靠手支撑坐姿的用户,这些用户通常需用一只手或双手支撑来维持其坐姿。因此,所提供的坐具系统应能支撑他们的骨盆和躯干,以解放其双手,使之能从事其他功能性活动。③完全依靠支撑装置才能维持坐姿的用户,这些用户没有支撑自己坐姿的能力,他们需要依靠坐具系统支撑其整个身体。

坐具的作用不单纯是固定用户的姿势,而更多的时候是帮助用户在坐具中完成许多功能性活动,如:吃饭、穿衣、工作、学习和外出等。因此我们需要对用户的固定进行合理化的设计,使其不是简单地被约束在坐具系统中,而是要让用户在坐具系统中能舒适、自然地从事各种日常活动。下面是设计、选配坐姿定位及坐具系统时,应遵循的基本指导原则。

### 1. 骨盆和下肢

骨盆在控制重力中心时起着至关重要的作用。它不仅能够影响个体的稳定性,同时还影响肢体的各种姿势及活动。骨盆的相对位置和稳定度是控制姿势的第一步,也是重要环节。稳定的骨盆应该处于水平及中线位,可向前稍微倾斜。最佳的角度应该为固定骨盆后,大腿与躯干呈 90°,这时可以防止骨盆后倾和因肌张力增加而引起的双腿前伸,躯干后仰。在评定中,需要通过对角度的确定来决定坐垫和靠背之间的角度。有些脊椎受伤的病人,躯干和下肢的伸肌张力很强,对这些病人,坐具甚至要将大腿与躯干的角度减小至 90° 以下。下肢过伸的用户可以适当地依靠倾斜坐垫来减小坐垫和靠背之间的角度;而对于需要下肢过伸,或不能矫正的下肢过伸可以适当将靠背倾斜。同时可以将坐垫制成中间凹陷型,可防止骨盆向前移动、侧移或旋转。某些情况下,用户无法达到理想的坐姿,那么,评价报告应详尽地描述骨盆、下肢可能得到的活动范围、用户需要的姿势,以及姿势被纠正的程度。某种固定的姿势或骨骼变形可引起骨盆倾斜、旋转,进而导致许多肢体姿势的不对称。

对骨盆的支撑可以是全方位的,无论是前面、后面、侧面,还是下面,只要能起到支撑固定作用,均可使用。中重度骨盆倾斜的用户往往需要更多更稳定的支撑,可以在臀部周围及脊柱区同时提供固定的支撑件。在固定时,除了可以改造坐垫和靠背的形状,增加固定支撑点,还可以使用骨盆固定带,对骨盆进行有效地维持,并根据每个人骨盆的灵活性、舒适性和定位需要,调整固定带的位置(图 10 - 4)。在许多情况下,45°固定带就可以有效地定位骨盆。如果用户下肢过伸或需要骨盆向前倾斜,则使用 90°固定带可提供更好的效果。通常,固定带应柔软、使用方便、可灵活地调节长度。当

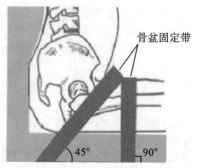

图 10 - 4　骨盆固定带

用户需要更多的支撑时,可适当增加支撑部件的硬度,以满足用户的需求。

腿和脚的定位也会影响骨盆和臀部的定位。良好的下肢姿势应为双下肢外展约 30°,膝关节呈 90°。双脚的支撑对于维持臀部和膝关节位置,防止踝部变形和改善压力分布也很重要。如果双脚悬空或定位太低,大腿背侧股三头肌处的压力增加,从而会阻碍血液循环;如果双脚定位太高,则会使得坐骨结节处和骶尾骨处的压力增加,进而增加骨头突起部位出现压疮的可能性。因此,在对双脚进行定位时,一般要求踝关节屈曲 90°,以防止发生上述现象。脚托可根据用户的需求和尺寸定做,视其需要制成单侧脚托或双侧脚托,脚托架的长度和脚托的角度应能调节,以适应踝关节屈曲和伸展的需求。与骨盆固定一样,下肢的固定也可以使用固定带。

下肢最常见的问题是小腿腓肠肌萎缩,这通常会引起膝关节屈曲挛缩。如果试图使用定位部件使其伸展肌减小弯曲只会导致骨盆后倾,形成以骶骨为支撑点的坐姿。这时最好通过改进坐垫,如减小坐垫深度、缩短坐垫长度等,使膝关节游离于坐垫表面,保持骨盆的正确坐姿,再通过固定装置稳定下肢。

**2. 躯干**

躯干定位是继骨盆和下肢姿势定位之后要考虑的重要问题,特别是对脊柱变形,包括脊柱侧弯、脊柱前凸、脊柱后凸(驼背)等患者。在对这部分患者进行坐姿定位时,虽然不能期望其躯干排列于正中直立位置,但可按代偿性曲线设计坐具系统,使其下颌骨与骶骨保持在一条重心线上,以维持躯干处于直立[图 10 - 5(a)]。图 10 - 5(b)所示为未做代偿时,头部偏离重力中心的示意图,这种情况易导致椎骨旋转,产生比脊椎侧弯更严重的呼吸困难。

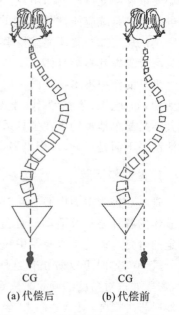

(a)代偿后　　　(b)代偿前

图 10 - 5　脊柱侧弯代偿前后曲线

与骨盆支撑一样,躯干的支撑可以从各个方向来考虑。来自后背的支撑量与座椅靠背的高度和形状有关。可依据需要的支撑量来调整靠背的高度。通常,座椅靠背的高度越高,所能提供的支撑量越大。而靠背的形状也应与用户的背部形状相匹配,尽量使两者相互贴合,保证用户脊椎能保持正常的生理曲线。必要时,可以使用辅助支撑部件对用户的身体缺陷进行补偿。例如:脊柱前凸,腰部向前挺时,可以使用腰垫,给用户的腰部提供足够的支撑,保持其坐姿的稳定。

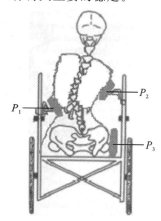

当用户维持躯干中线位置困难时,可在侧面进行支撑。远离重心的躯干支撑比靠近重心的躯干支撑有更好的控制力。应当注意的是,躯干侧方的软组织较薄弱,而从侧面施加的力可能很大,因此在材料选择和安装时要尽量避免软组织的损伤。例如,图 10 - 6 所示为运用生物力学中的力平衡原理对脊柱侧凸用户的躯干进行固定和矫正的示意图。图中 $P_1$ 点的支撑位于脊柱凸出侧的顶点,$P_2$ 和 $P_3$ 的支撑位于凹陷侧的顶点,这种三点反向作用力的方式,可以起到对躯干的固定和对脊柱的矫正作用。

图 10 - 6　侧面三点压力支撑系统

将坐具系统向后稍微倾斜可减少由于重力引起的坐具与臀部之间的压力,而且侧面支撑部件将会更有效、更舒适,维持躯干在中线所需的力减小,使用户感到轻松。但是这种后倾可能会影响用户的某些生理功能和日常活动的执行。另外,防止躯体向前弯曲可以使用固定带等装置将背部固定在靠背上(通过肩部或背部、腰部,见图 10 - 7),但这时不仅要考虑稳定性、舒适性,同时还要考虑其是否会妨碍用户在坐具中执行某些肢体活动的需要。

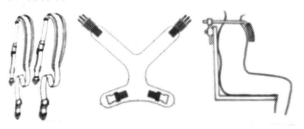

图 10 - 7　肩靠固定钩、胸部固定带

### 3. 上肢

上肢的定位也是坐姿定位的基本要素。它直接影响头和颈部的定位稳定性。另外,它可以防止因手臂悬垂而导致的软组织受伤,或引起肩关节脱位。通常,轮椅扶手安装的高度应使双上臂自然下垂,双前臂能水平放置在轮椅的扶手上,进而使肩部肌肉呈松弛状态,减少由于肌紧张对颈椎的作用力。若手需执行某种控制性操作,如自动轮椅的控制器,也需考虑增强姿势的正确性,给前臂和手腕提供稳定的支撑,使用户能在最舒适、放松的状态下,执行各种需依靠双手开展的活动。

### 4. 头颈部

颈部肌无力、过伸、侧弯和转动时,常常需要对头颈部进行固定,头颈部的定位对于抑制异常反射、扩大视野范围非常重要。头颈部支撑架可以固定在靠背上,也可以是游离的,如用于颈部矫形的颈托等。使用任何一种支撑系统时,都要避免过度支撑或过度矫正,如:头枕部的支撑应防止因过度支撑而出现颈部前屈。在不需要完全进行头部位置固定时,可以使用弹性材料或滑动装置进行动态支撑,以允许头部进行一定范围的活动,见图10-8。

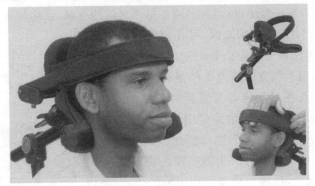

图10-8　头颈部固定系统

### 5.案例分析

　　一位名叫李莎的12岁女孩(图10-9),出生时使用了产钳和胎头吸引器,5天后出现惊厥,经抢救存活。半岁时CT检查发现脑发育不良,并确诊为混合型脑瘫(四肢瘫)伴手足徐动。目前,李莎的坐姿能力仅相当于5个月的婴儿,整个身体侧向左侧,呈强直状态;移动能力受限;手脚可做粗大动作,而精细运动受到限制,右手运动能力差,左手基本上呈屈曲,拳头呈紧握状态;双下肢肌张力很差;视觉协调能力弱,生活不能自理;语言发育迟缓伴构音障碍,交流时口齿不清,且智力发育落后,未上过小学,但思维正常,能正确表达自己的需求,能重复和应答别人的讲话;晚上睡觉时,四肢呈放松态,与常人无异;白天,坐座椅时,左手屈曲,右手向下

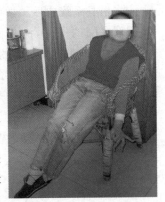

图10-9　脑瘫儿童的坐姿

伸直;背部严重变形,坐姿呈C形,稍坐片刻后身体即向下滑;脊柱侧弯;有压疮史。

　　临床评价及推荐意见:①轮椅需配置个体性防压疮坐具系统,包括坐具与靠背,靠背有一定硬度,并按三点支撑原理设计、安装支撑架,以便支撑身体,使骨骼姿势符合正常人体生理曲度和需求,并达到安全、防压疮、照顾方便的目的;②靠背-坐具界面之间的角度可调,一般取90°～95°,坐具界面与水平面之间的夹角可取2°～3°;坐具界面与脚托之间的夹角可取100°～105°,以确保坐姿的稳定性。

　　轮椅扶手上安装面板,以便于患者在其上进行操作性训练,如吃饭、玩玩具、压按控制开关等;轮椅两侧扶手架要能被灵活地取下,方便用户安全移进/移出轮椅;加大轮椅进深的长度(5 cm),以保证大腿部有良好的支撑;脚托应能调节高度,配有固定带,以便用户能根据不同需求调整脚的摆放位置,两腿之间可放置10～15 cm宽的隔离垫,并配有固定带,使用户取坐姿时腿可处于放松状态,避免长期处于痉挛状态;配骨盆固定带,确保轮椅行进中的安全;安装头靠,使用户的头部有依托,并处于放松状态;在轮椅底部两轮之间安装小型后向支撑架,平时不着地,不影响轮椅的行进,一旦用户痉挛力过大,引起后倾翻时,后向支撑架着地,可有效地

阻止后倾翻(注:前倾翻是由于痉挛时,后倾力过猛,身体自主平衡控制过度而引起的);另外,可考虑配语言交流装置(AAC),并固定在轮椅上,训练用户的按键能力和反应速度,并进行循序渐进的学习,促进其智力发育。

### 10.2.3　姿势控制和畸形管理技术

在姿势控制和畸形管理、坐姿定位与坐具系统的制作中,若按对用户支撑等级分类,姿势控制系统可分为三类,即:支撑平面组、标准化适形模组和个性化定制组。每种类型中又可以用多种技术与工艺来实现,并且可以现场制作,也可以现场获取数据,由远程制造中心来制作。

#### 1.支撑平面组

支撑平面组包括:平面型、体廓型和量身定制型。

(1)平面型支撑系统:为用户提供一个支撑身体的、柔软的平坦表面,使得身体较为凸出的部分与坐垫充分接触。一般而言,平面型坐垫适用于控制功能较好,需要较少支撑的人。他们能够进行一定的姿势控制、躯干支撑和功能活动。需要更多额外支撑的人,则需要在平面型坐垫上增加配件(图 10-10)。

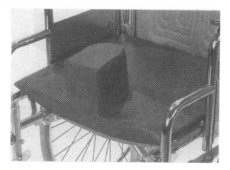

图 10-10　平面标准化坐具

(2)体廓型平面支撑系统:依据多数个体的身材和标准化制作尺寸塑造而成。其他部件可以模块化的形式予以配装。如:用聚乙烯板或铸模塑件做成靠背和座椅表面,再加上海绵。在靠背的躯干两侧、骨盆和髋部均加侧向支撑件,在两腿之间加一个支撑件。这种模块化设计的优点是具有很好的可调节性。它在基本预制体廓的基础上,可依据用户的成长需求,如姿势改变、重新定位的需求,随时修改坐姿定位系统。该系统中,许多链接的配件可选、可调,以调整和改变坐具界面的角度、宽度及深度(图 10-11)。对于某些特定的坐具系统,如儿童用或姿势矫正用系统,应能够适应个体的发育和姿势矫正的变化程度。

(3)量身定制型平面系统:即用与上述体廓型系统同样的材料与设计来组成。但是,其坐具表面的配件是个体性定制的。配件模块材料,如:海绵模块材料的

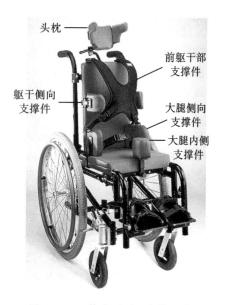

图 10-11　体廓型平面支撑系统

密度可选择，以满足用户的需求。这一坐具系统可在现场为使用者直接制作，也可以现场获取用户的特征参数后，通过网上远程传递，由制造商下载数据后进行制作。

总体来说，基于平面支撑系统的三种类型坐具适用于对动作有一定控制能力的用户。它可以为普通躯干、脊柱弯曲，或有固定变形的人提供适当支撑。

**2. 标准化适形模组**

标准化适形模组也可称为适形曲面支撑系统。它适用于那些对自己控制能力不足，具有轻度或中等损伤，有躯干不对称的姿势，以及少数脊椎变形的用户。因为基于平面支撑系统的坐具无法为他们提供足够的支撑，他们需要坐具表面做成人体的轮廓，增加对他们身体进行支撑和控制的能力。然而，这类用户虽具有适形的需求，又没有必要适形得那么精确。于是，制造厂商即按成人的胖瘦、未成年人和儿童的不同尺寸，制作出几种类型的适形曲面支撑系统，以供坐具适配服务中选用。一般，该系统用密闭的蜂巢式海绵通过真空成型工艺制作。坐垫通常由某种类型的金属或聚乙烯板的基座来支撑，再以镶嵌式组件安装到轮椅骨架上。

**3. 个性化定制组**

个性化的定制组是针对支撑平面型系统和适形曲面支撑系统两种技术的缺点（如静态没有动力的特性、只能有一种固定姿势等）提出的改进型技术方案。这里主要的技术包括手动造型泡沫塑料技术、发泡技术、真空凝固法、取形切割法、可变形矩阵法、实时反馈分析法、修正矫正技术等。

(1)手动造型泡沫塑料技术。用硬石蜡醇泡沫塑料做底层，将各种泡沫塑料重叠起来按照用户身体的曲面切割成所需的形状。通常用较低密度的塑料模拟身体形状。使用这种系统，用户常常需要使用临时坐具覆盖表面，并对坐具进行试用。获得需要的形状后，在泡沫塑料表面覆盖乙烯树脂或绒布等，即可形成成品。使用这种制作方法时比较费力，需要一定的熟练技术，并要能够随时对成形品进行调整、修改。也可以对用户的数据进行精确测量，送入加工中心进行制作。

(2)发泡技术。发泡技术通过化学反应将两种物质进行混合，对坐具系统进行塑形。这两种物质在室温下都为液体，经过充分混合、物质膨胀和化学反应，凝固成硬泡沫塑料，可以进行直接造型；也可以将这些材料注入一定的人体模型膨胀成想要的坐具形状。用发泡法可以很精确地"复制"使用者的身体形状，现场发泡时间很短，所需设备也不复杂；但现场发泡法将测量、设计与加工过程结合在一起，需要使用者在现场，由于设计与加工不可分，设计出的坐垫可改动性非常小，如果使用者姿势稍稍改变就会影响设计。发泡技术将加工与设计分开，设计效果也只能等到加工后才能知道，这是由于设计过程是单向的。由于成本低，并且进行了一些技术改进，很多康复中心和医院仍在使用发泡技术。

(3)真空凝固法。真空凝固法是用装有细小颗粒的袋子制作成型坐垫的基本模型。用户首先坐在袋子上保持最佳姿势，制作人员通过真空泵抽出袋内空气，使颗粒压缩紧密，形成接近人体曲面的形状。在没有完全抽空袋内空气时，可以对袋子形状进行调整，当用户固定在期望姿势时，调整袋子形状为期望造型后，再抽出所有空气，就可以得到一个坚实稳固的坐垫模型。制作成型的袋子只是整个过程的第一步，还需要将其造型转换成坐垫成品。真空凝固法包括直接法和间接法。直接法是直接将塑料小球和胶合剂混合装入袋内，胶合剂固定成型的速度较慢。间接法则是将乳胶和聚乙烯颗粒放入袋中，进行袋子成型后，制作成型袋石膏模型,并把这一模型送入加工厂进行成品制作。通过计算机辅助设计(Computer Aided Design, CAD),采用计算机和数字探头完成成型袋形状的数字化。运用机械或电子传感器测量成型袋表面形状,计算机程序根据表面形状设计合适的坐具系统。设计的形状可以通过计算机屏幕显示,并可根据实际进行适当修改。进行辅助设计后,运用 CAD 数据操作切割工具,从泡沫塑料中雕刻出想要的形状,加盖包面后,就可以使用。这种方法无需制作石膏模型,只需将有关信息通过计算机进行传输处理即可。

(4)实时反馈分析法。这类方法通过即时反馈表面压力数据和人体臀部软组织硬度等信息对个体性坐垫进行设计,它将设计与评价过程结合起来。该方法主要有两种途径实现。第一种方法以表面压力和软组织硬度为标准,评价坐具界面,经由表面形状控制算法获得被测表面的理想形状。该方法可以形状、软组织形变性质作为设计形状的主要因素,但是系统设计成本较高。第二种方法为将坐垫和人体进行建模,计算、分析、预测所涉及的坐垫对表面压力或者人体内部组织的影响,常见的为有限元分析方法(详细介绍见 10.3.4 节)。该方法是优化坐具界面设计的一个发展方向。

# 10.3 个体性防压疮坐具系统

## 10.3.1 压疮的基本概念与分类

压疮作为一种慢性病困扰人类的历史可以追溯到公元前 1090 年。1961 年,Thompson 报告:在出土的埃及第二十一王朝的木乃伊臀部和肩部,就已经发现大面积的压疮。到了近现代,随着社会人口的爆炸性增长及日益严重的老龄化趋势,压疮患者人数也呈指数增长。据统计资料显示:在美国护理之家(Nursing Homes),压疮的发生率达到 31.0%,而流行率是 2.7%～29.5%,每年约有 6 万人死于压疮并发症,其死亡率是没有压疮并发症病人的 4 倍。在老年人和残疾人中,60%半身不遂和 66%骨盆骨折的老人患有压疮。对脊髓损伤病人,压疮发生率为 25%～85%,且 8%与死亡有关。对住院老年人,压疮的发生率为 10%～25%;护理院老年人第 1 年的发病率为 9.5%,第 2 年为 21.6%。与无压疮的老人相比,患压疮并发症老人的死亡率增加 4 倍。因此,压疮病因学研究一直是康复领域科研人员长期从事的重要课题,并在近几十年取得了丰硕的成果。

### 1. 压疮的定义

美国健康护理政策与研究部(Agency for Health Care Policy and Research,AHCPR)定义:压疮(Pressure Ulcer)是软组织由于长期承受未释放的压力而产生的损伤,也称为褥疮(Decubitus 或 Bed Sore)。

### 2. 压疮的易发部位

压疮通常发生在骨骼突起部位。据统计,脊椎损伤患者每天至少有 12 h 处于坐位或卧位。身体的重力通过软组织施加到支撑物(如座椅或床)表面。他们或失去保护性的感觉反馈,或不能有效地变换体位、减轻局部压力。长期如此,受压的软组织便产生压疮。如图 10-12 所示,人体在不同的姿势下主要受力点不同,导致压疮的易发部位也不同。据报道,脊椎损伤患者在初次住院期间发生的压疮,39%位于骶骨,8%位于坐骨结节。在之后 4 年的随访中,

26％的压疮发生在骶骨,23％发生在坐骨结节。Eric Phan 等人观察了 49 个住院病人。这些患者共患有 1640 处压疮,其中在坐骨结节软组织处发生率最高,达 28％。骶骨处发生率其次,为 17％。

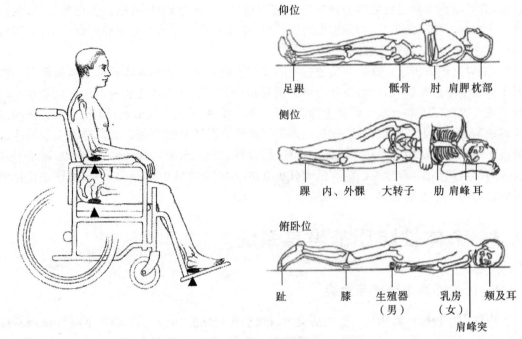

图 10-12　不同姿势下压疮的易发部位

### 3.压疮的分类

从临床观察的角度考虑,人们研究了许多方法以对压疮的严重程度进行描述和评价。在较早期的教科书中,人们常将压疮分为五级,即:表面苍白性充血、表面非苍白性充血、真皮层溃疡、损伤扩展到皮下脂肪和传染性坏疽侵润到深层的筋膜。2014 年,美国压疮顾问小组在《压疮的预防与治疗:快速参考指南》中更新了压力性溃疡的定义:皮肤/或皮下组织的压力性损伤,常见于骨突起部位。并明确提出分为三种类型四个分期来描述压疮的严重程度,见图 10-13。

1)第一类:可分期压疮

1 期:指压不变白红斑。局部皮肤完好,出现压之不变白的红斑,常位于骨隆突处。肤色深区域可能见不到指压变白现象;但其颜色可能与周围皮肤不同,与临近组织相比,这一区域可能会疼痛、发硬、柔软、发凉或发热。

2 期:部分皮层缺损。部分皮层缺失表现为浅表的开放性溃疡,创面呈粉红色,无腐肉。也可表现为完整的或开放/破损的浆液性水疱。外观呈透亮或干燥的浅表溃疡,无腐肉及瘀伤。

3 期:全皮层缺失,可见皮下脂肪,但骨骼、肌腱、肌肉并未外露。可有腐肉,但并未掩盖组织缺失的深度。可出现窦道和潜行。

4 期:全层组织缺失。全层组织缺失,并带有骨骼、肌腱或肌肉的暴露。在创面基底某些区域可有腐肉和焦痂覆盖。通常会有窦道和潜行。

2）第二类：不可分期压疮（深度未知）

全层组织被掩盖，由于表面的腐肉或焦痂掩盖了创面，使组织损伤的深度不能被直观察觉，一旦腐肉和坏死组织被去除后，可呈现 3 期或 4 期压疮。在缺血性肢体或足跟存在不明确分期的压力性损伤，不应将其表面的焦痂去除。

3）第三类：深部组织压力性损伤（深度未知）

皮肤局部出现持久性非苍白发红、褐红色或紫色，或表皮分离后出现暗红色创面或充血性水疱，往往伴有疼痛，温度变化先于肤色变化。不同人种肤色变化可能不尽相同。强烈的压力和/或剪切力作用于骨隆突处致使深部组织压力性损伤的出现。伤口可迅速发展，呈现真正的组织损伤。

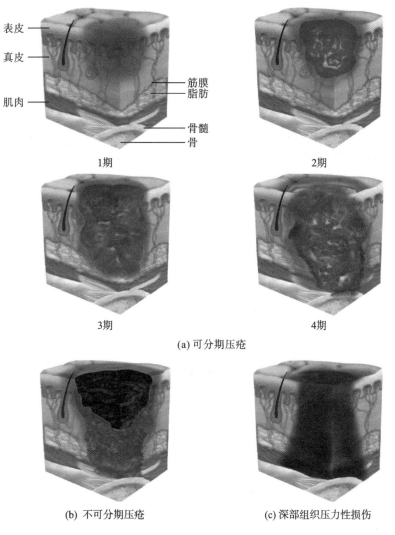

图 10 - 13　压疮分类

### 10.3.2　压疮的病因学及外控因素分析

**1. 压疮的病因学研究**

人类对压疮病因的研究可追溯到 16 世纪末。1593 年,法布里库斯(Fabricus Hildanus)认为神经阻断和失去血供是引起组织损伤的主要原因。之后近三百年中,人们对压疮的认识不断加深。1749 年,魁奈(Quesnay)第一次提出把由压力引起的压疮和由其他原因引起的溃疡区分开来。1853 年,布朗-塞卡(Brown-Sequard)认为压力和皮肤过湿是溃疡的主要因素。1873 年,佩吉特(Paget)定义压疮是由压力引起的局部组织坏死。

然而,早期对压疮病因的研究一度被抛弃。1879 年,夏科特(Charcots)提出一个新的理论。他认为:神经受伤引起释放神经萎缩因子从而导致组织坏死。这个理论曾经在该学术领域盛行了近一百年,甚至到了 20 世纪 40 年代末期,芒罗(Munro)仍认为脊椎损伤引起自主神经系统紊乱、外周反射减少、皮肤易感染,从而导致溃疡产生。他们认为压疮是脊椎损伤的并发症,因而反对手术治疗。

自 20 世纪 50 年代开始,一些学者纷纷从各自的研究角度,对压疮产生机制提出了假说。其中最有影响和代表性的假说是 Krouscops 于 1978 年提出的胶原合成、淋巴泄流和组织内液流动假说(图 10-14)。在外部负载压力下,局部软组织缺氧,造成胶原溶解产生水。当这些胶原水溶液被移去后,该部位细胞与细胞之间的机械力重新分布,使这些细胞承受的力增加,转运到这些细胞中的营养减少。另一方面,外部压力使组织内液挤出受压区域,细胞与细胞接触造成细胞破裂,细胞内物质堆积到细胞间隙中。如果外部压力移去,将产生一个足够低的组织内液压,使细胞和毛细血管破裂,造成内出血。同时,外力移去,细胞破裂,加之毛细血管堵塞造成局部组织缺血、缺氧,又引起组织释放一种荷尔蒙,它与组织缺氧共同作用,使淋巴管内平滑肌受到损伤。另外,组织缺氧也造成淋巴结微管损伤,使淋巴回流受阻,堆积的细胞和毛细血管的废物不能及时被清除,从而造成组织中毒,产生坏死。

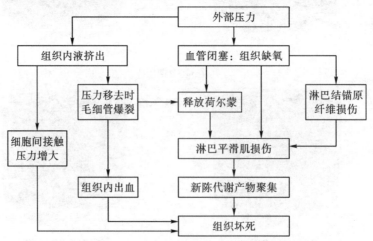

图 10-14　Krouscops 的胶原合成、淋巴泄流和组织内液流动假说

在压疮防治领域,许多学者做了较深入的探究。在压疮产生机理和病理过程方面提出了许多不同的学术观点和描述。如:T. Husain(1953)和 M. Kosiak(1959)等人分别做了系统的

动物实验,实验验证压力与时间在造成压疮危害性方面的关系;20 世纪 80 年代后,L. Guttmann(1973)提出正压力伴随剪切力会大大加快软组织生成压疮的速度;T. A. Krouscops (1978)提出导致压疮产生的生物力学观点;J. E. Witkowski 等人(1982)提出组织学的观点,即细胞肿胀、血小板聚集假说;J. E. Seiler 等人(1986)提出纤维蛋白溶解假说。持 T. A. Krouscops 的胶原合成、淋巴泄流假说的学者从生物力学原理出发,认为骨头的比重大于肌肉、脂肪和皮肤组织,因此,组织损伤最先从皮下组织深部、紧贴骨头凸起处开始。而持细胞肿胀、血小板聚集假说的学者从临床组织学观察出发,认为组织的坏死是先从真皮开始的。尽管存在各种纷争,但目前已经形成被广泛接受的观点:长久未释放的过高压力(含界面压力和剪切力)造成毛细血管堵塞,血流阻滞,使皮下组织局部营养缺乏,代谢废物无法清除,组织缺氧,进而导致细胞死亡,组织坏疽产生。

**2. 外控因素分析**

迄今为止,人们已甄别了 200 多种可能诱发压疮的因素。1996 年,D. W. Byrne 和 C. A. Salzberg 等人将与脊椎损伤病人有关的 73 个因素分为 7 类。包括主要危险性因素、潜在的物理因素、潜在的营养危险性因素、潜在的移动危险性因素、潜在的社会经济危险性因素、潜在的心理危险性因素和潜在的药物危险性因素。然而,大多数学者习惯于将其分为 3 类因素,即:内部因素、外部因素和诱发因素,如图 10-15 所示。内部因素主要包括营养不良、缺乏正常的感觉系统(如对痛觉无反应)、缺乏正常的运动功能(如不能动弹)、年龄(如老年人皮肤失去弹性和肌肉萎缩而导致其对磨擦和剪切力的敏感度增加)、肌肉萎缩等。

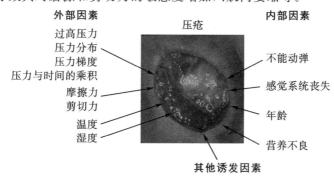

图 10-15　压疮的诱发因素

外部因素主要包括压力、压力分布、压力梯度、压力与时间的乘积、摩擦力、剪切力、组织变形、温度和湿度等。诱导因素包括坐的姿势、移动病人的技术、致敏条件、大小便失禁、骨折、半身不遂、个体的社会状态和抽烟等,还有一些与年龄有关的脉管和神经系统疾病,如糖尿病和肾病,也影响血液的微循环,使个体易于组织衰竭。下面就几个主要危险因素进行讨论。

1)表面压力、压力分布与压力梯度

表面压力是作用在物体单位面积上的力。一般来说,当外部压力大于毛细血管内的压力 (4.3 kPa,即 32 mmHg)时,会压迫血管,限制血液流动,引起软组织局部缺血,从而导致压疮 (注意:这里忽略了个体差异性、被测部位软组织构成、软组织对压力的耐受性、软组织的健康状况等诸多因素影响)。因此,为减小局部压力对软组织产生的危害,应尽量扩大受压面积,并使受压区域内的压力尽可能小,且均匀分布。目前,这种方法已广泛应用在防压疮坐垫的设计上。

压力梯度是压力分布不均匀时,组织层产生的横向压力差,即压力的微分。该压力差引起组织间液从高压力处流向低压力处。组织间液的移出使细胞间压力加大,从而增加细胞破裂的可能性。近些年来,人们对压力梯度在压疮形成机制中的作用越来越关注。一项关于轮椅用户在行进时骨盆移动与软组织-座椅面之间关系的研究表明:压力梯度可能是引起压疮的重要因素。

2)压力-时间关系

压力-时间关系在压疮的形成机理中占重要地位。1953 年,T. Husain 的实验显示了低压长时间的压迫比高压短时间的压迫对软组织所造成的危害大。它提示了在压疮的防治上,时间因素的重要性。1959 年,M. Kosiak 系统地在 16 只狗臀部做了 62 种不同的实验。他报告了当 60 mmHg 外部压力施加在软组织上 1 h 后,软组织可发生微循环病理损伤;600 mmHg 持续 1 h 可造成压疮。同时,他建立了第一条压力、时间与软组织损伤之间的关系曲线。该曲线显示压力与时间具有相反的关系并呈抛物线状。1975 年,J. B. Reswick 等人将 M. Kosiak 的结果推扩到人体组织,实验结果显示了同样的规律(图 10 - 16):压疮的形成过程中可承受的压力与时间成反比。压力越大,软组织能耐受压力的时间越短。

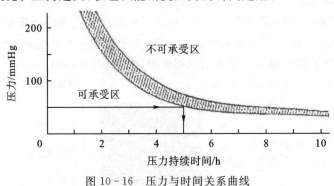

图 10 - 16　压力与时间关系曲线

3)剪切力和摩擦力

剪切力是横切方向上的机械力,是摩擦力的反作用力,发生在深部组织中,引起软组织在横切方向上的变形。因此,剪切力的出现会加速软组织局部缺血或坏死。正常条件下,正压力并不足以造成血供堵塞而导致软组织局部缺血,只有当正压力与其他因素(如剪切力、摩擦力、温度、湿度等)结合在一起时,才引起软组织损伤。正压力与剪切力一起施加在软组织上时,能有效地关闭血流。当具有足够的剪切力时,仅有一半的压力就足以引起血管闭塞。对于老年人而言,其所受剪切力大约是健康人的 3 倍,而皮肤的血流速度仅为健康人的三分之一。但是,目前难于检测剪切力,无法确切知道其在压疮的产生机制中所起的作用。

摩擦力是指皮肤与衣服、被褥、坐垫等之间因相互移动而产生的力,其方向与剪切力相反。摩擦力加速压疮的产生。摩擦力的大小可被皮肤的潮湿程度所改变。与干燥皮肤相比,少量出汗能增加摩擦力,而大量出汗则降低摩擦力。摩擦力作用于皮肤,还可使局部皮肤温度升高,温度每升高 1 ℃,能加快组织代谢并增加 10% 的需氧量,在持续压力引起软组织缺氧的情况下,温度升高将增加压疮的易发性。

4）温度

人体与支撑表面的微环境是一个易被忽略的关键因素。随着受压时间的延长,微环境的温度升高。皮肤温度每增加 1℃,软组织新陈代谢的需氧量增加 10%。伴随着由静息压引起的软组织局部缺血,软组织温度的升高将增加组织对压疮的敏感性。皮肤温度弥漫性变暖,但没有红斑,暗示了组织深部的热源。骶骨部位温度弥漫性升高可能是压疮发生的早期信号,因为温度升高将有助于某些细菌的活动。虽然细菌不是压疮的主要产生原因,但细菌被认为是促使组织坏死并延缓组织康复的重要原因。

5）湿度

在人体与支撑表面的微环境中,湿度是引起压疮的另一个主要因素。大小便失禁、在不透气的坐垫套上排汗或伤口泄流等因素会造成支撑表面过湿。持续暴露在过湿的环境中,能引起皮肤和结缔组织浸软,一旦浸软,皮肤的拉伸强度下降,组织压缩和摩擦更易造成组织损伤。另一方面,浸软使皮肤表面更易腐蚀,增加细菌生长和发炎的可能性,进而产生组织脱皮,增加组织坏死的危险性。J. B. Reuler 等人报告,湿润皮肤使组织产生压疮的可能性比干皮肤高5 倍。

## 10.3.3　防压疮坐垫的分类及设计原理

目前,国际市场上的防压疮产品(即床垫和坐垫)的种类多达 400 多种。根据所采用的技术,主要分为五种:压力与压力分布控制型、压力-时间控制型、剪切力/摩擦力控制型、温度控制型和湿度控制型。

### 1. 压力与压力分布控制型

峰值压力去除型和压力均布型坐垫见图 10-17。控制支撑表面的压力峰值、压力分布和压力梯度几乎是当今一切坐垫设计的出发点。根据 Wang 等人的研究,降低峰值压力,能有效地减少压疮的产生。因此,在坐垫设计中,降低支撑表面的峰值压力是防止压疮产生的有效手段。采用压力控制,可以降低峰值压力,特别是骨凸起部位的压力,扩大坐垫与身体的接触面积,尽量使接触表面压力均匀且达最小。例如,将预成型海绵根据普通人的臀部形状,预制成大小、规格不同的坐垫,增加沉浸深度。局部切空海绵坐垫可以避免骨凸起部位的压力。图 10-17(b)所示的设计工艺不仅可按照用户臀部/腰部形状适应塑形,而且可分别选择具有不同弹性力的填充材料,以便对臀部和腰部均给予足够的支撑。它对于缓解腰部酸痛和疲劳有特殊的疗效。

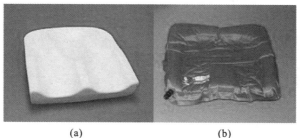

(a)　　　　　　　　　　(b)

图 10-17　峰值压力去除型和压力均布型坐垫

从材料的选择上,可采用体温敏感型材料(如黏弹性海绵)。这种材料在体温的环境中能变得柔软,可以增加沉浸深度,扩大身体与坐垫的接触面积。沉浸使靠近骨凸起处的压力重新分布。被动式预成型充气垫也是其中重要的一种。这种坐垫可根据不同人臀部形状,依据空气在压力下等压流动的原理,即时成型,以保证接触界面压力均衡。

### 2. 压力-时间控制型

压力-时间控制技术的最典型应用是动态交替减压系统。这也是当今市面上最热门的一种产品。它们大多数是采用周期充气、放气的方法,改变坐垫、床垫的表面压力分布(见图 10 - 18)。由于脊椎损伤患者长期坐在轮椅中,不能有效地改变自己的姿势。可将坐垫分为大小不等的充气块,动态改变局部压力,改变组织内液的流向。这方面的产品在英国发展较为活跃。当前的研究主要涉及充-放气的时间周期、速率、气压大小,以及个体充气块的形状等。英国 Huntleigh Health Care 公司的 Alphabed Plus 系统的典型参数是:充放周期为 3.6~15.2 min,压力为 36.7~164.4 mmHg,个体小充气囊的充气形式可以是二者交替、三者交替或四者交替。目前针对压力-时间控制型坐垫的研究涉及单元格的几何形状、间隙和循环变化的幅度,以及频率特性和释放模式。

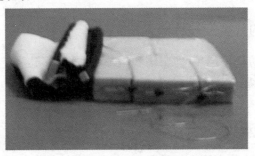

图 10 - 18　压力-时间控制型坐垫

### 3. 剪切力/摩擦力控制型

摩擦力与剪切力是局部现象。减小骨凸起处的摩擦力,就可以提高对压疮的防治。降低剪切力和摩擦力的手段主要是采用上表面局部分隔式方法(图 10 - 19)。如:整块海绵坐垫的上表面被切割成小矩形阵列状。这样,当人体沉浸到坐垫中时,组织及组织界面得到最小的剪切力和摩擦力。另外,垫罩的包封材料也要选择弹性大、表面光滑、柔软的面料,以降低表面摩擦力。

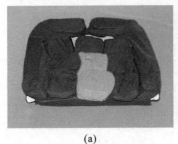
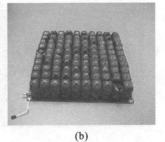

(a)　　　　　　　　　　　　　(b)

图 10 - 19　剪切力/摩擦力控制型坐垫

**4. 温度控制型**

局部微环境温度的降低,有助于抑制压疮的产生。降低软组织界面微环境温度的方法主要是采用一些凝胶类材料制成垫子的内胆。此类材料具有大的比热容,易于维持或降低皮肤接触面的温度。另外,坐垫内注入比热容大的黏性流体或水,也能有效地降低皮肤表面的温度(图 10-20)。

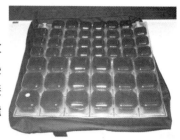

图 10-20 温度控制型坐垫

**5. 湿度控制型**

现有的大多数床垫和坐垫产品对水蒸气的传导仍存在限制。如:凝胶产品、JAY、ROHO 产品等。充流体式垫子被充入橡胶、塑料等绝缘材料,往往引起相对湿度的增加。包封罩的特性影响水蒸气的传导速率。一些实验研究显示:当维持静态坐姿 2 h 后,座椅-臀部界面的湿度上升 22%。这里,采用吸水性强、透气性好的材料,如垫罩内衬松软、吸水性强的薄海绵,是控制湿度的有效方法。

## 10.3.4 个体化防压疮坐垫仿真设计及生物力学特性分析

### 1. 个体化防压疮坐垫模型仿真设计

为构造处于坐姿时臀部与坐垫的受压情况,取人体骨盆及部分腿骨组织 CT 图像进行逆向处理,生成实体模型。

1)点云的获取和处理

当前模型采用人体骨盆及部分腿骨组织 CT 扫描图像,扫描间距为 5 mm,共 30 片。将数据导入灰度图像分割软件 Mimics。Mimics 使用 Thresholding 命令选择阈值分区,依靠灰度值差异对组织加以区分,需要区分皮肤、软组织、骨组织,图 10-21 显示了对骨盆的分区,图 10-22 为重建的骨盆模型。模型重点着眼于软组织和坐垫的形变及压力分布,忽略了骨的内部构造,认为骨组织是实心且均匀的组织。

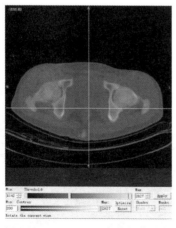

图 10-21 Mimics 中的阈值选择

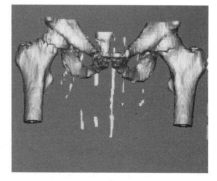

图 10-22 Mimics 对骨盆模型的重建

将所选阈值以上的所有体素(空间信息数据记录、处理、表示等采用的具有一定大小的最小体积单元)以点的三维坐标形式导出。导出文件格式为 txt。该 txt 格式文件可以输入

Wrap 软件并进一步处理。导入 Wrap 的点云模型,如图 10-23 所示。

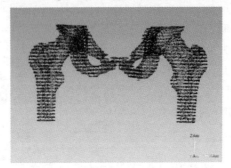

图 10-23　导入 Wrap 的点云模型

### 2)对点云处理并生成实体

在 Wrap 中对点云去噪并蒙皮。由于点云密度小,取片间隔大,自动生成的蒙皮存在漏洞、尖角等问题,需要修改蒙皮质量,使之光滑便于曲面重构和分析。修改过程中要注意保存重要的几何特征细节。该几何特征的保留根据软组织建模的需要,采取不同处理办法,如坐骨结节处及腿骨处的曲面需仔细修改,而髋关节本身及上方不是这次建模重点,构造较为粗糙。修改后的重构的左半骨盆模型如图 10-24 所示,曲面模型如图 10-25 所示。

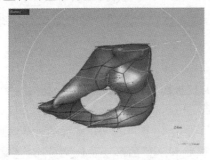
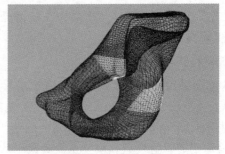

图 10-24　左半骨盆模型　　　　　　　　图 10-25　曲面模型

将生成的实体文件导出为 igs 格式,使用 Rhionceros 软件手动旋转腿骨与骨盆间夹角。参考图像为 Poser 软件提供的人体骨架标准坐姿模型。当前使用的模型中,髋关节屈曲 75°,图 10-26 为参考的标准坐姿模型。图 10-27 为髋关节旋转位置。

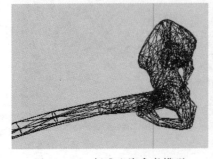
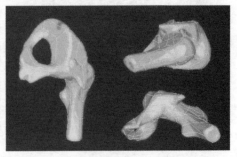

图 10-26　标准坐姿参考模型　　　　　　图 10-27　髋关节旋转 75°的三视图

**2. 个体化防压疮坐垫有限元分析**

有限元分析方法能很好地模拟软组织和坐垫的应力分布、应变状况,在调整弹性模量和泊松比的情况下,应力分析结果与临床测试值非常接近。通过有限元模型模拟真实人体,随时修改坐垫表面形状并再次模拟,可达到优化设计臀部-坐具界面形状,获得最佳人体软组织-坐具界面应力分布设计,确保人体组织完整性的目的。图 10-28 示出有限元法优化设计坐具系统的流程图。通过有限元方法进行软组织受力分析,可快速对模拟过程中软组织-坐具界面的形状进行修改,避免无效加工、浪费大量人力物力,达到优化设计的目的。

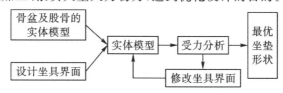

图 10-28　有限元法优化分析流程图

1)建立模型

由于目前无法采集坐姿时的 CT 图像,只能对平躺图像生成的模型加以处理,在 CAD 软件中使腿骨在髋关节中旋转一定角度后达到近似坐姿。建模的具体过程为:将人体骨盆及部分腿骨 CT 断层图像数据在 Mimics 软件中重构,然后在三维逆向软件 Wrap 中进行曲面重构三维实体化,最后导入 ANSYS 划分网格,进行力学模拟分析。

将调整好的骨盆模型导入 ANSYS。坐垫加工使用的曲面模型(图 10-29)以 igs 格式导入 ANSYS,在 ANSYS 中生成实体。坐垫(只建立左侧模型)尺寸设置为 210 mm×382 mm×60 mm,导入骨盆模型并调整位置,使坐骨结节对应坐垫的最低点。

图 10-29 示出个体化防压疮坐垫的曲面模型。将计算好的曲面模型导入 ANSYS,假设臀部与坐垫完全接触。将臀部软组织[含骨盆和腿骨(图 10-30),软组织模型(图 10-31)]放至坐垫模型(图 10-32)的适当位置,使坐骨结节对应坐垫最低点,生成总体模型,如图 10-33 所示。

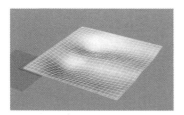

图10-29　个体化防压疮坐垫曲面外形模型

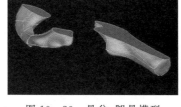

图 10-30　骨盆、腿骨模型

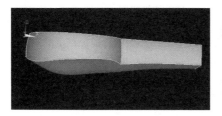

图 10-31　臀部软组织模型

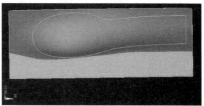

图 10-32　坐垫模型

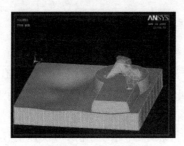

图 10 - 33　总体模型

2）选择单元和材料特性

假设软组织为各向同性且均匀的线性弹性材料。选择 ANSYS 中的两种基本单元：SOLID45 和 SOLID92。SOLID45 是一个三维六面体单元（图 10 - 34），可用于建立各向同性固体力学问题，它有 8 个节点，每个节点有沿 $X$、$Y$、$Z$ 轴方向的三个平移自由度。其中，分布载荷可以作用于这个单元的各个侧面。这个单元可以用于分析大变形、大应变、塑性和屈服等问题。用这个单元求解的输出结果包括节点位移，另外，输出还包括 $X$、$Y$、$Z$ 轴方向的正应力、剪应力和主应力。这个单元的应力方向与坐标轴平行。SOLID92（图 10 - 35）是一个 10 节点的四面体单元，每个节点有沿节点坐标 $X$、$Y$、$Z$ 三个方向的三个平移自由度。该单元也可用于分析大变形、大应变、塑性和屈服等问题。

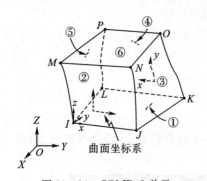

图 10 - 34　SOLID45 单元

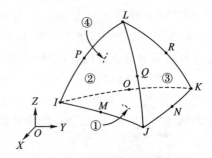

图 10 - 35　SOLID92 单元

在 ANSYS 中需要设置材料的杨氏弹性模量和泊松比。杨氏弹性模量 $E$ 定义为 $E=\delta/\varepsilon$。其中 $\delta$ 为正应力，$\varepsilon$ 为正应变。泊松比 $\mu=\Delta b/\Delta l$，其中 $\Delta b$ 为横向收缩量，$\Delta l$ 为延伸量。已有模型材料特性，如表 10 - 1 所示。

表 10 - 1　材料特性参考表

| 作者 | 材料 | 杨氏弹性模量 | 泊松比 |
|---|---|---|---|
| Yun-Che Wang Roderic Lakes | 骨 | 刚体 | |
| | 软组织（总体） | 1 MPa | 0.49 |
| | 海绵 | 0.2MPa | 0.32 |
| Joe Blackburn | 骨 | 104 kPa | 0.31 |
| | 软组织（总体） | 47 kPa | 0.49 |

续表

| 作者 | 材料 | 杨氏弹性模量 | 泊松比 |
| --- | --- | --- | --- |
| Elizabeth Grace, | 骨密质 | 18.5 GPa | 0.3 |
| Loboa Polefka | 软组织 | 1 MPa | 0.49 |
| Carter, Spengler | 骨 | 14250 MPa | 0.39 |
| | 软组织(总体) | 0.05 MPa | 0.49 |

### 3)划分网格

分别对骨和软组织进行 SOLID 92 单元划分,坐垫选择 SOLID 45 单元。最终模型一共划分为 203025 个单元,其中软组织 93783 个单元,骨 90079 个单元,坐垫 9163 个单元。各个部分划分网格情况如图 10-36 所示,左侧为骨单元、坐具和软组织模型,右侧为总体网格模型。

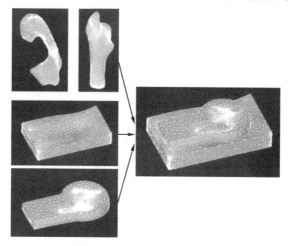

图 10-36　单元模型构成图

### 4)加载约束和应力

人体坐姿情况下受到自身重力和坐垫支撑力的作用,如图 10-37 所示。需要考虑躯干对骨盆的压力,坐垫平面受到身体重力产生的压力,包括骨传导的压力及软组织重力。

以 60 kg(约 600 N)重的人体为例建模,加载情况如图 10-38 所示。60% 的身体重量加载在坐骨结节上,半侧骨盆承重 180 N,在坐骨结节上加载 160 N,腿骨上加载 20 N。如果坐骨结节表面加载面积约为 1000 mm²,则加载应力为 180 kPa。之后,在坐具底面施加 $z$ 轴上的位移约束,即可对模型求解。

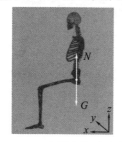

图 10-37　人体坐姿受力分析

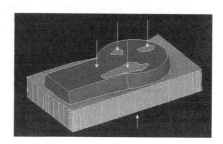

图 10-38　模型加载情况

5）求解与结果分析

分别定义两种不同的材料参数，见表 10－2、表 10－3，模拟软组织应力分布及坐具系统在较硬（模型 1）和较软（模型 2）情况下的应力与应变，分别使用 ANSYS 中后处理 Plot Results 功能的 Nodal Solution，分别选择 Total Mechanical Strain（各个方向的应变分布）、Stress（各个方向的应力分布）查看结果。

表 10－2　模型 1 材料参数

| 材料 | 杨氏弹性模量 | 泊松比 |
| --- | --- | --- |
| 软组织 | 1 MPa | 0.49 |
| 骨 | 14250 MPa | 0.39 |
| 坐具（较硬） | 1.2 MPa | 0.32 |

表 10－3　模型 2 的材料参数

| 材料 | 杨氏弹性模量 | 泊松比 |
| --- | --- | --- |
| 软组织 | 47 kPa | 0.45 |
| 骨 | 10 MPa | 0.39 |
| 坐具（较软） | 0.2 MPa | 0.32 |

ANSYS 应力分析结果见图 10－39 至图 10－44。对比两个模型应力分布和应变分布发现：在两种模型中，软组织内部应力最大值发生在贴近坐骨结节处，其应力值均为 46 kPa 以上（图 10－39，图 10－40）；模型 1 中采用较硬的海绵（弹性模量为 1.2 MPa）及弹性模量较大软的组织（弹性模量为 1 MPa）时，应力最大值发生在坐骨结节下方，界面压力峰值为 20～22 kPa（图 10－41）；模型 2 采用较软的海绵（弹性模量为 0.2 MPa）及弹性模量较小的软组织（弹性模量为 47 kPa）时，界面压力为 18～21 kPa（图 10－42）。由此可见，不同弹性模量的海绵对软组织深层应力情况影响不明显，而臀部软组织-坐具界面压力有所减小，且两种模型的臀部软组织-坐具界面压力分布情况相似，压力峰值仍在坐骨结节下方。对比两种模型，软组织最大应变发生在坐骨结节下方及周围软组织中，坐垫上最大应变发生部位基本对应坐骨结节处。较硬坐垫的应变约为 17.8（图 10－43），较软坐垫的应变约为 89（图 10－44），说明软坐垫有可能出现触底（Buttom Out）现象。

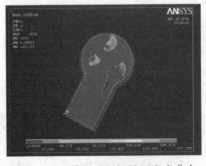
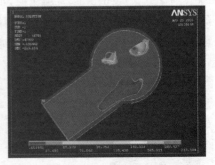

图 10-39　模型 1 组织界面应力分布　　　图 10-40　模型 2 软组织界面应力分布

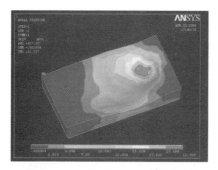　　　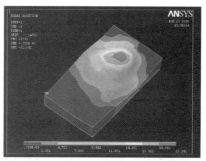

　　图 10-41　模型 1 坐垫应力分布　　　　　图 10-42　模型 2 坐垫应力分布

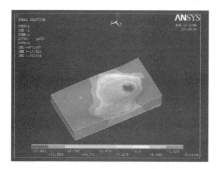　　　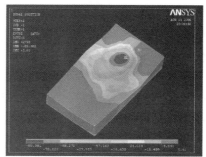

　　图 10-43　模型 1 坐垫应变分布　　　　　图 10-44　模型 2 坐垫应变分布

6）模型评估

　　将建模计算结果与实际采集的压力分布数据进行比较:让同一受试者坐在根据本人压力分布数据制作的个体化防压疮坐垫上,测得压力分布并计算,得到压力峰值为 122 mmHg(16.27 kPa)。图 10-45 和图 10-46 分别显示该受试者坐在个体化防压疮坐垫上左侧臀部-坐垫界面的压力分布情况和模型分析结果,两者具有一定的相似性。将实测界面的压力峰值与模型 1 和模型 2 的计算值相比较,模型 2 计算的界面压力峰值(18～21 kPa)更接近实测峰值。两个模型的计算结果普遍比实际值大,可能是由于海绵或臀部软组织弹性模量偏高或在骨盆上加载力偏大所致。

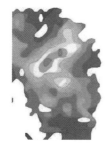　　　　　　　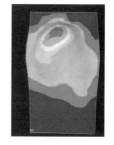

　图 10-45　受试者左侧臀部-坐垫界面压力分布　　　图 10-46　模型计算的界面压力

## 10.3.5　个体性防压疮坐垫 CAD 设计与制造

**1. 坐垫材料特性及其参数的测量**

一般而言,坐垫、床垫的材料特性有 5 种:①密度;②硬度;③弹性;④减震性;⑤包容性。

坐垫的原材料应该是普通的无污染材料。在设计过程中,应特别注意的是:坐垫的形状和密度,重力和吸收特性,热量和湿度转变特性,耐久性,空气循环、可洗性、再用性,以及作为中介所使用的材料和配置等。

　　防压疮坐垫的性能指标:从舒适性指标来说,要求有助于软组织压力(表面压力、剪切力和摩擦力)的分布均匀,有良好的热传导性并透气防湿。从功能性指标来说,它还要求稳定性,合适的重量,垫子与垫套之间良好的摩擦特性,垫子厚度适中,价廉,美观耐用,易于维护保养。从临床安全性考虑,垫子材料还应要求具有阻燃性。从制作垫子的材料上来说,要求材料密度和硬度适中,兼有弹性与塑性,有良好的阻尼特性,外包封材料有利于促进稳定和减小峰值压力。

　　参考美国国家标准 ASTM D3574 - 95“设备仪器的选择”中的“压痕实验”部分。使用WDW-100D电子万能力学实验机,该试验机的圆钢材压头面积为 323 cm²,设计一块硬质铝质底板作为海绵的支撑,该底板可调节以使底座保持水平,底板上有直径为 6 mm 的排气小孔,孔中心间距为 20 mm,设备装置见图 10 - 47(a)。系统可以记录压头在升降过程中的压力和位移,利用数控设备,计算机软件可以控制压头升降的方式。这里为得到压力-形变的关系,采用位移控制方式来控制压头升降。采用多次试验取平均值的方式。取得的压力-形变关系如图 10 - 47(b)所示。

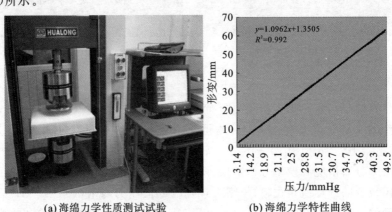

(a) 海绵力学性质测试试验　　　　　　(b) 海绵力学特性曲线

图 10 - 47　海绵力学性质测试及特性曲线

### 2. 人体臀部-坐垫界面的计算机辅助设计

　　获得用户臀部-坐具表面压力分布、用户臀部软组织生物力学特性参数,以及制作坐垫材料的力学特性参数之后,就可以通过建立数学模型的方法,设计个体化防压疮坐垫的外形。具体设计流程如图 10 - 48 所示。

　　用压力传感器阵列测量得到的平坐垫与臀部之间的表面压力数据,我们用 $\boldsymbol{P}$ 来表示使用tekscan 系统测量获得的受试者的压力分布数据。

　　假设压力数据矩阵为

$$\boldsymbol{P} = \begin{bmatrix} p_{1,1} & \cdots & p_{1,C} \\ \vdots & & \vdots \\ p_{R,1} & \cdots & p_{R,C} \end{bmatrix}$$

其中,$R$ 和 $C$ 分别为传感器阵列的行数和列数,这里传感器阵列大小为 $R=41,C=38$。

　　假设坐垫材料的力学形变为线性关系:$S = a \times F + b$。其中 $S$ 为某处形变,单位为 mm;

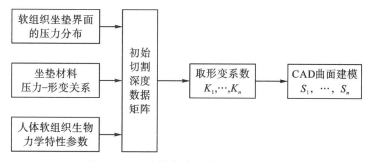

图 10-48　个体化防压疮坐垫设计流程

$F$ 为某处压强,单位为 mmHg;$a$、$b$ 为常数,海绵力学特性试验中得出 $a=1.0962$,$b=1.3505$。

经过线性变换,取一个形变系数 $K$ 得到压力 $P$ 与形状及坐垫表面切割深度 $D$ 之间的关系:$D = K \times (a \times P + b)$。利用形变函数关系,对压力数据矩阵进行变换,得到最初切割深度矩阵 $\boldsymbol{D} = a \times \boldsymbol{P} + b$。

先确定坐垫切割的最深值,利用最深值与矩阵 $\boldsymbol{D}$ 中的最大值进行计算,得出矩阵的比例系数,如:确定最大切割深度分别为 Max_d1,Max_d2,Max_d3,$\cdots$,Max_dn。从直接计算得到的切割深度矩阵到实际的切割深度矩阵有一系列比例系数 k1,k2$\cdots$,ki,$\cdots$,kn 其中:ki = Max_di/Max(D)。这样,就可以得到实际的切割深度矩阵:Depth = ki $\times$D 。将 Depth 里的数据导入到平面建模软件 Rhinoceros 中,就可以设计个体性造型曲面。使用 MATLAB 编程,将该压力分布数据转换为深度分布数据(图 10-49),并计算出深度矩阵。将 MATLAB 最终生成的深度矩阵导入 Rhinoceros,并使用该软件生成 NURBS 曲面(图 10-50)。

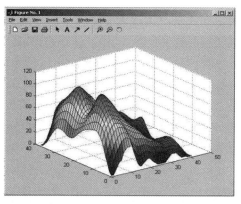
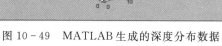
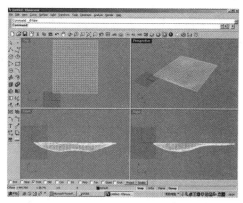

图 10-49　MATLAB 生成的深度分布数据　　图 10-50　Rhinoceros 中的 NURBS 曲面

将 NURBS 曲面与骨盆、腿骨、肌肉、脂肪等人体软组织模型一起导入 ANSYS 软件,按第 6 章介绍的有限元建模和分析法,选择适当的人体软组织特征参数,建立坐垫界面形状与人体臀部软组织之间相互关系的有限元模型。通过改变形状分布、逐次逼近的方法,确定最佳压力分布,优化设计,获得坐垫的最佳形状模型。

## 10.3.6　坐垫界面的计算机辅助加工

### 1.数控加工系统简介

万利公司的 Many 2022 CNC(计算机数控)系统被用来进行坐垫的加工。该系统的结构如图 10-51 所示,系统的计算机配置为 CPU 2.4 GHz,256 MB 内存,80 GB 硬盘;系统的 EasyCut 控制器包括一个黑颜色的控制箱和一个变频器;数控系统的行程范围为长 550 mm,宽 500 mm,高 180 mm;其定位精度和重复定位精度均为 0.25 mm;进给速度为 0～120 mm/s;主轴速度为 0～18000 r/m;采用支流伺服马达驱动;铣刀直径为 0～10 mm。系统配套软件为 EasyCut 2001,可以执行图像数控编程 CAD/CAM 软件 Mastercam 方法编制数控加工程序 NC 文件。数控机床按照所编制的曲面加工 NC 文件,对坐垫材料进行自动加工、切削。数控机床为三轴联动计算机控制加工机床,可进行铣削、钻孔加工,选择合适的刀具、转速和进给速度后,三轴联动数控机床便可加工一定硬度的软材料,如坐垫用的聚氨酯绵材料。一般,刀具、转速和进给速度参数的选择要通过加工实验确定。

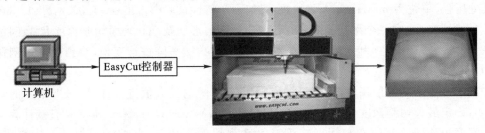

图 10-51　Many 2022 CNC 系统加工个体性坐垫

### 2. 数控加工文件的生成

计算机辅助加工数据处理流程如图 10-52 所示。将经过有限元建模优化设计生成的曲面文件导入 CAM 系统的 Mastercam 软件,并在其中进行处理。Mastercam 软件使用了图形交互式自动编程技术,可大大缩短编程时间。图形交互式自动编程需要将坐垫的被加工部位的图形准确地绘制到计算机上,并确定有关坐垫毛胚料的装夹位置、工作坐标系、刀具尺寸、加工路线及加工工艺参数等数据后,才能进行编程。主要步骤有:①核准文件的几何尺寸、公差及精度要求;②确定零件相对机床坐标系的装夹位置及被加工部位所处的坐标平面;③选择刀具并准确测定刀具的有关尺寸;④确定工件坐标系、编程零点、找到基准面及对刀点;⑤确定加工路线;⑥选择合理的工艺参数。利用图形交互式自动编程软件的图形绘制、编辑修改、曲线曲面造型等有关指令,将坐垫被加工部位的几何图形准确地绘制在计算机屏幕上。与此同时,在计算机内自动形成坐垫加工的图形数据文件。

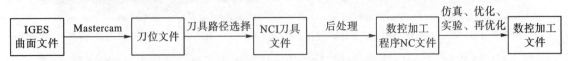

图 10-52　计算机辅助加工数据处理流程图

几何造型:在实际的应用中,所加工的坐垫是用造型软件设计的,是长宽尺寸为 38 cm× 41 cm 的单调深度曲面,结构简单,精度要求为 1 mm,公差在深度方向上不大于 2 mm 即可满足要求。选择 CAD 造型软件默认的 $xOy$ 平面为加工平面,曲面深度方向为 $z$ 向。按步骤④、⑤的要求可在下面的刀具轨迹的计算及生成中选择设置。

刀具轨迹的计算及生成:使用图形交互式自动编程刀位轨迹,需要选择合适的参数和选项菜单,软件将自动从图形文件中提取编程所需的信息,进行分析判断,计算出节点数据,并将其转换为刀位数据,存入指定的刀位文件中或直接进行后处理,生成数控加工程序,同时在屏幕上显示出刀位轨迹图形。Mastercam 可进行的曲面加工刀位轨迹方式有多种,根据所加工曲面的特征,我们选用曲面加工中的腔槽曲面加工刀位轨迹生成方式。

　　后处理:后置处理的目的是形成数控指令文件,即 NC 文件。进行后处理前,编程人员需对该文件进行编辑,按文件规定的格式定义数控指令文件所使用的代码、程序格式、圆整化方式等内容,软件在执行后处理命令时,将自行按设计文件定义的内容输出所需要的数控指令文件。另外,由于某些软件采用固定的模块化结构,其功能模块和控制系统是一一对应的,后置处理过程已固化在模块中,所以在生成刀位轨迹的同时,自动进行后处理生成数控指令文件,而无需再进行后处理。

　　程序输出和调试:图形交互式自动编程软件 Mastercam 可以在编程过程中,在计算机内自动生成刀位轨迹图形文件和数控指令文件。所使用的机床控制系统由标准通信接口与计算机相连,计算机直接将加工程序 NC 文件送传至机床控制系统。机床控制系统所使用的 EasyCut 软件可进行刀具路径仿真,在进行铣削过程中,该软件可对数控指令进行调试。最终,经过仿真和优化,就可以使用 EasyCut 数控加工机床将该曲面在规格为 40.5 cm×43 cm×8 cm 的高弹海绵上雕刻出来。

# 10.4　智能防压疮坐垫的设计原理与方法

　　上述防压疮坐具系统虽然考虑到用户个体外形上的差异,力图消除人体软组织与坐具系统界面之间压力分布的不均匀性,但对于脊椎受伤、瘫痪病人,半身不遂老人,特别是高位截瘫患者等无法动弹和调整体位、失去对运动神经系统的控制能力,甚至失去感觉神经系统提供的反馈信息的用户,他们的臀部软组织仍长期处在受压状态,即压疮产生的高危状态。由此可知,压疮的产生不仅与压力有关,而且与受压的时间有关。既然上述功能障碍者不能动,那么坐具界面能否活动,以改变人体软组织与坐具系统界面之间的局部压力呢? 答案是肯定的。这个思路引导我们考虑智能控制坐具系统界面的形状,使人体臀部局部软组织受压的时间控制在压疮产生安全曲线(参见图 10 - 16)以下。于是,智能防压疮坐垫的设计思想被提了出来。

## 10.4.1　智能防压疮坐垫设计的需求分析

　　依据 20 世纪 80 年代发展起来的坐垫理论,智能防压疮坐垫设计要考虑的主要因素如下。①功能性:智能坐垫需放在轮椅上使用,用户坐在行进中的轮椅上,首先要考虑到其稳定性,即,动态调整坐具表面局部压力变化时,要能稳定地支撑用户的坐姿,确保其安全性。因此,坐具模块分区设计及控制机制非常重要。②防压疮的外部控制因素:如,界面压力分布、压力-时间常数、摩擦力、剪切力、微环境温度和湿度等。③安全性:坐垫所用材料与人体软组织接触不会引起过敏、具有长期的安全性、阻燃性。④舒适性:坐具表面的设计既要有对人体轮廓的依从性,又要能对人体坐姿给予足够的支撑,使人久坐而不感到疲劳。⑤智能化:通过可调节智能装置和符合个体化特征的坐垫和靠垫,根据传感器的数据来判断个体是否处于正确坐姿(舒适坐姿),以此来动态地调节人体的坐姿情况,让个体能够保持舒适的坐姿,减少长期静坐带来的并发症。⑥检测人体生理信息指标:如,体温、心率、呼吸等。⑦易清洗、维护和保养。⑧模块化；便携，易固定，整个系统可拆分为基本模块和子功能模块，方便实现用户依需求订购选用具有个性化特征的轮椅。⑨尽可能降低生产成本和提高产品的性价比。

## 10.4.2　智能防压疮坐垫的工作原理

智能防压疮坐垫系统设计应包括三大部分内容：系统硬件设计、系统软件设计和系统算法实现。

图10-53是智能防压疮坐垫系统硬件设计框架示意图。它采用了模块化设计方式，以便于用户根据需求自选。这些模块包括主控制、坐姿数据监测、压力数据监测、动态气囊、温度数据监测、湿度数据监测、智能调温、通信及电源等。主控制模块可以通过单片机、开源平台Arduino/Genuino 101开发板等控制单元实现坐姿、压力、温度、湿度及体征数据的采集传输。坐姿数据监测模块通过集成三轴加速度传感器、三轴陀螺仪的六轴姿态传感器，实现对用户坐姿角度的识别，配合半桥式压力传感器，使坐姿数据监测更加精准；压力数据监测模块选取FSR402电阻式薄膜压力传感器进行坐垫表面压力数据的采集监测，充分利用其轻薄、监测精度高的优势；对于坐姿数据监测模块和压力数据监测模块，传感器的选型和放置位置需要认真研究。动态气囊模块由多个可动态充放气的气袋模块、充气泵、电磁阀组成，当坐垫表面压力分布状态易导致压疮时，主控制模块控制动态气囊模块不同的气袋模块动态充放气，以改善用户臀部受力分布。温度监测和湿度监测可以分别通过温度传感器和湿度传感器实现实时监测，当坐垫表面温度过高时，通过智能调温模块使坐垫的温度长期保持稍低于人体温，抑制汗液的产生，保持皮肤干燥。智能防压疮坐垫除了能监测坐姿和坐垫表面压力，还具有监测人体体征数据（如体温、心率和呼吸等）功能；利用红外体温传感器测量体温，具有快速精准识别的特点；通过集成微弯曲光纤传感器和采用相关信号处理技术即可获得用户的心率参数和呼吸参数。通信模块可以通过WiFi和蓝牙等方式把所有检测到的数据上传至服务器。电源模块主要负责给控制模块和其他传感器模块供电。智能防压疮坐垫系统硬件部分设计应该注重安全、便携、易维护、易扩展等特性，尤其应该了解用户需求，重视用户体验。

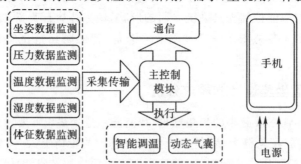

图10-53　智能防压疮坐垫硬件系统示意图

智能防压疮坐垫系统软件部分主要实现数据处理、数据存储、数据分析、数据可视化和健康预警等功能。智能防压疮坐垫系统软件系统如图10-54所示，对于硬件系统监测并上传至服务器的坐姿、臀部压力、坐垫温度湿度及体征数据，云服务器需要首先进行杂波滤除等预处理，将结果存储至云数据库，并对数据进行多种算法的分析，分析结果传至用户终端；当用户把手机App绑定智能防压疮坐垫系统后，可以随时查看自己的坐姿记录、坐垫温度湿度记录、臀部压力和体征信息分析图表,以便获取健康指标提示。

智能防压疮坐垫系统算法实现主要包括数据监测采集算法和智能控制执行算法。参考图 10-54,用户坐姿、臀部压力、坐垫界面温度湿度及体征数据的采集除了需要传感器采集模拟信号,还需要进行模数转换、干扰滤除、信号分类等算法处理;传统的坐姿识别算法存在坐姿分析信号单一、坐姿识别精度低、系统不稳定等缺陷,现有多传感器信息融合算法可以提升人体坐姿的识别精度。近几年,有学者对轮椅用户的坐姿分类算法进行了研究,包括决策树、支持向量机、多层感知器、朴素贝叶斯及 $k$ 最近邻域法,结果表明决策树用于坐姿分类时具有最高的分类精度。智能控制执行算法还包括智能调温算法和动态气囊充放气算法,其中智能调温算法可以实现坐垫表面温度的智能调节,动态气囊充放气算法可以动态实时地改善臀部的压力分布状况,两者在很大程度上有助于压疮的预防及康复。

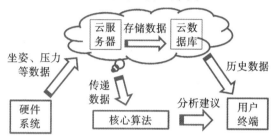

图 10-54 智能防压疮坐垫软件系统示意图

### 10.4.3 智能防压疮坐垫设计实例

图 10-55 展示了西安交通大学生物医学工程研究所与上海创始医疗科技(集团)股份有限公司联合研制的供轮椅用户使用的智能防压疮坐垫系统。它主要由多个可供动态充气/抽气的气囊模块、气泵、电磁阀、以 PIC16F87X 单片机为核心的控制系统、压力传感器、键盘和显示模块等组成。气垫单元模块的分区及充气/抽气程序设计须确保其不影响行进的轮椅用户坐姿的稳定性和安全性。气囊的充气、放气由单片机系统控制气泵及电磁阀的启闭来实现,压力传感器实时监测充气气压,以控制气囊的饱和程度。单片机程序自动控制不同分区气囊的充气量及维持的时间,以便动态地改变用户臀部支撑表面形状,从而释放其臀部不同部位的局部压力,避免同一局部组织长时间受压,防止压疮的产生。坐垫的控制系统安装温度传感器和湿度传感器,对轮椅用户臀部受压部位的微环境进行实时监控与预警。该控制系统还可根据不同轮椅用户的个体特征实现坐垫的个性化设计。系统采用模块化设计,可以应轮椅用户的要求,提供一款在气囊上表面覆盖一层冷凝胶的气囊垫,以降低用户臀部软组织-智能坐垫界面的微环境温度。该款智能防压疮坐垫有效地解决了脊椎损伤轮椅用户因不能主动调整体位、切换受压部位的问题,从而有效地降低了诱发压疮的风险。该种坐垫具有功耗低、体积小、便于携带等优点。

另一款 Darma 智能坐垫是由深圳市大耳马科技有限公司开发的智能坐垫系统,如图 10-56 所示。Darma 智能坐垫内置了压力传感器和光纤传感器。压力传感器可检测坐垫的表面压力水平。Darma 智能坐垫会依据每个人坐姿的不相同特点,通过智能传感器学习用户的个人习惯和姿势,根据算法分析出臀部、肩部、背部等身体部位的压力,为用户提供定制化的休息和锻炼建议。在检测坐姿的同时,Darma 智能坐垫的光纤传感器还会检测用户的心律和

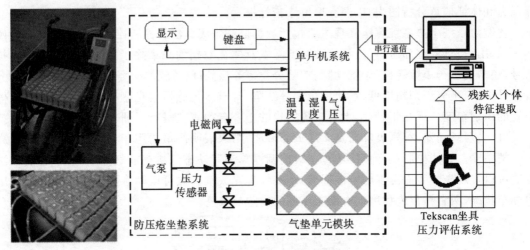

图 10-55　智能防压疮坐垫系统

呼吸,同样经过算法分析,建立一个基准线。当用户的心律、呼吸水平超过基准线时,Darma
将通过手机 App 提醒用户。Darma 智能坐垫通过蓝牙与手机连接,支持 Android 和 iOS 平
台。续航方面,一次充电可使用一个月。Darma 智能坐垫是一款定位新颖的产品,具有智能
学习并给出定制化方案、电池超长续航等优点。

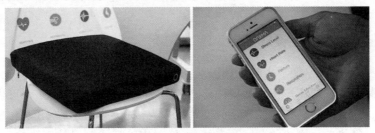

图 10-56　Darma 智能坐垫系统

# 10.5　防压疮坐具系统的评价

　　预防压疮的目标是对所有病人采取护理措施,减少或消除压疮发生的最常见危险因素。
这首先要进行护理诊断,确定病人是否具有发生褥疮的高危因素。护理措施可用于具有高危
因素的患者,减少高危因素可能带来的后果。这种预防压疮的策略就要求有一个可靠的工具,
帮助护理人员决定哪些高危因素需要处理,并及时采取预防措施。因此,评测高危状态的工具
就成为预防压疮关键性的一步。

## 10.5.1　压力分布测量设备及测量技术

　　人体组织-坐垫界面的压力分布状况通常是用来评价均布型防压疮坐垫的重要指标。一
个具有良好软件支撑的压力传感器阵列(Force Sensor Array,FSA)及其系统可以通过二维、
三维压力分布图和辐射图提供人体坐姿和卧姿时的压力分布、坐姿时的平衡态信息,为建立人
体-坐具界面、人体-卧具界面生物力学分析的数学模型提供信息,为建立个体性优化设计坐垫

和床垫计算机辅助设计和计算机辅助制造(CAD/CAM)模型提供关键信息。最终,它可为坐垫的防压疮功能提供客观评价信息。

Tekscan 压力分布测量系统:Tekscan 公司生产的 5351 型坐姿压力分布测量系统是由 48×42 压力传感器阵列(注:5350 型为 38×41 压力传感器阵列)、接口电路和基于 MS Windows(95/98,NT)的相关压力显示和分析软件组成[图 10 - 57(a)]。其压力传感器阵列行间距和列间距都为 1.016 cm,即:压力传感器的空间分辨率可达 1.03226 cm²;柔性薄膜网格状触觉压电传感器的厚度仅为 0.1 mm,压力传感器单元敏感度为 0.00001 mmHg。Tekscan 有很友好的人机界面,它各个结构模块轻便、安装容易、移动方便,可以用于完整地测量和评价人体臀部-坐具、人体后背-座椅靠背之间的压力分布,以帮助医生评价人体与支撑界面之间的力学特性,能用映射表把压力传感器单元对应为屏幕上的显示区域,实时、动态地显示坐姿和靠背压力分布的二维、三维图像,并能进行存储和数据输出。能连续存储 6000 多帧压力数据,对存储过的数据,可直接调用任意单元处的位置数据、压强值及峰值。图 10 - 57 (b)和(c)分别示出了人体坐姿状态下的臀部-坐具界面的二维和三维压力分布图。

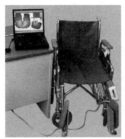 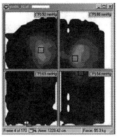 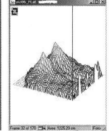

(a)压力分布测量系统　　(b)二维压力分布图　　(c)三维压力分布图

图 10 - 57　Tekscan 压力分布测量系统及其测试效果图

## 10.5.2　防压疮坐具系统的评价方法

### 1. 临床常用的压疮危险性评估表

压疮危险性评估表是用来预测、筛检压疮高危人群的一种工具。在西方国家,从 20 世纪 60 年代起,相继涌现出多种压疮危险性评估表,如应用比较普遍的布雷登(Braden)评估表、诺顿(Norton)评估表等。使用评估表筛选压疮的高危人群,不但可以有针对性地采取护理措施,提高预防护理的有效性,而且还可以节省大量开支。在国内,关于压疮的研究大都停留在预防和治疗阶段,关于压疮预测方面的研究则相当少。

尽管有许多方法可以进行预测,但研究表明,最具有预测能力的方法是分级评分法,它简便、易行,既不需费用,也无侵入性。最广泛使用的分级评分法就是 Braden 评分法,如表10 - 4所示。

表 10 - 4　Braden 评估表

| 评分内容 | 评分及依据 | | | |
| --- | --- | --- | --- | --- |
| | 1 分 | 2 分 | 3 分 | 4 分 |
| 感觉:对压迫有关的不适感受能力 | 完全丧失 | 严重丧失 | 轻度丧失 | 未受损害 |
| 潮湿:皮肤暴露于潮湿的程度 | 持久潮湿 | 十分潮湿 | 偶尔潮湿 | 很少潮湿 |

| 评分内容 | 评分及依据 | | | |
|---|---|---|---|---|
| | 1分 | 2分 | 3分 | 4分 |
| 活动:身体活动程度 | 卧床不起 | 限于椅上 | 偶可步行 | 经常步行 |
| 活动能力:改变和控制体位的能力 | 完全不能 | 严重限制 | 轻度限制 | 不受限 |
| 营养:通常摄食状况 | 恶劣 | 不足 | 适当 | 良好 |
| 摩擦力和剪切力 | 有 | 潜在危险 | 无 | |
| 总分 | | | | |

注:Braden 评估表评分总分 6～23 分,分值越小,患者的器官功能越差,发生压疮的危险性越高。

虽然临床上已设计了各种评分表对患者压疮发生的危险性进行评估,但都需要大量有丰富经验的护理人员来执行这种评价。另外,在评价过程中,由于存在着各种主观因素的干扰,如患者的感受、陪护人员与评价人员对病情描述、相互理解及回忆描述时出现的随意性等因素,往往使这些方法容易造成误判,并普遍倾向于过高地夸大了压疮发生的危险性。因此,它提示我们:应设计相关仪器来对压疮发生的危险性因素进行客观、定量的评价,以有效地预防压疮的产生。

**2. 界面压力分布评价**

主要评价参数如下。

(1)压力峰值($P_{max}$)。压力峰值 $P_{max} = \text{Max}(P_1, P_2, \cdots, P_n)$($n$ 为测点数),$P_{max}$ 体现了坐垫的刚度,较硬坐垫 $P_{max}$ 较大,较软的坐垫 $P_{max}$ 较小。

压力峰值既可以通过在 Clinseat 软件中直接得到每一帧的最大值,取其中数帧进行平均得到,也可以通过存储的 ASCII 文件用 MATLAB 处理得到。

(2)平均压力($P_v$)。全部受压点压力的算术平均值,即

$$P_v = \frac{1}{N_p} \sum_{i=0}^{N_p} P_i \tag{10-1}$$

$N_p$ 为受压点数,显然有 $N_p \leqslant n$($n$ 为被测点数)。坐垫的刚度对平均压力有最直接的影响,对于同一材料的坐垫,由于表面形状的不同,使得受压点数不同,也会产生较大的影响。

(3)左右侧体压分布最大梯度值($G_{lmax}$、$G_{rmax}$)。压力梯度是压力沿某一方向的变化率,左侧最大压力梯度 $G_{lmax}$ 为

$$G_{lmax} = \text{Max}(G_{l1}, G_{l2}, \cdots, G_{ln}) \quad (n \text{ 为被测的点数}) \tag{10-2}$$

右侧最大压力梯度 $G_{rmax}$ 为

$$G_{rmax} = \text{Max}(G_{r1}, G_{r2}, \cdots, G_{rn}) \quad (n \text{ 为被测的点数}) \tag{10-3}$$

坐垫的刚度和材质的分布都会影响到坐垫的最大压力梯度。坐垫刚度越大,则最大压力梯度越大。反之,坐垫刚度越小,则最大压力梯度越小。另外,材质分布较为合理的坐垫所产生的压力梯度较小,当坐在其上时,人会感觉较为舒服。

(4)平均压力梯度($G_v$)。平均压力梯度为各受压点压力梯度的算术平均值

$$G_v = \frac{1}{N_p} \sum_{i=0}^{N_p} G_i \tag{10-4}$$

显然有 $N_p \leqslant n$（$n$ 为被测点数）。

防压疮坐垫大都是以改善压力分布为原理来预防压疮。因此，人们一般使用表面压力分布测量仪器（Pressure Mapping System）来评价、比较不同种类的坐具，例如 Yoshio Tanimoto 等用 Teckscan 公司的压力测量系统来评价空气坐垫，提出利用二维压力分布图和辐射图帮助医生理解压力分布、坐姿和平衡、选择和调节坐垫，从而预防压疮。

**3. 舒适性评价参数**

从坐具界面的几何特性出发，考虑人坐姿的舒适度感受。它与稳定度、柔软性、形变、高度、臀部的舒适感和腿部的舒适感等因素有关。由此产生对舒适度的评价方法有两种。

1）主观感觉法

依据受试者的主观感觉，让其对侧向稳定性、前后稳定性、柔软性、形变、高度、臀部的舒适感和腿部的舒适感等参数进行打分，每个项目按 10 级评分划分（见表 10-5）。分数为 1～2 分为很差，3～4 分为较差，5～6 分为尚可，7～8 为较好，9～10 分为非常好。打分是在端坐 10 分钟之后进行的。最后评价出总体舒适度。

表 10-5　人体舒适度主观评价表

| 分数 | 评价内容 | | | | | | |
|------|---------|---------|--------|--------|--------|-----------|-----------|
|       | 侧向稳定性 | 前后稳定性 | 柔软性 | 形变 | 高度 | 臀部舒适度 | 腿部舒适度 |
| 1～2 分 | 很大 | 很大 | 很差 | 很差 | 很差 | 很差 | 很差 |
| 3～4 分 | 较大 | 较大 | 较差 | 较差 | 较差 | 较差 | 较差 |
| 5～6 分 | 尚可 | 尚可 | 尚可 | 尚可 | 尚可 | 尚可 | 尚可 |
| 7～8 分 | 较小 | 较小 | 较好 | 较好 | 较好 | 较好 | 较好 |
| 9～10 分 | 非常小 | 非常小 | 非常好 | 非常好 | 非常好 | 非常好 | 非常好 |

2）压力分布图

依据压力传感器阵列（FSA）测得的压力分布图，进行客观的定量分析，得出不对称系数（$C_N$）、平衡指数（S. B.）、纵向压力分布曲线（$P_L$）、纵向力矩分布曲线（$M_L$）、侧倾稳定性系数（S）等。最终得出舒适度的综合评价指标。

（1）不对称系数（$C_N$）由左右对称被测点压力差的绝对值之和与总压力的比值来表示，即：

$$C_N = \frac{\sum\limits_{i=1}^{\frac{N}{2}} |P_{iL} - P_{iR}| \cdot \Delta S}{\sum\limits_{i=1}^{\frac{N}{2}} |P_{iL} + P_{iR}| \cdot \Delta S} \tag{10-5}$$

其中，N 为被测点；$P_{iL}$、$P_{iR}$ 为第 $i$ 对左右对称被测点的压力值；$\Delta S$ 为单点压力传感器作用的面积。通常：$0 \leqslant C_N \leqslant 1$，而当 $C_N = 0$ 时，体压分布完全对称，$C_N$ 越大则体压越不对称，当 $C_N = 1$ 时，则体压集中于一侧。个体性坐垫的目的在于通过优化设计坐垫的界面形状，选择不同的坐垫材质，来消除这种体压的不对称性，确保人体组织的完整性。不对称系数和总舒适感呈负相关性，体压分布不对称的坐垫会让人感觉不舒服。

（2）平衡指数（S. B.）由下式表示：

$$\text{S. B.} = |\text{TPF}_{\text{X-R}} - \text{TPF}_{\text{X-L}}| / [(\text{TPF}_{\text{X-R}} - \text{TPF}_{\text{X-L}}) \times 100] \qquad (10-6)$$

或者，

$$\text{S. B.} = |\text{TPF}_{\text{Y-R}} - \text{TPF}_{\text{Y-L}}| / [(\text{TPF}_{\text{Y-R}} - \text{TPF}_{\text{Y-L}}) \times 100]$$

其中，$\text{TPF}_{\text{X-R}}$、$\text{TPF}_{\text{X-L}}$、$\text{TPF}_{\text{Y-R}}$ 和 $\text{TPF}_{\text{Y-L}}$ 分别为行列峰值曲线上中分位线左、右的峰值。压力峰值通常为所取行或列的最高五个压力数值做平均，分别得出行、列的压力最值曲线。平衡指数的值越小，表示坐垫的平衡性越好，舒适度也相对越好。

(3)纵向压力分布曲线($P_L$)是对垂直于坐具纵向对称轴的各截面上的压力进行积分，以纵向对称轴为横坐标，以压力积分结果为纵坐标画出的曲线。可用下式描述：

$$P_L(x_i) = \sum_{j=1}^{N} P(x_i, y_j) \cdot \Delta l_j \qquad (10-7)$$

其中，$N$ 为第 $i$ 排被测点数；$P(x_i, y_j)$ 为第 $i$ 排第 $j$ 个被测点的压力；$\Delta l_j$ 为被测点所代表的线长度，对于等间隔分布的测点，$\Delta l_j$ 为常数。

纵向压力分布曲线反映了人体受力的分布情况。它包括臀部和腿部的受压及压力的变化趋势，综合地反映了座椅的刚度、形状、坐垫上表面离地高度等几何物理特性，从而把臀部、腿部的舒适感与压力梯度等参数关联起来。

(4)纵向力矩分布曲线($M_L$)是对垂直于坐垫纵向对称轴的各截面上的压力取力矩积分，以纵向对称轴为横坐标，以力矩积分结果为纵坐标画出的曲线，可以表示为

$$M_L(x_i) = \sum_{j=1}^{N} P(x_i, y_j) \cdot \Delta l_j \cdot a_j \qquad (10-8)$$

其中：$a_j$ 为第 $i$ 排第 $j$ 个被测点到纵向对称轴的距离；其他变量说明同式(10-7)。

力矩量值和力矩分布的分析综合地反映了坐垫的几何物理特性，它是衡量坐垫支撑人体，使人体保持平稳性能的重要指标。人体臀部各部分受力对于保持人体平衡(尤其是侧向稳定性)的贡献是不一样的，力矩则反映了这一权重。很显然，距离纵向对称轴原点的受力对保持人体平衡有较大的影响。较好的坐垫，纵向力矩分布曲线应向上偏移，在腿部及臀部区域力矩分布合理，进而有效地体现了稳定感、腿部和臀部的舒适度。

(5)侧倾稳定性系数($S$)是描述当人体发生侧倾时，坐垫的支撑力使之恢复到平衡位置的能力。如图 10-58 所示，坐垫可以简化为一个分布弹簧系统。当人坐在坐垫上发生倾侧时，坐垫将产生一个恢复力矩，使人体恢复平衡位置。不同的坐垫使人体恢复平衡位置的能力是不同的，同样的侧倾角，稳定性好的坐垫(一般刚性较大或者形状合理)产生的恢复力矩较大，如果人坐在非常软的坐垫上(如棉花)，则会经常感到有侧倾的危险，不得不经常调整自己以保持平衡，这样，很容易感到疲劳。

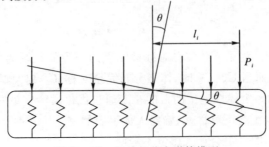

图 10-58　坐垫的分布弹簧模型

按照图 10 - 58 所示的理论模型,测量倾侧恢复力矩是非常困难的。这里取两点近似:①根据坐垫的刚度与压力存在近似的线性关系实验,用被测点的压力代表该点的刚度;②依据坐垫的应力-形变曲线,对该曲线的加压部分求导以获得坐垫的应力-刚度曲线。于是有,

$$P_i = Ak_i + B \tag{10-9}$$

其中:$P_i$ 为第 $i$ 个被测点的压力;$k_i$ 为第 $i$ 个被测点的刚度;$A$、$B$ 为反映坐垫材质特性的固有参数,对于同一材质的坐垫,可认为 $A$、$B$ 为常量。那么,整个坐垫产生的恢复力矩为

$$M = \sum_{i=0}^{N} k_i \Delta S l_i = \sum_{i=0}^{N} \frac{P_i - B}{A} l_i^2 \theta \tag{10-10}$$

上式两边对 $\theta$ 求导,得到角刚度为

$$\frac{\mathrm{d}M}{\mathrm{d}\theta} = (\sum_{i=0}^{N} P_i l_i^2 - B \sum_{i=0}^{N} l_i^2)/A \tag{10-11}$$

这里,定义 $S = \sum_{i=0}^{N} P_i l_i^2$,为侧倾稳定性系数;定义 $Q = -\frac{B}{A} \sum_{i=0}^{N} l_i^2$,对于同一材质的坐垫,$A$、$Q$ 均为常数。坐垫的角刚度 $\frac{\mathrm{d}M}{\mathrm{d}\theta}$ 体现了坐垫倾侧后恢复平衡的能力,在角刚度的构成中,$A$、$Q$ 是坐垫固有的特性,而 $S$ 反映了人体压力的分布特征。对于同一材质的坐垫,$S$ 显然是其侧倾稳定性的决定性因素;对于不同材质的坐垫,$S$ 则体现了其侧倾稳定性中压力分布的影响。

侧倾稳定性是影响舒适度的重要因素。侧倾稳定性系数与坐垫软硬感呈正相关性,侧倾稳定性系数大,则稳定性好,并使人感觉软硬适中,从而使总体舒适性评价较高,对坐垫软硬的感觉与所有体压分布指标均呈良好的相关性。其中,它与压力有关的指标呈负相关性,即较硬的、受压力大的或压力梯度大的坐垫使人的软硬感觉不好。另外,较大的平均压力也会使稳定性变差,从而使所测的侧倾稳定性系数变小。

## 10.5.3　防压疮坐垫的标准与检测方法

国外对防压疮坐垫标准的建立已进行了十多年的研究和讨论。目前,国际上通用的坐垫标准是 ISO 16840 系列标准。它主要适用于背部支撑坐垫、轮椅坐垫和其他支撑系统等组织完整性控制产品的测试。其中需要进行试验、测试的项目包括:坐垫的界面压力分布、静态往复加载曲线、摩擦力、水平硬度及防滑动能力、在一般负载下的冲击衰减特性、坐垫材料回弹性、加不同负载时坐垫界面下陷的深度、坐垫材料的阻燃性、坐垫的隔热性能与包封面料的防潮性,以及坐垫的生物兼容性等。图 10 - 59 是试验坐垫水平方向的硬度和滑动阻力的装置示意图。

每种测试指标有不同的测试方法和例行试验方法。其中,界面压力的测试是使用界面压力传感器阵列对坐垫负载时的力的大小与分布进行测试。通过测量坐垫在加载和减载过程中的厚度,测试负载偏移和滞后特性,以确定坐垫的回弹力学特性。通过坐垫表面的摩擦力的测量,确定摩擦力特性。通过测量在不同方向上臀部仿体即刚度负载测量仪(Rigid Load Gyroscope,RLG)与坐垫发生相对移动时力的情况,确定坐垫的水平硬度。它描述了在水平方向力的作用之下,坐垫表面与皮肤之间的相互作用。防滑动能力与坐垫的摩擦力特性相关,通过测量 RLG 在水平方向发生移动时力的大小,以实现对坐垫表面防滑动特性的测试。在一般负载条件下的冲击衰减显示了坐垫的吸振能力,即与冲击负载相关压力峰值被降低的能

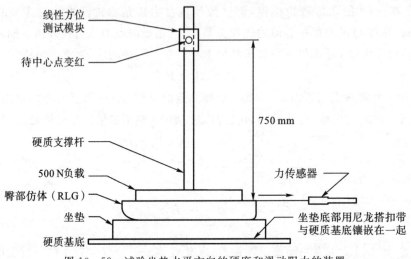

图 10 - 59　试验坐垫水平方向的硬度和滑动阻力的装置

力。通常计算以下参数:大于 10％加速度峰值的回弹次数、回弹加速度峰值和第一次回弹的加速度与第二次回弹的加速度之比,以确定坐垫的缓冲特性。测量不同负载条件下 RLG 顶部至水平线的垂直距离,从而确定坐垫的回弹特性。加不同负载时,坐垫界面下陷的深度测试主要考虑坐垫的两个特性:①形变能力(考虑初始轮廓和加载后的轮廓);②无底部支撑时椅垫对于超载的反应,主要测量负载情况下坐垫的轮廓深度和底部偏移。稳定性即对于垫子寿命的测试,对于坐垫施加一定频率的负载,记录它发生损坏时的负载周期数。热量和水蒸气传递特性测试,主要是在一定温度条件下,模拟坐垫负载人体的状况,利用热力学刚性负载装置,测量每平方米的热流量和水蒸气传递速率。坐垫有可能会被液体(如尿液)等渗入,渗水特性的测试是测试液体穿透坐垫表面的时间。生物兼容性的要求主要用于保证人体组织完整性,防止过敏反应、毒性、污染和感染。除此之外,ISO 16840 标准还注重消费者的需求,规范和指导企业为消费者提供满意的坐垫产品和服务的管理模式。坐垫测试标准客观地为消费者提供关于坐垫性能和工作方式的可比较的信息,对坐垫质量和安全性方面提供系统的评价,同时也保证残疾人可以有效地使用健康基金。

　　国内的坐垫测试标准主要有《轮椅车 座(靠)垫阻燃性的要求和测试方法》(GB/T 18029—2000,等同于 ISO 7176-16:1997)。该标准还规定了评估轮椅车座(靠)垫材料对于香烟和火柴阻燃性的测试方法。

# 10.6　舒适性坐具系统的原理与技术

　　前面讨论了功能障碍者使用坐具系统的问题。事实上,许多老年人和长期伏案工作人员同样也需要考虑选择合适坐具系统的问题。这些人群因身份或工作的特殊性,需要长期与坐具系统接触,不合适的坐具系统不仅不能维持正确的坐姿,长期使用还会引起许多其他症状,如组织损伤、肌肉劳损,甚至出现颈椎病、视力障碍等问题。

## 10.6.1　老年人适用的舒适性坐具系统

　　随着年龄的逐渐增长,人体许多生理功能逐渐减弱、适应能力下降、活动范围减小、灵活性逐渐降低,甚至会因为许多慢性疾病而引起行动缓慢、运动受限等问题。这时,除了需要依据用户的需求和技能选配坐具外,还要与用户的灵活性相结合。一般根据老年人的实际情况,可以将灵活性分为独立行走、可移动但不能独立行走、不能独立移动 3 种,并且根据用户灵活性的程度与不同坐具进行匹配,具体见表 10 - 6 所示。

表 10 - 6　用户与坐具的匹配

| 用户类型 | 选配的坐具 | 获得的特性 |
| --- | --- | --- |
| 独立行走 | 静态休闲椅 | 移入/移出方便,保持舒适健康的姿势 |
| 可移动但不能独立行走 | 自驱动轮椅 | 容易驱动,转位安全舒适 |
| 不能独立移动 | 辅助驱动椅 | 保持舒适和支持坐姿,容易转位 |

**1. 静态休闲椅**

对于能够独立行走的老年人来说,使用坐具的主要问题是如何安全而方便地在不同的坐具中移入和移出。这时对坐具的尺寸设计就显得非常重要,坐垫的高度、深度、角度,靠背的类型,以及坐具的臂托都会直接影响用户的移入/移出。坐垫过高、过深,都会影响用户在移出坐具时双脚着地用力,使其从坐具中站起变得困难;适当地减小坐垫与靠背的角度,使坐垫前端适当向上倾斜,能够有效地防止用户向前滑动,避免摔倒;但角度过小,斜面过高,又使得用户难于站起来。

同样,靠背的弯曲度和软硬程度也直接影响用户移出的难易程度。对于老年人,座椅的靠背应保持一定的高度,一般适合到肩部,具有轻微侧面支持的弧度靠背更为有效。由于老年人骨质逐渐疏松,关节活动度减小,脊柱不再能够灵活弯曲,因此腰部在站立和坐下时不再能够提供足够的力量,这时就可以使用臂托,增加移动时的支点,使得移入/移出更为方便安全,其高度应根据用户的实际情况确定。

**2. 自驱动轮椅**

自驱动轮椅大多适合可以移动但独立行走困难的用户。由于老年人的独立意识越来越强,大多数的用户都希望通过一定的途径进行自我照顾,轮椅就理所当然地成为他们的代步工具。但是在发达国家,约有 80% 的轮椅用户都表示过其使用的轮椅不能很好地满足需求,总是存在移动障碍、维持正确姿势困难,或使用不舒适等问题。事实上,这些问题可以通过坐姿定位系统的适配技术来解决。压力分布、姿势控制和畸形处理都是老年人使用轮椅时必须要考虑的问题。因此现有的坐姿定位与坐具选配技术不仅适用于残疾或疾病患者人群,而且也适用于老年人。

**3. 辅助驱动椅**

辅助驱动椅主要适用于不能独立移动或无法自己驱动轮椅的老年人。在特殊护理机构(如老人院)中常常使用这种椅子,目的是使老年用户不至于长久躺在床上,也可以安全、舒适地坐在椅子上。辅助驱动椅与一般的座椅相似,主要区别是带有小脚轮,并且可以调节倾斜角度,可由他人随意推动。由于辅助驱动椅是为大多数此类用户设计的,对于某些个体来说,可能不是非常合适,因此这一类的坐具也应根据实际情况进行适配设计或调整。

### 10.6.2　办公用舒适性坐具系统

随着社会的发展,从事脑力劳动的人越来越多,长期以坐姿进行工作的人也逐渐增多。这种普遍采用的工作姿势,往往会导致用户腰痛、肩关节劳损等问题,这些情况在保持静态坐姿时更容易出现。除了要不定时地改变坐姿或进行活动外,选配舒适的坐具系统往往能够起到良好的效果。

近年来,人因工程学作为一个新兴专业已经蓬勃发展起来。所以在选择舒适性坐具时,应该考虑用户所要进行的活动类型。选择合适的座椅很重要,首先应该选用可调节式座椅,其次用户应该反复试用特定的座椅。选好的座椅应该符合人体的生物力学特性和坐姿下的人因工程学。图 10-60 为取坐位姿势时的人因工程学原理说明,每一个可调节部分都应该使用户感到舒适、自然、放松。

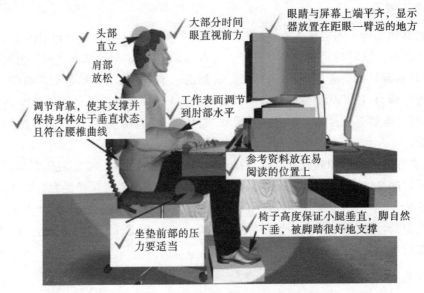

图 10-60　舒适性坐具的人因工程学原理

# 小结

本章系统地讨论了坐姿椅及防压疮坐具系统的设计原理与方法。分析了脊椎损伤患者的需求,陈述他们坐姿定位中存在的问题;介绍了畸形矫正及管理方面的基本知识,以及从坐具设计的角度进行姿势控制和畸形处理的技术。重点讨论了压疮的基本概念、病因学与外部物理干预方法,讲述了个体防压疮坐垫的工作原理、仿真设计及生物力学特性分析方法,以及CAD设计与制造技术;讨论了近十年发展起来的智能防压疮坐垫的工作原理与关键技术;介绍了防压疮坐具的评价工具、方法和标准。最后,介绍了针对老人和长期伏案工作人员需求的舒适性座椅系统的设计原则与技术。

# 思 考 题

1.根据压疮的定义,压疮具有哪些特征? 试从其发病机制和治疗干预机制上描述它与一般炎症引起的组织坏疽有什么不同。

2.试从生物力学的角度,简述压疮的发病机制。为什么坐骨结节处是压疮的易发部位? 人体的重量又是怎样从坐骨结节处,经各软组织层,扩散到臀部组织-坐具界面的?

3.结合压疮发病机制分析,试设计一种能用无损伤、无侵入的手段,作 I 类压疮早期预报的仪器,并说明其工作原理,尤其是需说明你选择什么敏感性参数作为预报压疮的早期信号,以及原因。

4.有人说压力梯度参数比压力分布参数更敏感于组织的损伤,你同意吗? 试说明你的理由。

5.试分析为什么有些具有压疮高危因素的个体[如具有 20 年以上高位截瘫(胸椎 T12 以上)的轮椅用户]从来不得压疮? 他们可能会具有什么样的保护性机制? 若有可能,试设计一种临床实验方法证明之。

6.坐具系统与坐姿有什么潜在的关系? 基于对消费者需求的考虑,坐具系统的哪三方面涉及辅助技术的应用? 一个良好的坐具系统应具有哪些功能?

7.减小座椅压力的主要技术方法是什么? 列出每种方法的优缺点。

8.试从控制压疮产生的五大要素着手,设计一种防压疮坐垫,包括坐垫材料、坐垫包封料的选择,并描述其工作原理。

9.试考虑压力-时间积的因素,设计一种智能化防压疮坐垫,画出原理框图,并描述其工作原理。

10.请描述需要用坐具系统控制姿势的典型人群,以及他们使用这些辅具的基本前提。

11.什么可能使骨盆呈现不对称的姿态? 试描述使骨盆定位和控制的主要方法。

12.什么叫对中线? 试总结、描述当脊椎出现侧弯时,用对中线的方法对其进行矫正时,要掌握哪些要点?

13.请列出在姿态控制的座椅系统中用来支撑躯干的方法,以及每种方法的使用场合。

14.头颈部辅具有何功能? 用户在什么情况下,需要用头颈部辅助装置? 头颈部辅助装置对制作材料、结构设计都有哪些要求? 试为一名颈部肌无力的孩子设计一款头颈部辅助装置,并描述你设计装置的特色和优点。

15.试归纳、总结几种姿势控制与畸形处理的主要技术方法,请比较并分别说明它们的优、缺点。

16.如何提取人体坐具系统的形状参数? 试设计一种简单的方法,定量获取人体坐具系统的最佳形状参数,以便送入计算机,进而控制数控机床,加工个体性防压疮坐垫。

17.试用实时在体软组织生物力学特性参数采集一组数据,包括加载力、组织(脂肪、肌肉)层的厚度等随时间变化的信息,选用合适的数学模型对实验数据进行数学拟合,提取软组织生物力学特征参数(提示:可以用松弛函数和弹性响应函数分段拟合)。

18.试用 ANSYS 有限元分析软件,建立一个人体背部与背靠系统的有限元模型,分析其组织界面应力与应变关系。

19. 试根据一组在体采集的实验数据,设计一种可供 CAD/CAM 系统使用的、能制造出个体性防压疮坐垫的数控加工文件。

20. 试总结、归纳市场上现有聚氨酯绵(海绵)材料的型号、规格、性能参数、软硬度等技术指标。

21. 试依据黏弹性体界面接触理论和两个相接触材料的特性,推导出描述其压力与形变关系的数学公式,并考虑其边界条件及效应问题。

22. 坐姿定位与坐具系统的评价为什么要求一个多学科交叉的团队来进行? 简述其必要性和有什么好处。

23. 在坐姿定位与坐具系统的适配过程中,为什么首先对用户进行需求识别? 为什么除了对用户进行生理机能、感觉技能的评估,还要对用户进行认知和行为技能、功能技能的评估?

24. 请描述在为用户选择、定做坐具系统时,需要对用户哪些技能和功能进行评估? 这些评估究竟有哪些价值? 若不评估,可能会给用户带来哪些方面的损害?

25. 试用有限元模型及分析方法,为一特殊用户优化设计一款坐具系统,并叙述其原理。

26. 试依据人因工程学原理,为老人设计一款坐具系统,并说明其设计原理。

27. 舒适度的定义是什么? 在设计坐具系统的过程中,如何评价其舒适度? 确定使人们感到舒适这一主要目标存在技术限制的原因是什么?

# 参考文献

[1] AHCPR. Pressure ulcers in adults: Prediction and Prevention[M]. Silver Spring : The Agency for Health Care Policy and Research (AHCPR) Publication, 1992.

[2] THOMPOSON R J. Pathological changes in mummies[J]. Proc Royal Soc Medicine, 1961. 54: 409.

[3] MARWICK C. Recommandations seek to pressure sores[J]. JAMA, 1992, 268(6): 700 – 701.

[4] HUSAIN T. An experimental study of some pressure effects on tissues, with reference to the bed-sore problem[J]. J Path Bact, 1953. LXVI(Plate XCVII): 347 – 358.

[5] KOSIAK M. Etiology and pathology of ischemic Ulcers[J]. Arch Phys Med Rehab, 1959, 40(2): 62 – 69.

[6] RESWICK J B, ROGERS J. Annual Report of Progress[R]. Rehabilitation Engineering Center, Rancho Los Amigos Hospital, 1975.

[7] GUTTMANN L. Spinal cord injuries: comprehensive managment and research[J]. JAMA, 1973,237(6):583..

[8] SEILER W O, STAHELIN H B. Recent findings on decubitus ulcer pathology: inplocations for care[J]. Geriatrics, 1986, 41(1): 47 – 50, 53 – 57, 60.

[9] REULER J B, COONEY T G. The pressure sore: pathophysiology and principles of management[J]. Ann Intern Med, 1981, 94(5): 661 – 6.

[10] SANDERS J E, GOLDSTEIN B S, LEOTTA D F. Skin response to mechanical stress: Adaptation rather than breakdown—A review of the literature[J]. J of Rehab Res and

Develop, 1995, 32(3): 214 - 28.

[11] BYME D W, SALZBERG C A. Major risk factors for pressure ulcers in the spinal cord disabled: a literature review[J]. Spinal Cord,1996,34(5):255 - 263.

[12] KROUSKOPT A, et al. Mechanisms of decubitus ulcer formation—an hypothesis[J]. Medical Hypotheses, 1978, 4(1): 37 - 39.

[13] WITKOWSKI J E, PARISH L C. Histopathology of the decubitus ulcer[J]. J Am Acad Dermatol, 1982, 6(6): 1041 - 1021.

[14] PHAN E, AUBIN C E, DANSEREAU J. Wheelchair seat cushions evaluation using a finite element model[C] //COOK A M. Proc RESNA Annu Conf: Technologies: Principles and practice Sacramento, California, [s. n. ] ,2000:348 - 350.

[15] BOLIN I, BODIN P, KREUTER M. Sitting position-posture and performance in C5-C6 tetraplegia[J]. Spinal Cord, 2000, 38(7): 425 - 434.

[16] LIM D H. Finite Element Analysis for Evaluation of Pressure Ulcer[C]. Proceedings of the RESNA 29th International Conference. Atlanta:[s. n. ] ,2006.

[17] EBE K, GRIIFFIN M J. Quantitative prediction of overall seat discomfort [J]. Ergonomics, 2000, 43(6): 791 - 806.

[18] FERRARIN M, LUDWIG N. Analysis of thermal properties of wheelchair cushions with thermography[J]. Medical and Biological Engineering and Computing, 2000, 38 (1): 31 - 34.

[19] FOWLER E G, NWIGWE A I, HO T W. Sensitivity of the pendulum test for assessing spasticity in persons with cerebral palsy[J]. Developmental medicine and child neurology, 2000, 42(3): 182 - 189.

[20] RAGAN R, KEMOZEK T W, BIDAR M, et al. Seat-interface pressures on various thicknesses of foam wheelchair cushions: A finite modeling approach[J]. Archives of Physical Medicine and Rehabilitation, 2002, 83(6): 872 - 875.

[21] SHERWOOD A M, GRAVES D E, PRIEBE M M. Altered motor control and spasticity after spinal cord injury: subjective and objective assessment[J]. Journal of rehabilitation research and development, 2000, 37(1): 41 - 52.

[22] Wound Care Association of New South Wales Inc. Pressure Ulcer Prevention Guidelines:An Expert Consensus Statement[M]. [S. l. ] :[s. n. ] , 2000.

[23] COOK A M. Assistive Technologies:Principles and practice[M]. London:Mosby-Year Book Inc,2000.

[24] ALLMAN R M. Pressure ulcer prevalence, incidence, risk factors, and impact[J]. Clinics in geriatric medicine, 1997, 13(3): 421 - 436.

[25] WANG J, BRIENZA D M, YUAN Y, et al. A compound sensor for biomechanical analyses of buttock soft tissue in vivo [J]. Journal of rehabilitation research and development, 2000, 37(4): 433 - 444.

[26] LEE B Y, HERZ B. Pressure ulcers: An overview [M] // Surgical Management of Cutaneous Ulcers and Pressure. New York: Chapman & Hill, International Thomson

Publishing，1998：86 - 115.

[27] PEIRCE S M，SKALAK T C，RODEHEAVER G T. Ischemia-reperfusion injury in chronic pressure ulcer formation：A skin model in the rat［J］. Wound repair and regeneration，2000，8(1)：68 - 76.

[28] WANG J. Development of a compound ultrasonic device and in vivo biomechanical assessment of buttock soft tissue［D］. Pittsburg：ProQuest Information and Learning，UMI films，University Of Pittsburg，2000.

[29] TANIMOTO Y，NAGAHATA H，YAMAMOTO H. Pressure Measurement of Air Cushion ［J］. IEEE Transactions on Instrumentation and measurement，2000，49：666 - 671.

[30] 薛小玲. 3 种评估表预测压疮效果的比较研究［J］. 中华护理杂志，2004，39：241 - 243.

[31] 姚虎，樊明成，祁鸿姬，等. 基于多传感器信息融合算法的智能监测坐垫系统设计［J］. 科学技术创新，2018(05)：188 - 189.

[32] 袁丽丽. 学龄期儿童智能坐垫设计与开发［D］. 上海：华东师范大学，2017.

[33] DEEPU C J，CHEN Z，TEO J T，et al. A smart cushion for real-time heart rate monitoring［C］//Proceeding of 2012 IEEE biomedical circuits and systems conference (BioCAS). ［S. l. ］：IEEE，2012：53 - 56.

[34] MA C C，LI W F，GRAVINA R，et al. Posture Detection Based on Smart Cushion for Wheelchair Users ［J］. Sensors，2017，17(4)：719.

# 第 11 章　轮椅技术

**学习要求**

　　了解轮椅用户残疾的病因学和轮椅用户的需求;熟知手动轮椅和电动轮椅的结构、主要部件的功能特点与作用。掌握轮椅的设计原则,掌握手动轮椅的主要特性、结构、关键部件设计与选配的相关知识,学会设计方法;掌握电动轮椅的主要类型、特性、结构、控制系统、人机界面、电池供电系统及关键部件选配的相关知识;学会分析现代轮椅发展与应用新技术,包括手动自行式轮椅、电动轮椅、站立式轮椅、运动轮椅和智能轮椅的设计技巧和功能特点;了解国际轮椅标准及其检测实验方法。熟悉几种轮椅无障碍的典型设计方案。

## 11.1　概述

### 11.1.1　轮椅设计的需求分析

　　按意愿行走是人类下肢的主要功能,一旦下肢运动功能受到损伤,就会严重限制人的行为和活动能力。为了改善下肢损伤或缺乏行走能力患者的自主生活质量,轮椅应运而生,这种带有行走轮子的座椅,不仅给患者提供有效的移动辅助手段,也成为维持人体健康的重要工具,在人类运动康复器械发展史上具有重要意义。

　　轮椅主要应用于由外伤或疾病导致运动神经系统或肢体功能严重受损的残疾人,辅助提升残疾人受限的行为和活动能力。近年来,各种疾病与意外伤害造成运动损伤的残疾人数量也不断增加。据世界卫生组织统计,全球大约有 10% 的人,即大约 6.5 亿人身患残疾,而这些残疾人中需要配备轮椅的人数就占 10%。而据中国残联统计,因为各种疾病、工伤、交通事故等原因造成的下肢损伤人数也非常惊人,在我国目前近 900 万肢体残疾人员中,下肢残疾人数就达 200 万。因此,医学的进步和残疾人对生活质量要求的提高,导致轮椅需求量增加。

　　轮椅可以提高个人自主运动能力。对许多残疾人和有行动功能障碍的老人而言,一个设计优良且使用方便的轮椅是他们参与和共享社会的重要支撑。轮椅的功能不仅仅局限于运动辅助,同样,对于无法运动的长期卧床患者,其身体许多功能退化,甚至完全丧失,而轮椅可以支持病情稳定的患者进行早期康复训练。从患者开始短暂坐起到能够自主维持稳定的坐姿,继而依靠轮椅进行自主活动脱离卧床生活,这个过程一方面可有效改善其呼吸,增大肺活量,尤其是在咳嗽时易于排除肺内痰液,同时,坐姿进食有利于增强吞咽反射;另一方面,也更容易随意运动,增强其双上肢的功能,提高生活自理的能力。而可变形站立式轮椅可使其血液循环系统逐渐适应垂直站立,改善膀胱的控制能力,有效改变坐姿、实现减压,有效预防压疮,并可借助外部的一系列微小的支持,促进头部和躯干活动,逐渐增强平衡控制力。更重要的是,借助轮椅保障残疾人和老人可以正常活动,扩大视野,回归社区,明显改进信息传递能力,增强自主的人际交互能力,保持身心与精神健康,充分参与社会的群体生活,减少家庭和社会的负担,有效促进残疾人群与社会的和谐相处。

## 11.1.2 轮椅的发展史

轮椅的发明与发展经历了一个漫长的历史过程。世界公认的最早轮椅历史记录来源于一口公元 525 年中国南北朝石棺上带轮子的椅子雕刻,而欧洲早期的轮椅记载为 16 世纪西班牙国王菲利普二世因痛风而乘坐的一部带轱辘的摇摆椅,成为了现代轮椅的前身。

大致在 18 世纪,出现接近现代造型设计的轮椅,由一张扶手椅配有两个大大的木质前轮与一个小的后轮所组成。战争的需求带来了轮椅的进步,美国南北战争期间,出现了配合金属轮子的藤制轻型轮椅;一战之后,美国为伤患提供的轮椅质量约 22 kg,后期又增加动力驱动装置,具备了现代轮椅的基本特征。

1932 年,一个名叫 H. A. Everest 的矿业工程师,由于一次采矿事故造成脊髓损伤,于是,他与另一名机械工程师 H. C. Jenning 一起开发了第一个使用 X 形支架的可折叠轮椅,仅有 25 cm 宽,轮椅构件由航空金属制成,重量很轻,简单折叠就可以放在汽车的后备箱里,使用十分方便。他们的成功合作促成了美国最大轮椅制造商之一 E&J 轮椅公司的成立,而由于矿井坍塌事故截瘫的 Everest 则成了他们产品的活广告,E&J 公司的轮椅成功推广,使其成为现代折叠式轮椅的先驱。

第二次世界大战中,由于医疗技术的不断进步,许多脊柱损伤的军人得以存活,用上了由 E&J 生产的标准 46 cm 宽的铬合金轮椅,给使用者提供一定程度上改善自主运动的能力,但尚未突破轮椅仅仅作为运动辅助工具的概念。

二战结束后不久,路德维希·古特曼(Ludwig Guttmann)爵士和他的同事在英国发起了轮椅运动,最初是为满足一大批在战争中受伤的年轻人锻炼和娱乐的需要。古特曼爵士的成功和他的病人康复的新闻迅速在整个欧洲传开了,并传到了美国。此时,轮椅已不仅作为一种康复工具,而是发展成为引发公众关注的运动形式。1948 年,他组织了第一个英国退伍军人和残疾人运动会。到了 1952 年,这个运动会发展成了第一届国际轮椅竞赛,参加竞赛的残疾人来自荷兰、德国、瑞典、挪威和以色列等多个国家,产生了重大的国际影响力。

1975 年,一个名叫 Bob Hall 的年轻截瘫患者成为参加马拉松的轮椅第一人,为后来的公路赛开启了大门。随后的短短几年内,美国公路赛开始使用对轮椅的分类竞赛方法,参加训练和竞赛的人不断增加。这场运动产生了巨大的影响,美国政府开始关注并且向有关轮椅人机交互性能研究领域投入资金,使得轮椅设计将舒适性、耐久性、外观等纳入了考虑的范畴。另外,随着轮椅运动竞技水平的提升,不断需要向更轻、更容易操作的方向发展。高性能轮椅设计,使其不但能适用于篮球、网球和其他竞赛的残疾人体育运动,同时,其技术发展也逐步提升了普通轮椅品质,开始造福于每个残疾人。

动力轮椅的出现可以追溯到 20 世纪初,但是由于人们面临发动机使用与维护的困难,动力轮椅迟迟没有发展起来。而电动轮椅的专利在 20 世纪 40 年代就已经发布,将汽车电池和电动机结合应用于简单的电动轮椅,但是这项技术直到 1957 年才得到普及,特别是晶体管的出现才促进了电子控制速度的轮椅产生。进入 20 世纪 60 年代,医疗保健技术和设备得到了明显改进,电子控制技术的进步带动了电动轮椅的发展,提高了轮椅的可靠性,扩大了其输出功率的范围。但早期的电子控制轮椅成本高、可靠性低,制约了电动轮椅的普及应用。随着材料科学、电子器件、信息控制技术的巨大发展和机械设计的技术革新,近十年,电动轮椅得到了快速普及与发展,已走进千家万户,为残障人士带来了福音。

轮椅发展到今天可谓品种齐全、功能多样,驱动形式上不仅有手动轮椅还有电动轮椅,两轮驱动和四轮驱动;还分坐式轮椅、躺式轮椅、站立式轮椅;功能上不仅有代步轮椅、竞赛轮椅、沙滩轮椅等,还有一些特殊用途的飞机客舱轮椅、爬楼轮椅等,不断满足残障人士的需求。

随着社会、科技的发展和生活水平的提高,传统的运动辅助器械难以满足用户不断增长的需求,人们需要更为省时、省力、省心的产品,轮椅也向着小型化、轻量化、智能化、专业化、个性化、定制化发展,以更好地服务于残疾人的康复和出行,进一步提升残疾人的生活品质。

# 11.2　典型轮椅结构与功能

轮椅发展至今,功能繁多、品种多样,但究其典型的驱动形式,一般可分为手动轮椅和电动轮椅两大类型。

## 11.2.1　手动轮椅的结构与功能

### 1. 手动轮椅的结构组成

传统手动轮椅结构主要分为身体支撑结构、推进系统和其他附件。典型轮椅的结构组成如图 11-1 所示。

身体支撑结构由构架、坐具和附属装置组成,主要实现残疾人以坐、立等不同姿势的身体支撑功能,其中构架的附属件(例如扶手、脚蹬等)也是支撑结构的一部分。在一些轮椅中,这些附件作为整体构架的一部分来制造。

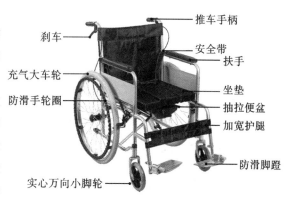

图 11-1　传统手动轮椅的组成图

推进系统由运动轮(包括大车轮和小脚轮)和手轮圈组成,主要实现轮椅的运动、驱动和方向控制。手动轮椅主要依靠使用者自身体力驱动,通过手轮圈施力驱动大轮带动轮椅运动,并通过操作左右轮不同转速来实现方向控制。

其他附件由坐垫、扶手、刹车等功能辅助结构或装置组成。主要用来提升轮椅的舒适度、安全性等其他功能。

**2. 手动轮椅的常见类型**

根据轮椅的构架材料,手动轮椅可以简单地分成重型轮椅、轻型轮椅和超轻型轮椅。重型轮椅用加固构架来支撑特体人士,构架材料为冷轧钢的轮椅质量可达到 18～30 kg;轻型轮椅是目前常见的一般轮椅,通常由不锈钢或者铝作为结构材料,一般重 12～18 kg(见图 11 - 2);而超轻型轮椅一般由铝合金、钛或复合材料构成。与铁、铝等材料相比,复合材料有着更显著的优势,它不仅可以一次成型,而且耐用度高,可形成理想的形状、强度和硬度。同时,与金属相比,复合材料还有一定的减震性,只是目前该类产品的价格偏高,期望未来的大批量生产和技术进步能降低生产成本。

超轻型轮椅具有很高的运动灵活性,比较适合各种体育运动的改装,例如,大车轮和小脚轮适合用来进行马拉松比赛。为此,一些厂商专为体育活动或体育兴趣设计了定制化轮椅,满足不同的特殊需求与兴趣。图 11 - 3 所示为一款底座由碳纤维复合材料制成的先进轮椅。

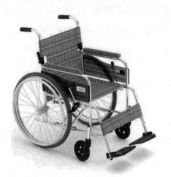　　　　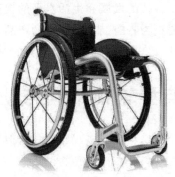

图 11 - 2　轻型轮椅　　　　　图 11 - 3　超轻型轮椅(盒式风格)

## 11.2.2　手动轮椅的组成构件简介

**1. 轮椅构架**

轮椅构架主要有固定式和折叠式两种构型。固定式有较好的强度和刚度,比折叠式更容易维持轮椅的线性关系,转动阻力最小,且结构简单,价格便宜,适于自制。目前临床上使用的轮椅多为折叠式,该形式的轮椅一方面体积小,占用空间少,具有便于携带和运送的特点;另外,也可实现构架的变形,满足辅助站立和平卧转运的需求;同时,也可从青少年患者节省因成长需要更换轮椅的成本角度出发,设计一种平行支柱的折叠构架,而分级调节轮椅宽度,使轮椅随孩子成长,降低应用成本。另外,从防压疮、减小坐卧交替时剪切力的角度出发,可考虑低剪切力或零剪切力的构架设计,如图 11 - 4 所示。

**2. 椅座**

椅座主要起承载乘坐者重量的作用,有两个常见类型:悬吊椅座和实心椅座(图 11 - 5、11 - 6)。悬吊椅座由帆布或乙烯基塑料等软性材料制成。实心椅座不是柔性的,一般由木材、金属板或者塑料制成。实心座椅接近人们通常坐椅的习惯,因此较舒服,更容易被乘坐者接受。由于悬吊椅座的柔性,一般用于折叠式轮椅车,而固定式车架轮椅车一般采用实心椅座。折叠式轮椅车若使用实心椅座则应在中间折叠处增加铰链。

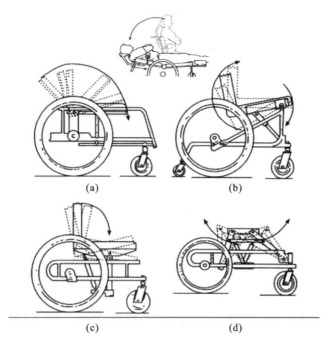

(a)　　　　　　　　　　　　(b)

(c)　　　　　　　　　　　　(d)

图 11 - 4　低剪切力或零剪切力的构架设计

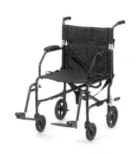

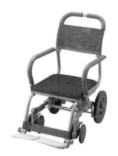

图 11 - 5　悬吊椅座　　　　　图 11 - 6　实心椅座

## 3. 坐垫

轮椅坐垫的三个要素是：舒适、减压和姿势支持(图 11 - 7、11 - 8)。对很多用户而言，舒适的坐垫可以延长他们使用轮椅的时间。如果使用坐垫不合适的轮椅,有皮肤感觉障碍的用户有发生压疮的风险。这些用户必须使用减压坐垫,以减少压疮风险。

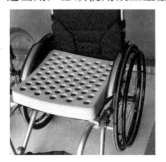

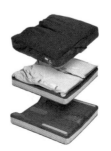

图 11 - 7　轮椅坐垫　　　　图11 - 8　减压坐垫

#### 4. 靠背

靠背为用户提供必要的姿势支持，它需要有不同的高度，通常有低靠背和高靠背两种尺寸（图 11 - 9、图 11 - 10）。一些用户需要更高的靠背，以获得比其他人更好的支撑。而对另一些用户来说，一个高的靠背可能会降低乘坐者推进轮椅的能力或使他们上半身的活动范围受到限制（例如篮球比赛用轮椅的靠背就较低，以便运动员做出各种动作）。轮椅和靠背与椅座之间的角度应在 80°～100°之间。靠背应能维持脊椎的自然弯曲，背的中部应能比下部骨盆处得到更好的支撑，从而得到更好的休息。靠背可由泡沫和室内装潢材料制成悬挂式或实心式。

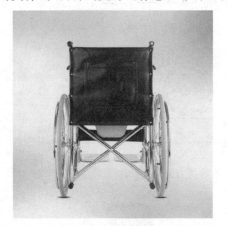

图 11 - 9　低靠背

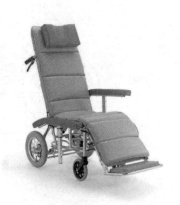

图 11 - 10　高靠背

#### 5. 脚蹬

脚蹬为用户的脚和腿提供支撑。必须为每个用户分别进行脚蹬的调节，经过正确的调节，可以减少座椅上的压力，使用户处于一种合理舒适的坐姿。脚蹬还包括小腿带或跟托带，可将脚固定在踏板上。脚托下方与地面间应有足够的空间，避免脚蹬撞到障碍物或者轮椅在不平地面上发生倾覆。脚蹬的高度应能调节，脚蹬还需要有足够的长度和宽度来支撑脚部，但同时不会给折叠或转向造成困难（图 11 - 11）。

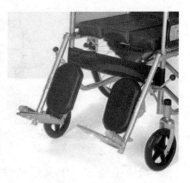

图 11 - 11　脚蹬

#### 6. 扶手

扶手可作为站起的支撑（图 11 - 12、图 11 - 13）。而在其他姿势（比如推进）时，用户的手臂应保持活动自由。扶手可以帮助用户进行上下轮椅的转移，如果扶手是低位的（从侧面看，距离后轮很近）或可拆卸的，上下轮椅的转移将更方便。换句话说，扶手应是可拆卸的、可折叠的或者低位的，这样易于上下轮椅的转移。活动扶手在拆卸或者翻起后，应方便乘坐者自行在轮椅与床间移动，或方便护理人员安全轻松地移动乘坐者。活动扶手可以分为可拆活动扶手、可翻活动扶手和可拆可翻活动扶手。

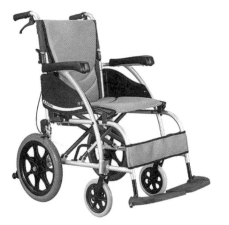

图 11-12　轮椅扶手

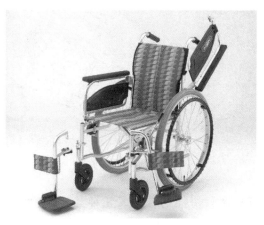

图 11-13　可拆卸扶手

### 7. 大车轮

大车轮(一般是后轮)用来承载主要的重量并在轮椅的移动中起主要作用。轮的直径有 51 cm、56 cm、61 cm、66 cm 几种。除了少数使用环境要求使用实心轮胎外,多用充气轮胎。手动轮椅的手轮圈常安装在大车轮上(图 11-14、图 11-15)。

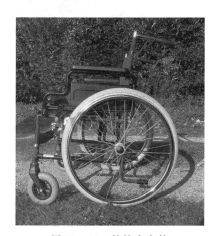

图 11-14　轮椅大车轮

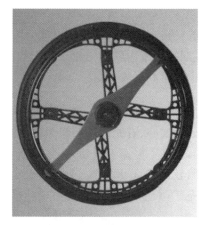

图 11-15　可折叠车轮

### 8. 手轮圈

手轮圈为乘坐者自己推动的轮椅所独有,直径一般比大车轮小 5～10 cm。偏瘫者用单手驱动时,在健肢侧轮子上再加一个直径更小的手轮圈,通过机构连接另一侧的轮子,以便单手控制两侧的轮子(图 11-16)。手轮圈一般由患者直接推动,为易于驱动,可有下列方式的改动(图 11-17):①在手轮圈表面加橡皮等以增加摩擦力;②沿手轮圈四周增加推动把手。

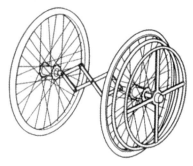

图 11-16　单手驱动轮椅车轮

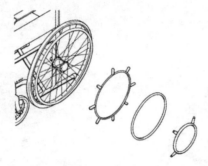

图 11-17　手动轮椅边缘

手轮圈轮椅推把有以下几种：①水平推把。用于
C5 脊柱损伤时。此时，肱二头肌健全，手放在推把上，
靠屈肘力可推车前进。若无水平推把，则无法推动。
②垂直推把。用于类风湿性关节炎肩手关节活动受限
时，此时无法使用水平推把。③加粗推把。用于手指运
动严重受限而不易握拳的患者，也适用于骨关节炎、心
脏疾病患者或老年病人。

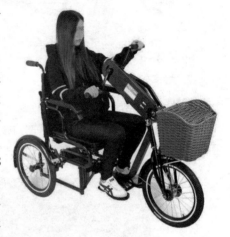

手摇轮椅由手摇驱动柄代替手轮圈，如图 11-18
所示。

护理型的轮椅车一般由护理者推动，因此就不需要
安装手轮圈，同时可使用较小的轮子(20～30 cm)，这样
可有效地减少重量和运输、储存空间。

图 11-18　手摇轮椅

**9. 轮胎**

轮胎可分为实心、有充气内胎和无内胎充气型三种。实心型轮胎在平地行走较快且不易
爆破，易推动，但在不平路上振动大，且卡入与轮胎同宽的沟内时不易拔出(图 11-19)；有充
气内胎的轮胎较难推，也易刺破，但振动比实心轮胎小；无内胎充气型轮胎因无内胎不会刺破，
而且内部也充气，乘坐舒适，但比实心轮胎难推(图 11-20)。

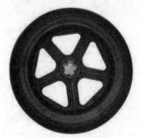　　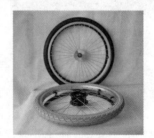

图 11-19　轮椅实心轮胎　　图 11-20　轮椅充气轮胎

**10. 刹车**

大车轮每轮均应有刹车，当然像偏瘫者只能用一只手时，只好用单手刹车，但也可装延长
杆，操纵两侧刹车。刹车有两种：①凹口式刹车。此刹车安全可靠，但较费力。调整后在斜坡
上也能刹住，若调到 1 级在平地上不能刹住为失效。②肘节式刹车。利用杠杆原理，通过几个

关节而后制动,其力学优点比凹口式刹车突出,但失效较快。为加大患者的刹车力,常在刹车上加延长杆,但此杆易损伤,如不经常检查会影响安全。

**11. 小脚轮**

小脚轮,此部件一般具有两个作用:①可使轮椅转向;②小脚轮的直径大小直接影响轮椅的越障能力,直径越大,越障能力越强。

### 11.2.3　典型电动轮椅的结构与功能

电动轮椅适合高位截瘫或偏瘫但有单手控制能力的肢体残疾人使用,有单手控制装置,能够前进、后退和转弯,可以在原地 360° 转圈,可在室内外使用,操作起来简单方便。电动轮椅相对于手动轮椅增加了电机、控制器和电源等结构。

**1. 电机**

电动轮椅通过电机提供动力驱动轮椅运动,电机一般为直流减速电机,并通过齿轮箱减速,最终的转速为 0～110 r/min(图 11 - 21)。目前国家规定室内型、室外型和道路型电动轮椅的最大速度分别为 4.5 km/h、6 km/h、15 km/h。

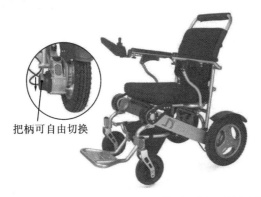
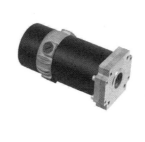

把柄可自由切换

图 11 - 21　轮椅电机

**2. 控制器**

控制器一般包括电源开关、速度调节按钮、操纵杆(图 11 - 22)。电动轮椅控制器通过独立控制轮椅左右两个电机运动,实现轮椅前进(左右电机同时向前转)、后退(左右电机同时向后转)及转向(左右电机转速及转向不同)。

**3. 电源**

电动轮椅一般使用铅酸电池作为电源,也有使用锂电池等其他蓄电池作为电源的,但由于技术还不成熟,生产成本较高,所以目前国内大部分厂家都使用铅酸电池作为电源。电池包括一个充电器接口和一个电源输出接口,一般为 24 V 电源,使用家用 220 V 电进行充电(图 11 - 23)。

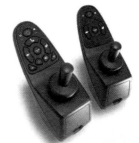

图 11 - 22　控制器

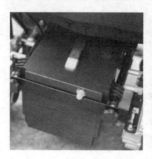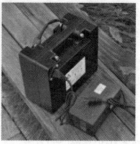

图 11-23 轮椅电池

# 11.3 轮椅设计原则与要点

## 11.3.1 轮椅设计原则

### 1. 功能性原则

按照健康类型,轮椅可分为自理型、介助型和介护型;

按照疾病类型,分为认知障碍、肢体障碍、偏瘫、心脏病等类型;

根据使用环境,分为室内、室外、是否上下楼梯、交通工具等类型。

智能轮椅功能设计需根据用户的使用需求进行定义,除轮椅的机泵外,主要增加了智能控制功能,如自主导航、避障、语音驱动、手势驱动等,以及附加功能,如爬楼、升降、平躺等。功能并非越多越好,而是应依据用户的实际需求确定选择哪些功能模块。

### 2. 易用性原则

产品的易用性包括易学性、高效性、易记性、容错性和满意度五要素。

(1)易学性。操作界面简洁,操作步骤简单;操作界面易辨认,且每步操作均有反馈;不同类型的操作在按钮设计及色彩上加以区分;图标设计符合用户的认知特点。

(2)高效性。使用频率高;便于清洗及修理;结构和各部件有语义和文化上的逻辑。设计中可用语义上的限制因素和文化因素引导。

(3)易记性。可通过短时记忆,快速掌握产品使用方法。尽量使操作程序形象化、避免多余信息和复杂操作,设计可提示出功能含义。操作轮椅时少用机械识记,多用理解性、逻辑性、瞬间记忆力。

(4)容错性。减少导致误操作的因素,降低误操作概率;允许犯错,有纠正余地。设计错误提醒和撤销操作程序。

(5)满意度。提升用户对产品的整体满意度和评价。

### 3. 交互化原则

交互化设计包括本能层面、行为层面和情感层面三方面。

(1)本能层面:能给使用者带来舒适、轻松、愉悦等直观心理感受,符合用户审美,形态体现简洁、有活力、有趣味性和亲和力。

（2）行为层面：考虑功能、形态等是否能与使用者有互动性，要求人机界面设计合理、易于操作。通过产品与使用者交流，传达情感寓意，并具有娱乐性。

（3）情感层面：在设计中融入更多情感，使轮椅与使用者建立情感依托，在使用中增加心理慰藉和舒适感，满足使用者渴望与健康人平等的心理，使其获得自信，提高时尚感和生活品质。

**4. 安全性原则**

轮椅外观圆润、结构稳定，设置安全操作提示和自我保护功能，对可能出现的危险做出估测。

针对使用者触觉和嗅觉能力下降的特点，设置探测温度和有毒气体的功能，避免火灾和煤气泄漏等危险。如：增加灯光提示、采用有视觉信号的报警装置，确保使用者了解环境状况，保障其安全。设置检测系统，包括环境监测、生理指标检测和安防报警等。

**5. 模块化原则**

智能轮椅由智能控制模块和附加功能模块组成，每个模块提供一种功能，用户根据需求选择相应的功能模块，配置最适合自己的轮椅，既解决批量生产问题，又能降低产品的价格。

由于设计过程中很难同时满足以上所有设计原则，因此在具体设计中，需根据用户需求进行侧重选择。

轮椅在概要设计之后，主要围绕三个方面进行详细设计：轮椅结构设计、动力驱动系统设计和控制系统设计。

## 11.3.2　轮椅结构设计

依据轮椅的功能特点，轮椅结构设计可以按照以下过程分步实施，具体分为结构方案设计、结构参数设计两个部分。

**1. 结构方案设计**

首先根据应用需求进行深入的需求调研，明确使用的对象、使用的目的和使用的环境，进而提炼出轮椅的基本功能及其对应的设计指标，形成轮椅的概要设计方案，具体内容如下所述：

（1）选定轮椅使用的生物模型及参数；

（2）确定轮椅的主体结构形式和参数；

（3）优选轮椅的运动形式和转向机构；

（4）选定轮椅的驱动形式和控制装置；

（5）明确轮椅的人机交互与舒适要求；

（6）设定轮椅的安全要求与防护指标等。

**2. 结构参数设计**

1）轮椅结构设计

轮椅结构设计应根据选定的人体生物模型，并根据相关国家标准，如《中国成年人人体尺寸》(GB 10000—88)将分布在 5% 的女性到 95% 男性之间的中等人体尺寸作为参考指标来进行设计。

2)主体结构尺寸设计

(1)座深尺寸:由人体大腿长度确定。

(2)座前高尺寸:由人体小腿长度和脚蹬高度确定。

(3)椅座与水平方向夹角、靠背角度、脚蹬到地面的距离等:根据国家标准《手动轮椅车》(GB/Z 13800—2021)确定。

(4)前后轮距尺寸:参照国家标准《手动轮椅车》(GB/Z 13800—2021)中的静态稳定性和最大设计防倾翻角,并考虑轮椅总体尺寸和最小转弯半径、车架的受力及变形等因素确定。

(5)X形折叠机构支撑间距和定位尺寸:根据重心位置和机构受力分析确定。

(6)人体重心位置尺寸:参照国家标准《中国成年人人体尺寸》(GB 10000—88),确定大腿长度尺寸,再计算出重心坐标。

(7)防倾轮的定位尺寸:依据最大后翻角度、不阻碍给定的上坡高度,以及轮椅总体尺寸确定。

3)轮椅受力件结构设计

轮椅受力件主要是轮椅框架、X形折叠支架、前插支撑板等,其中框架截面、前插两侧支撑板厚度等尺寸需要优化设计。现在的轮椅框架优化主要采用有限元分析方法,通过建立框架三维模型,采用数值仿真计算方法进行参数优化。

以轮椅的最大载重受力分析为例,当载重为 100 kg 时,整机处于坐姿状态时坐垫架受力最大,因此对坐姿状态下铝合金坐垫架进行静力学分析,得到应变、应力分布云图如图 11－24 所示。最大应力为 106.67 MPa,发生在电动推杆与坐垫架连接处,LY12 铝合金的屈服极限为 325 MPa,取安全系数 3,坐垫架所受最大应力小于 108.33 MPa,坐垫架最大变形量为 1.78 mm,强度和变形均满足要求。

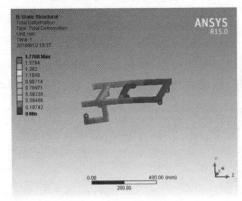 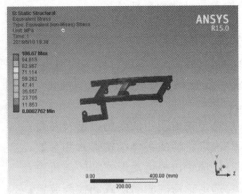

(a)变形云图　　　　　　　　　　　　　　(b)应力云图

图 11－24　坐垫架静力学分析

4)轮椅结构设计要点

(1)轮椅构架形式选择。手动轮椅的构架大都由一些轻质的管型材料组成,可分为两种类型,即盒式和悬臂式构架,见图 11－25。

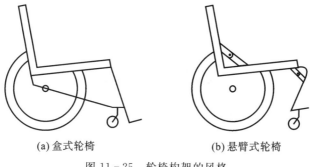

(a) 盒式轮椅          (b) 悬臂式轮椅

图 11 - 25　轮椅构架的风格

盒式构架使得轮椅承载结构为高刚度的整体部件,见图 11 - 25(a)、图 11 - 26,可以为轮椅提供巨大的支撑力,在人体负载条件下构架只有微小的变形,因此构架十分坚固、承载能力强。至于构架的舒适性一般通过坐垫、扶手及与轮子相连的减震系统来保证。目前,也可通过对构架结构不同材料的选用使得构架获得一定的弹性。盒式构架比较适合于重型或超轻型轮椅的构架选型。

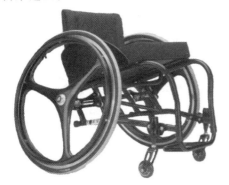

图 11 - 26　铝质盒式风格构架的超轻型轮椅

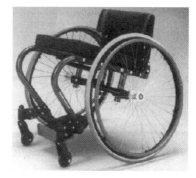

图 11 - 27　铝质悬臂式风格构架的超轻型轮椅

悬臂式构架是出于结构轻量化和减震性而形成的架构,一般主体构架为一根异形的管件与前后轮连接,见图 11 - 25(b)、11 - 27,整体结构简洁、构件少、重量轻,同时,自身还具有一定吸收震动的能力,加工制作简单,比较适合于超轻型轮椅的构架选型。

(2)折叠结构设计。传统轮椅的构架一般被设计成可折叠式,以满足便携性的要求。比较典型的结构为交叉支柱折叠结构,见图 11 - 28。其中,图(a)是折叠轮椅实物图,图(b)是轮椅的折叠结构示意图。轮椅构架支柱交叉部分在底部由铰链连接并且与座椅固定在一起,从后面看上去,构架就像一个字母"X",向上推动轮椅的座椅可以折叠轮椅。正常使用轮椅时,使用者重量避免了轮椅被折叠。交叉折叠结构简单实用,然而,该结构相当于一个平行四边形结构,当轮椅使用者重心严重向一边倾斜偏移时,可能会造成轮椅架构不稳定,因此,需要在轮椅设计中增加锁定装置来避免意外发生。

除此之外,较为常见的是平行支柱和向前折叠结构。每一种折叠式装置都有各自的优势,其选择取决于轮椅的功能和对在车架上安装部件的要求,但普通的折叠轮椅多数采用交叉支柱的原理来设计。

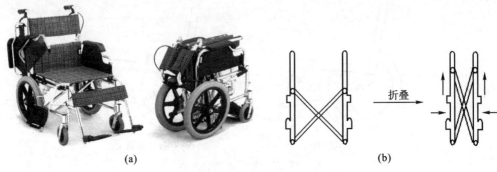

(a)　　　　　　　　　　　　　　　　　　(b)

折叠

图 11 - 28　可折叠轮椅交叉支柱结构

　　(3)结构重心设计。用户和轮椅的重心位置值得重视。假设人和轮椅都是两边对称的,那么重心位置就落在了人和轮椅的中线上。一般情况,重心位置从矢状面(前后)方向看应该落在大车轮轴稍微靠前一点的位置,但具体设计还取决于使用者的需求。如果把重心位置放在靠近后轴的位置的话,容易使人和轮椅有向后翻倒的可能。然而,重心位置靠近后轴也有一定的优点:由于绝大部分重量由大轮承担,可以减小转弯的阻力。如重心位置离前后轮的中点越远,离后轴的距离越近,则需要花更大的力气来控制轮椅的平衡。因此,如果残疾人的身体情况允许,则轮椅的重心可以尽可能地靠近后轴。

　　(4)脚轮参数设计。轮子对于轮椅的性能有着相当重要的作用。在选定轮椅轮系后,轮椅的设计中必须使得脚轮和地面的互动达到优化,这其中需要特别考虑的两个关键因素是:脚轮的振动和脚轮的抖动。

　　轮椅脚轮直径一般为 8～21 cm,应用中的主要问题之一就是振动,往往在超市购物推车时,我们就能感觉受到这种振动。导致振动的主要因素是脚轮的叉形部件和柄的位置、轮子的形状及脚轮轴和连接在轮椅底座上的转向装置之间的张力。脚轮越小,振动越轻弱,但是较大的脚轮可以使人乘坐轮椅时感觉更平稳,而且在不平的地面有较好的越过障碍的能力。

　　另外一个要注意的问题是脚轮的抖动。脚轮抖动是行驶达到一定速度时脚轮的摆动或者振动。脚轮的抖动是没有足够牵引距离的结果(图 11 - 29)。牵引距离决定了小脚轮在脚轮支架套引导下的运动情况。在轮椅最大设计速度下运动时,有足够的牵引距离来防止脚轮抖动是较好的设计,但此距离增大会造成小脚轮在水平面内转动直径加大,从而与脚托或乘坐者的脚干涉。当然,前轮的设计不能影响用户脚的随意放置。因为许多性格较为活跃的用户喜欢来回伸缩他们的脚,可能缩回到膝关节正下方,这使得设计成为一个复杂的需要折中考虑的过程。为了在轮椅基座构架的设计中得到更好的稳定性,以及有足够的牵引距离以减少脚轮的抖动,脚轮的大小、牵引距离、脚的放置情况等都要进行综合考虑。一般来说,6.3～7.5 cm的牵引距离就能避免脚轮产生较为明显的抖动,但这还取决于后轮的类型和大小、轮椅和人的重量分布、轮椅的几何结构。简单可行地避免脚轮抖动的方法还有一些,比如给脚轮的轴承涂上黏性的油脂,或者在脚轮轴承和脚轮的轴之间加上一个垫圈(可能增加少量的摩擦力),这些方法在一定程度上可以减少脚轮的抖动。

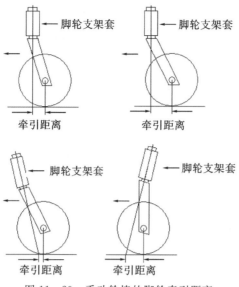

图 11 - 29　手动轮椅的脚轮牵引距离

## 11.3.3　轮椅驱动系统

电动轮椅采用前轮驱动时多用于室内,后轮驱动时可用于室内也可用于室外。它的主要特点是其底座上的轮子是由电能驱动的,在大多数情况下,驱动电动机与后轮相连。然而,在一些设计中,电动机也为前轮提供动力。常见驱动系统主要有以下几种类型。

(1)摩擦驱动。这种方法是电动机上安装了一个滚筒,这个滚筒被紧紧压贴在轮子的轮胎上。当电动机上的滚筒转动时,摩擦力会带动轮子,为其提供动力。这种设计的主要缺点是轮胎上的水或油脂常会导致打滑,降低滚筒和轮胎之间的摩擦力。当所需要的动力过大时(如爬斜坡),打滑会更常见。

(2)皮带驱动。使用一条皮带使轮轴上的一个轮子和电动机上的转子连接在一起。通过选择轮子的大小,可以获得合适的转速和动力。但如果滑轮变湿的话,皮带驱动器同样会打滑。一些系统使用同步齿形带传动,可以减少打滑。

(3)链条驱动。在这种情况下,电动机和轮轴通过一条驱动链条来连接,在电动机和轮轴两端都有链轮。链轮齿数比的改变可用来调节动力和速度之间需要有的折中。

(4)直接驱动。这种系统的驱动器不打滑,并具有强动力和高速特性。在这种驱动方式下,电动机直接安装在轮子上,有时可能需要通过一个链轮装置。所有的电动机采用直流电形式,这时速度正比于所加的电压,动力则正比于所加的电流。但相比其他类型较为笨重。

## 11.3.4　轮椅控制系统

为了控制轮椅的运动,增加了控制器和其他电动功能配件(如倾斜机构、呼吸器等),本节主要介绍控制器。

最常见的电动轮椅控制器是一个四方向的控制杆,每一个运动方向都可以用控制杆来直接选择。最常用的方法是通过控制杆的推进幅度与速度的比例来连续改变轮椅速度,大的偏转可使轮椅速度提高。对那些缺乏精细身体运动控制力的残疾人,有四个位置的开关或不产生连续速度改变的控制杆较为适用。控制杆安装在能被手、下颌、脚或头操控的地方。当使用下颌控制时,用一个附加的开关(经常由耸肩来激活)来控制一个电动的手臂,这个手臂能移动控制杆到用户能够使用的位置,吃饭、说话时它还可以被移开。

另外,经常使用第五开关来实现不同功能间的切换。例如,第五开关可以用作电动平躺控制,或用作通信专用控制开关。电动轮椅中经常使用两个键的开关组分别控制驱动两个轮子的电动机。其中每个键有两个功能,分别让所控制的轮子向前或向后运动。仅让一个轮子向前或向后会使轮椅转弯。有一些型号的轮椅中这两个键的控制是连续的,即向前推这个键的力度越大,控制对应轮子运动的速度也越大,而其他功能是差不多的。

大部分的轮椅控制器是基于微机设计的,这使它们的调整更具灵活性。向前和向后的最大速度都可以独立地调整。在一些设备中,向前和向后的速度比是可选的,减速(刹车)的速率也是可调整的,即加速和刹车具有不同速率。有些用户因为颤抖而很难控制自己的行动,这也使他们对操纵杆或者其他轮椅控制器的操作感到困难。有些控制器的设计考虑到了这些情况,在微处理器的软件设计中,通过忽略幅度小且快速的运动,而提取幅度大且较缓慢的运动来有效地消除颤抖带来的影响。这种方法的缺点在于系统反应迟缓,导致对障碍物快速反应的能力降低。这一设计涉及类似"敏感性"或者控制器的"颤动衰减"等问题。基于计算机的控制器允许存储一定环境下的一系列参数值。这些数值后续可以在某个情况(例如室外或平坦地板的室内)下被重新使用,也可以先由临床医学专家和培训人员储存,经日后培训,用户的驾驶技能增强后使用。在许多用户使用的动力驱动轮椅的训练或评估中,每个用户的控制器配置都不尽相同。

许多控制器的另一特点体现在操控其他设备的能力上。一般来说,控制器的输出还能连接到外部设备(例如,增强交流系统或环境控制单元),这些输出可能在一些商用轮椅控制器中被称作辅助配件。用一个开关,用户就可以把控制器的输出从发动机转移到外部其他设备。例如,如果一个操纵杆正用于控制轮椅发动机,那么某个开关的转换将允许用户使用某种替代交流的电子设备。这个开关可以使用户在两种操作中切换。

### 11.3.5　人机界面

操纵杆和开关是人机界面研究的重要内容,通过它们用户可以有效地控制电动轮椅。

操纵杆:操纵杆是用户控制轮椅时最常见的工具。操纵杆可产生与其位移、所受的力或者开关闭合成正比的电压信号。位移式操纵杆是最常用的一种。位移操纵杆可以采用电位计、可变电感或光学传感器将位移转化为电压。感应式操纵杆也应用广泛,这主要是由于它们耐用,因为操作杆与线圈不直接接触,而且它们能做得非常灵敏。操纵杆还可以改为用下颌、足、肘、舌或肩控制,图 11-30 是几个实例。力量检测式操纵杆采用三个基本的换能器:位移操纵杆上的简单弹簧和阻尼器、带应变仪的悬臂梁、或压力传感器。使用被动的阻尼器或者压力传感器的力量检测式操纵杆一般要求用户在使用时施加较大的推力,其可操作位移范围会超出常规位移操纵杆的位移范围。然而,基于悬臂梁的力量检测式操纵杆则要求很小范围的杆运动,因此可以为运动功能受损的用户所使用。

开关:一些人缺少良好的运动控制能力,不能有效地使用操纵杆。对于这些人可以选择使用开关控制或头位置控制。开关控制简单地采用一组开关或单一开关,也可以使用编码输入,即莫尔斯码或其他一些简单的开关编码。用户的输入由控制器锁存,而轮椅执行用户用开关

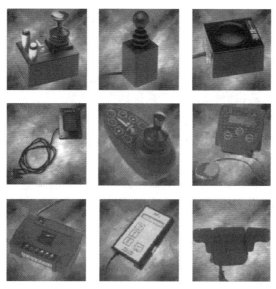

图 11 - 30　用于电动轮椅的不同类型的输入设备

或编码发出的命令。用户还可以在一定时间内锁定轮椅以反复执行同一项特定的命令,比如持续向前直到新的命令到来。开关控制的功能明确,但是它通常比操纵杆控制的反应慢。另外,开关式命令输入可以通过很多方式实现,具体的实现方法在此略去不讲。

不同尺寸大小的简单开关能使人身体的不同部位都被用于控制轮椅。开关可以固定于扶手上或膝关节上的挡板中,以方便用手或胳膊来控制;还可以安装在脚蹬上,以方便用脚控制;也可安装在靠背顶上,以方便用头部的运动来控制;通过采用超声传感器也能实现用头部的运动来控制轮椅。一排超声传感器可以固定于头后的靠背周围,超声传感器产生的信号与头的位置相关。这样,头部的运动可以产生一个比例控制信号。这时,开关可用于选择控制方式,而超声传感器给出一个比例控制信号。超声头部控制方法和开关控制结合起来,可为用户提供对轮椅的更好控制。

在选择或设计用户操作界面时,必须考虑到用户坐在座位中的稳定性,这是使用户能够有效地使用控制界面操控轮椅的一个关键问题。通常要求定制个性化的座位和姿势支撑系统,切实保证用户可以稳定操作用户界面。另外,用户界面安装的位置对于有效控制设备来说也非常重要。

当患者不能可靠地操纵手动操纵杆时,可考虑使用下颌操作型的操纵杆;当用户不能灵活使用手指,但可使用胳膊时,可以考虑多路开关作为输入设备;对于最严重的运动功能障碍患者,一种用嘴吹或吸式的开关可能提供安全有效的输入。

# 11.4　轮椅技术的发展与应用

近年来,轮椅技术得到快速发展,表现出五大发展特点:功能性强、安全性好、人因工程学应用、轻巧方便、广泛应用。

功能性强:现代生活中轮椅多采用铝合金结构,配置不锈钢辐条,驱动轮可卸,脚蹬可调;而运动型轮椅采用高强度合金结构,驱动轮配有角度调节装置,运动时更稳定、灵活,适用于篮球、网球、铅球等运动；护理型轮椅有折叠式椅座，下面带坐便器，方便腿脚不便的患者就地解决如厕问题。有些轮椅带有高靠背，在靠背后面设置调节装置，可以自由调节靠背斜度直至放平，也可以作临时病床使用。

安全性好：为了预防一些不熟悉轮椅使用要领的儿童、老年人等用户将轮椅向后翻倒，现代轮椅多带有防后翻制动器，这样就增加了轮椅的安全系数。

人因工程学应用、轻巧方便：轻而方便的轮椅不只让患者居家或上下楼梯时轻松了许多，而且使户外活动或出外旅行也变得更轻松自如。超轻型轮椅净重一般为 9 kg 左右，轻型轮椅一般重 12 kg 左右，而较重的也只有 18 kg 左右。

应用广泛：除某些专用轮椅外，绝大多数轮椅均适用于一般中风患者，肢体残缺、关节损伤、肌肉萎缩，以及心功能不全、平衡性障碍者等。

### 11.4.1　手动自行式轮椅

手动轮椅通常具有支撑在后轮轮胎上的制动器，但是这些仅仅是驻车制动器，在一些情况下，用户的手掌会直接在推动轮辋上提供动态制动。由于这会导致摩擦和热量积聚，特别是在长下坡时，许多轮椅使用者会选择使用带衬垫的轮椅手套。

日常手动轮椅有两大类，折叠或刚性轮椅，如图 11 - 31 所示。折叠椅通常是低端设计，其主要优点是能够折叠，通常将两侧结合在一起，这对于需要频繁地存放轮椅的用户来说，很大程度上是一个优势。刚性轮椅具有永久性焊接结构和更少的活动部件，能够通过消除轮椅弯曲并在移动时吸收能量来减少推动轮椅所需的能量。利用焊接连接而不是机械活动连接可以降低轮椅的整体重量。刚性轮椅通常具有能够拆卸的后轮和靠背，可平放折叠，允许用户快速拆卸轮椅以便存放在汽车中。

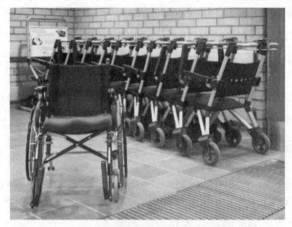

图 11 - 31　折叠轮椅和可堆叠的刚性轮椅

现在许多刚性轮椅都采用超轻材料制成，如航天级铝合金和钛合金，以及碳纤维等复合材料。超轻质刚性轮椅通常被称为"主动用户椅"，因为它们非常适合独立使用。刚性椅设计的另一项创新是安装减震器，例如蛙腿式缓冲结构（如图 11 - 32 所示）等。这些减震器可以添加到前、后轮，如图 11 - 33 所示。刚性轮椅还可以使后轮倾斜，使车轮顶部向轮椅倾斜，如图 11 - 34所示。这可让使用者推进更有效率，并且还使得在斜坡上移动时更容易保持直线。

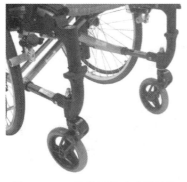

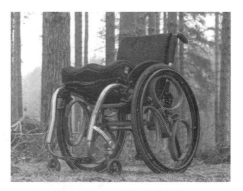

图 11 - 32　前轮蛙腿式减震结构　　　　　　　图 11 - 33　后轮减震结构

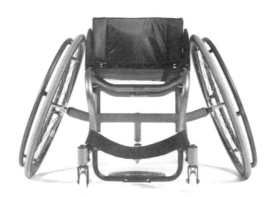

图 11 - 34　具有倾斜结构的轮椅

在手动轮椅市场,重量与成本息息相关。低成本轮椅中,轮椅采用钢制材料,较为沉重;略高的价格可以选择铝制折叠设计的轮椅,如图 11 - 35 所示。高端市场包含超轻型号,具有广泛的座椅选择和配件、全地形功能等,如图 11 - 36 所示。

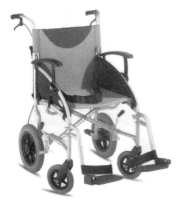

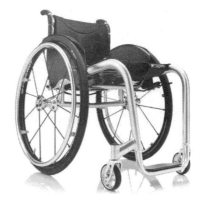

图 11 - 35　超轻型铝制折叠轮椅　　　　　　　图 11 - 36　高端超轻型轮椅

手动推进轮椅的一个变种是由麻省理工学院移动实验室设计的杠杆自由椅,如图 11 - 37 所示。这种轮椅采用当地材料制造,价格低廉,适合发展中国家的用户使用。杠杆自由椅增加了手动控制杆,使用户能够在不平坦的地面上移动轮椅,例如颠簸的土路。该杠杆自由椅正在开发中,到目前为止已在肯尼亚和印度进行过测试。

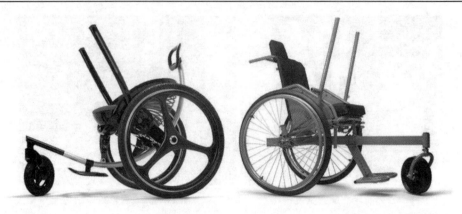

图 11 - 37　杠杆自由椅

## 11.4.2　电动轮椅

电动轮椅是在传统手动轮椅的基础上,叠加高性能动力驱动装置、智能操纵装置、电池等部件,改造升级而成的。最常见的是通过安装在扶手上的小型手动操纵杆操控。对于完全无法使用手动操纵杆的用户,还可以使用头部开关、下颌操纵杆、呼吸控制器(Sip-and-Puff)或是其他专业控制器对轮椅进行操作、控制(图 11 - 38,图 11 - 39)。标准电池通常可提供超过15 km的理论行驶距离。

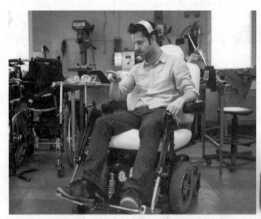
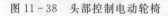
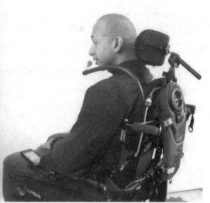

图 11 - 38　头部控制电动轮椅　　　　　　图 11 - 39　呼吸控制电动轮椅

电动轮椅通常按其使用的环境进行分类。室内轮椅一般只能运行在完全平坦的表面,因此仅供家庭使用。室内-室外轮椅受限较少,但对于斜坡或是不平坦表面可能依旧乏力。户外轮椅相较于前两种轮椅更适应户外环境,但对于崎岖地形,能力仍然非常有限。极少数专业轮椅才能提供真正的越野能力(图 11 - 40)。较小的电动轮椅通常有四个轮子,前轮或后轮驱动,大型户外设计通常有六个轮子,前后有小轮子,中间有较大的动力轮(图 11 - 41)。

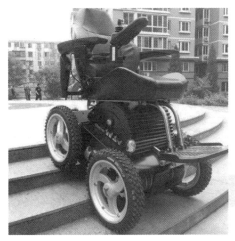

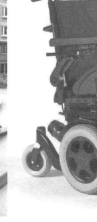

图 11-40　越野轮椅　　　　　　　　　　图 11-41　大型户外电动轮椅

电动轮椅有各种各样的选择,甚至可以完全替代手动轮椅,但是电动轮椅最大的缺点在于其显著沉重的质量。如果超轻型手动轮椅质量不超过 10 kg,那么最大的户外电动轮椅质量可达 200 kg 或更多。

电动助力轮椅是电动轮椅研究取得的最新进展,它使用典型的刚性手动轮椅的框架和座椅,同时用相似尺寸的轮子代替标准后轮,该轮子轮毂中装有电动机和电池。这即保留了手动轮椅的便利性和较小的尺寸,同时也为粗糙/不平坦的地形和陡坡提供动力辅助(图 11-42)。

另外,针对轮椅的移动方式,图 11-43 所示的电动轮椅配有 Mecanum 轮(麦克纳姆轮,也称为全向轮),可以完全自由移动。它可以前向、后向、侧向和对角线驱动,也可以在现场转动或在移动时转动,所有操作均由一个简单的操纵杆操作。

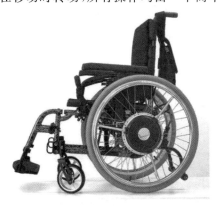

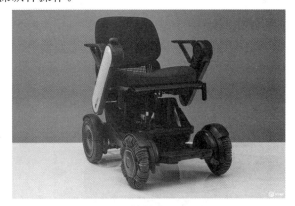

图 11-42　电动助力轮椅　　　　　　　　图 11-43　配有全向轮的轮椅

## 11.4.3　站立式轮椅

站立轮椅可以帮助用户几乎完全站立。它们既可以用作轮椅也可以用作直立框架,使用户可以根据自己的意愿坐或站在轮椅上。有些轮椅完全是手动的,有些借助安装在手动座椅上的动力装置(通常是液压装置),而一些站立轮椅则具有全电动、多姿态功能,能够实现倾斜、平躺等(图 11-44)。

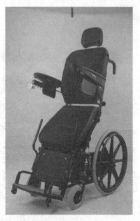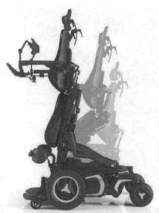

图 11-44　站立式轮椅与结构变换

这种站立轮椅的好处包括但不限于：有助于用户实现生活独立、提高自尊和心理健康，提高社会地位，减轻压力，减少压疮，改善功能范围，改善呼吸，减少尿路感染的发生，提高灵活性，有助于维持骨骼密度，改善被动运动范围，减少异常肌张力和痉挛以及骨骼畸形。

### 11.4.4　运动轮椅

目前，为残疾人开发了一系列残疾运动，包括篮球、橄榄球、网球、赛车和舞蹈等。用于每项运动的轮椅已经能够适应该运动的特定需求，并且外观通常不像日常使用的轮椅。它们通常是非折叠的（为了增加刚度），车轮具有明显的倾角（提供稳定性并有助于急转弯），并且通常由复合轻质材料制成，甚至座椅位置也可能完全不同（比如赛车轮椅通常用于跪姿）。运动轮椅很少适合日常使用，并且通常是专门用于运动的"第二把椅子"，尽管有些

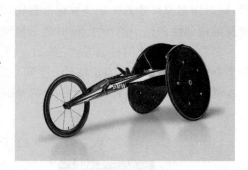

图 11-45　现代竞赛轮椅

用户更喜欢日常运动。一些残疾人，例如下肢截肢者，可以使用轮椅进行运动，但通常运动轮椅不适用于日常活动（图 11-45、图 11-46、图 11-47）。

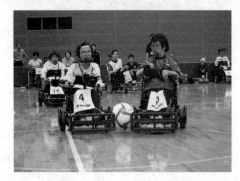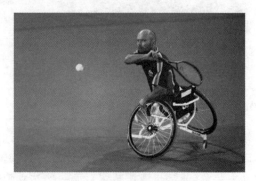

图 11-46　足球比赛轮椅　　　　　　　　　图 11-47　网球比赛轮椅

### 11.4.5　智能轮椅

智能轮椅是将智能机器人技术应用于电动轮椅,融合多种领域的研究,包括机器视觉、机器人导航和定位、模式识别、多传感器融合及用户接口等,涉及机械、控制、传感器、人工智能等技术,也称智能轮椅式移动机器人。其主要用来辅助老年人和残疾人的日常生活和工作,是对他们弱化的机体功能的一种补偿。智能轮椅在作为代步工具的同时又可以通过携带的机器手臂完成简单的日常活动,使用户重新获得生活能力,找回自立、自尊的感觉,重新融入社会。

智能轮椅发展到今天其结构已经发生了重大改变,其中大部分都是在商业轮椅基础上改造而来,如具有高度机动性和良好导航能力的助残办公室轮椅(Office Wheelchair with High Maneuverability and Navigational Intelligence for People with Server Handicap,OMNI)、助老/助残轮椅(Mobility Aid for Elderly and Disabled People,MAID)等,一些智能轮椅采用了模块化设计,如韩泰高刷的模块化可爬楼梯轮椅,还有基于 App 开发的智能导航轮椅(图 11 - 48,图 11 - 49)。

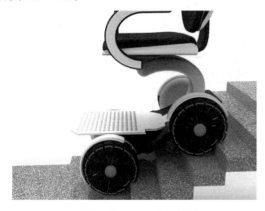 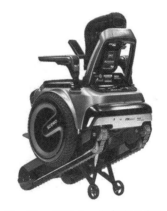

图 11 - 48　可爬楼梯轮椅　　　　　　　图 11 - 49　基于 App 的智能导航轮椅

而带手臂智能轮椅在作为代步工具的同时,又可以利用它携带的手臂帮助残疾人和老年人完成一些简单的日常活动,成为当前研究的重点,如德国不来梅大学自动化学院研制的辅助残疾人日常生活的智能轮椅 FRIEND Ⅰ 和 FRIEND Ⅱ (a Friend for Assisting Handicapped People),韩国研制的康复系统 KARES Ⅰ 和 KARES Ⅱ (KAIST Rehabilitation Engineering System)等。

作为智能轮椅的一个重要组成部分,车载轻型机械臂在过去几十年里也得到了快速发展。目前,在市场上运作非常成功的为荷兰 Exact Dynamics 公司生产的 MANUS 机械臂,如图 11 - 50所示,它是专门用于轮椅安装的,该手臂的初样共有 8 个自由度,投放市场后,根据用户反馈的情况,后来由 Exact Dynamics 公司改进成具有 6 个回转自由度,安装于一个可升降底座上,结构精巧、灵活可靠,目前已销售 160 多套。紧随其后的为助残手臂 Handy1 (为重度残疾人士独立生活提供帮助的机器人),它具有 4 个自由度,售价为 MANUS 的一半,已安装于多种轮椅。

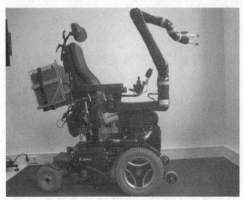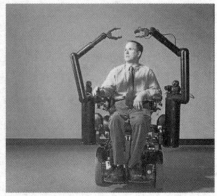

图 11-50　安装有 MANUS 机械臂的轮椅

　　随着脑机接口技术的发展,针对丧失行动能力的高度残障人士需求,也开发了基于意念的脑控轮椅,使得患有渐冻症的人员也能自主运动,走出房间,重归社会(图 11-51)。

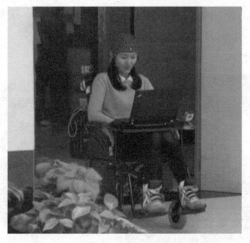

图 11-51　基于 EEG 的脑控康复轮椅

## 11.4.6　轮椅无障碍设计与应用

　　随着老龄化社会的来临,肢体残障人员的比例不断增加,虽然双腿不便的残疾人可以借助轮椅进行简单的室内外活动,但一般的轮椅不支持下肢残障者户外出行和居家生活的更多运动需求。

　　1974 年,联合国组织提出了"无障碍设计"的新理念,强调在科技高度发达的现代社会,一切有关人类衣食住行的公共环境及各类设施、设备的规划设计,都必须充分考虑和满足正常活动能力衰退者(如残疾人、老年人)和具有生理缺陷的伤残者的使用需求,体现"以人为本"的设计理念,并在各领域得到广泛推广与应用。

　　随着老龄化社会"无障碍设计"观念的建立,残疾人出行也逐渐得到社会立法保障。世界各国已陆续出台法律法规,允许下肢残障者驾驶汽车。在日本,2002 年修改的《道路交通法》对残疾人驾驶执照的资格获取标准,以及残疾人标识的使用办法作了规定;早在 20 世纪 80 年代,香港地区就允许残疾人驾驶出租车,而我国也在 2010 年修订了《机动车驾驶证申领和使用规定》,允许符合一定条件的下肢缺失或丧失运动功能的残疾人申领专用小型汽车的驾驶执照;在西方国家的公共交通工具中,随时可看到下肢残障者借助轮椅等辅助器械独自出行。显然,面向残障者人性化地设计无障碍设施,是对他们最好的尊重和帮助。

轮椅作为当前广泛应用的运动辅助器械,若在设计中仅考虑作为一个独立的辅助运动器械,将无法满足无障碍应用的需求。为此,全面分析残疾人户外出行和居家生活中轮椅与其他交通工具和家居其他生活设施的无缝对接,进行轮椅系统的无障碍设计与应用成为重要的发展方向。

一般情况下,轻症残疾的轮椅使用人员可在他人帮助下,将轮椅折叠放置在轿车或厢式汽车的后备箱中,实现交通工具的转换,见图 11-52。

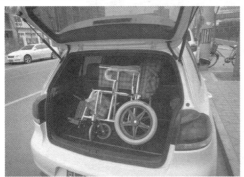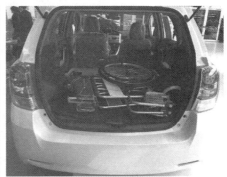

图 11-52　残疾人轮椅的后备箱转运

为了进一步方便下肢行动不便的人士乘坐或使用汽车,一些公司为轮椅使用人员进行了车辆的专业化无障碍设计改装。常见的无障碍改装为在尾箱部分设计一个专用的轮椅提升器。具体为增加一个可升降收放的板子,可直接将轮椅推入车内,见图 11-53,它给下肢残障人士乘车提供了很大帮助。但也有不足之处:尾部的可收放板虽然可以完全无障碍上下车,但需要充足的车内安装空间;另外,如果车是停靠在路边停车位里,前后有车阻挡,上下车就很困难。

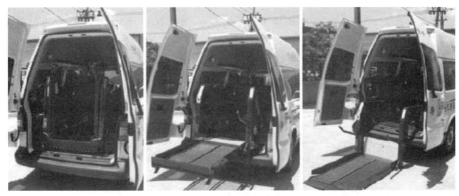

图 11-53　车辆改装的残疾人轮椅提升装置

为改进以上不足,研究人员又设计了不占用车内空间、方便残疾人上下车辆的车顶轮椅自动收纳装置,可满足家用轿车的改装要求,见图 11-54。

尽管以上装置方便下肢残障者的轮椅上下,但还需要人与轮椅分离转运。为了方便残疾

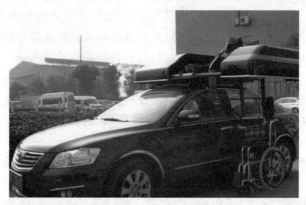

图 11-54　车辆改装的残疾人轮椅车顶自动收纳装置

人出行,进而设计了残疾人与轮椅的一体化转运方案。图 11-55 所示为一种简单方案,对非驾驶座进行改造,预留出轮椅空间,通过设计专用搭板,帮助残疾人与轮椅直接登车。但必须考虑车内轮椅与人员的固定与安全防护装置,以满足行车安全;同时,也可以设计自动转运装置,可以通过遥控器和座椅上的按钮实现转出车外的功能,方便残疾人与轮椅一体出入车厢,提供最大的使用方便。

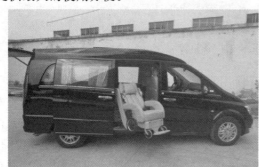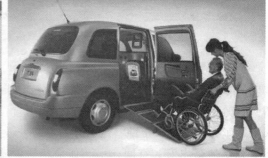

图 11-55　车辆改装的残疾人轮椅一体化转运装置

　　为了满足下肢残疾人士的车辆驾驶要求,已有公司设计了专用的残疾人驾驶车辆。将驾驶座椅与轮椅融合为一体,座椅就是电动轮椅,下肢残障人士直接驾驶电动轮椅,利用车辆在驾驶位的独特的升降机构,可直接进入同时固定于车内,并且有专为残疾人士设计的操控装置,使残疾人士可以自行方便地驾驶汽车。其中,油门、刹车、方向盘等操作系统都改为集中配置的设计。残疾人轮椅的驾驶装置改装如图 11-56 所示。

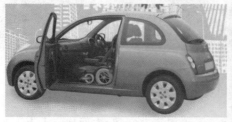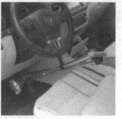

图 11-56　残疾人轮椅的驾驶装置改装

另外,轮椅用户若要与健全人一样享受社会文明带来的高科技成果,走遍天下,不仅需要乘坐汽车,也要乘飞机进行中远程旅行,所以轮椅需要满足狭窄过道和狭窄空间的使用要求,如飞机洗手间。为了适应这种需求,一款轮椅的设计应能通过用户一键操作,方便卸下两侧大轮,减小轮椅整体的宽度,依靠两个支撑后小轮,即可在窄道上自如行驶,见图 11-57。

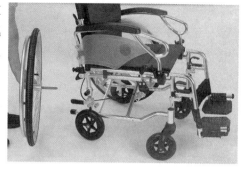

图 11-57　可方便拆装两侧大轮的六轮轮椅

随着社会的进步,在许多国家和地区,各种公共设施(包括交通工具在内)逐渐完善,使下肢残障人士与轮椅可以直接登车,像正常人一样出行,这已不足为奇。图 11-58 展示出公交车轮椅专用升降装置。上车/下车时,轮椅用户可乘斜搭板、升降机进出公交车。在公交车上设立的轮椅用户专属区[如图 11-58(c)所示]中有固定铰链装置与轮椅上的锁扣装置对接,以保证轮椅在公交车行驶过程出现紧急刹车等意外情况下的人员稳定与安全。

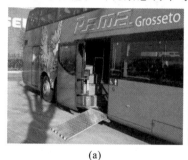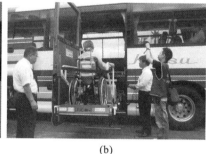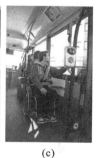

(a)　　　　　　　　　　　　(b)　　　　　　　　　　　　(c)

图 11-58　公交车轮椅用辅助升降装置

目前,轮椅无障碍设计与应用的另一个领域,主要在轮椅与家居环境中其他生活设施的对接。残疾人或身体虚弱的病人居家生活的主要场景为卧床休息、工作、进食、如厕等,为满足以上生活状态的自主转换,无障碍设计提供了多种轮椅的对接形式,见图 11-59。与病床相配套的嵌入式轮椅,既是病床的组成模块,又可脱离病床作为轮椅独立单元,可以满足残疾人自主休息与运动的要求;专门的如厕轮椅,可有效与马桶对接,解决残疾人自主解决生活问题的困难;而家居中工作与进餐家具对接形式与尺寸的无障碍设计,可有效满足轮椅使用者的应用需求。

总之,目前现代轮椅技术有了较大的发展,轮椅类型与应用形式多样,能够较好地满足各种残障人士和老年人的需要,但是在实用性上还需要进一步完善和提高。主要表现在一些高新技术仍处于研发和试验阶段,成本较高,结构化、系统性不强。尽管未来轮椅具有高度的智能和自主能力,但可能使用户仅剩的运动技能进一步荒废。从辅助和医疗健康上讲应尊重和开发用户的技能,培养其独立的心理,进一步促进机器人技术的研究发展,充分借助机器人、信息技术领域的众多创新成果,依托包括脑机接口、机械手、移动机器人、系统集成、无线通信和人体信息感知与反馈技术,利用用户的特长,结合机器的优势,进行人性化、功能化的无障碍轮椅设计,使产品真正走入残疾人和老年人的生活,改善他们的生存质量。

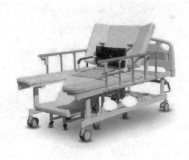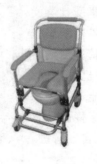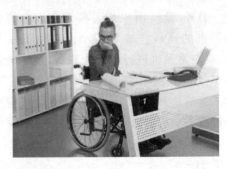

图 11-59　残疾人轮椅与家居生活设施的对接

# 小结

　　本章在归纳回顾轮椅用户残疾的病因和需求的基础上，简述了手动轮椅的结构、功能、主要组成构件的特点与作用，以及电动轮椅的结构与功能。在讨论了轮椅的设计原则，以及包括支撑结构件、驱动系统、控制系统和人机界面等关键部件在内的设计要点之后，重点讨论了手动自行式轮椅、电动轮椅、站立式轮椅、运动轮椅、智能轮椅等 5 种现代轮椅，以及轮椅无障碍设计新技术及其应用评价技术。

# 思考题

　　1.请列举任意 3 种类型轮椅用户，指出他们有哪些特征。他们对轮椅会有哪些特殊需求？针对他们的需求，辅助技术工程师能做什么？

　　2.轮椅可以分为哪几种类型？ 每种类型的轮椅各有什么特色？

　　3.对每一位用户来说，是不是轮椅的智能化程度越高，越方便他们的使用？ 为什么？

　　4.手动轮椅在结构上有哪些特征？ 哪几种类型的用户适于用手动轮椅？ 在为他们选配轮椅前，要做哪些功能评估？ 在为他们选配轮椅过程中，怎样根据他们的特征和需求，调整轮椅关键构架和附件的位置？

　　5.在轮椅设计中，采取了什么样的设计，使偏瘫的轮椅用户同样可以驾驶手动轮椅前进、后退、左转和右转？ 除了书中介绍的方法，你还能设计一种其他方法实现单侧控制轮椅系统吗？

　　6.超轻型轮椅有什么优点？ 是否运动轮椅均是超轻型的？ 它们有什么不同？

　　7.轮椅构架有哪几种类型？ 它们各有什么特点？ 各能满足用户怎样的需求？ 试列举折叠式结构和非折叠式结构各有什么优缺点。

　　8.轮椅推进系统包括哪些关键部件？ 这些关键部件各起什么作用？ 若其中任意一个部件发生故障，会对轮椅的功能产生什么样的影响？ 请分别说明之。

　　9.后轮上的手推圈起什么作用？ 它的大小会对推动效率产生怎样的影响？ 推轮时，手推圈的什么角度作为手推动的起始点，会产生最大的推力？ 试分析之。

　　10.轮椅有哪些附件？ 对这些附件的选配应该有哪些特殊考虑？ 为什么？

11.请描述活动靠背系统的优缺点。哪些设计可以改善它的缺陷?

12.请描述在选择手动轮椅的大轮胎、手轮圈、小脚轮时主要要考虑到的问题。列举每一种的选择标准。

13.轮椅选配、调整的基本原则是什么?要遵循这些基本原则的原因是什么?

14.轮椅人机接口设计中应注意哪些要素?请简述这些要素的设计原则和依据?

15.对轮椅用户的外部功能进行评估有哪些要点?怎样将用户放在其特定环境中去考虑其对轮椅的需求?

16.运用人类活动的辅助技术模型(HAAT),举例论述合理利用和开发轮椅用户的残余能力、适配个体性轮椅的要素。

17.电动轮椅的主要结构和特点有哪些?它们是如何分类的?

18.在电动轮椅当中有哪几种类型的驱动器?如何区分它们?它们各有什么特点?

19.请列举 7 种以上人机控制界面,利用轮椅用户的残留功能能力,控制轮椅的活动,并简述它们的工作原理。

20.描绘一下轮椅控制器的主要功能。微机控制单元提供了什么新功能?

21.电动轮椅用的是什么类型的电池?它们和汽车上的电池有什么不同?湿性电池和干电池有什么不同?

22.试描述各类轮椅爬楼梯的工作原理,比较它们的优缺点和特色。

# 参考文献

[1] COOK A M，Hussey S M. Assistive technologies：principles and practice［M］. St Louis：Mosby-Year Book，1995.

[2] BONINGER M L，BALDWIN M，COOPER R A，et al. Manual wheelchair pushrim biomechanics and axle position［J］. Archives of physical medicine and rehabilitation，2000，81(5)：608 - 613.

[3] BONINGER M L，COOPER R A，FITZGERALD S G，et al. Investigating neck pain in wheelchair users［J］. American journal of physical medicine & rehabilitation，2003，82(3)：197 - 202.

[4] COOPER R A. Rehabilitation engineering applied to mobility and manipulation［M］. Calabasas ：CRC Press，1995.

[5] CORFMAN T A，COOPER R A，FITZGERALD S G，et al. Tips and falls during electric-powered wheelchair driving：effects of seatbelt use，legrests，and driving speed ［J］. Archives of physical medicine and rehabilitation，2003，84(12)：1797 - 1802.

[6] CALDER C J，KIRBY R L. Fatal wheelchair-related accidents in the United States［J］. American journal of physical medicine & rehabilitation，1990，69(4)：184 - 190.

[7] COOPER R A，THORMAN T，COOPER R，et al. Driving characteristics of electric-powered wheelchair users：how far，fast，and often do people drive? ［J］ Archives of physical medicine and rehabilitation，2002，83(2)：250 - 255.

[8] COOPER R A，CORFMAN T A，FITZGERALD S G，et al. Performance assessment of

a pushrim-activated power-assisted wheelchair control system[J]. IEEE transactions on control systems technology, 2002, 10(1): 121 – 126.

[9] COOPER R A, FITZGERALD S G, BONINGER M L, et al. Evaluation of a pushrim-activated, power-assisted wheelchair [J]. Archives of Physical Medicine and Rehabilitation, 2001, 82(5): 702 – 708.

[10] COOPER R A, RENTSCHLER A J, O'CONNER T J, et al. Wheelchair armrest strength testing[J]. Assistive Technology, 2000, 12(2): 106 – 115.

[11] COOPER R A, DIGIOVINE C P, RENTSCHLER A, et al. Fatigue-life of two manual wheelchair cross-brace designs[J]. Archives of physical medicine and rehabilitation, 1999, 80(9): 1078 – 1081.

[12] COOPER R A, BONINGER M L, RENTSCHLER A. Evaluation of selected ultralight manual wheelchairs using ANSI/RESNA standards[J]. Archives of physical medicine and rehabilitation, 1999, 80(4): 462 – 467.

[13] COOPER R A, O'CONNER T J, GONZALEZ J P, et al. Augmentation of the 100 kg ISO wheelchair test dummy to accommodate higher mass: A technical note[J]. Journal of rehabilitation research and development, 1999, 36(1): 48 – 54.

[14] DIGIOVINE C P, COOPER R A, FITZGERALD S G, et al. Whole-body vibration during manual wheelchair propulsion with selected seat cushions and back supports[J]. IEEE Transactions on neural systems and rehabilitation engineering, 2003, 11 (3): 311 – 322.

[15] DVORZNAK M J. Modification of hybrid III test dummy for use in wheelchair studies [J]. Proceedings of RESNA 24th International Conference, 2001: 424 – 426.

[16] TREFLER E, HOBSON D A. Seating and Mobility: for Persons with Physical Disabilities[J]. Therapy Skill Builders, 1993.

[17] FAY B T, BONINGER M L, FITZGERALD S G, et al. Manual wheelchair pushrim dynamics in people with multiple sclerosis [J]. Archives of physical medicine and rehabilitation, 2004, 85(6): 935 – 942.

[18] FITZGERALD S G, COOPER R A, BONINGER M L, et al. Comparison of fatigue life for 3 types of manual wheelchairs [J]. Archives of physical medicine and rehabilitation, 2001, 82(10): 1484 – 1488.

[19] HOOVER A E, COOPER R A, DING D, et al. Comparing driving habits of wheelchair users: manual vs power[C]. Proceedings of the 26th Annual RESNA Conference, 2003: 19 – 23.

[20] KWARCIAK A. Effectiveness of rear suspension in reducing shock exposure to manual wheelchair users during curb descents[J]. RESNA Proceedings, 2002: 365 – 367.

[21] PEARLMAN J P, COOPER R A, KARNAWAT J, et al. Economical (K0010) Power Wheelchairs Have Poor Reliability and Important Safety Problems: An ANSI/RESNA wheelchair standards comparison study [C]. Proceedings of 28th Annual RESNA Conference, IN REVIEW, 2005.

［22］RENTSCHLER A J，COOPER R A，FITZGERALD S G，et al. Evaluation of selected electric-powered wheelchairs using the ANSI/RESNA standards［J］. Archives of physical medicine and rehabilitation，2004，85(4)：611 - 619.

［23］RORY A，COOPER R A. Wheelchair selection and configuration：Demos Medical Publishing［M］. New York ：Demos Medical Pub ，1998.

［24］TAI C，LIU D，COOPER R A，et al. Analysis of vibrations during manual wheelchair use［J］. Saudi J Disabil Rehabil，1998，4(3)：186 - 91.

［25］VANSICKLE D P，COOPER R A，BONINGER M L. Road loads acting on manual wheelchairs［J］. IEEE Transactions on Rehabilitation Engineering，2000，8(3)：371 - 384.

［26］FASS M V，COOPER R A，FITZGERALD S G，et al. Durability，value，and reliability of selected electric powered wheelchairs［J］. Archives of physical medicine and rehabilitation，2004，85(5)：805 - 814.

［27］WOLF E J，COOPER M S R A，DIGIOVINE C P，et al. Using the absorbed power method to evaluate effectiveness of vibration absorption of selected seat cushions during manual wheelchair propulsion［J］. Medical engineering & physics，2004，26(9)：799 - 806.

［28］何清华，黄素平，黄志雄. 智能轮椅的研究现状和发展趋势［J］. 机器人技术与应用，2003，2：12 - 16.

［29］王玢. 人体及动物生理学［M］.北京：高等教育出版社，1986.

［30］项海筹，乌兰木奇，张济川.手动爬楼梯轮椅［J］.中国康复医学杂志，1994，9：62 - 64.

［31］袁启明.多姿多彩的国内外轮椅［J］.医疗保健器具，1999，12：42 - 44.

［32］赵辉三.假肢与矫形器学［M］.北京：华夏出版社，2005.

# 第12章 矫形器设计原理与方法

**学习要求**

了解矫形器的定义和命名、功能、分类、适应证及矫形器的制造方法；了解脊柱矫形器的适应证和主要产品，掌握脊柱矫形器的设计原理和智能脊柱矫形器的设计原理与设计方法；了解上肢矫形器的适应证，掌握上肢矫形器的设计原理，学会低温热塑材料在上肢矫形器中的应用方法；了解下肢矫形器的适应证，理解下肢矫形器的设计原理，掌握智能截瘫行走矫形器的设计方法；了解足部辅具、矫形鞋、矫形鞋垫的设计原理，学会综合利用智能技术设计矫形鞋垫等矫形器。

## 12.1 概述

矫形器是用于人体某些部位的体外使用装置，主要通过支持、固定和矫正作用代偿和辅助丧失的功能，使人体的各个部位保持合适的位置和姿势，预防和矫正畸形。矫形器制造配置由来已久，是骨科和康复科的治疗手段之一，在临床的应用已越来越多。

### 12.1.1 矫形器的定义和命名

国家标准《康复辅助器具分类和术语》(GB/T 16432—2016)中，矫形器(Orthoses)定义为：矫形器是用在体外，矫正神经肌肉和骨骼系统的结构和功能特性的装置。过去矫形器的名称很多，被称为支具(Brace)、夹板(Splint)、矫形装置(Orthopedic Device)、矫形器械(Orthopedic Appliance)、支持物(Supporter)，国内也称为支架、辅助器等。1970 年代后，国际上逐渐统称为矫形器(Orthosis)。我国国家质监局 1996 年公布了我国国家标准 GB/T 16432—1996(等同采用国际标准 ISO 9999 1992)。标准中也采用了系统的矫形器的统一命名方案。该方案规定按矫形器的配置部位英文首字母缩写命名(表 12 - 1)。

表 12 - 1 矫形器的命名

| 中文名称 | 英文名称 | 缩写 |
|---|---|---|
| 颈矫形器 | Cervical Orthoses | CO |
| 颈胸矫形器 | Cervico-Thoracic Orthoses | CTO |
| 胸部矫形器 | Thoraco Orthoses | TO |

续表

| 中文名称 | 英文名称 | 缩写 |
|---|---|---|
| 胸腰骶矫形器 | Thoraco-Lumbo-Sacral Orthoses | TLSO |
| 腰骶矫形器 | Lumbo-Sacral Orthoses | LSO |
| 骶髂矫形器 | Sacro-Iliac Orthoses | SIO |
| 手矫形器 | Hand Orthoses | HO |
| 腕矫形器 | Wrist Orthoses | WO |
| 腕手矫形器 | Wrist-Hand Orthoses | WHO |
| 肘矫形器 | Elbow Orthoses | EO |
| 肘腕矫形器 | Elbow-Wrist Orthoses | EWO |
| 肩矫形器 | Shoulder Orthoses | SO |
| 肩肘矫形器 | Shoulder-Elbow Orthoses | SEO |
| 肩肘腕矫形器 | Shoulder-Elbow-Wrist Orthoses | SEWO |
| 肩肘腕手矫形器 | Shoulder-Elbow-Wrist-Hand Orthoses | SEWHO |
| 足矫形器 | Foot Orthoses | FO |
| 踝足矫形器 | Ankle-Foot Orthoses | AFO |
| 膝矫形器 | Knee Orthoses | KO |
| 膝踝足矫形器 | Knee-Ankle-Foot Orthoses | KAFO |
| 髋矫形器 | Hip Orthoses | HO |
| 髋膝踝足矫形器 | Hip-Knee-Ankle-Foot Orthoses | HKAFO |

在人类文明史中,很早就出现了矫形的概念。一棵小树长弯了,为了使这棵树成材,可在弯曲的部位绑上一根撑杆,通过外力,把小树拉直(图 12-1)。人们逐渐将这种用外力对生物进行矫正的方法用于人体自身。

在现代康复医学发展之前,矫形器主要是在矫形外科领域中应用。骨折时使创伤部位制动、固定的石膏管型和夹板就是一类固定型矫形器。随着现代康复医学和矫形外科的不断发展,矫形器的重要性也日益突出。无论是急性期、恢复期或慢性期患者,都可能有应用矫形器的必要。假肢矫形器技术(P&O)与物理治疗(PT)、作业治疗(OT)、言语治疗(ST)并称为四项基本康复(治疗)技术。矫形器的应用已成为临床治疗的重要手段。同时矫形器配置技术和服务工作的发展又促进了康复医学的发展,特别是对因神经、肌肉、骨骼运动系统疾病造成的肢体功能障碍的功能障碍者而言,矫形器的应用是十分重要的。

由于高分子材料、生物力学、电子等领域的飞速发展,现代矫形器的制造、配置、临床应用技术也突飞猛进,主要表现为:

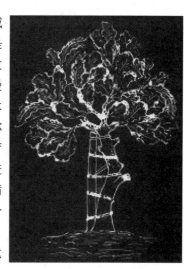

图 12-1　小树的矫形

形成了系统的知识——矫形器学;涌现了日益丰富的矫形器品种;形成了以配置服务、专用材料、部件供应厂商、生产厂家构成的服务系统;以矫形器学为基础,结合现代科技发展创建康复工程学。世界上许多国家都把矫形器纳入了社会保障体系,并得到了慈善事业的大力支持。

### 12.1.2 矫形器的功能

矫形器应用于人体躯干、四肢和其他部位,通过力的作用以预防、矫正畸形,治疗骨折和关节、肌肉、神经、血管等组织由于各种原因所造成的疾患,并能起到直接代偿它们功能的作用。概括地说,矫形器的基本功能是控制身体某部分的运动,包括稳定、支撑、助动、矫正、保护等方面。矫形器的基本功能可分为以下几种。

#### 1. 稳定与支撑功能

这一功能为大多数矫形器所具备,即患者失去肌肉控制的肢体通过使用矫形器而得到控制,使关节保持稳定,防止异常运动的出现,并有利于承受体重,例如弛缓性瘫痪,痉挛性瘫痪,关节疼痛、无力,以及其他原因引起的功能障碍,均可通过矫形器的稳定与支撑功能得到一定程度的改善。如脊髓灰质炎的后遗症用的下肢矫形器、膝关节稳定矫形器,足下垂用的踝足矫形器、软性围腰等。通过限制关节的异常活动范围,稳定关节,减轻疼痛或恢复其承重功能、运动功能。

#### 2. 固定和保护功能

通过对病变肢体或关节的固定和保护以促进病变的愈合。即通过力的作用矫正肢体畸形或防止畸形的加重,通过对病变肢体的保持来促使病变愈合。从最简单的夹板到复杂的悬吊牵引器械,以及承重矫形器等均属于本范畴。保持性矫形器多用于治疗骨折或髋关节和股骨头骨骺骨软骨类疾患等。

#### 3. 预防、矫正畸形功能

矫形器此功能多用于肌力不平衡、静力性作用而引起的骨、关节畸形。骨发育异常或外力作用可产生畸形,生长发育期间由于骨、关节生长存在生物塑性,应用矫形器能得到一定的矫正效果。以下几各种情况应注意预防畸形。

(1)由于上、下运动神经元损伤、疾病或肌肉病变引起的关节周围的肌力不平衡。

(2)由于上、下运动神经元损伤、疾病或肌肉疾患使肌肉无力对抗重力。

(3)损伤引起的反应性瘢痕。

(4)关节炎症。

(5)肌肉或肢体供血不足。

(6)任何能妨碍肌肉收缩的骨、关节、肌肉疼痛。

一旦由于上述原因形成畸形则矫正工作复杂,因此矫形器应尽早配置,以预防为主。"三点压力系统"是具备矫正或保持作用的矫形器所应用的基本原理。但是,矫形器的矫形功能只适用于那些对外来的力能产生反应的畸形,对诸如成年人的骨性强直畸形等则是无效的。因此,矫正性矫形器特别适用于儿童,先天性髋关节脱位、胫骨扭转、特发性脊柱侧弯患者。

#### 4. 免荷与牵引功能

免荷与牵引功能改变承重部位,免除病变肢体或躯干(长轴)部分的承重,促使炎症消退、病变或骨折愈合;利用牵引装置减轻神经压迫,解除肌肉痉挛。通过改变力线和力点,矫正畸形或预防畸形的发展,限制关节异常活动,改善肢体功能。如用于治疗股骨头无菌性坏死的坐骨承重下肢矫形器,避免伤残部位承重的髌韧带承重(PTB)矫形器,矫正"O"形腿和"X"形腿的膝踝足矫形器、足外翻矫形器,以及预防或缓解脑卒中患者上肢挛缩的矫形器等。

**5. 改进功能**

改进功能指用于改进功能障碍者步行、饮食、穿衣等各种日常生活活动和工作的矫形器的功能。这类矫形器为了改进功能而借助于自身关节运动,被称为自身力源功能性矫形器。

**6. 功能代偿**

功能代偿的形式主要有如下几种。

(1)通过一定的装置,如橡皮筋、弹簧等,来提供动力或储能,代偿失去的肌肉功能,给予一定的辅助力,使麻痹的肌肉产生运动。其中最常用的是弹簧弹片,通过肢体承重或肌肉运动使力得以储存。当肢体不承重时,弹簧将力释放而使矫形器产生了动力,如伸展辅助矫形器、动态对掌矫形器等。

(2)通过外部动力(电机、液压、气压等)代偿肌肉产生运动的外动力矫形器,如外骨骼穿戴式上肢/下肢动力矫形器等。最简单而且有效的动力装置是橡筋或弹力带,例如常用于足下垂患者的弹性拉力带,能在行走时改善患者症状。

(3)补长,利用矫形器补偿肢体长度,如补偿双足不对称长度的增高矫形鞋等。

以上六个基本功能,在某个矫形器上可以有其中一个或几个,如硬式颈托矫形器就有支撑与稳定、免荷与牵引、固定与保护等多种功能。

## 12.1.3　矫形器的分类

矫形器可根据需要应用于人体的不同部位,并应按不同病理情况、不同解剖部位、不同使用目的和要求分别进行设计,因而种类繁多。

**1. 按配置部位分类**

矫形器按配置部位可以分为上肢矫形器、下肢矫形器、矫形鞋/鞋垫、脊柱矫形器,其使用频度可因病变不同而有所差异。在临床上,目前使用频度由高到低的顺序为:下肢矫形器、矫形鞋及鞋垫、躯干矫形器、上肢矫形器。

**2. 按使用能源分类**

(1)自身动力矫形器:利用功能障碍者自身肌力和关节功能辅助完成所需的动作,目前绝大部分的矫形器均属这一类。

(2)外部动力矫形器:功能性电刺激矫形器、电动矫形器、气动矫形器,以及液压驱动矫形器。

**3. 按选用材料分类**

矫形器按选用材料可分为金属矫形器、塑料矫形器、皮制矫形器、布制矫形器、碳素纤维矫形器等。

**4. 按生物力学功能分类**

矫形器按生物力学功能可为固定性矫形器、矫正性矫形器、免荷性矫形器和长度补偿性矫形器。

**5. 按产品形态和制造方式分类**

矫形器按按产品形态和制造方式可分为成品矫形器、定制成品矫形器、定制矫形器三大类。

(1) 成品矫形器 (Prefabricated Orthosis)。预先按照肢体形状、尺寸制造好的成品矫形器,如围领、颈托、腰围、平足鞋垫等。成品矫形器不适合畸形明显的患者。

(2) 定制成品矫形器 (Custom-Fitted Prefabricated Orthosis)。指用高温塑料板模塑制成的矫形器。与成品矫形器的区别是这些制品可根据患者的肢体形状,在成品矫形器的局部加热、变形和修改边缘,比较适合患者的解剖特点。

(3) 定制矫形器 (Custom-Made Orthosis)。是根据患者解剖特点、功能障碍情况等严格适配的矫形器,具有良好的生物力学控制能力。定制矫形器还可分为测量定制矫形器 (Custom-Made-to-Measurement Orthosis) 和模塑定制矫形器 (Custom-Made-to-Patient Orthosis) 两类。测量定制矫形器是一类依靠患者的肢体投影图和有关测量尺寸制造的矫形器。模塑定制矫形器根据患者肢体的形状,通过石膏取型、修型等工艺模塑制成,是一类全接触型的矫形器,具有较好的生物力学控制能力。

## 12.1.4　矫形器的适应证

**1. 矫形器涉及的临床科室**

矫形器由于具有积极的预防、治疗及功能代偿等诸多作用,在临床医疗和康复治疗中已经得到了广泛的应用,涉及康复医学科、创伤外科、矫形外科、骨病科、足外科、小儿外科、烧伤科、神经外科、神经内科、小儿内科、肿瘤科等临床科室。

**2. 由矫形器处理的常见损伤和疾病**

矫形器的应用对象很广泛,如急救、急诊创伤患者,骨关节损伤、骨关节疾病患者,神经系统疾病包括中枢性和周围神经损伤、各种挛缩、畸形患者,运动功能障碍患者,脑血管意外、颅脑损伤患者,各种肌病、肌无力患者,小儿脑瘫、发育不良、脊髓灰质炎、先天性畸形患者,代谢疾病、慢性中毒所致运动障碍患者,病理性骨折、病理性畸形患者,烧伤患者等,都可通过使用矫形器,达到一定程度的康复。根据矫形器种类和作用部位的不同,主要适用于以下几种损伤和疾病:神经系统功能障碍、骨骼、肌肉系统功能障碍。

1) 神经系统功能障碍

神经系统疾病的症状体征可表现为意识障碍、感知觉障碍、运动障碍(如瘫痪、不自主运动、步态异常、共济失调等)、肌张力异常(肌张力增高见于锥体束病变、锥体外系疾病、僵人综合征、破伤风、手足搐搦症等,以及锥体外系时的肌张力增高即肌僵直,肌张力减低等)。

运动神经支配随意肌(随意肌产生运动,如走路时的腿部肌肉)。运动神经损伤可导致其支配的肌肉瘫痪或肌力下降。缺少外周神经的刺激,可导致肌肉萎缩(原发性萎缩)。

　　针对腓骨神经麻痹患者在塑料踝足矫形器(控制跖屈、辅助背屈型)或踝足矫形器(带双侧金属支条)上安装背屈辅助踝关节铰链；针对胫骨神经麻痹患者在踝足矫形器(带双侧金属支条)上安装跖屈辅助踝关节铰链,或者使用塑料踝足矫形器(控制背屈、辅助拓屈型)；针对坐骨神经麻痹患者在塑料踝足矫形器(控制背屈及拓屈型)或者踝足矫形器(带双侧金属支条)上安装双向辅助踝关节铰链。

　　2)骨骼系统功能障碍

　　骨骼系统功能障碍主要包括创伤和骨关节病损两类。创伤主要是直接暴力或间接暴力引起的外伤,如摔伤、碾轧伤、牵拉伤、压伤等。骨关节病损主要分为各种原因引起的先天性骨病、代谢性骨病、骨坏死、职业性骨病、地方性骨病、关节退行性骨病、骨肿瘤、骨结核等。

　　矫形器可以矫正先天性畸形,定位关节,减轻疼痛,恢复骨骼和关节的承重功能；固定和保护病变肢体或关节,促进病变恢复；减轻肢体或躯干骨、关节的承重；提高患者站立、步行等各种日常生活能力。

　　3)肌肉系统功能障碍

　　肌肉损伤除由直接外力作用引起肌肉挫伤外,主要是在间接外力作用下肌肉发生拉伤。肌肉损伤后,伤处疼痛、肿胀、压痛或痉挛,触之发硬。受伤的肌肉做主动收缩或被动拉长的动作时,疼痛加重。另外,神经源性肌萎缩、肌源性肌萎缩、废用性肌萎缩和其他原因性肌萎缩也可能造成患者肌肉功能障碍。肌肉营养状况除肌肉组织本身的病理变化外,更与神经系统有密切关系。脊髓疾病常导致肌肉营养不良而发生肌肉萎缩。

**3. 使用矫形器的适应证**

　　要使矫形器发挥应有的治疗作用,首先要求正确掌握矫形器的适应证。应明确矫形器在整个治过程中起的作用。在多数情况下。矫形器是配合其他治疗手段(如手术、药物、康复治疗等)的一种辅助措施。有些疾病如果采用其他治疗方法取得更好疗效,就不必考虑使用矫形器。反之,也是同样。应注意了解是否存在配置矫形器的反指征。由于矫形器的使用为整体治疗的一部分,应明确矫形器在不同疾病及疾病的不同阶段所起的作用。矫形器不能代替其他治疗,凡其他治疗手段能获得更好的疗效时就不需要考虑使用矫形器。当患者过分衰弱或缺乏信心和主动性时,也不宜使用矫形器治疗。一般认为以下情况可推荐采用矫形器治疗。

　　(1)需要对某个或数个关节加以固定时：如脊髓灰质炎后遗症所致的关节无力或畸形。

　　(2)需要对某种畸形进行矫正或预防畸形进一步加重时：如先天性马蹄内翻足、青少年特发性脊柱侧弯症等。

　　(3)以代偿丧失的功能为目的：如上肢麻痹的患者可使用平衡式前臂矫形器来恢复部分功能,以便于进食和完成某些日常活动。

　　(4)改善步行功能：如足下垂患者使用塑料踝足矫形器。

　　(5)以减轻免除肢体承重为目的：如股骨头骨骺骨软骨病患者可采用坐骨承重、髋外展、内旋矫形器。

　　(6)用于促使骨折愈合：如各种骨折矫形器。

　　(7)用于手术后对肢体的保护：肌腱手术后的活动夹板。

　　(8)在等待手术期间暂时使用矫形器：如各种脊柱手术前使用的矫形器。

　　(9)用于改善肢体的外观：如补高鞋。

(10)用于减轻长期卧床导致的各种合并症：如截瘫患者用于站立及行走锻炼的矫形器。

### 4. 疾病诊断与矫形器及其他康复辅具的选用

疾病诊断与矫正器及其他康复辅具的选用如表 12-2 所示。

表 12-2　疾病诊断与矫形器及其他康复辅助器具的选用

| 诊断分类号 | 疾病诊断 | 康复辅助器具的选用 |
|---|---|---|
| 897 | 创伤性下肢截肢 | 手动(特殊设计或重量的)或电动轮椅 |
| 887 | 创伤性上肢截肢 | |
| 724 | 腰背痛 | LSO 或 TLSO，特殊的鞋和足部矫形器 |
| 353 | 臂丛神经损伤 | 肩矫形器、可动的手矫形器 |
| 94.9 | 各种烧伤 | |
| 429.8 | 心功能障碍 | 轻的手动或电动轮椅 |
| 41.4 | 脑瘫 | |
| 343. 333.7 | 脑瘫：痉挛型；脑瘫：手足徐动型 | 特殊的鞋；AFO、DAFO、KAFO；带坐垫的手动或电动轮椅；小儿车 特殊的鞋；特殊的轮椅；环境控制装置 |
| 436 | 脑血管疾病 | |
| 342.9 | ①偏瘫 ②四肢瘫 ③运动失调 | 用于支持肩部和痉挛的手、腕的矫形器 用于下肢的 AFO、DAFO、KAFO；单臂驱动的或低座位的轮椅，或带有特殊小腿托板的轮椅特殊的手动或电动轮椅，带有可后仰的后靠背或定制的座位，环境控制系统，特殊的轮椅，ADL 用具，重的 AFO，环境控制用具 |
| 754 | 先天性肌肉、骨骼畸形 | 取决于畸形的部位 |
| 754 | 踝足畸形 | AFO、KAFO；特殊的鞋；手动或电动轮椅 |
| 829 | 肢体骨折 | 取决于骨折的部位，要求具有支撑功能和某些关节的被动活动 |
| 340 | 多发性硬化(脑干、脊髓病变)：①运动失调型 ②痉挛型 | 重的步行器，ADL 用具 特殊的鞋、AFO、KAFO；手动或电动轮椅 |
| 359 | 进行性肌肉萎缩 | 姿势保持装置，预防挛缩的矫形器，上肢可动的矫形器，手动或电动的轮椅特殊的坐垫，小儿车 |

续表

| 诊断分类号 | 疾病诊断 | 康复辅助器具的选用 |
| --- | --- | --- |
| 335 | 运动神经疾病 | AFO,颈部和躯干的支撑,特殊的轮椅,ADL 用具,电动轮椅,环境控制装置<br>可动的上肢矫形器 |
| 723 | 颈痛 | 颈部矫形器 |
| 119 | 赘生物恶性肿瘤 | TLSO、LSO(用于脊柱矫形器的形式取决于肿瘤的位置)、AFO、KAFO(用于下肢),轮椅,控制水肿的外衣 |
| 356 | 遗传性和原因不明的周缘神经疾病 | |
| 357 | 炎性和中毒性神经炎(多发行神经炎);<br>特有的神经功能丧失 | WHO ,AFO ,KAFO ,特殊的鞋,轮椅,根据缺失的功能决定用电动的、还是手动的、局部的、可动或静态的矫形器,WHO(用于腕管综合症),可动的 WHO(用于桡神经麻痹),AFO(用于腓神经麻痹) |
| 733 | 骨质疏松症 | TLSO 和 LSO |
| 715 | 骨性关节炎 | KO;KAFO ,AFO(用于减少膝关节的承重或改善膝关节的功能),轮椅,改制的鞋或足的矫形器 |
| 332 | 帕金森氏病 | 矫形器(用于保持肢体位置,防止关节挛缩),手动的轮椅 |
| 443 | 周缘血管疾病 | 特殊的鞋或足矫形器;AFO;各种静脉静压装置 |
| 138 | 脊髓灰质炎晚期 | TLSO ,KAFO ,KO ,特殊的鞋或足矫形器,ADL 辅助用具,手动或电动轮椅 |
| 492 | 肺部疾病(肺气肿) | 轻的手动或电动的轮椅,小儿车 |
| 716 | 类风湿性关节炎 | WHO ,指矫形器,足矫形器或特制的鞋,KO ,AFO ,轻的轮椅,小儿车 |
| 726 | 肩部旋转性环带综合征 | 肩矫形器 |
| 737 | 脊柱侧凸 | 各种 CTLSO ,TLSO |
| 784.3 | 语言和言语的障碍 | 信息交流装置,计算机语言辅助装置,环境控制装置 |
| 784.5 | | |
| 741 | 脊柱裂 | 站立移动架;AFO,KAFO,HKAFO(交互式);脊柱矫形器;轮椅;特殊的座位系统 |
| 344.1 | 脊髓损伤 | |
| 336.9 | | |
| 344. | ①四肢瘫 | 支持性 WHO,可动性 WHO,特殊的手动或电动的轮椅,坐垫,环境控制,ADL 辅具 |

| 诊断分类号 | 疾病诊断 | 康复辅助器具的选用 |
|---|---|---|
| 344.1 | ②痉挛性截瘫<br>③松弛性截瘫 | KAFO,手动或电动轮椅<br>AFO,KAFO,手动轮椅 |
| 737 | 脊柱畸形 | CTLSO,TLSO |
| 726 | 踝和跗骨的肌腱端病:<br>跟腱滑囊炎、跟骨骨刺、<br>跖痛病(非特指) | 支持性的 WHO 或 AFO,特殊的足矫形器或矫形鞋 |
| 800 | 头部创伤 | |
| 803.1 | ①早期 | 各种静态的上肢或下肢支持装置,手动或电动的轮椅 |
| 854 | ②晚期 | KAFO,AFO,ADL 辅助用具,环境控制,特殊的座位,信息交流设备 |

### 12.1.5 矫形器的制造方法

各类矫形器必须具备以下特点:治疗效果良好,结构简单,轻便耐用,安全可靠,穿戴方便,无压痛和其他副作用,不影响固定范围以外的关节功能,透气性能好,易保持清洁卫生,穿戴时不引人注目,价格低廉,其中以治疗效果良好最为重要。

矫形器作为一种与人体密切接触的康复辅具,个性化设计和制造尤为必要。最常见的传统制造工艺是矫形器师采用石膏模型技术制造一个所需的身体区域的阳模,例如一具脊柱矫形器配置程序(表 12-3)由矫形器师按矫形器处方进行设计、测量、石膏取型(图 12-2)、灌型、修型(图 12-3)、加工成型,制成半成品后适配。

表 12-3 矫形器配置程序

| 程序 | 内容要点与目的 |
|---|---|
| 评估患者 | 在配置矫形器前,对患者的身心状态进行临床检查、评估。在患者达到配置矫形器的要求后,进入下一个程序 |
| 开具矫形器处方 | 依据评估结论开具矫形器处方 |
| 制造与适配 | 按照矫形器处方选择矫形器部件和材料,通过测量、取型、修型、成型技术制造壳体、塑型、安装辅助件、制成半成品、调整矫形器以适合患者 |
| 使用训练 | 指导、训练患者使用矫形器 |
| 评定矫形器功能 | 对患者使用矫形器进行功能评定。若矫形器功能未达到要求,须对矫形器进行调整或返回上级程序 |
| 交付矫形器 | 将矫形器交付给患者,告知使用方法、维护及注意事项等 |

传统矫形器制造是减材制造,存在一些缺陷,热塑材料矫形器还可能产生严重皮肤感染、肢体僵硬、骨筋膜室综合征、压疮等并发症;低温热塑板材制造矫形器时需反复调整,存在烫伤患者的风险,制造效率低、外形不美观、弃用率高;高温模塑矫形器制造流程繁琐,要根据患者

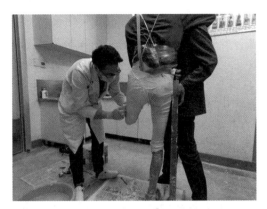

图 12 - 2　脊柱矫形器石膏取型

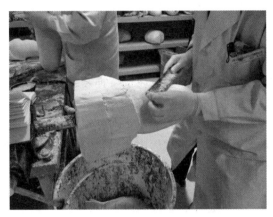

图 12 - 3　脊柱矫形器石膏修型

肢体的形状特点,采用手法取型和修型,周期漫长。随着增材制造技术和数字医疗技术的融合发展,3D 打印矫形器技术部分取代传统成型技术,例如定制的 DAFO 足踝矫形器、脊柱侧弯矫形器等。

# 12.2　脊柱矫形器的设计原理与方法

在国家标准 GB/T 16432—2016 的 06 03 中,脊柱和颅部矫形器（Spinal and Cranial Orthoses）指用来矫正脊柱和颅骨的神经肌肉与骨骼系统的结构和功能特性的矫形器。该装置可以是定制的,以满足个人功能需求,也可以是预制的,满足特定功能要求;预制的矫形器可以是可调整的,以满足个人适配需要,也可以是成品,不能预制或不必调整。

## 12.2.1　脊柱矫形器概述

脊柱是人体的中柱,除了具有负重、维持身体的平衡、保护脊髓、保护神经根和内脏的功能外,还有强大的运动功能,能做较大的前屈、后伸、侧屈和旋转运动。脊柱由 33 块椎骨、椎间关节和韧带组成,周围有强大的肌肉,维持脊柱的稳定性。脊柱病变的康复旨在恢复其稳定性和运动功能。

脊柱矫形器是用于整体或部分躯干、头、颈和其间关节的矫形器。主要用来减轻脊柱局部疼痛,保护病变部位免受进一步损伤,支持麻痹的肌肉和预防、矫正畸形,对因肌力低下造成的脊柱不稳定情况进行辅助。

由于因脊柱疾患如脊柱骨折、脊柱侧弯和强直性脊柱炎而导致手术治疗的病患日益增多,为了消除或减轻疼痛、便于站立与步行,以及能够预防和矫正脊柱的变形,矫形器在脊柱手术后的应用越来越引起人们的重视。

脊柱的许多疾患的病理情况和它的发病机制还不清楚,因而使得评价一具矫形器的作用非常困难。正确设计一具脊柱矫形器,要求人们了解治疗疾患的病理生理学,准确地评价矫形器的作用,包括有利的和不利的作用。正确设计矫形器要遵循科学的方法,需要充分利用现有的生物力学知识。一具脊柱矫形器穿戴后的生物力学反应,决定于它施加给身体的力,不同的矫形器的设计、穿戴矫形器的松紧度和患者对抗矫形器的活动导致力作用的位置、方向和大小各不同的结果。

脊柱矫形器按功能分为固定性矫形器和矫正性矫形器两类。

固定性脊柱矫形器包括颈部矫形器、胸部矫形器和腰部矫形器。可用于脊柱手术后,使脊柱保持稳定;减轻老年人的局部疼痛,以及改善严重神经肌肉病患坐位时的平衡等。固定性脊柱矫形器又有软性矫形器和硬性矫形器之分。

矫正性脊柱矫形器主要用于部分矫正和防止在脊柱发育、成熟过程中出现的畸形。

脊柱矫形器作为一种与人体密切接触的康复辅具,个性化设计和制造尤为必要。但传统矫形器制造过程存在一些缺陷,有可能产生严重皮肤感染、肢体僵硬、骨筋膜室综合征、压疮等并发症;低温热塑板材制造矫形器时需反复调整,存在烫伤患者的风险,制造效率低、外观难看、弃用率高;高温模塑矫形器制造流程繁琐,要根据患者的肢体的形状特点,采用手法取型和修型,周期漫长。随着3D打印技术和数字医疗技术的融合发展,矫形器的个性化设计和制造成为了可能。3D打印技术将部分取代传统成型技术,例如定制的脊柱侧弯矫形器等。

## 12.2.2 脊柱矫形器的适应证和主要产品

### 1. 脊柱矫形器的适应证

1)颈部疾患

(1)颈椎扭伤:矫形器可控制颈部活动,减轻疼痛、肌痉挛,白天用硬质围领,夜间换软质的;症状严重者使用颈椎矫形器,可减少病变处负荷。

(2)颈椎间盘突出症:颈椎矫形器可限制运动、减轻疼痛和神经压迫症状。

(3)颈椎病:用颈椎牵引带对缓解症状疗效较好;症状严重者,可使用围领支柱式颈椎矫形器或 CTLO 矫形器将颈部固定,一般为 2～3 周,症状缓解应及时解除固定。

(4)先天性斜颈:手术后第二天可用牵引带牵引,术后 7～10 天可用颈椎矫形器支撑。

(5)颈椎骨折和脱位:无并发症的压缩性骨折,可在颈椎矫形器辅助下下床活动;对不稳定骨折或伴有脱位者,进行骨牵引,使用胸甲式塑料颈椎矫形器可转移骨折上部重量。

2)脊柱骨折

无神经并发症的单纯性锥体压缩性骨折,通过腹部支持达到纵向减荷可减轻疼痛,伤后 7～10天可使用软性 LSO。脊椎横突骨折治疗方法相同。骨质疏松症患者脊柱骨折可使用软性 LSO 增加腹内压,减少椎体负荷,促使病变愈合,防止肌力衰退,戴矫形器可早日下床。

　　3)脊柱关节炎

　　为防止该病引起的脊柱畸形(侧凸、前凸、后凸)和疼痛,限制一切屈曲活动,可使用屈伸、侧屈、旋转控制 TLSO,用矫形器控制活动和预防畸形。

　　4)脊柱手术前后

　　脊柱融合术前使用限制屈伸、侧屈的 LSO 有助于推测手术效果;术后使用限制屈伸、侧屈的 LSO,患者可及早下床,防止病变部位承受过大压力,保护背部。椎间盘切除及椎板切除术后患者可穿戴上述矫形器 4～6 周。

　　5)脊柱骨骺骨软骨病

　　早期可使用屈伸、侧屈、旋转控制 TLSO,避免过度矫正后凸,加强腰背肌的功能锻炼。

　　6)脊椎炎症

　　脊椎骨髓炎和脊椎结核,矫形器可取代石膏配合治疗,以控制运动为主。

　　7)脊椎肿瘤

　　矫形器可作为放疗和化疗的辅助手段,控制运动。儿童宜采用屈伸控制矫形器或夹克式躯干矫形器;成人宜用内加硬支条的软性矫形器。

　　8)麻痹性病变

　　脊髓灰质炎、脊髓发育不全及肌营养不良,可采用三点式或局部压力式脊柱矫形器,也可用内加硬支条的软性矫形器。

　　9)截瘫

　　高位截瘫患者使用软性脊柱矫形器辅助在轮椅中坐稳,设在轮椅上的支持装置有助于防止躯干坍塌。

　　10)脊柱裂术后遗留神经症或不能手术者

　　合并截瘫者可使用带 HKAFO 的 LSO;隐性脊椎裂可使用软性 LSO,患者可以坐稳。

　　11)脊椎滑脱

　　使用屈伸控制 LSO 有助于矫正畸形,减少活动,增加腹内压,改善肌肉功能,减轻症状。老人可使用软性 LSO。

　　12)腰部疼痛

　　使用软性 LSO 可减轻疼痛,恢复工作能力;中度坐骨神经痛患者可用硬式 LSO。

　　13)脊柱侧弯

　　非手术治疗使用脊柱侧弯矫形器可治疗中度青少年脊柱侧弯。

**2.临床常用脊柱矫形器**

　　(1)骶髂带(Sacroiliac Belt)可用于治疗骨关节炎、损伤或劳损引起的腰椎疼痛;

　　(2)腰骶带(Lumbosacral Belt)用于治疗腰椎疾病,如腰椎肌肉扭伤;

　　(3)大转子束带(Trochanteric Belt)用于治疗骶髂关节疼痛,通过限制骨盆运动,减轻疼痛,有助于骨折部位康复;

（4）屈曲控制矫形器（Hyperextension Brace），如用于压缩性骨折的朱厄特式矫形（Jewett Extension Orthosis）；

（5）椅背式矫形器（Chairback Brace）用于手术后固定脊柱，限制脊柱前屈、后伸和侧屈，防止腰前凸，达到缓解腰区疼痛的目的；

（6）雷尼背夹矫形器（Raney Flexion Jacket）将腰椎保持在中立位，通过增加腹部压力，减轻体重对腰部的压力；

（7）威廉姆斯矫形器（Williams Brace）限制侧屈和后伸运动；

（8）模塑式胸腰骶矫形器（Thoraco-Lumbo-Sacral Orthosis，TLSO），用于治疗脊柱骨折、舒尔曼病（Scheuermann Disease）脊柱后凸症和脊柱侧弯。随着矫形技术的进一步发展，脊柱侧弯矫形手段更为多样，相继出现的有密尔沃基矫形器、波士顿矫形器、大阪医大矫形器和色努矫形器及色努脊柱矫形器改良型（Cheneau-Boston-Wiesbanden，CBW）等；

（9）聚氨酯弹性颈托和聚乙烯硬性颈托、费城颈托、索米矫形器（胸骨、枕骨、下颌骨固定式矫形器，SOMI）、头环式颈胸矫形器（HALO 圈）和模塑式矫形器常用于治疗颈椎损伤如软组织扭伤、韧带、骨骼损伤等。

### 12.2.3　脊柱矫形器的设计原理及处方

#### 1. 脊柱矫形器的设计原理

脊柱矫形器设计可采用图表法、脊柱生物力学评价表作为设计的基础。

在设计脊柱矫形器时，应考虑以下两个作用。

1）支撑躯干

脊柱矫形器通过两种机制达到支撑躯干、提高腔内压力和应用三点压力系统。

（1）提高腔内压力的机制最重要，通过矫形器对躯干的前面、外侧面、后侧面施加压力来加强胸腹部气压液压支撑机制，有效地减少了对脊柱伸肌的功能要求和胸、腰椎垂直载荷。矫形器在增加腹内压方面可以替代腹肌的作用，减少了脊柱上的力。

（2）通过矫形器对躯干施加三点压力或局部压力能产生支撑躯干的作用，特别是当躯干麻痹时，矫形器水平或垂直载荷通常很小。

2）控制运动

软性和硬性矫形器都能十分明显地减少总的躯干运动。限制脊柱运动的机制有两种。

（1）矫形器的三点压力系统限制了人体躯干运动，起到被动控制运动的作用。例如硬性矫形器使脊柱保持稳定，当躯干试图运动时，在稳定的躯干节段的终端会增加节段间的运动。

（2）穿戴矫形器后由于限制了人体躯干运动而产生的主观刺激作用，如"提醒支撑"和"感觉支撑"，使脊柱矫形器起到主动控制运动的作用。在脊柱关节和椎间盘的疾病中，无论是刺激性还是机械性，限制运动是重要的目标。

#### 2. 设计脊柱矫形器的要素

在设计脊柱矫形器时，应考虑以下两点要素。

（1）重新对线。通过三点压力系统产生引力的转移，从疾病部位转到较为正常的骨骼部分。例如，躯干的伸展使重力转移到后面结构上，离开了椎体，而屈曲引起重力传递到椎体上及椎间盘的前部,离开了后面结构。

（2）防止不利的生物力学作用。除了了解上述矫形器的正确的设计产生的生物力学作用,还必须了解可能产生的不利的生物力学作用。

### 3.脊柱矫形器处方

矫形器处方医生一般都知道有关患者功能丧失及其控制方式。不过,他常常不了解可用的矫形器部件的各种类型及它们的物理和机械特性。因此,技术评价表作为医生和矫形师之间联系的一座桥梁,并为治疗师和工程师提供有价值的资料。

脊柱矫形器处方（表 12-4）是设计脊柱矫形器的基础。一具包括颈椎、胸椎和骶椎的完整脊柱矫形器,在图表中表示为 CTLSO,即颈胸腰骶矫形器,而一具仅包绕腰椎和骶椎的矫形器设计成 LSO。将每一个由矫形器包绕的脊柱节段,在每一个解剖面每一个运动方向上的控制类型,根据提供的符号缩写,填入空白处。

**表 12-4　脊柱矫形器处方**

| |
|---|
| 姓名＿＿＿＿＿＿＿＿＿＿　编号＿＿＿＿＿　年龄＿＿＿＿＿　性别＿＿＿＿＿　体重＿＿＿＿＿　高度＿＿＿＿＿＿ |
| 诊断＿＿＿＿＿＿＿＿＿＿　职业＿＿＿＿＿＿＿＿＿＿＿＿＿＿＿＿＿＿＿＿＿＿＿＿＿＿＿＿＿＿＿＿＿＿ |
| 目前使用的矫形器＿＿＿＿＿＿＿＿＿＿＿＿＿＿＿＿＿＿＿＿＿＿＿＿＿＿＿＿＿＿＿＿＿＿＿＿＿＿＿＿ |
| 行走　　　　　　　不能行走　　　　　　　轮椅○ |
| 站立平衡：　正常　　有损害　　步行辅助＿＿＿＿＿＿＿＿＿＿＿＿＿＿＿＿＿＿＿＿＿＿＿＿ |
| 坐位平衡：　稳定　　不稳定　　　倾斜　　　　垂直 |
| 坐位持久性：　　　正常　　　限制 |
| 主要缺损： |
| A.结构上：　无缺损 |
| 　1.骨：　骨质疏松　骨折　平面＿＿＿＿＿＿＿＿＿＿＿＿＿＿＿＿＿＿＿＿＿＿＿＿＿＿＿＿＿ |
| 　　其他＿＿＿＿＿＿＿＿＿＿＿＿＿＿＿＿＿＿＿＿＿＿＿＿＿＿＿＿＿＿＿＿＿＿＿＿＿＿＿ |
| 　2.椎间盘＿＿＿＿＿＿＿＿＿＿＿＿＿＿＿＿＿＿＿＿＿＿＿＿＿＿＿＿＿＿＿＿＿＿＿＿＿＿ |
| 　　＿＿＿＿＿＿＿＿＿＿＿＿＿＿＿＿＿＿＿＿＿＿＿＿＿＿＿＿＿＿＿＿＿＿＿＿＿＿＿＿＿ |
| 　3.对线:脊柱侧弯　　脊柱后凸　　　脊柱前凸○ |
| B.感觉：　无损害 |
| 　1.麻木　部位＿＿＿＿＿＿＿＿＿＿＿＿＿＿＿＿＿＿＿＿＿＿＿＿＿＿＿＿＿＿＿＿＿＿＿＿ |
| 　2.疼痛　部位＿＿＿＿＿＿＿＿＿＿＿＿＿＿＿＿＿＿＿＿＿＿＿＿＿＿＿＿＿＿＿＿＿＿＿＿ |
| C.上肢：　无缺损 |
| 　1.截肢＿＿＿＿＿＿＿＿＿＿＿＿＿＿＿＿＿＿＿＿＿＿＿＿＿＿＿＿＿＿＿＿＿＿＿＿＿＿＿ |
| 　2.其他＿＿＿＿＿＿＿＿＿＿＿＿＿＿＿＿＿＿＿＿＿＿＿＿＿＿＿＿＿＿＿＿＿＿＿＿＿＿＿ |
| D.下肢：　无缺损 |
| 　1.肢体变短　　右　　　　左　　　数量＿＿＿＿＿＿＿＿＿＿＿＿＿＿＿＿＿＿＿＿＿＿＿ |
| 　2.髋挛缩　　　关节僵硬　　屈曲　度数＿＿＿＿＿＿＿＿＿＿＿＿＿＿＿＿＿＿＿＿＿＿＿ |
| 　　内收　　　度数＿＿＿＿＿＿＿＿＿＿＿＿＿＿＿＿＿＿＿＿＿＿＿＿＿＿＿＿＿＿＿＿＿ |
| 　　伸展　　　度数＿＿＿＿＿＿＿＿＿＿＿＿＿＿＿＿＿＿＿＿＿＿＿＿＿＿＿＿＿＿＿＿＿ |

3. 主要运动丧失　　　　部位＿＿＿＿＿＿＿＿＿＿＿＿＿＿＿＿＿＿＿

4. 感觉：　麻木　　　　部位＿＿＿＿＿＿＿＿＿＿＿＿＿＿＿＿＿＿＿

　　　　　知觉迟钝　　　部位＿＿＿＿＿＿＿＿＿＿＿＿＿＿＿＿＿＿＿

　　　　　疼　痛　　　　部位＿＿＿＿＿＿＿＿＿＿＿＿＿＿＿＿＿＿＿

E. 并发损伤＿＿＿＿＿＿＿＿＿＿＿＿＿＿＿＿＿＿＿＿＿＿＿＿＿＿＿＿＿＿＿

＿＿＿＿＿＿＿＿＿＿＿＿＿＿＿＿＿＿＿＿＿＿＿＿＿＿＿＿＿＿＿＿＿＿＿＿＿

功能障碍性概要＿＿＿＿＿＿＿＿＿＿＿＿＿＿＿＿＿＿＿＿＿＿＿＿＿＿＿＿＿

＿＿＿＿＿＿＿＿＿＿＿＿＿＿＿＿＿＿＿＿＿＿＿＿＿＿＿＿＿＿＿＿＿＿＿＿＿

＿＿＿＿＿＿＿＿＿＿＿＿＿＿＿＿＿＿＿＿＿＿＿＿＿＿＿＿＿＿＿＿＿＿＿＿＿

治疗方案

脊柱对线　　　　　运动控制

轴向不负载　　　　其　他＿＿＿＿＿＿＿＿＿＿＿＿＿＿＿＿＿＿＿＿＿＿

矫形器建议

| 脊　柱 | | 屈 | 伸 | 侧屈 | | 旋转 | | 轴向载荷 |
|---|---|---|---|---|---|---|---|---|
| | | | | 右 | 左 | 右 | 左 | |
| CTLSO | 颈　椎 | | | | | | | |
| TLSO | 胸　椎 | | | | | | | |
| LSO | 腰　椎 | | | | | | | |
| SIO | 腰　骶 | | | | | | | |
| 脊柱侧弯 | | | | | | | | |

评论＿＿＿＿＿＿＿＿＿＿＿＿＿＿＿＿＿＿＿＿＿＿＿＿＿＿＿＿＿＿＿＿＿＿＿

＿＿＿＿＿＿＿＿＿＿＿＿＿＿＿＿＿＿＿＿＿＿＿＿＿＿＿＿＿＿＿＿＿＿＿＿＿

＿＿＿＿＿＿＿＿＿＿＿＿＿＿＿＿＿＿＿＿＿＿＿＿＿＿＿＿＿＿＿＿＿＿＿＿＿

　　　　签名＿＿＿＿＿＿＿＿＿＿＿＿＿＿日期＿＿＿＿＿＿＿＿＿＿＿＿＿

符号解释:使用下列符号表示设计功能的理想控制。

　　F＝自由　　　无约束运动。

　　A＝辅助　　　增加运动范围、速度或力所作用的外力。

　　R＝限制　　　使用外力,减少运动的速度或力。

　　S＝止动　　　包括制动装置,以阻止在一个方向上的不适当的运动。

　　V＝变化　　　能够调整,而不产生结构的变化。

　　H＝保持　　　消除在规定平面上的所有运动,保持在特别位置,用度,或(＋),(－)表示。

　　L＝锁住　　　包括一种可任意锁住的锁紧装置。

## 12.2.4　智能脊柱矫形器的设计原理与方法

　　脊柱侧弯是骨科常见疾病之一,个性化定制脊柱矫形器治疗被公认是非手术治疗中最可靠和最主要的方法。由于矫形器的传统石膏制造技术繁杂,产品普遍存在透气性差和样式笨重不美观等问题,导致患者依从度较差,特别是儿童和青少年佩戴时间严重不足甚至拒绝佩戴,大大影响治疗效果。2015 年左右,随着 3D 技术和材料方面的进展,定制式脊柱侧弯矫形器经历了从第一代传统手工制造,发展到第二代 CAD/CAM 制造,再到第三代 3D 打印技术的突破。

**1. 3D 打印脊柱侧弯矫形器设计原理与方法**

3D 打印脊柱矫形器的步骤通常为:病情检查与诊断、开具定制式矫形器处方、采集患者影像学数据、矫形器个性化设计、3D 打印加工、加工后处理、患者适配、效果监测与反馈。

1)病情检查与诊断

医生应对患者进行专业的病情检查,根据实际情况决定患者是否需要进行 X 射线、CT 或 MRI 检查等辅助病情诊断,医生应对患者病情做详细记录。

2)开具定制式矫形器处方

医生综合考虑后再决定是否为患者开具 3D 打印矫形器处方。3D 打印矫形器处方应明确、合理,包括部位、用途和材料等要点。

3)数字化取型采集患者影像学数据

3D 打印矫形器的设计应根据患者实际医学影像数据,主要采集患者需矫形部位的体表数据。根据设计需要,部分患者还应提供 X 射线、CT 和 MRI 图像等资料。

(1)用于辅助患者病情检查与诊断的 X 射线、CT、MRI 等医学影像数据可在患者知情并同意的情况下交付给矫形器师,用于 3D 打印矫形器的设计与力学仿真。

(2)激光或光栅三维扫描仪扫描患者肢体得到阳型和阴型,或者直接针对患者肢体扫描(图 12 - 4)。

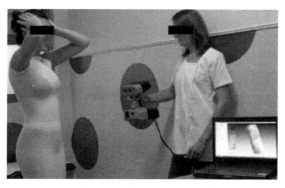

图 12 - 4　激光三维扫描仪

(3)超声波可提供一种记录不同的组织密度的方法,利用超声波辅助图像采集,并且从 CT 或者 MRI 得到人体三维肢体形状。

(4)现在市场上还有一种更加小巧的扫描仪,它需要配合智能手机或者平板电脑使用,携带更加方便。

(5)一个好的 3D 扫描仪取型设备需要具备以下几点:①简单的模型数字化。三维扫描仪有很宽的工作区域,操作流程要简单,能够提供实时的数字化的模型显示。②无接触操作,取型过程不接触患者,不会造成患者疼痛和不适感。③能够快速准确地将扫描的患者三维肢体数据导入图形处理与修型软件中。三维扫描仪的数据精度为 ±0.5 mm 或以下。④便携性。

能够提供小尺寸处理电脑和便携箱，在数分钟之内数字化患者肢体。

4）矫形器个性化计算机辅助设计（CAD）

个性化计算机辅助设计主要由矫形器师或软件工程师通过相关专业软件对获取的数据进行三维重建，再使用相应的机械软件，设计出与患者适配且能起到良好矫形效果的3D打印矫形器，必要时对矫形器的力学性能进行模拟仿真。具体方法如下。

（1）矫形器CAD界面显示多种数据。例如从水平面、冠状面、矢状面的二维和立体三维视图进行显示。二维视图根据需要显示不同的重点，显示轮廓外形，显示肢体在任何一个横断面上的轮廓图，通过轮廓图测量肢体角度。

（2）软件提供给用户各种修型工具和修型方法。修型工具包括模型形状的修改和区域的修改。能够模仿矫形器师修改阴型或者修改阳型的操作过程和模型的最终效果。

（3）镜像和对称工具。畸形患者的脊柱模型，往往需要根据患者的病情进行对称修型。这种对称或镜像操作是手工无法完成的，但在软件中很容易实现。将患者右侧畸形状态进行对称性修改，或者将胸腰骶矫形器（TLSO）左侧的修改拷贝到右侧。软件也要能提供根据尺寸进行模型修改的功能。

（4）修型软件的区域修型工具和石膏修型工具。区域修型工具需要矫形器师在石膏模型上确定一个修型区域和修型区域中的凹凸顶点。石膏修型工具如石膏调刀、石膏锉、纱网、手工锯等形象化操作。

（5）按照一定的生物力学原理修改矫形器。对整体模型或对某个区域进行修改，这种修改和矫形器师的经验有密切的关系。

（6）放射影像在图像叠加技术中直接构建脊柱形状。可将患者的病历图片导入CAD软件中进行修型对比矫正，更加直观地了解患者病理状态和患者的实际情况。图片可以是患者照片、X光片、CT合成的三维图像等，通过设计照片上患者的骨性特征将其与患者脊柱数字模型的相关特征联系起来。

（7）CT片中的骨骼模型导入相关数字模型中进行比对。通过将骨盆模型导入已经制造完成的脊柱矫形器的水平面投影图，可以看到矫形器与人体骨骼之间的适配性。

（8）矫形器设计软件的边缘设计功能。脊柱矫形器修型完毕后可以采用边缘线设计功能，将脊柱矫形器整个边缘切口线都设计出来并绘制在数字模型中，可以实时三维显示已经制造完毕的脊柱矫形器，图12-5为虚拟显示的脊柱侧弯矫形器。

（9）矫形器CAD系统的有限元的受力分析模块。根据矫形器师修改的脊柱模型，进行有限元仿真和预前评估。如图12-6所示为三维虚拟显示矫形器的适配状态和受力状态，其中不同的色块显示出该区域的压力数值。

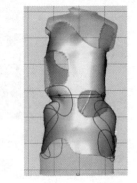

图12-5 脊柱侧弯矫形器
3D虚拟显示

（10）CAD设计方案应可行且有效，设计原文件应存档。

5）3D打印加工

将3D打印矫形器的设计文件通过相关专业软件转换成STL等3D打印机可识别的文件格式，根据矫形需求确定3D打印的工艺、材料、设备和参数。

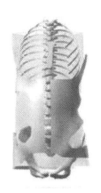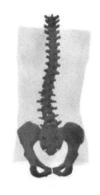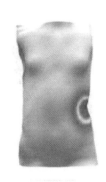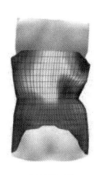

图 12 - 6　三维虚拟显示矫形器的适配状态和受力状态

6）加工后处理

完成 3D 打印矫形器的制造后，需对 3D 打印矫形器进行适当后处理，主要为去支撑（如果有）、打磨表面、根据实际需求添加内衬等。

7）患者适配

在专业人员的指导下，为患者佩戴制造好的 3D 打印矫形器。应由专业技术人员佩戴或在专业技术人员指导下佩戴，检查矫形器是否达到设计和结构要求，检查佩戴位置是否正确，并告知患者佩戴的时间和频次。

8）效果监测与反馈

患者应定期复诊，复诊结果应详细记录、存档。

**2. 实时监控智能脊柱侧弯矫形器**

实时监控智能脊柱侧弯矫形器应用传感器监测患者穿戴矫形器的时间及矫形器上压力点的变化，提高了患者依从性，实现了远距离智能化服务。目前国内已经有矫形器配置机构在开展这种技术的研发。在脊柱侧弯矫形器部件上内置了带压力传感器的监测模块。实时监控智能脊柱侧弯矫形器（图 12 - 7）由应用传感技术、通信模块、数据服务器、应用服务器、监视器和应用软件组成。在矫形器硬件基础上安装一颗智能芯片，为患者、矫形器师和医生实现治疗过程的个性化和可视化。芯片会实时采集和显示矫形器的使用时间、压力参数等数据，并实时反馈，有助于掌控治疗效果和

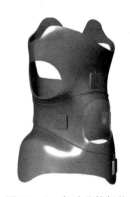

图 12 - 7　实时监控智能脊柱侧弯矫形器

安全。患者回医疗机构复查时，矫形器师可以通过软件读取脊柱侧弯矫形器上的监测模块数据，患者每日的穿戴时间和压力参数将有助于医疗人员制定后续的治疗方案。

# 12.3　上肢矫形器的设计原理与方法

在国家标准 GB/T 16432—2016 的 06 06 中，上肢矫形器（Upper Limb Orthoses）指用来矫正上肢神经肌肉与骨骼系统的结构和功能特征的矫形器。该装置可以是定制的，以满足个人功能需求，也可以是预制的，满足特定功能要求；预制的可以是可调整的，以满足个人适配需

要,也可以是成品,不能预制或不必调整。

## 12.3.1　上肢矫形器概述

上肢,从设计和功能方面来说,是一个极端复杂而又精致的工具。通过绝妙的协调运动,上肢带有关节的各个部分进行了极其多方面的运动,这在很大程度上依赖于复杂的感觉反馈系统的完整性。上肢的基本运动功能以其复杂化程度为序,包括了对在空间中的物体的抓握、释放和传递,以及在抓的过程中对物体的操纵。上肢还存在着其他重要性较小的运动功能,例如打击和爬行,但在修复受损伤肢体的功能活动中,一般不考虑这些功能。

恢复残缺上肢的三个基本运动功能的任务,一向充满着困难。抓握、释放和在空间传递的主要功能已有可能通过矫形器和假肢的方式来获得,但恢复对抓握物体的操纵能力,多年来一直存在技巧和思维方面的难题。机械地重现正常上肢高度精细的关节杠杆和运动系统的问题比下肢要多得多。除了这些困难,还有一个看来不可能完成的任务,就是装备一个完善的感觉反馈系统,以使机械部分协调起来,达到恢复上肢功能所必须的程度。

上肢矫形器是用于整体或部分上肢的矫形器。近年来,随着矫形外科和康复医学的发展,特别是手外科的快速发展,上肢矫形器已成为上肢功能恢复的重要手段,对这类矫形器的需求量越来越大,促使上肢矫形器的品种日益多样化,尤其是用于手部的矫形器,大量新材料新工艺制造的产品不断涌现。但是,由于人手的功能十分复杂和灵巧,一旦受损很难完全恢复,正如上肢假肢的开发应用远不及下肢假肢那样,上肢矫形器的开发应用也远比下肢矫形器落后,许多产品只见书上介绍而没有实物生产。特别是与国外相比,我国上肢矫形器的发展和应用目前仍有较大的差距,无论是品种、质量还是数量,都有很大的开发空间。目前上肢矫形器应用较少有其客观原因。上肢矫形器除简单的塑料夹板外,构造多比较复杂,制造比较困难,价格也较高。从历史发展来看,下肢矫形器的原始雏形在古代即已出现,而上肢矫形器则是近代的产物。因而,上肢矫形器的应用还有一个逐步普及的过程。近年来,合金技术、塑料材料和力学知识的进步,已大大地促进了上肢矫形器的发展。

为此,加强医工结合,骨科、矫形外科、康复科的医务人员更好地熟悉上肢矫形器的性能、品种,矫形器的设计、制造人员更好地了解上肢障碍者的临床需要,都是十分必要的。

国家标准《上肢矫形器的分类及通用技术条件》(GB/T 34410—2017)规定了上肢矫形器的分类、型号、要求、检验方法、检验规则,是上肢矫形器的设计、制作、检验和使用的规范。其中,上肢矫形器按照作用部位可分为指矫形器、手矫形器、手指矫形器、腕手矫形器、腕手手指矫形器、肘矫形器、肘腕手矫形器、前臂矫形器、肩矫形器、肩肘矫形器、上臂矫形器、肩肘腕手矫形器;按照主要功能可分为:固定型上肢矫形器、矫正型上肢矫形器、限位型上肢矫形器、代偿型上肢矫形器。

## 12.3.2　上肢矫形器的适应证

由于手臂的运动结构比较复杂、功能多,所以正确地针对不同病症选用不同种类的矫形器具来辅助治疗是很重要的,同时还必须针对特殊的病例设计不同的上肢矫形器。

### 1. 下运动神经元病变

肌肉的弛缓性麻痹:脑瘫、周围神经损伤引起的肌肉弛缓性麻痹,可用矫形器保护麻痹的肌肉,防止拮抗肌挛缩。

1)臂丛神经完全中断

多由摩托车祸、枪伤等引起,导致肩、腕、手关节失去运动能力,需要配置复杂的电动矫形器,也可使用维持手臂外展、外旋的机械矫形器。

2)尺神经及正中神经的病变

(1)尺神经:该神经损伤所出现的麻痹型式也随着损伤平面而变化。当损害在腕部,显著表现为环指和小指上缺乏内部肌肉作用。这导致想要伸直的手指呈现爪形,也就是指间关节(IP)不完全伸直和掌指关节(MP)过伸。如果没有矫形器的保护,组织重新排列会造成永久性的爪形畸形。

(2)当所有的骨间肌和拇收肌都必须由尺神经支配时,其他的手指由于失去了直接的 MP 屈曲,也表现出抓力减弱。中指、食指中的蚓状肌和拇指的拇短展肌可防止爪形。

(3)当神经损伤在腕部,屈指伸肌腹部到环指和小指麻痹,加上手内在肌麻痹,这样使患者丧失了在尺侧大部分的抓力,手相应较无力,但矫形要求不变。

(4)需要使用掌指关节屈曲矫形器预防掌指关节过伸。

3)桡神经损伤

(1)桡神经:与该神经损伤有关的功能性丧失根据所累及的三个平面而不同。当损害在肘下的桡骨头区,手指和拇指伸肌、拇长展肌麻痹。具有弹性伸展的敏捷矫形器可保持手的活动性,并且用于恢复期。

(2)当桡神经在肱骨中段处损伤时,腕伸肌麻痹,加上手指和腕伸控制丧失,矫形器的要求是静态支撑,并且使腕由于重力和屈指肌收缩的拉力的反作用处于中间位。当腕伸肌明显地部分恢复(2 或 3 级肌力),如果矫形器具有辅助伸肌和停止屈曲的功能,它们就会较快地克服废用的影响,增加手的多方面功能。

(3)当桡神经在腋平面损伤,除了手指和腕伸肌的功能丧失,还有肱三头肌麻痹。这样患者的前臂下垂丧失了稳定机体和支撑身体的作用。

(4)掌指关节桡神经损害的患者可使用动力腕下垂矫形器,使手指处于伸直位,手指屈曲时需主动做功。

4)腋神经损害

由于三角肌麻痹而丧失主动的肩外展和屈曲能力。

5)肌皮神经损害

肌皮神经创伤时,患者丧失全部有用的屈肘肌力。如果其他的跨过肘前部的肌肉特别强(旋前圆肌、指与腕屈肌群、肱桡肌)并且能被来自主动的肩控制动量增强,那么患者就有办法保持无阻力手的独立位置。

6)肌肉麻痹症

上肢畸形者应先行手术,然后配合使用上肢矫形器。

(1)肩部肌肉瘫痪:肩部肌肉瘫痪的患者可应用肩部外展矫形器将肩关节保持在 60°外展位置,既能预防因上肢下垂牵引造成的肩关节半脱位,又能方便上肢功能训练的进行。在矫形器保护下积极锻炼,可促进肌肉恢复。

(2)肘关节周围肌肉瘫痪:失去屈伸功能,配置肘部设有铰链的上臂矫形器,可伸直或固定在不同的角度。

(3)腕关节下垂:伸肌瘫痪,屈肌功能良好者配置前臂矫形器,将腕关节保持在功能位置。

### 2. 上运动神经元病变

上肢呈痉挛性麻痹,可用矫形器预防肌肉挛缩和关节畸形。

(1)颈椎脊髓横断,第五颈椎神经以上未受损伤的脊髓麻痹者,前臂和手肌麻痹,不能伸肘,屈肘力下降,可用带弹簧的手掌套获得有限的力量。

(2)第四颈椎神经以上未受损伤的脊髓麻痹者,上臂、前臂和手麻痹,仅剩微弱的肩功能,可使用平衡式前臂矫形器。

(3)高颈位脊髓损伤,采用环境控制装置或口控操纵杆式轮椅。

(4)脑性瘫痪后遗症与中风后遗症症状相同,均可按上述原则处理。

### 3. 上肢关节炎

受到类风湿性关节炎(Rheumatoid Arthritis,RA)侵犯后,可采取以下措施。

(1)手腕部可采用矫形器进行牵拉、固定和保护;

(2)腕部急性关节炎,可用掌侧矫形器;近侧指间关节急性关节炎及鹅颈畸形,可用制动型指间关节矫形器;网球肘、翼状肩都可使用相应的矫形器。

(3)休息位夹板可以固定手和腕,供活动性 RA、腕管综合征或伸肌腱炎的患者夜间使用。临床建议在早期 RA 中使用休息位和功能性夹板,有助于延缓尺偏畸形,缓解疼痛、滑膜炎及水肿。

(4)延伸至掌曲褶痕的腕功能性夹板,保留指关节功能而限制腕屈,可用于炎症期间需要活动时,为腕和韧带提供支持。

(5)功能性拇指后夹板可用于缓解因骨性关节炎(Osteoarthritis,OA)导致的腕掌部和指间关节疼痛。功能性腕背侧上翘型夹板有助于减轻腕管综合征的疼痛。

### 4. 上肢骨折

可用低温热塑板材矫形器固定,作用与下肢骨折矫形器相似。骨折不连接,肱骨中段、尺骨和桡骨骨折形成的假关节,以及肩关节骨折或脱臼,都可以使用矫形器进行免荷性治疗或者其他治疗。

### 5. 烧伤

深度烧伤发生后,皮肤挛缩,治疗早期应使用固定或功能式矫形器,减少畸形;腋窝烧伤者,应使手臂外展以便于治疗;肘前窝烧伤者可用肘伸展矫形器,以减少挛缩;手背烧伤者,掌指关节过伸及指间关节屈曲畸形,此时可用置于掌侧的固定型腕手矫形器;掌指全屈和指间关节伸展者,可用橡筋带牵引的手部矫形器。

### 6. 软组织挛缩引起的关节畸形

预防或矫正由于皮肤瘢痕,关节囊、肌肉、肌腱等软组织挛缩引起的关节畸形。

## 12.3.3　上肢矫形器的设计原理及处方

### 1.上肢矫形器的矫治原理

1)上肢矫形器分类

上肢矫形器按矫治作用可分为动态型(运动式)和静态型(固定式)两类。

(1)动态型矫形器能控制关节的运动形式,使畸变的形态得到纠正,功能得到补偿。

(2)静态型矫形器能够限制由于运动造成的疼痛,并且使关节的负荷减轻。

常用上肢矫形器的矫治机构包括以下几种。

(1)手指关节的伸展限制和动态屈曲机构;

(2)拇指关节的动态屈曲、伸展机构;

(3)拇指、掌指关节的固定和动态外展机构;

(4)桡腕关节的动态和静态机构;

(5)指关节和桡腕关节综合作用的静态和动态机构。

2)外部动力系统

常见的外部动力系统有弹簧和橡筋带,这些组件可通过拉长对侧肌肉而自由运动。但由于体积有限,该系统仅产生很小的力量。外部动力系统还有二氧化碳气动、电动机、液压系统。目前最有前途的动力系统是数控微型电机和可充电电池。

3)机械效率和配置精准的统一性

必须同时重视上肢矫形器的机械效率和配置的精准性,因为舒适对患者接受上肢矫形器是至关重要的。上肢节段的狭小、软组织垫的限制和关节运动的多样性对上肢矫形器的机械效率提出了较高的要求,只有熟练的矫形器师才能满足这些高要求。即使矫形器能起很大的作用,但如果缺乏设计和制造的专业技能,人们也会在制定治疗计划时就失去使用上肢矫形器的信心。只有当上肢矫形器有明确的治疗目的,或者实现了其他方式所不能提供的某些功能的时候,患者才会接受手和臂的矫形器。对于瘫痪、畸形或疼痛造成上肢实际无用,由矫形器获得的对比优点就非常吸引人。某些缺点也能通过设计材料和矫形器的设计措施而减少,但不能完全消除。因此,每具上肢矫形器都是得失之间的折衷。

### 2.上肢矫形器的设计要求

在手的表面与物体之间插入任何材料都会降低抓握的效率。由于缺少了感觉,减少了皮肤的摩擦和皮下轮廓作用,限制了患者握住物体的能力,这些多样性因素合在一起,使物体在尺寸、形状和重量上大不相同,不仅需要更大的握力,而且比赤手抓握更不精准。与手的情况不同,臂不存在表面障碍的问题,但是它对多样性的要求更高。用手抓握和释放某种物体能够满足患者的基本日常生活活动(Activities of Daily Living,ADL)要求,但同时,臂必须进行许多位移运动。穿衣服、清理个人卫生、进食及桌面上的活动均采用不同的运动方式,并且发散面很宽。患者接受上肢矫形器的另一个障碍是因为它惹人注目,会公开暴露出其存在着某种障碍,同时在穿衣、进门、递交物体方面引起别人注意。应根据患者身体需要设计特殊的矫形器。目前有效的治疗与上肢处理的控制畸形、保护组织、功能恢复的基本目的有关。

上肢的基本功能以复杂化程度为序,包括了对在空间中的物体抓握、释放和传递,以及在抓的过程中对物体的操纵。

为了实现上肢矫形器的基本功能,在设计上肢矫形器时,通常采用杠杆原理,根据上肢疾患的部位及治疗要求来确定力的大小、方向和位置。此外尚需考虑生物力学的要求。

**3.动态腕手矫形器的设计**

在设计动态腕手矫形器时,为了辅助 MP、IP 屈伸或是辅助腕关节伸屈,通常是在自前臂支撑部位延长出来的支杆上,用橡筋或弹簧对作用关节进行牵引。进行 IP 或 MP 伸展辅助时,加在各手指关节的力来自支杆的牵引力,根据杠杆原理,该力的大小取决于前臂支撑部的长度。而为了确定力的方向和力的作用点,安装支杆时还必须正确地设定牵引方向与牵引位置(图 12 - 8)。具体需注意以下几点:①牵引方向与矫正对象骨的长轴相垂直;②指套安装在矫正对象关节的末端;③矫形器的支撑部,以屈曲为目的时安装在掌侧,以伸展为目的时安装在背侧;④注意手指关节的角度会影响牵引力的作用,当关节角度不足 65°或大于 120°时,指套容易沿着长轴方向滑移,这时可将皮指套改用能包住指围长 1/3 以上的塑料箍;⑤为避免牵引力过大导致皮肤产生压迫性病变的危险,牵引力应保持在 50 g/cm² 以下,因此,指套(或塑料箍)的接触面积要大,最好再在指套内侧贴上毛毡或橡胶等摩擦系数较大的材料;⑥患者穿用中要注意检查手指前端的颜色变化及疼痛程度,牵引力过强时要放松弹簧或橡筋;⑦支杆的设计尽量不过分外突,以免增大矫形器体积而使患者感到不便。

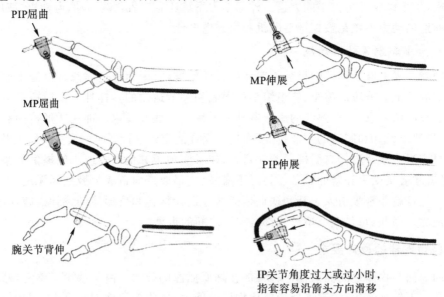

图 12 - 8　腕手矫形器中支杆的牵引方向与位置

**4.矫正型上肢矫形器的设计要求**

(1)因为畸形以一种微细的潜在的方式发展,所以在临床上第一次出现不良征兆时就应开始治疗。以下情况无疑将导致畸形,除非进行适当的保护:①肌肉麻痹,该肌肉在正常情况下有抗重力作用,当存在拮抗肌痉挛时,这种麻痹加重;②损伤导致反应性疤痕,例如烧伤、局部创伤及累及关节结构的感染;③关节炎急性发作导致疼痛,使肌肉活动受抑制;④不对称瘫痪,使轻瘫侧肌肉功能占优势。

一旦产生了畸形,正常滑动面和组织的延伸性就会丧失。需要力使粘连松散,拉长收缩了的纤维。因此,矫正畸形措施比预防性技术更加复杂。它们的效果还取决于组织状态的可逆性。除非畸形变化比较轻微,或者仅存在很短时间,否则正常生理功能不可能恢复。

(2)必须将矫正力保持在组织耐受水平面以内。如果矫正力不足以实现必需的变化,那么进一步的恢复只能通过外科手术重建。关节活动的标准取决于患者恢复的潜在能力。当肌力缺乏,特殊关节的稳定性是基本的必要条件,挛缩能够作为一种有效的代偿。控制畸形的治疗目的在于保护有用的挛缩部分,避免进一步的畸形。

**5. 上肢矫形器处方**

进行上肢的生物力学评价,用表格记录,制定上肢矫形器处方(表 12-5)。上肢矫形器处方是设计上肢矫形器的基础。矫形器处方可以简化为利用生物力学来控制外部的功能缺陷。技术评价表是医生和矫形器师之间联系的一座桥梁,并为治疗师和工程师提供有价值的资料。这张表是患者的医院病历内容之一,右侧和左侧上肢分别提供,包括的内容有患者的资料和主要损伤的概要。填在表中的损伤是那些不适宜于图形描述的损伤。

**表 12-5　上肢矫形器处方**

| 技术评价表 | | | 左上肢 | | |
|---|---|---|---|---|---|
| 姓名_____编号_____年龄_____性别_____ | | | | | |
| 患病日期_____原因_____ | | | | | |
| 职业_____目前上肢装置_____ | | | | | |
| 诊断_____ | | | | | |
| 优势手: | 右 | 左 | | | |
| 另一上肢状态: | 正常 | 损伤 | | | |
| 1.步行状态: | 正常 | 损伤 | 步行辅助 | | |
| 2.轮椅: | 坐位 | 稳定性 | 不稳定 | 斜倚 | 直立 |
| 坐的忍受性: | 正常 | 限制 | 持续时间 | | |
| 推进力: | 手动 | 机动 | 依赖 | | |
| 3.意识: | 正常 | 损伤 | | | |
| 4.忍耐性: | 正常 | 损伤 | | | |
| 5.皮肤: | 正常 | 损伤 | | | |
| 6.疼痛 | 部位_____ | | | | |
| 7.视力: | 正常 | 损伤 | | | |
| 8.协调: | 正常 | 损伤 | 功能 | 正常 | 遭到损害　障碍 |
| 9.动力: | 良好 | 一般 | 差 | | |
| 10.伴随损伤:_____ | | | | | |
| 功能性障碍的概要_____ | | | | | |
| 治疗目标: | 防止/矫正 | 畸形 | 改进功能 | | |
| | 其他_____ | | | | |

矫形器处方

| 上肢 | | 屈 | 伸 | 外展 | 内收 | 旋转 内 | 旋转 外 | 轴向载荷 |
|---|---|---|---|---|---|---|---|---|
| SEWHO | 肩 | | | | | | | |
| EWHO | 肱骨 | | | | | | | |
| | 肘 | | | | | | | |
| | 前臂 | | | | | 旋前 | 旋后 | |
| WHO | 腕 | | | | | | | |
| HO | 手 | | | | | | | |
| 指 2-5 | 掌指 | | | | | | | |
| | 掌指间 | | | | | | | |
| | 背根间 | | | | | | | |
| 拇指 | 掌中 | | | | | 相反 | | |
| | 掌指 | | | | | | | |
| | 指间 | | | | | | | |

评价：_____

_____

_____

签名_____ 日期 _____

符号解释:使用下列符号表示设计功能理想控制。

F＝自由　　　无约束运动。

A＝辅助　　　使用外力,为了增加运动范围、速度或运动的力量。

R＝阻止　　　使用外力,减少运动速度或力量。

S＝止动　　　静止部件以阻止运动(在一个方向的一种非理想的运动)。

V＝变化　　　能调整,而没有产生结构变化的单位。

H＝保持　　　将所有运动限制在装置规定的平面。

L＝锁住　　　包括一种可任意锁住的装置。

## 12.3.4　低温热塑材料在上肢矫形器中的应用

20世纪70年代之前,人们常将皮革、金属和石膏绷带作为制造矫形器的主要材料,而且多应用于脊柱和下肢。随着新材料、新工艺的问世,聚乙烯、聚丙烯材料已成为制造矫形器最普遍的材料之一,这些热塑材料在加热后具有一定延展性和良好的可塑性,成为专业人员最喜爱的制造工艺,制造的成品美观轻便,是患者最喜欢佩戴的矫形器,尤其是低温热塑矫形器,为上肢功能障碍者尤其是儿童提供了能满足治疗或功能需要的最合适的矫形器,使矫形器的临床应用更为广泛。

**1.低温热塑材料与高温热塑材料性能的区别**

临床上应用的热塑材料分为高温热塑板材和低温热塑板材两种,各有其优点。高温热塑材料可分为 PP 热塑板、PE 热塑板及 PP 与 PE 的混合板。低温热塑材料可分为经典型(透明或半透明板材)和经济型(不透明板材)两大类,其中经典型包括 Aquaplast＋、Turbocast,经济型包括 San-splint、Orthoplast、Orthoform 与 Kay-Prene。高温热塑板材与低温热塑板材的性能存在较大的差异性,如温度、强度、记忆性、延展性等,具体区别详见表 12 - 6。

表 12 - 6　低温热塑材料与高温热塑材料性能参数比较

| 特性 | 高温热塑材料 | | 低温热塑材料 | |
|---|---|---|---|---|
| | PP 热塑板 | PE 热塑板 | 经典型 | 经济型 |
| 软化温度/℃ | 164～220 | 126～150 | 60～70 | 60～70 |
| 抗弯强度/kPa | 155 | 190 | 15 | 36 |
| 密度/(g·cm⁻³) | 0.90～0.91 | 0.942～0.956 | 1.14 | 1.37 |
| 耐疲劳强度/kPa | 193 | 85 | 103 | 99 |
| 拉伸强度/kPa | 47 | 28 | 66 | 51 |
| 记忆性 | 无 | 无 | 100% | 60% |
| 表面光洁度 | 差 | 差 | 较好 | 好 |
| 材料厚度(临床常用)/mm | 3、4、5、6 | 3 | 0.8、1.6、2、2.4、3.2 | 3.2、4.8 |
| 材料颜色 | 无色 | 白色 | 粉色、桃红色、深红色、白色 | 淡黄色(肤色) |
| 应用范围 | 躯干、下肢 | 躯干、下肢 | 上肢 | 上肢、躯干 |
| 可操作性 | 难 | 较难 | 较容易 | 容易 |

**2.低温热塑材料与高温热塑材料工艺及制造流程的区别**

(1)低温热塑矫形器的制造流程。低温材料在加热软化后可直接在肢体表面塑型,制造步骤包括:取纸样、塑型、半成品修整、安装辅助件四个步骤,最后形成合格成品矫形器。低温热塑矫形器制造比较简单,医生、物理治疗师、作业治疗师等稍加培训就可以完全掌握这项技术。

(2)高温热塑材料技术、工艺和设备都相对复杂。制造高温矫形器通常需要专业矫形器师才能完成。

(3)这两种制造方法各有特点:后者费时、费力,但制造材料成本较低,同时更适合一些肢体变形比较复杂的患者;前者比较省时、省力,但制造材料成本较高,一般适用于那些肢体变形相对比较轻的患者。

**3.低温热塑矫形器的优势**

目前低温材料在临床上应用得越来越广泛,与高温热塑矫形器相比较,低温热塑矫形器有如下优势。

(1)低温热塑材料可以直接在患者身上塑性,穿戴起来更加合适方便,且重量轻、通气性好、固形快、拆卸方便、回复性好、易于清洗;

(2)制造方便快捷,制造一个低温热塑矫形器只需 1～2 h 的时间,大大缩短了制造一个矫

形器的时间,极大地降低了制造矫形器的成本;

(3)除了专业技术人员,一般医生、物理治疗师、作业治疗师、护士等相关医疗技术人员稍加培训和练习都可很好地掌握这项技术。

(4)由于低温材料的成型温度低、可塑强等特点,低温热塑矫形器还可以根据患者病情的变化随时调整。

低温热塑矫形器的以上优势,极大地提高了制造矫形器的效率。

# 12.4　下肢矫形器的设计原理与方法

在国家标准 GB/T 16432—2016 的 06 12 中,下肢矫形器(Lower Limb Orthoses)指用来矫正下肢神经肌肉与骨骼系统的结构和功能特性的矫形器。该装置可以是定制的,以满足个人功能需求,也可以是预制的,满足特定功能要求;预制的可以是可调整的,以满足个人适配需要,也可以是成品,不能预制或不必调整。

## 12.4.1　下肢矫形器概述

下肢矫形器是目前矫形器中应用最多的一类,适应证也是相当广泛的。应用下肢矫形器的主要目的是:稳定关节,改善下肢的运动功能;保护下肢的骨与关节,减少疼痛,促进病变痊愈;畸形矫正或关节置换术后功能位的保持。下肢矫形器的作用是防止畸形、矫正畸形、代偿瘫痪肌肉、稳定关节,改善肢体功能,补充短肢高度等;还可以改善步态,减免肢体承重,促进骨折愈合和早期功能恢复,巩固手术疗效;用于暂时不宜手术的患者,作为手术前的治疗措施,以及增加美观性,等等。因此下肢矫形器较身体其他部位的矫形器使用更为广泛,品种很多。

下肢矫形器主要与步行有关,其使用目的为:①预防畸形的发生(包括在静止状态下使用);②支承体重;③矫正畸形;④代偿和辅助已经丧失的功能;⑤控制不随意运动。下肢矫形器主要有膝踝足和踝足两种类型,可根据患者瘫痪水平的高低、强直和痉挛的有无等情况适当设计应用。

下肢矫形器的功能至少包括下面四条中的一条。

(1)防止畸形。

(2)保护衰弱或疼痛的肌肉骨骼段。

(3)改进功能。下肢生物力学上有缺陷的患者对矫形器的基本要求是舒适、有效地改进功能、美观、使用方便。如果一具矫形器不舒服,不能有效地改进功能,不美观,患者将或迟或早抛弃它,无论他用矫形器训练了多长时间,都会如此。无论患者是自己独立地穿脱矫形器,还是在别人帮助下完成,穿脱都要求方便。如果穿脱困难,也会促使患者放弃使用矫形器。为了使患者能接受矫形器,应对所有这些基本要求要进行平衡。

(4)矫正畸形。例如,著名的丹尼斯-布朗夹板(Denis-Browne Spline)可用于主动矫正先天畸形足。

下肢矫形器的基本功能是控制下肢某部分的运动。理想的矫形器应该仅控制那些异常和不适当的运动,并且允许发挥正常功能的运动。必须慎重考虑一具矫形器所包绕的肢体平面,使推荐的部分或部件类型准确地匹配存在的缺陷。下肢矫形器处方首先必须建筑在精确地对患者进行生物力学分析的基础上,接着选择适当的部件,最后从选择的部件中制造一具完整的矫形器。

生物力学上的缺陷是以独立的诊断或特殊疾病症状出现的。病原学观点上十分相反的情况可能引起同样的缺陷。肌肉骨骼系统的损伤、骨骼或关节感染、疤痕性麻痹或痉挛性麻痹、关节病、或先天性畸形都是不同的病因,但几种不同的病可能出现同样的生物力学上的缺陷。制定新的矫形处方的原始依据不是疾病,而是生物力学的缺陷,在评价时必须考虑它的特殊处理的要求。在对任意患者进行评价时,必须知道矫形器也是治疗方案的一部分。外科手术可能完全排除对矫形器的需求,也可能允许适当或较好地使用一具矫正或支撑的矫形器。对患者进行恰当地评估和为患者设计适当的矫形器显得愈加重要。

下肢矫形器既要有足够强度,又要尽可能减轻重量。过去,由于受到制造材料限制而常使这两项要求顾此失彼,现今由于铝合金、热塑板材、碳素纤维、复合材料等轻质材料的广泛应用已使这一情况有所改变。近年来,随着现代工程技术应用于矫形器设计,以及适用于制造矫形器的新型塑料的问世,新型矫形器品种不断涌现,用高强度热塑材料制造的矫形器由于具有轻便、美观、舒适等优点而得到迅速普及。

## 12.4.2　下肢矫形器的适应证

### 1. 麻痹症

这是下肢矫形器中最常见、种类最多的一种适应证。

1)足、踝部肌肉瘫痪与畸形

(1)马蹄足畸形:可穿矫形鞋或用弹簧、牵引带增加背屈力量。

(2)足内翻畸形:可用矫形足套,或使用单支条及双支条踝足矫形器,在矫形器外加 T 形牵引带。

(3)足外翻畸形:用矫形足套,方法与足内翻畸形相反。

(4)跟足:通过矫形鞋恢复足的三点承重功能,踝关节设铰链限制背屈。

(5)足下垂:用塑料踝足矫形器。

(6)桠枷足:用静态踝足矫形器

2)膝关节周围肌肉瘫痪与畸形

使用膝踝足矫形器。

3)髋关节周围肌肉瘫痪

使用坐骨承重髋膝踝足矫形器,加锁固定髋关节。

### 2. 截瘫

帮助患者移位活动、站立和步行。根据截瘫的平面确定矫形器处方,选用各类下肢矫形器、轮椅、助行器、截瘫行走机器人。

### 3. 脑性瘫痪

矫形器主要用于控制痉挛性瘫痪。如控制下肢旋转,用双侧 HKAFO,或扭柱式、环绕式矫形器。

### 4. 先天性髋关节脱位和髋关节发育异常

矫形器使髋关节保持在屈曲、外展的位置，使股骨头进入并保持在髋臼之内。

### 5. 先天性马蹄内翻足

除使用矫形鞋矫正前半足内收、内翻，避免马蹄畸形外，丹尼斯-布朗夹板和 A 字形框架式矫形器也较常用。

### 6. 股骨头骨骺骨软骨病

针对股骨头骨骺骨软骨病（也称佩尔特斯病，Perthes Disease）采用三边形矫形器，将体重移至木板底部，使髋关节保持外展、内旋位，股骨头完全纳入髋臼之中，单双侧均可使用。

### 7. 下肢骨折

采用轻型热塑板矫形器可避免笨重的石膏，控制成角畸形、扭转和压应力，允许关节发挥正常功能，支撑和稳定假关节，制造承重接受腔用于胫骨平台、股骨髁及髁上、股骨中段近侧骨折治疗。

### 8. 下肢关节炎

使用矫形器可稳定关节、减少或控制疼痛，改善骨的对线和承重功能，防止进一步畸形，矫正可恢复的畸形，适应已固定的畸形。治疗方法根据关节病变而不同。足和踝关节炎的矫形器用处最大，用于膝关节的效果差一些，一般不用于髋关节。

（1）足部矫形器可改善步态和减轻疼痛。与地面成 $20°$ 角的倾斜后跟可减少踝关节运动和疼痛。对外伤性骨折后、OA 或 RA 引起的疼痛较剧或踝关节存在关节炎，髌韧带承重 AFO 矫形器可以将负重从踝转移至髌韧带。

（2）短期使用（6 个月以内）适用于：①促进骨折愈合；②踝关节融合术后；③足跟痛，无手术适应证，保守治疗无效。

（3）长期使用适用于：①骨折或关节融合术后迟缓愈合或不愈合；②距骨缺血性坏死；③距下关节或踝关节变性关节炎；④跟骨骨髓炎；⑤坐骨神经损伤合并足底感觉丧失；⑥慢性皮肤疾病，如糖尿病性溃疡；⑦其他不适合手术的慢性足部疼痛。

（4）跖趾关节：使用前部宽而高的矫形鞋，减少局部压力或使用弹性鞋垫分散压力。

（5）跗间关节：使用鞋垫、足弓托、足套和 AFO 矫形器限制运动，减轻疼痛和重新分配压力。

（6）距下关节：使用高腰靴，限制距下关节活动的 AFO。

（7）踝关节：使用 PTB（环带式）式 AFO，减少踝关节负荷，用软跟鞋或鞋底加摇杆减少足屈曲。

（8）膝关节：使用矫形器使病肢承重时能保持关节稳定，防止引起疼痛的关节运动和关节屈曲；矫正肢体异常对线，增加承重稳定性，防止畸形加重。延至坐骨处的 KAFO 矫形器有负重带和膝转盘锁，可用于减轻膝关节的压力，在 OA 和 RA 患者中可缓解膝内外侧压迫。这种矫形器不适于严重外翻畸形的肥胖患者。使用 KAFO 的依从性较差。

（9）髋关节：不能使用下肢矫形器，而应使用手杖或拐杖。

### 9. 佝偻病

膝关节内翻(O 形腿)和外翻(X 形腿)畸形,可用膝部矫形器固定。

(1)O 形腿指膝关节以下向内翻转,踝关节面向内倾斜,学名叫膝内翻,矫形器是根据三点原理,通过施加在股骨内上髁处、小腿胫骨上端处和膝关节外侧处的三个力来起到矫正的作用的;

(2)X 形腿是膝关节以下向外翻转,股骨下关节面向外倾斜。双膝外翻时,双下肢呈 X 形,学名叫膝外翻,矫形器利用三点原理,通过施加在股骨外上髁处、小腿腓骨上端处和膝关节内侧处的三个力来起到矫正的作用。

### 10. 扁平足

设计带内侧垫、托马斯鞋跟等的矫形鞋。

## 12.4.3　下肢矫形器的禁忌证

在考虑为患者设计功能性矫形器时,必须特别注意禁忌证。对于严重的肌无力患者,四肢麻痹、缺乏躯干和腹部肌群、上肢缺乏利用拐杖和步行器的足够力量的患者不适合配置下肢矫形器。此外,尚需考虑患者的情绪,如果患者没有改进其功能的愿望,即使设计制造了矫形器,也很少使用。

## 12.4.4　下肢矫形器的设计原理及处方

下肢运动障碍患者的主诉就是没有能力以正确的方式自由行走,不能稳定地站立。设计下肢矫形器的首要目标就是使这些缺陷尽可能地恢复。

### 1. 下肢矫形器的生物力学作用

1)矫正

矫形器的矫正作用是指矫形器通过对肢体施加力来恢复肢体正常姿态和对线。形态上是将"畸形形态"矫正到"正常形态"。生物力学作用是将非生理的力学关系转变为更加符合生理的力学关系,将非生理的对线转变为生理对线。生物力学原理是三点压力矫正原理。影响三点压力矫正作用效果的力学因素有作用力的位置、大小、方向,以及作用力的力臂。用矫形器进行矫正时,常用到一组或多组三点压力系统。

在设计矫形器的压力作用点时,应选择正确的施压位置与方向,尽量增大矫正力的力臂长度和施力的面积,以减小局部压力,避免过大的压力对皮肤造成伤害。

矫形器的矫正作用主要适用于生长发育期的儿童与青少年。在此阶段,畸形组织和结构具有一定的生物可塑性,可以通过矫正力来矫正。对于已经固定的畸形,企图用矫形器来矫正是不现实的。

在下肢畸形中,可用矫正性矫形器的适应证常见于膝内翻、膝外翻、膝关节屈曲挛缩、先天性马蹄内翻足、内收足(镰刀足)、马蹄足、内翻足、外翻足等。

2)固定

矫形器的固定作用是指矫形器通过对肢体施加力,限制、引导、辅助关节的运动。固定分为静置和运动控制两种。

静置是指完全限制关节(或肢体某节段)的运动。对关节进行静置时,要明确关节静置的角度,还应注意到相邻关节的活动对目标关节的影响。要实现完全静置,必须对相邻关节的活动进行限制。

运动控制则是指对关节运动进行控制,以稳定和支持关节功能。它包含两个方面的含义,一是支持和辅助关节活动,二是限制关节活动范围,即支持和辅助关节必要的正常的生理性运动,限制关节异常的非生理性运动。控制关节活动时,应明确允许的正常生理运动和限制的非生理运动,以及允许的活动范围和限制的活动范围。

在选择用矫形器来进行固定时,首先应判断采取静置还是控制关节活动的方式。固定必定会制约关节的生理活动,对关节造成影响。因此,用矫形器进行固定时,应与体疗配合,预防由于关节长期固定带来的副作用。

3)免荷

通过矫形器来传递人体载荷,或对人体载荷进行重新分配,以减轻肢体某特定部位或节段的骨骼(关节)的压力。免荷的生物力学原理是在需要免荷的部位的上部对肢体进行支撑,来免除该部位的轴向压力。实现免荷目的,既要克服重力对骨关节产生的压力,又要减少肌力对骨关节产生的压力。

下肢免荷矫形器的支撑部位主要在膝部和坐骨结节。膝部支撑对小腿远端及踝足部位进行免荷。坐骨支撑对髋关节以下的整个下肢进行免荷。

免荷依据程度不同分为完全免荷和不完全免荷两种情况。①完全免荷是指完全免除下肢骨关节的轴向负荷。患者穿上完全免荷的下肢矫形器时,全足悬空,不承受载荷。②不完全免荷又称部分免荷,部分减轻骨关节的轴向压力。患者穿上不完全免荷的下肢矫形器时,足跟悬空,前足着地,下肢肢体只承受部分载荷,达到不完全免荷的目的。

4)长度补偿

下肢长度补偿,又称补高,目的是对缩短的下肢进行长度补偿,使双下肢等长,骨盆水平。补高的要求是补高后的肢体负重应符合生物力学对线规律。

用假肢补高时,应充分利用人体足跟负重。足跟负重时,足跟承重面应保持水平。避免在穿上矫形器后脚趾承受过大的压力。

**2. 下肢矫形器的设计依据**

1)下肢生物力学评价

肌肉骨骼系统的损伤,骨骼或关节感染,疤痕性麻痹或痉挛性麻痹,关节病或先天性畸形都是不同的病因,但几种不同的疾病可能引起同样的生物力学上的缺陷。所以,设计矫形器的原始依据不是疾病,而是生物力学缺陷。下肢生物力学技术评价表可提供对患者的缺陷的标准评价方法,这个评价表能反映出收集的足、踝、膝、髋的生物力学资料。完成这些评价后,患者生物力学上的缺陷就被确定下来。下肢矫形器设计有以下四个必要条件:

(1)明确所设计矫形器的基本目的;

(2)确定和了解患者生物力学方面的缺陷;

(3)正确评价现有矫形器系统;

(4)患者使用矫形器以后应进行再次评价,以保证矫形器的有效性和正确使用。

2）下肢矫形器的设计方法与路径

设计一具下肢矫形器属于整个康复治疗计划的一个必要部分,决不能与其他治疗方案割裂开来。需要配备矫形器的患者一般存在着多方面的缺陷,而且可能有好几种不同的治疗方案。在肢体障碍者的康复实践中,出现了"矫形小组"。该小组的工作方式是:首先由康复医师和治疗师进行检查评定,开具矫形器处方,建立生物力学模型,将患者的这些资料传递到矫形器师那里。复杂的生物力学问题要求几个学科合作,通过矫形小组的例会,使处方能够真正代表大家的一致意见。小组的矫形器师,必须具有临床方面的知识与经验,能够解决临床问题。

在设计下肢矫形器时,矫形小组的成员们应在设计思想上保持基本一致,必须指导患者及其家属并经常提醒他们注意矫形器的设计和穿戴目的。一具专门设计的用来防止畸形的下肢矫形器可能会被抛弃,因为患者不用它也许会走得更好些。失去了应用矫形器的基本目标,有效的治疗就会被中断。患儿的父母可能失去了应用矫形器的基本目标,有效的治疗就会被中断。例如,一个控制良好的血友病性膝关节病患者,因为矫形器最初设计目的是起保护作用的,而不是穿戴,所以可能受到反复的损伤、关节积血及复发性挛缩。

了解下肢矫形器的生物力学功能,有助于提高设计者选择各种矫形器的能力,以便为患者设计最适当的产品,同时还需改进取型和修型技术,提高对线和适配的准确性,使矫形器发挥更好的功能。

**3.下肢矫形器对线**

1）下肢矫形器对线的方法

下肢矫形器对线的主要目的是解决患者穿着矫形器承重时的下肢力线问题,使患者下肢力线得到改善。根据生物力学原理,以肢体承重线为参考,根据患肢的承重和运动状况,确定矫形器各部分之间的空间位置关系。

从形态和结构上看,下肢矫形器的对线就是在三维空间确定膝关节的屈曲角度和内收外展角度、踝关节的背屈跖屈角度和内外翻角度、膝踝关节本身的前后上下位置、膝踝关节相互之间的位置关系等方面的内容。

人体重力在下肢的传递形成了下肢承重力线。通过确定空间位置关系来改善患者下肢的承重力线。

静止状态下,下肢的承重力线又称为下肢的静态力线。正常的下肢,双腿自然站立时,从冠状面观察,单侧下肢的承重力线通过髋关节、膝关节和踝关节的中心;从矢状面观察,下肢的承重力线与人体的重力线重合。

2）下肢矫形器对线的原则

矫形器关节轴的位置依据人体关节来确定。通常情况下,矫形器关节的位置与人体关节轴一致。根据实际需要,也相对矫形器关节轴进行上下或前后移动。需注意的是,矫形器关节与人体关节如果不同轴,将对患者的运动和受力产生影响。

下肢内外两侧都安装有关节的矫形器,双侧关节应同轴。辅助步行用的矫形器,髋、膝、踝关节轴线在冠状面和水平面内互相平行,与跖趾关节轴互相平行,且与行进方向垂直。

通常基本对线时:冠状面内,对线参考线通过膝轴中点、踝轴中点;矢状面内,对线参考线通过大转子、膝关节中心（或前 10～15 mm）、踝关节中心。

下肢矫形器对线时,要结合患者实际情况考虑患肢的负重受力,进行对线。冠状面内的对线应符合患肢自身的轴线,或矫正后的肢体轴线。矢状面内的对线应主要考虑下肢的直立稳定性和承重。

在确定踝关节的背屈角度或跖屈角度时,必须考虑它对步行的影响。

固定式矫形器,对线时还应考虑关节的固定角度。

### 4.下肢矫形器处方

进行下肢的生物力学评价,用图表记录,制定下肢矫形器处方(表 12-7)。下肢矫形器处方是设计下肢矫形器的基础。矫形器处方可以简化为利用生物力学来控制的外部功能缺陷及处治方案。技术评价表是医生和矫形器师之间联系的一座桥梁,并为治疗师和工程师提供有价值的资料。

下肢矫形器处方包括患者住院病历、患者主要损伤的日期和概要。一般填在这一页的损伤是那些不适于用图形描述的损伤。表中有插图符号的说明,这些符号用在肢体图中。

**表 12-7 下肢矫形器处方**

姓名_____ 编号_____ 年龄_____ 性别_____

患病日期_____ 原因_____

职业_____ 目前下肢装置_____

诊断_____

_____

走动　　　　不能走

主要损伤

A.骨骼：　1.骨和关节　　正常　　异常_____

　　　　　2.韧带　　　　正常　　异常　　膝　AC　PC　MC　LC

　　　　　　　　　　　　　　　　　　　　踝　MC　LC

　　　　　3.肢体短缩　　　无　　　左　　　右

　　　　　相差量　　　SS足跟_____　SSMTP_____　MTP_____

B.感觉：　　正常　　异常

　　　　　麻木　　　　感觉迟钝　　　位置_____

　保留性感觉：　　　　迟钝　　　　　　丧失

　　　　疼痛　　　位置_____

C.皮肤:正常　　异常

D.血管:正常　　异常　　右　　左

E.平衡:正常　　损害　　支撑_____

F.步态偏移_____

G.其他损伤_____

功能障碍概要_____

_____

_____

_____

处理目标

　　防止/矫正　　　　畸形　　　　改进运动

　　减小轴向负荷　　　　　治疗骨折

　　保护关节　　　　　　　其他_____

矫形器处方

| 下　肢 | 屈 | 伸 | 外展 | 内收 | 旋转内 | 旋转外 | 轴负荷 |
|---|---|---|---|---|---|---|---|
| HKAO　髋 | | | | | | | |
| KAO　大腿 | | | | | | | |
| 膝 | | | | | | | |
| AFO　腿 | | | | | | | |
| 踝 | 背 | 跖 | | | | | |
| 踝关节 | | | | | 内 | 外 | |
| FO　足跗中 | | | | | | | |
| 趾间 | | | | | | | |

评论_____

_____

_____

签名_____日期_____

注:使用下列符号表示设计功能的理想控制。

　　F＝自由　　　　自由运动。

　　A＝辅助　　　　外力应用以增加运动的范围、速度或运动的力。

　　R＝阻止　　　　使用外力,减少运动的速度或力。

　　S＝停止　　　　包括制动装置,以阻止在一个方向上的不适当的运动。

　　V＝变化　　　　一个部件能被调整,而不使结构变化。

　　H＝固定　　　　将所有运动限制在锁紧机构规定的平面。

　　L＝锁住　　　　包括一种随意的锁紧装置。

## 12.4.5　智能截瘫行走矫形器的设计

### 1. 截瘫行走矫形器

　　脊髓损伤(Spinal Cord Injury,SCI)是一种严重致残性的损伤,常造成截瘫或四肢瘫的后果。截瘫行走矫形器,亦称截瘫步行器,是一类为辅助截瘫患者站立行走的矫形器,按照 ISO 9999 的定义:"胸腰/腰骶髋膝踝足矫形器,即围绕躯干腰部区域、髋关节、膝关节、踝关节和足的矫形器,可以包括或不包括脊柱的胸部"。其用途是:"用于完全/不完全胸腰段脊髓损伤患者站立、实现功能性行走,预防和减少并发症的发生"。在《中国康复辅助器具分类目录》中,该类矫形器属于第 01 主类(矫形器和假肢)、第 12 次类(下肢矫形器)、第 19 支类[胸腰(腰)骶髋膝踝足矫形器]。各节段脊髓损伤配置的矫形器如图12-9所示。

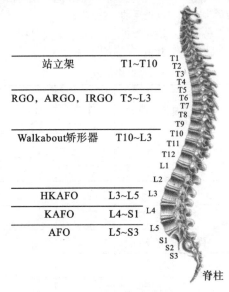

| 站立架 | T1~T10 |
| RGO，ARGO，IRGO | T5~L3 |
| Walkabout矫形器 | T10~L3 |
| HKAFO | L3~L5 |
| KAFO | L4~S1 |
| AFO | L5~S3 |

图12-9　各节段脊髓损伤配置的矫形器

截瘫行走矫形器的经历了三个主要类型的发展阶段：无动力式（无体外提供动力）截瘫行走矫形器、外动力式（体外动力源驱动的动力式）截瘫行走矫形器和智能截瘫行走矫形器（截瘫行走机器人）。目前，在临床上，这三种基本类型同时存在，其中截瘫行走机器人刚开始在临床应用。

1）无动力式截瘫行走矫形器

无动力式（无体外提供动力）截瘫行走矫形器在《中国康复辅助器具分类目录》品名举例中包括：带腰骶矫形器的髋大腿矫形器、带胸腰骶矫形器的髋大腿矫形器、下肢扭转矫形器、交替摆动式截瘫行走矫形器（RGO）、高位截瘫行走矫形器（ARGO）等。其功能是辅助站立、坐下和行走，增加消化系统活动，加速血液循环，防止肌肉萎缩，促进排尿，减少泌尿系统感染，提高生活自理能力，适用于截瘫、转移性骨髓炎、肌源性或神经性疾病，下腰部、骨盆、下肢需要支撑的患者。

20世纪下半叶，有人用固定双侧膝踝关节的膝踝足矫形器（KAFO）帮助截瘫患者行走，但实践证明，这种矫形器只对损伤平面较低，小腿肌力丧失的患者有效，对臀大肌和髂腰肌肌力丧失者来说无实际意义。之后有人将矫形器向上延伸至腰部，制造了髋膝踝足矫形器（HKAFO），患者可借助矫形器获得站立平衡，但两腿不能交替迈步。在英格兰，由Gordon Rose领导的小组开发了以髋部运动引导的步态矫形器（Hip Guidance Orthosis，HGO）；美国路易斯安那州立大学和Fillaur公司研发了带有双助动钢索的往复式步行矫形器（Reciprocating Gait Orthosis，RGO）（图12-10）；英国Hugh Steeper公司在RGO基础上进行改进，开发出具有单助动钢索的高级往复式步行矫形器（Advanced

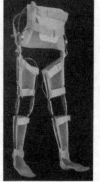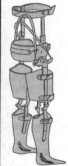

图12-10　RGO

Reciprocating Gait Orthosis，ARGO）。

　　无动力式行走矫形器的设计原理是当患者穿上这种矫形器后，利用自身的体能，在手杖或其他助行器的辅助下，使身体向一侧前、侧倾，在另一侧形成脚与地间的间隙。由于在髋关节处装有摩擦力很小的铰链，使处于摆动期的腿产生单摆效应，并通过连接两侧的联动钢索驱动两侧腿，实现助动腿部交替步行动作。在髋关节、膝关节处装有联动的锁紧装置，以保证支撑腿的稳定性，当患者坐下时，只将膝关节在适当位置锁紧。无动力式行走矫形器存在的问题是，步行时体力消耗大，因此不宜长时间使用。

　　2）外动力式截瘫行走矫形器

　　外动力式截瘫行走矫形器是由体外提供能源，由动力装置驱动的行走装置。前南斯拉夫普宾研究所发明的气动行走机（矫形器），驱动髋关节、膝关节和踝关节的汽缸由控制系统进行协调控制。日本秋田（Akita）大学设计的电动行走机（矫形器），髋关节和膝关节分别由两组电动机及平行四杆机构驱动，由控制系统进行协调，实现预定步态。我国清华大学发明的电动式双关节单自由度截瘫行走机（矫形器），每侧腿的髋、膝两个关节由一个驱动器驱动，通过优化设计的机构，实现髋、膝关节联动，模拟正常步态，两侧腿通过控制系统产生固定相位差的交替步态运动。

　　3）智能截瘫行走矫形器

　　智能截瘫行走矫形器，即截瘫行走机器人，实质上是一种基于行走机器人技术（Biped Robotics）的特殊功能性智能行走辅具，是机械结构、医学、人体工程学、计算机技术等多学科领域高度交叉融合的产物，适用于胸腰段损伤患者，可以有效帮助患者实现站立行走。它的基本条件是靠外力驱动关节的活动，而且必须有反馈机制使各个动作协调一致，是现代智能技术在截瘫行走矫形器中的应用。目前，国内外同类产品称谓很多，如外骨骼式行走器（Exoskeleton Walking Device）、穿戴式下肢外骨骼机器人、下肢助力外骨骼、机器裤等。截瘫行走机器人经历了从实验样机到商业化定制，已有一些截瘫行走机器人在临床上应用。

　　以色列 ReWalk Robotics 的 ReWalk 外骨骼机器人，每条腿的髋、膝和踝关节各设置一个自由度，髋、膝关节采用电机驱动，为患者行走提供动力，可依据患者体格进行调节，且配备了拐杖，用于支撑患者及整套系统的平衡；设计了腕表式的无线通信装置，通过重力传感器检测到患者上身前倾时，启动设备，并可在患者重复移动身体的过程中对其步态进行模仿，进而调节出最舒适的步态；使用体感芯片，捕捉患者的肢体动作，帮助行走。通过电池驱动关节部位的电机，在行走过程中感知用户重心的变化；可以帮助用户起立，坐下，上下楼梯；用户使用 ReWalk 可自行完成安装和拆卸。该产品已经过长时间大范围的实验测试和临床试验，并进入了商业化阶段。

　　2001 年日本筑波大学正式推出 HAL 外骨骼机械助力系统，能够为穿戴者提供步态训练和下肢重量支撑，辅助使用者户外行走，完成简单的日常活动。经过五代的技术更迭，在增加上肢机械外骨骼助力部分的基础上，其结构更加精简，质量由原来的 25 kg 缩减至 10 kg，续航能力近 160 min。HAL - 5（图 12 - 11）技术比较成熟，高约 1.6 m，可以自我支撑，每条腿有髋、膝、踝三个自由度，且髋、膝、踝关节均采用直流电机驱动；通过足底压力传感器、角位移传感器和肌电传感器来实现步态的检测，具有患者自愿控制和设备自主控制两种控制模式，采用锂电池供能，已经开始应用于临床。

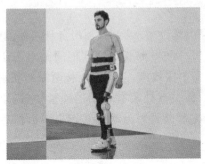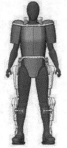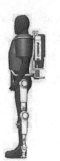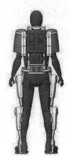

图 12-11　HAL 机器人系统

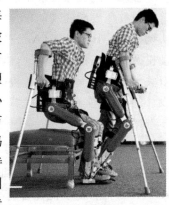

图 12-12　电子科技大学的
AIDER 布法罗机器人

我国电子科技大学的 AIDER(图 12-12)布法罗机器人,每条腿髋、膝关节各一个由电机驱动的主动自由度,踝关节两个被动自由度,腰部一个被动自由度,整套设备共 10 个自由度,且配有拐杖支撑平衡;采用的是主-从位置跟随控制和基于动力学模型控制相结合的混合控制策略。在步态检测方面,在人体的大、小腿上分别设置姿态传感器和单轴加速度传感器来检测患者关节角度、角速度及角加速度等信息,在外骨骼关节处装有光电编码器检测外骨骼的关节角度、角速度及角加速度等信息;设计了特殊的智能鞋,内置薄膜压力传感器采集足底压力信息并作为控制算法切换的判断信号;脑机接口的控制方式可自动感受人的意图,实现起立、坐下、行走等功能;在台阶上行走的时候,可自动计算台阶的高度,规划步态,最终帮助患者完成上下楼梯的动作。

**2. 截瘫行走机器人的基本构件与技术特征**

截瘫行走机器人通过精密可靠的机械结构发挥辅助康复的作用,各机构应遵循简单、安全、轻便、易操控的基本原则。

1)执行机构

截瘫行走机器人直接与人的肢体接触,执行机构负责站立、行走功能,其结构和运动特征必须要与人体力学运动规律相符,必须可控、安全、重量上可承受、关节活动度满足人体基本运动需求。执行机构包括以下几部分。

(1)机械腿。在设计截瘫行走机器人的机械结构时拟人化,满足穿戴舒适、运动灵活且对人体干涉最小的要求。在设计主要零部件机构时,依据人体骨骼的形状和尺寸范围进行设计;自由度分配要依据人体运动特性,满足各关节运动,运动形式与人体运动相似,运动范围满足人体运动范围要求;每条腿的膝关节、髋关节上安置角度计,测量关节角,每个关节都有防止过伸过屈的限制器。外骨架材料一般采用镍铬合金,并用塑料、尼龙搭扣带固定在肢体外。球囊、泵、电池等执行组件固定于外骨架。

(2)机构自由度。下肢单腿关节活动度,主要可分为两自由度、三自由度、七自由度。两自由度机械腿为髋关节和膝关节各提供一个自由度,用以完成髋关节和膝关节的屈曲运动。三自由度机械腿具有两种情况:一种是为髋关节提供两个自由度,实现髋关节的屈伸、收展运动;膝关节处一个自由度,实现膝关节的屈伸运动;另一种是分别为髋关节、膝关节、踝关节各提供一个自由度,实现髋关节、膝关节的屈伸运动以及踝关节的跖屈、背屈运动。七自由度机械腿能够对人体下肢关节进行仿生程度更高的模拟,其中髋关节三个自由度包括屈伸、收展、内外旋运动;膝关节一个自由度,实现屈伸运动;踝关节三个自由度实现收展、内翻外翻、跖屈背屈运动。

(3)驱动关节。依据下肢关节施加驱动力矩的类型,主要分为在髋、膝关节处主动驱动形式,踝关节被动驱动的髋+膝形式,髋、膝、踝关节主动驱动的髋+膝+踝形式。为增强站立、行走机能,截瘫行走机器人选用髋+膝+踝的形式,为直接增强人体关节力量,髋关节和膝关节作为主要运动关节,选择主动驱动。

(4)电机。采用的驱动方式主要为电机驱动,其信号传递速度快、标准化程度高、易于实现自动化控制、机构简单、无污染,但电机驱动也存在着运动平稳性差、惯性较大、体积大且笨重等缺点。驱动方式还有液压驱动、气压驱动、弹性驱动(Series Elastic Actuator,SEA)和人工肌肉驱动等驱动方式。

(5)电池。无论是空气压力控制的气泵或液体压力控制的液泵都需要电池供给能量,行走电机更需要电池供电。目前使用时间长的电池一次充电可以工作 20 h。

2)感知系统

感知系统负责人机交流,也就是感知人的躯体状态和人的运动意愿,其组件包括:位置和位移传感器,速度、方向和位置传感器,加速度传感器,角度计,肌肉硬度传感器,张力传感器,本体感觉传感器,肌电传感器,脑电传感器,地面反应力传感器等。多数截瘫行走机器人采用压力传感器检测足底人机作用力或地面反作用力的足底压力感知技术,基于角度传感器、角速度传感器及肌电传感器等的肢体运动感知技术,足底压力感知与肢体运动感知相结合的混合感知技术。由于人的正常行走是身体多个神经、关节和部位相协调统一的运动,具有周期性、对称性和协调性,因此人体运动同时涉及空间上和时间上的信息。

3)控制系统

控制系统负责运动感知的输入和运动指令的输出,通过计算机编程和程序实现对运动的控制。机器人的人机交互和控制包括两个界面,一个是物理界面或者躯体界面,一个是认知界面。最简单的行走也包括大腿、小腿和足的协同运动,至少涉及髋、膝、踝关节,每个关节又有1~3维的活动,涉及数十块肌肉。使这些肌肉协同运动十分复杂,再加上行走时下肢必须与上肢和躯干的活动配合,这些运动需要符合躯体当时的状态、周围环境和个人的运动意志。必须用快速的计算机和适当的算法,包括躯体和认知的交互作用。机器人由小型计算机控制,其设计和编程由工程师研究开发,包括:基于预定步态的控制策略、基于动力学模型的控制策略、混合控制策略、语音控制策略。除了以上几种控制策略,有的截瘫行走机器人设备还采用了灵敏度放大控制策略、基于步态模式的预定控制策略、自适应控制策略、模糊控制策略等,但无论哪种控制策略,目前能实现的动作都仍限于站立、行走等这类最简单的运动。

截瘫行走机器人临床治疗的效果开始显露,其优点是减少对于治疗师的依赖,减少患者的损伤,增加行走练习的时间。因而在恢复行走的速度和耐力,减少能量消耗和对于康复辅具的依赖等方面都优于过去的治疗方式。目前,大多数截瘫行走机器人存在关节活动度少,人机交互程度低,反应迟缓,舒适度、产品自重、地形适应性、控制平稳性、独立支撑和续航能力不足等缺点,尚不能完全满足患者的诸多需求。未来,截瘫行走机器人的研究方向应以临床应用为导向,根据个体不同脊髓损伤平面,在结构设计方面,开展材料柔顺、重量轻、穿戴舒适、运动灵活、便于携带等进行人机融合的仿生设计;提高续航能力,提升控制精度和人机交互程度;开发脑电信号及混合信号的感应技术;研究体积小、无污染、无噪声、高效平稳、低能耗的驱动方式;开发快速、易于实现、误差小、适于复杂地形的运动感知技术或组件;研究能控制复杂动作、高效平稳、环境适应性强、可独立支撑等有利于人机协调的控制策略;实现康复效果评估的科学化、智能化、标准化。

### 12.4.6　功能电刺激矫形器的临床应用

#### 1. 电刺激矫形器基本概念

电刺激矫形器是在简单的辅助行走装置或助行架的辅助下,利用功能性神经电刺激刺激下肢麻痹肌,使其按一定规律收缩,重建运动功能,实现站立和行走的装置。电刺激矫形器使用很小的电峰值信号刺激瘫痪的肌肉产生主动运动,从动力上属于体外动力辅具。它用外加电流刺激肌肉收缩,增强肌力,帮助稳定关节,又称为生理性矫形器。

#### 2. 电刺激矫形器的原理和结构

1) 原理

电刺激矫形器的原理是产生脉冲微量电流,通过电极经皮肤传到周围神经,刺激由于高位中枢神经障碍引起的信号传导通路受阻而失去中枢神经控制的骨骼肌,使相应的肌肉产生收缩,带动关节按照一定的规律运动,完成相应的运动功能。刺激脉冲的参数(波形、脉宽、脉冲幅度、频率等)应根据患者情况合理设定。

2) 结构

功能电刺激矫形器主要由三个主要部件组成:脉冲电流发生器(图 12-13)、控制系统、电极。脉冲电流发生器主要用于产生不同波形、频率和强度的电流。控制系统控制脉冲发生器产生电流的时间。

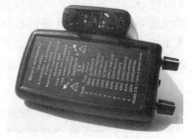

图 12-13　脉冲电流发生器

3) 下肢助行功能电刺激矫形器的控制系统与电极

(1) 针对下肢瘫痪的患者,下肢助行功能电刺激矫形器的控制系统分为两种:第一种是在患侧足底安装压力传感器(图 12-14),通过压力传感器探知患者步行状态控制脉冲电流发生器。第二种是使用角度传感器(图 12-15),通过附在人体腿上的角度传感器感测患者行走的状态并进行控制。

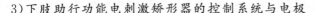

控制箱

压力传感器

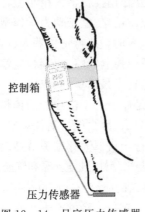

图 12-14　足底压力传感器

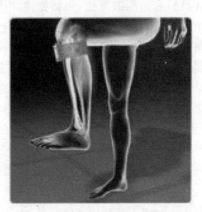

图 12-15　角度传感器

（2）电极也主要有两种，一种是植入式电极（图 12-16），也称为内置式、侵入式电极，使用手术方式连接在相应的控制瘫痪肌肉的周围神经束上。另外一种是表面式电极（图 12-17），直接将电极片贴在人体周围神经体表处。

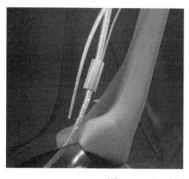
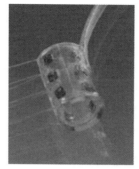
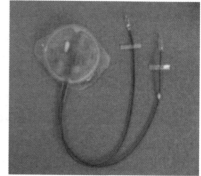

图 12-16　植入式电极　　　　　　　　　　　　图 12-17　表面式电极

### 3. 电刺激矫形器的作用与技术要求

1）电刺激作用

（1）帮助患者行走。模仿人体正常行走模式的肌肉协同运动，带动下肢各关节的屈伸，完成坐立姿势的变换和立位姿势的保持，实现两腿交替式行走。行走时患者可用或不用外部支架。

（2）增强肌力，通过电刺激使瘫痪肌肉收缩，增强肌力。

（3）锻炼肌肉，减轻肌肉的萎缩。

（4）增加肢体的血液循运。

（5）促进神经的恢复。

（6）减少骨钙的流失。

2）电刺激技术要求

由于多条肌肉不同时收缩，故必须由计算机控制。功能性电刺激的基本要求是下运动单位必须完整。针对站立、行走和坐下等动作，选择不同的肌肉进行刺激，患者可根据动作要求进行手动操作。这种电刺激矫形器不宜长时间工作，只适于室内短时使用，应随时监测被刺激肌肉的疲劳。

3）电刺激矫形器的输出与能耗

电刺激矫形器的输出功率小，能量消耗大。由于受到病理和生理上的限制，患者行走时最大输出功率仅仅 38 W，而正常人行走可以输出 200 W，因此步行时患者的能量消耗大。目前的产品仅适用于 T4～T12 损伤者。

### 4. 电刺激矫形器的适应证和禁忌证

1）适应证

电刺激矫形器主要适用于中枢神经损伤但周围神经完好的患者，例如：中风、不完全性脊髓损伤（T12 及以上）、脑外伤、多发性硬化症、脑瘫及帕金森综合征等病的患者。

2）禁忌证

有如下周围神经问题者不能使用电刺激矫形器：背部、髋关节、膝关节手术后的第二并发症，腿外伤导致的坐骨神经痛，周围神经疾病，脊柱椎管狭窄，小儿脊髓灰质炎后遗症，急性多发性神经根炎。

由于增加了电刺激系统和足底压力反馈及膝关节角度测量系统，使得控制系统非常复杂，不适用于对电刺激无反应的完全性截瘫患者。

不适用于下肢肌肉严重萎缩或肌力低下，以及下肢运动肌群与中枢神经系统局部反射弧消失，在电刺激作用下无法产生功能性运动的患者。

戴心脏起搏器者不适合使用电刺激矫形器。

3）风险

电刺激可以造成电极附近皮肤的一种轻微针刺样疼痛，尽管大多数人并没有因此而感到不适，但患者可能因害怕这种针刺感而不能有效使用 FES。偶然情况下，患者感到皮肤刺痛，可以使用低应激电极或者改变仿真类型。极少发现因电刺激造成肌肉的挛缩。

### 5. 混合式交替步态电刺激矫形器

混合式交替步态电刺激矫形器（Hybrid FES Robotic Gait Rehabilitation Technologies），是由无动力式矫形器与电刺激相结合实现站立和行走的装置。为改善无动力式矫形器的畸形步态，将其膝关节锁止机构解锁，使摆动期步态呈复摆状。在开始进入支撑期时，通过足跟开关启动功能电刺激器，刺激股四头肌，防止屈膝，保持支撑腿稳定站立；由支撑末期进入摆动期时，通过足尖开关切断电刺激器，使膝关节自由活动。这种矫形器的功能和适用范围与上述矫形器相同。这种装置在患者向前迈步时，利用功能电刺激大腿肌肉，使腿摆动，以节省体力。

美国研究者正在研究混合式交替步态电刺激矫形器，用于完全截瘫患者以实现上下楼梯等功能。在节省体力方面，日本和英国的研究者还研究了利用气动装置的截瘫行走矫形器。它可以在支撑期时，利用身体压缩气体、储备能量以帮助腿摆动。

### 6. WalkAide 电刺激矫形器

WalkAide 电刺激矫形器又称足下垂助行仪，是一款用于帮助足下垂患者行走的可穿戴式功能性电刺激仪，已开发到第四代产品（图 12 - 18），已在国内临床上使用。WalkAide 采用先进的传感器技术分析使用者的小腿和足部的运动关系，系统传送电信号到使用者的小腿部，控制踝和足部运动的神经，电刺激在步态周期的恰当时间激活肌肉，抬高使用者的足部。WalkAide 体积非常小，方便易使用，由驱动电池、单通道电刺激器、两个电极和电极片组成。它直接作用于使用者的腿部表面而不是皮肤下面，不需要外科手术。WalkAide 是一个舒适的固定装置，能够直接穿戴在衣服里面。WalkAide 独有的倾斜式传感器，能确定人体运动状态，与足部肌肉收缩达到完美的一致。

WalkAide 应由经过专业培训的技术人员进行适配和调试。专业人员将 WalkAide 正确地佩戴在使用者腿上，并且使用 WalkAnalyst 多界面计算机软件程序对用户的步行模式进行调整优化。调整完毕后使用者可以自行单手穿戴。白天穿戴 WalkAide，夜间睡觉的时候必须脱下。并且需注意防雨。

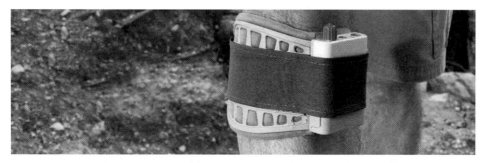

图 12 - 18　WalkAide

**7. 电刺激矫形器的研究方向**

在研究、开发和应用更先进的功能电刺激矫形器系统方面，还有些重要的问题有待进一步研究。它们也是当前康复工程研究的热点。

1)电刺激参数与肌肉收缩力(位移)的关系

电刺激参数与肌肉收缩力(位移)的关系，通常称为募集曲线(Recruitment Curve)，募集曲线通常是非线性的，在刺激量很小时有一段"死区"，当刺激达到一定值(阈值)后，随着刺激量的增加，肌肉收缩力增大，到一定程度后，又出现"饱和"状态。由于募集曲线与肌肉的状态、病种、病情及疲劳状况均有很大关系，直接进行实验有相当大的困难。近几年，除了进行动物实验，还采用建立肌骨动力学模型的方法以求得出科学的结果，为发展更先进的功能电刺激系统服务。

2)闭环控制的 FES 系统

具有闭环控制的 FES 系统可实现对电刺激量的精确控制，使肌肉收缩稳定，线性度变好和减少肌肉疲劳。用于反馈控制的信号有肌电信号、关节运动、肌肉力或运动轨迹等。由欧共体出资正在研究将三维实时运动分析系统用于 FES 的闭环控制，以确定截瘫患者的最优控制。在我国，也在研究角位移反馈、肌肉电反馈闭环控制的 FES 系统。

3)电刺激康复机器人

功能性电刺激康复机器人是一类在训练过程中施加电刺激于特定部位以提高肌力、改善功能的康复机器人。其中应用较为广泛的是神经电刺激康复机器人，可根据患者病情选择性地将电刺激作用于特定肌肉，如三角肌、肱三头肌、肱二头肌、腕屈肌、腕伸肌等。该类机器人有以下特点：降低了肌张力；提高了上肢和手的运动协调性；提高了运动的精确度，而 van Vliet P. 的文献提示未发现这类机器人能帮助大脑重塑。因此针对神经功能电刺激康复机器人的治疗效果仍然需要更多高质量的临床应用研究。

# 12.5　足部辅具的设计原理与方法

## 12.5.1　足部辅具概述

**1. 足部辅具的概念**

足部辅具是用在体外，保护、支撑、矫正或替代足部神经肌肉和骨骼系统的结构和功能特性的装置。包括足矫形器(Foot Orthoses)、矫形鞋(Orthopaedic Footwear)、足跟或足趾或足部防护辅具(Assistive Products for Heel Protection or Toe Protection or Foot Protection)、足部劳动保护用品、安全靴等。

在 GB/T 16432—2016 的 06 12 03 中,足矫形器(Foot Orthoses)作为下肢矫形器的一个支类,其定义是:围绕足部全部或部分的矫形器。包括鞋垫(Insoles)和鞋内托(Shoe Inserts)、衬垫(Pad)、足弓托(Arch Supports)、后跟软垫(Heel Cushions)、后跟杯垫(Heel Cups)、矫形嵌垫(Orthopaedic Inlays)。

足部辅具的普及非常必要,据统计,全世界四分之一的人有生物力学相关的足部问题,例如扁平足、足底筋膜炎等,每 30 s 就有一只糖尿病足被截肢,足部的一些问题还会造成背部、颈部和膝盖疼痛。足部辅具是通过改善足部生物力学对线,进而重新调整足底压力分布的足部辅具,对于部分需要改善足底受力情况,尤其是针对糖尿病患者足部溃疡的预防及保护有显著效果。传统的手工定制足部辅具非常繁琐且性能有限,使用传统的测量方法,矫形鞋师(足部辅具师)在给患者提供了个性化设计的足部辅具后,患者穿上足部辅具时的足底受力情况的改善往往无法及时验证,后续的治疗以及患者的依从性都无法保证。

以传统矫形鞋垫为例,其制造技术带有明显的手工业特点,在制造工艺上对从业人员有严格的专业技能要求,而且需要根据每个患者的解剖学特征手工取型、修型、调整、打磨制造,最后制造成针对该患者的唯一适配的矫形鞋垫,不仅费时费工,制造周期长,无法量产,价格也相对昂贵。矫形鞋师(足部辅具师)的临床经验、动手的技能具有关键作用。较新的 CNC 加工属减材制造,材料浪费较大,且设备昂贵、占地面积大、操作复杂,加工过程中噪音大、粉尘多,不环保。这些传统制造方式都无法让矫形鞋垫获得大量普及与应用。

定制 3D 打印矫形鞋垫,相对传统手工制造,周期和成本大大降低。通过一系列的 3D 扫描和软件设计、分析,以及 3D 打印,可以提供更高的精度、强度和性能,通过不同的 3D 打印填充物,可以制造出密度可变的鞋垫。目前,国内的研究人员正在积极利用 3D 扫描、3D 设计、3D 打印技术改进矫形鞋垫的制造流程。

**2. 足部辅具的功能**

(1)稳定和支持:通过限制关节的异常活动,引导关节的正常运动,达到稳定关节,减轻疼痛或恢复其承重功能的目的。

(2)固定和保护:通过对病变肢体或关节进行静置固定,加以保护,防止损伤,促进愈合。

(3)预防和矫正畸形:用于预防和矫正因肌力不平衡或力线异常引起的骨关节畸形。

(4)减轻负荷:通过改变肢体的承重方式或承重部位来减轻肢体的负荷。

(5)长度补偿:对短侧的下肢进行长度补偿,以达到使双下肢等长、骨盆水平的目的。

(6)改进功能:通过改善人体肢体功能来促进人体的整体功能,在改进患者步行等日常生活能力的同时,还可促进心血管系统和新陈代谢等人体机能。

## 12.5.2 矫形鞋

### 1. 矫形鞋概述

矫形鞋,俗称病理鞋、外科鞋。在临床应用上一般可分为三类,即补高矫形鞋、补缺矫形鞋、矫正矫形鞋。

在 GB/T 16432—2016 的 06 33 中,矫形鞋的定义是:用于治疗或补偿人腿部、踝部和足部受损功能或结构的鞋。包括成品矫形鞋和定制矫形鞋。

**2. 矫形鞋分类**

GB/T 16432—2016 中,将矫形鞋又分为以下十类。

(1)预防畸形的矫形鞋(Orthopaedic Shoes to Prevent Deformity):包括深楦头、软接面和长入口的鞋等。

(2)减少畸形的矫形鞋(Orthopaedic Shoes to Reduce Deformity):包括软接面的鞋等。

(3)控制畸形的矫形鞋(Orthopaedic Shoes to Hold Deformity)。

(4)限制踝足关节活动范围的矫形鞋(Orthopaedic Shoes to Limit the Range of Motion of Joints in Ankle and Foot)。

(5)增大踝足关节活动范围的矫形鞋(Orthopaedic Shoes to Increase the Range of Motion of Joints in Ankle and Foot)。

(6)补高鞋,即加长腿部和足部的矫形鞋(Orthopaedic Shoes to Add to the Length of the Leg and Foot)。

(7)补缺鞋,即改善腿部和足部外形的矫形鞋(Orthopaedic Shoes to Improve the Shape of the Leg and Foot)。

(8)补偿肌力的矫形鞋(Orthopaedic Shoes to Compensate for Weak Muscle Activity)。

(9)控制肌肉过度活动的矫形鞋(Orthopaedic Shoes to Control the Effect of Muscle Hyperactivity)。

(10)免荷鞋,即减小或分散组织受力的矫形鞋(Orthopaedic Shoes to Reduce or Distribute Load on Tissue)。

**3. 矫形鞋的结构**

矫形鞋的基本结构与普通鞋差异不大,它是在普通鞋的基础上增加功能设计而成。矫形鞋可分为五部分:鞋帮、鞋底、鞋楦、鞋垫和功能性配件,这五部分都应进行功能性设计与制造。

**4. 矫形鞋的设计要求与技术**

矫形鞋属于量脚定制,生产过程复杂,制鞋工序繁多,鞋帮、鞋底、鞋楦技术各不相同。受篇幅限制,下面简要介绍矫形鞋基本设计要求和技术。

(1)鞋帮技术:矫形鞋鞋帮设计与普通鞋相同,在帮面材料下裁之前都需进行样板制造,包括选楦、贴楦、设计帮样、制造样板,主要技术方法繁多,目前已从手工绘制、制造发展到计算机辅助设计制造。

(2)鞋楦技术:鞋楦是传统的制鞋用具,又称楦头,是把木制物削成足形、填在鞋中以便适合人脚。它不仅决定鞋的造型和式样,更决定着鞋是否合脚,能否起到保护脚的作用,它的歪正程度和底部曲面/曲线设计对于鞋的整体功能实现起支撑作用。只有了解足形规律及楦体造型、鞋楦底样、鞋楦围度、主要楦身尺寸等基本控制部位的技术,才能设计出合脚的产品。矫形鞋楦不同于普通鞋楦,应根据不同的病理需要对楦体的造型进行改变。矫形鞋楦更要量脚定制,目前已从手工制楦、改楦发展到鞋楦软件设计,数控加工。

(3)鞋底技术:鞋底在矫形鞋功能设计中起着基础作用,是实现足部三次滚动过程的核心部件。糖尿病足鞋尤其重视鞋底的设计。如果矫形鞋垫没有与其相配的外底设计，其矫正效果将大打折扣。鞋底设计包括内底及辅助部件设计、包头与主跟设计、外底及辅助部件设计、条形部件设计、鞋跟设计、包跟皮及跟掌面设计等技术。目前鞋底设计也已从手工划样、制造发展到计算机辅助设计制造。

（4）鞋垫技术：鞋垫在普通鞋中只起到提高舒适性的作用，脚感性是其主要指标，而在矫形鞋中，鞋垫发挥的作用有时甚至超过鞋子本身。近二十年，随着新材料的应用，矫形鞋垫技术因为制造门槛低、加工容易等优点，功能性也在临床上突飞猛进。有些足部疾患问题往往只需要一双合适的高性能鞋垫即可解决。

### 12.5.3　矫形鞋垫

#### 1. 矫形鞋垫概述

矫形鞋垫，通常成为足矫形器的同义词，在临床上应用广泛，是指以足印、足模等为依据，运用人体生物力学原理，采用软性弹性材料或硬性塑料材料制造而成，可以保健、预防、矫正、治疗足部疾病的鞋垫。

矫形鞋垫适用于扁平足、高弓足、内外翻足、糖尿病足、脚跟疼痛、跟腱痛及前脚底疼痛等足部疾患。

按形式可分为：普通鞋垫和壳式鞋垫。普通鞋垫为平面结构，主要在足底对足弓进行支撑；壳式鞋垫增加了从侧面对足的包容，为三维立体结构。

按功能可分为：矫正鞋垫、增高鞋垫、保健护理型鞋垫等。

#### 2. 矫正鞋垫

矫正鞋垫又可分为以下几种：

（1）扁平足垫。

（2）扁平外翻足垫。

（3）3/4 长度矫形鞋垫：用于足弓发育不良、高弓足、扁平足、内纵弓、横弓部位需要支撑者及韧带损伤、长时间运动所致的足跟部不适等。

（4）扭转鞋垫：用于抗痉挛性足内（外）旋或变形性膝关节炎引起的 X（O）形腿等。

（5）横弓垫。

（6）纵弓垫。

（7）跖骨垫。

（8）跟垫。

#### 3. 增高鞋垫

增高鞋垫是放入鞋内使用的鞋垫，可弥补下肢不等长。

#### 4. 保健护理鞋垫

（1）硅胶足掌垫。

（2）普通护理鞋垫。

（3）缓冲鞋垫。按其材质不同，缓冲鞋垫可分为充气、充水、硅胶、橡胶、海绵等缓冲鞋垫。

(4)组合式鞋垫。

(5)硅胶袜(垫)。

(6)跟刺垫。

**5. 根据制造方式分类**

矫形鞋垫根据制造方式可分为通用型(成品)、半成品型和定制型矫形鞋垫。

(1)通用型也称非加工型,我国市面上大部分的矫形鞋垫属于通用型,此类鞋垫是根据常见足部结构而制造的通用于各类人群的标准化/可选号/可调整的矫形鞋垫。

(2)半成品型也称浅加工型,是可根据患者的足疾特点进行加工修改的矫形鞋垫。

(3)定制型也称深加工型,是根据患足的具体情况而定制的完全符合个体需求的矫形鞋垫,适用于任何足部疾病。

**6. 按使用的材料分类**

矫形鞋垫按使用的材料可分为塑料式、皮革式、聚氨酯(PU)式、泡沫海绵式、硅胶式、充气式、充水式矫形鞋垫等。

**7. 矫形鞋垫的设计与制造**

目前矫形鞋垫已由原来的纯手工制造转化为 CAD/CAM 制造,由原来的传统人工设计转化为目前的 CAD 设计,其制造流程主要分为以下三步。

1)足底信息和数据的采集

最早的方法有石膏取型(包括石膏浆踩印)、泡沫塑料踩印、兰印图踩印、压力卡片踩印等足印法(图 12 - 19),之后出现了光学压力测量技术,可测量足底的瞬时压力,且有清晰的图像。

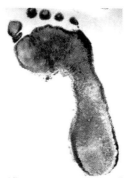

图 12 - 19　足印法

2)设计与制造

(1)加工成型:传统的方法是翻灌阳型,修型,粘贴软硬塑料板材。

(2)仿形磨削加工成型:利用 CAD/CAM 技术,足底数据通过计算机处理、分析后建立数据模型,根据足部情况进行分析修改,使用雕刻机制造矫形鞋垫成品。

3)适配

调整矫形鞋垫以适合患者。

4)评估

对患者使用矫形鞋垫进行功能评估。

## 12.5.4　矫形鞋垫的智能技术

近年来,矫形鞋垫领域引入了 3D 扫描技术和 3D 打印技术,制成的矫形鞋垫能够有效缓解疼痛,达到良好的治疗效果。

### 1. 3D 扫描和 3D 打印定制足底筋膜炎矫形鞋垫

1)足底筋膜炎

足底筋膜炎是足底的肌腱或者筋膜发生无菌性炎症所致(图 12 - 20),最常见症状是脚跟的疼痛与不适,行走过度时疼痛感加剧,严重者甚至站立休息时也有疼痛感。足底筋膜炎是运动引起的慢性损伤,过度训练也可导致跟骨疼痛,这种疾病可影响所有年龄段的成人。

2)矫形鞋垫的设计和制造

(1)使用先临三维 EinScan-Pro 多功能手持 3D 扫描仪对患者的足部及小腿进行扫描,如图 12 - 21(a)所示,导出 STL 格式数据进行后期处理。

(2)在 Magics 软件中利用布尔运算设计出矫形鞋垫的外形。矫形鞋垫设计为 5 mm,从足跟侧边缘到足弓将整个足跟包裹,如图 12 - 21(b)、(d)、(e)、(f)。

(3)将设计好的数据导入到尼龙 3D 打印机中进行打印,如图 12 - 21(c)所示。

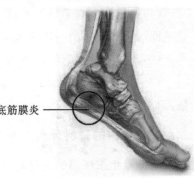

足底筋膜炎 ——

图 12 - 20  足底筋膜炎

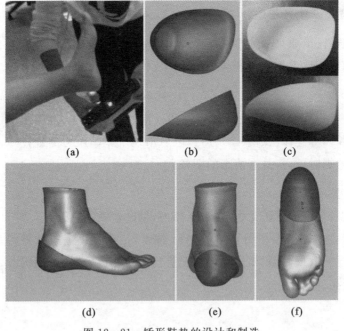

(a)  (b)  (c)

(d)  (e)  (f)

图 12 - 21  矫形鞋垫的设计和制造

3)临床评估

(1)足底压力评价:通过步态分析设备,在步行和慢跑状态下捕捉及评价参与者在佩戴与不佩戴矫形鞋垫时的足部压力状态及分布。

(2)疼痛评价等级:通过疼痛等级(1~10 个等级)的评价,在治疗前后收集参与者对自身足跟痛疼痛等级的评分,通过对比评分,来验证治疗效果。

**2. 有限元分析**

选择一个特定的参与者对其治疗效果进行有限元分析。利用 CT 扫描其在自然状态下的腿部及足部数据。使用 Mimics 软件对数据进行重建,将重建数据导入 Geomagic Studio 进行网格优化,再利用 Abaqus 软件进行有限元分析。

(1)在佩戴了矫形鞋垫后,足中段和后足的压力分布降低。步行时前足的作用力增加,在慢跑时前足的作用力降低。

(2)通过佩戴矫形鞋垫,骨和软组织受力发生了变化,负荷发生了转移。

通过 3D 扫描和 3D 打印技术定制的矫形鞋垫能够完全符合患者足底的曲线,佩戴后可改变患者足底的力学分布,并且显著改善由于足底筋膜炎引起的足跟痛。

# 小结

本章系统地介绍了矫形器的定义、命名、功能、分类、适应证及矫形器的制造方法,介绍了脊柱矫形器、上肢矫形器、下肢矫形器的适应证、设计原理与设计方法;讲述了低温热塑材料在上肢矫形器中的应用方法。本章还拓展介绍了该领域近几年快速发展的新技术,包括智能脊柱矫形器、智能截瘫行走矫形器、矫形鞋垫等矫形器的设计方法。

# 思考题

1. 什么是矫形器? 国家标准对矫形器如何命名?

2. 矫形器有哪些功能? 举例说明矫正性矫形器预防、矫正畸形的主要功能。

3. 矫形器有哪些分类方式? 举例说明如何按产品形态和制造方式分类。

4. 根据矫形器种类和作用部位的不同,分别说明在神经、骨骼、肌肉系统功能障碍中矫形器的适应证。

5. 叙述矫形器的配置程序,比较低温热塑材料与高温热塑材料工艺及制造流程的区别。

6. 简述脊柱矫形器的适应证和使用的矫形器产品。简述脊柱矫形器的设计原理和要素。

7. 患者王某,女,14 岁,外地,以 T11/T12 为顶椎的 T6～L4 胸腰段的脊柱侧凸,初诊脊柱侧凸 Cobb 角为 42°,椎体旋转度为 2°。处方医师建议为其配置矫正性矫形器以防止侧凸加重,并希望穿戴矫形器后能远程监控指导其训练。据此,设计一具智能脊柱矫形器。

8. 上肢矫形器的适应证和可供使用的矫形器产品有哪些?

9. 上肢矫形器的矫治原理有哪些?

10. 试述矫正性上肢矫形器的设计原理。

11. 举例说明低温热塑上肢矫形器中的应用和制造要点。

12. 下肢矫形器的适应证和可供使用的矫形器产品有哪些?

13. 下肢矫形器的生物力学作用是什么?

14. 举例说明下肢矫形器的对线及其原则。

15. 试述下肢矫形器的设计依据。

16. 患者王某,男,30 岁,于 2019 年不慎摔伤背部,送至医院后被诊断为"T3 椎体爆裂性骨折、T5SCIA 级"。查体双上肢各肌群肌力 4＋级、双侧踝关节背屈活动度受限(约一7°),其余各关节活动度未见明显异常,端坐位平衡Ⅰ级,双侧小腿三头肌存在明显肌痉挛 MAS 评估Ⅲ级。患者心理状态良好,有较强的康复欲望,想借助矫形器恢复步行能力、改善踝关节活动度及小腿三头肌肌痉挛。结合患者目前的功能情况及目标,利用智能技术设计一具矫形器来帮助其恢复步行功能、改善踝关节活动度及小腿三头肌肌痉挛。

17.足部辅具的功能有哪些?

18.试述矫形鞋的设计要求与技术。

19.矫形鞋垫的类型有哪些?

20.举例说明智能矫形鞋垫的 CAD/CAM 设计与制造。

# 参考文献

[1] ESQUENAZI A, OFLUOGLU D, HIRAI B, et al. The effect of an ankle-foot orthosis on temporal spatial parameters and asymmetry of gait in hemiparetic patients[J]. Pm & R the Journal of Injury Function & Rehabilitation, 2009, 1(11):1014.

[2] 丁敏,李建民,吴庆文,等.下肢步态康复机器人:研究进展及临床应用[J].中国组织工程研究,2010, 14(35):6604 - 6607.

[3] 国家质量监督检验检疫总局,国家标准化管理委员会. GB/T 16432 - 2016/(ISO 9999:2011)康复辅助器具分类和术语[S].北京:中国标准出版社,2015.

[4] 中华人民共和国民政部.中国康复辅助器具分类目录[Z].2015.

[5] 张晓玉. 伤残辅助器具装配知识指南[M].北京:中国人事出版社,2003.333 - 335.

[6] 武继祥. 假肢与矫形器的临床应用[M].北京:人民卫生出版社,2012.

[7] 张晓玉.智能辅具及其应用.[M] 北京:中国社会出版社,2012:158 - 168.

[8] 方新.下肢矫形器原理与装配技术[M].北京:中国社会出版社,2014:229 - 233.

[9] 金德闻,张济川. 康复工程与生物机械学[M].北京:清华大学出版社,2011.1:487 - 492.

[10] 王人成.国内外助行动力外骨骼的研究进展[C] //中国康复研究中心.第 8 届北京国际康复论坛论文汇编.[S.l.] :[s.n.] ,2013.

[11] 宋遒志,王晓光,王鑫,等.多关节外骨骼助力机器人发展现状及关键技术分析[J].兵工报,2016,(01):172 - 185.

[12] 伍科布拉托维奇 M.步行机器人和动力型假肢[M].北京:科学出版社,1980.

[13] ESQUENAZI A, TALATY M, PACKEL A, et al. The ReWalk powered exoskeleton to restore ambulatory function to individuals with thoracic-level motor-complete spinal cord injury[J]. American journal of physical medicine & rehabilitation, 2012, 91(11):911 - 921.

[14] TALATY M, ESQUENAZI A, BRICENO J E. Differentiating ability in users of the ReWalk TM powered exoskeleton:An analysis of walking kinematics[C]. IEEE. 2013 IEEE International Conference on Rehabilitation Robotics (ICORR), 2013:1 - 5.

[15] NEUHAUS P D, NOORDEN J H, CRAIG T J, et al. Design and evaluation of Mina:A robotic orthosis for paraplegics[C]. IEEE. 2011 IEEE International Conference on

Rehabilitation Robotics (ICORR)，2011：1 - 8.

[16] BOGUE R. Robotic exoskeletons：a review of recent progress[J]. Industrial Robot：An International Journal，2015，42(1)：5 - 10.

[17] FARRIS R J，QUINTERO H A，GOLDFARB M. Performance evaluation of a lower limb exoskeleton for stair ascent and descent with paraplegia[C]. IEEE . 2012 annual international conference of Engineering in medicine and biology society (EMBC)，2012：1908 - 1911.

[18] TSUKAHARA A，KAWANISHI R，HASEGAWA Y，et al. Sit-to-Stand and Stand-to-Sit Transfer Support for Complete Paraplegic Patients with Robot Suit HAL[J]. Advanced Robotics，2010，24(11)：1615 - 1638.

[19] KAWAMOTO H，TAAL S，NINISS H，et al. Voluntary motion support control of Robot Suit HAL triggered by bioelectrical signal for hemiplegia[C]. IEEE. International Conference of the IEEE Engineering in Medicine and Biology，2010：462 - 466.

[20] VOROBYEV A A，PETRUKHIN A V，ZASYPKINA O A，et al. Exoskeleton as a New Means in Habilation and Rehabilitation of Invalids (Review)[J]. Sovremennye Tehnologii，2015，7(2)：185 - 197.

[21] JUNG J，JANG I，RIENER R，et al. Walking intent detection algorithm for paraplegic patients using a robotic exoskeleton walking assistant with crutches[J]. International Journal of Control Automation & Systems，2012，10(5)：954 - 962.

[22] JUNG J Y，HEO W，YANG H，et al. A Neural Network-Based Gait Phase Classification Method Using Sensors Equipped on Lower Limb Exoskeleton Robots[J]. Sensors，2015，15(11)：27738 - 27759.

[23] NEUHAUS P D，NOORDEN J H，CRAIG T J，et al. Design and evaluation of Mina：a robotic orthosis for paraplegics[C]. IEEE. International Conference on Rehabilitation Robotics，2011：5975468.

[24] BORTOLE M，VENKATAKRISHNAN A，ZHU F，et al. The H2 robotic exoskeleton for gait rehabilitation after stroke：early findings from a clinical study[J]. Journal of NeuroEngineering and Rehabilitation，2015，12(1)：54.

[25] HUANG R，CHENG H，CHEN Y，et al. Optimisation of Reference Gait Trajectory of a Lower Limb Exoskeleton[J]. International Journal of Social Robotics，2016，8(2)：223 - 235.

[26] 程洪,林西川,邱静. AIDER 外骨骼机器人系统[J].科技纵览，2016 (2)：74 - 75.

[27] 程子彦. 傅利叶智能开创外骨骼机器人新时代:中国自主研发出有"触觉"的机器人[J]. 中国经济周刊,2017,(14)：72 - 73.

[28] 佚名.国产可穿戴机器人问世让一切皆有可能[J].机床与液压,2017,(07):29.

[29] 吴新宇,彭安思,王灿,等.可穿戴下肢外骨骼机器人:CN106109186A[P] 2016 - 11 - 15.

[30] CHEN B，ZHONG C H，ZHAO X，et al. A wearable exoskeleton suit for motion assistance to paralysed patients[J]. Journal of Orthopaedic Translation，2017，11(C)：7 - 18.

［31］李牧然. 外骨骼机器人的大腿与小腿连接装置:CN205905014U［P］. 2017 - 01 - 25.

［32］张孔娟,李梅. 科技助行老人"迈步"向前［N］. 中国经济时报,2017 - 11 - 16(008).

［33］ESQENAZI A，TALATY M，JAYARAMAN A. Powered Exoskeletons for Walking Assistance in Persons with Central Nervous System Injuries［J］. A Narrative Review Pm & R, 2017,9(1):45 - 62.

［34］CHEN C，WU X，LIU D X，et al. Design and Voluntary Motion Intention Estimation of a Novel Wearable Full-Body Flexible Exoskeleton Robot［J］. Mobile Information Systems，2017，2017(4):1 - 11.

［35］YAN T，CEMPINI M，ODDO C M，et al. Review of assistive strategies in powered lower-limb orthoses and exoskeletons［J］. Robotics & Autonomous Systems，2015，64:120 - 136.

［36］KAZEROONI H，RACINE J L，HUANG L，et al. On the Control of the Berkeley Lower Extremity Exoskeleton (BLEEX)［C］. IEEE. IEEE International Conference on Robotics and Automation，2006:4345 - 4352.

［37］张晓玉. 人体生物力学与矫形器设计原理［M］. 武汉:武汉大学出版社,1989.

［38］国家技术监督局发布. 假肢和矫形器术语［S］. 北京:中国标准出版社,1993.

［39］陆裕朴,胥少汀. 实用骨科学［M］. 北京:人民军医出版社,1995.

［40］加仓井周一. 矫形器学［M］. 孙国凤,译. 北京:华夏出版社,1996.

［41］杜靖远. 矫形器的应用［M］. 北京:华夏出版社，1997.

# 第 13 章　假肢设计原理与方法

**学习要求**

　　了解假肢的基本概念与基本类型;熟悉上肢假肢与下肢假肢的基本组成及各种组成零部件的特点及作用;掌握电动上肢假肢的一般控制信号源、肌电假手的基本原理与设计要点;学会单轴与四连杆膝关节大腿假肢的支撑相稳定性的影响因素及生物力学分析方法;领会假肢液压膝关节与气压膝关节的基本特点;掌握假肢性能的评价及质量检测方法。

## 13.1　概述

　　假肢(Prosthesis)主要用于截肢者进行肢体结构或功能的代偿,是为弥补截肢者或肢体不全者缺损的肢体而用工程技术的手段和方法专门设计制造和安装的、用于替代缺失的肢体结构并使之恢复或重建一定功能的人工体外装置。国外也有人称之为“人工肢体”(Artificial Limb)。随着现代康复医学的发展,假肢的设计制造和配置技术日益进步和发展,逐渐从传统的医学中分离出来,形成了一门医工融合的独立学科分支——假肢学(Prosthetics)。假肢学是康复工程学的一个重要组成部分,是一门专门研究人体假肢设计与应用的科学,是一门综合应用医学、残疾学、生物力学、人机工程学、机械学、电子学、计算机及材料科学的交叉学科,其主要任务是研究如何科学地设计、制造并在临床上个性化装配假肢。本章主要简述假肢的基本概念及基本设计原理,对假肢临床装配不做论述。

### 13.1.1　假肢的基本分类

#### 1. 按截肢部位分类

1)上肢假肢

良好的上肢假肢具有功能好、外形逼真、操纵随意、轻便、耐用、可自行穿脱等基本要求。

　　(1)肩离断假肢。适用于肩关节离断、上肢带解脱术(肩胛骨和锁骨截肢)及上臂高位截肢、残肢长度小于 30%(通常为肩峰下 8 cm 以内)的截肢者。由于患者整个上肢功能丧失,难以利用肩部运动拉动牵引索控制的机械假手,故通常装配电动手或装饰手,如图 13 - 1 所示。装配的电动假肢较难控制。

　　(2)上臂假肢。适用于上臂截肢,上臂残肢保留长度为 30%~80%(通常为肩峰下 9~

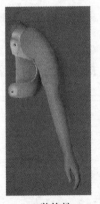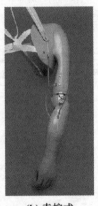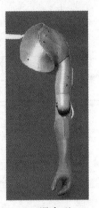

(a) 装饰性　　　　　(b) 索控式　　　　　(c) 混合型

图 13-1　肩离断假肢

24 cm)的截肢者。其中，上臂残肢长度为肩峰下 9～16 cm 者，需安装上臂短残肢假肢。上臂截肢者可安装装饰性上臂假肢、索控式上臂假肢、肌电控制或开关控制电动手及混合型上臂假肢(图 13-2)。

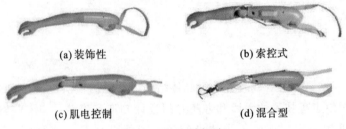

(a) 装饰性　　　　　　　　　　　　(b) 索控式

(c) 肌电控制　　　　　　　　　　　(d) 混合型

图 13-2　上臂假肢

（3）肘离断假肢。适用于肘关节离断或上臂残肢长度保留 85% 以上(通常为距肱骨外上髁 5 cm 以内)的截肢者，可安装索控式肘离断假肢或混合型肘离断假肢(图 13-3)。由于肘关节离断后没有安装假肢肘关节的位置，但不论哪种肘离断假肢，肘关节采用的带锁肘关节铰链只可以主动开锁，不能主动屈肘，这是肘离断假肢的一大缺点。

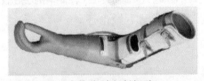

(a) 索控式肘离断假肢

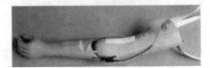

(b) 混合型肘离断假肢

图 13-3　肘离断假肢

（4）前臂假肢。前臂假肢适用于前臂残肢长度 35%～80%(通常为肘下 8～18 cm)的前臂截肢者，是装配数量最多、代偿功能较好的上肢假肢。根据患者残肢条件可装配装饰性前臂假肢、索控式机械假肢、肌电或开关控制电动假肢、工具手等(图 13 - 4)。

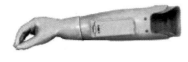

(a) 前臂单自由度肌电手

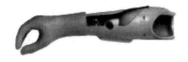

(b) 前臂两自由度肌电手

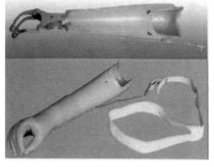

(c) 索控式前臂机械假肢

图 13 - 4　前臂假肢

(5)腕离断假肢。适用于腕关节离断及前臂过长残肢(保留前臂 80% 以上)的截肢者。由机械假手、皮制或软树脂前臂接受腔和开手牵引装置构成。由于有较好的前臂旋转功能,可由残肢直接带动假手旋前、旋后;但因残肢长度过长,不能安装屈腕机构(图 13 - 5)。

(6)手部假肢。用于部分手截肢的患者。其中指掌关节离断、掌骨远端截肢的患者只能装配装饰性假手指;第一腕掌关节(拇指腕掌关节)离断和掌骨近端截肢,且腕关节屈伸功能良好的患者可装配掌骨截肢假肢,这种特殊的功能性假手由多轴连杆系统构成,依靠患者伸腕、屈腕运动操纵假手开闭(图 13 - 6)。

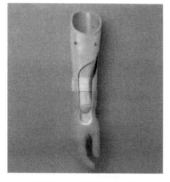

图 13 - 5　腕离断假肢

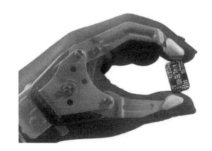

图 13 - 6　手部假肢

(7)假手指。用于手指截肢的装饰性假肢,如拇指全缺、2~4 个手指全缺或个别手指缺损。由塑料、皮革和硅橡胶等材料制成,形式多样,主要用于弥补手指外形缺陷,又称为装饰指(图 13 - 7)。

2)下肢假肢

下肢假肢功能以弥补缺陷、完成支撑和行走为主。当前的假肢技术,可以为下肢任何部位截肢的患者安装假肢,恢复基本功能。截肢部位越低,功能恢复越好。先天性缺肢或短肢畸形患者,也可以安装相应假肢,恢复和改善功能。

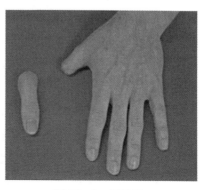

图 13 - 7　假手指

（1）髋离断假肢。适合髋离断截肢术或大腿极短残肢患者使用。髋离断假肢的接受腔包容骨盆，可达到承重、悬吊和控制假肢运动的目的。由于髋离断假肢部件多、质量大，因此宜选用轻型零部件，如轻质壳式结构可极大减轻假肢质量［图 13-8(a)］。

（2）大腿假肢。适合大腿部位截肢且残肢长度合适的患者使用。对于不能安装膝离断假肢的小腿短残肢和膝离断残肢，可选择安装大腿假肢［图 13-8(b)］。

（3）膝离断假肢。适合膝关节离断术或大腿超长残肢或小腿极短残肢患者使用。膝离断残肢末端能够完全承重时可使用。小腿或大腿靠近膝关节的截肢若能得到末端可完全承重的残肢，也可安装膝离断假肢。这类残肢长度长，肌肉力量平衡，能够很好地控制假肢［图 13-8(c)］。

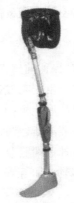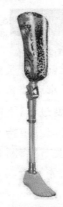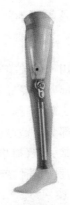
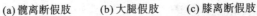

(a)髋离断假肢　　　　(b)大腿假肢　　　(c)膝离断假肢

图 13-8　膝上假肢

（4）小腿假肢。适合小腿部位截肢且残肢长度合适的患者使用。某些赛姆截肢术后残肢末端不能完全承重的患者，需安装小腿假肢［图 13-9(a)］。若截肢部位过于靠近膝关节，保留膝关节下小腿残肢长度不足 5 cm 时，应视残端承重能力选择安装膝离断假肢或大腿假肢。

（5）赛姆假肢。适合赛姆截肢术患者使用。赛姆截肢部位经过踝关节，赛姆假肢依靠残肢末端承重［图 13-9(b)］。如果残肢末端不能承受身体全部重量，应考虑安装小腿假肢。

（6）足部假肢。适合足部部分或全部缺失的患者使用。安装足部假肢的残肢具备两个特点：一是能够承受整个身体的重量；二是即使没有假肢，截肢者也能行走。如果残肢出现疼痛、疤痕或畸形，需要在装配假肢前对残肢进行修整手术，以使假肢发挥理想效果。虽然足部截肢者可以不依靠足部假肢行走，但装配后可以明显提高站立、行走能力［图 13-9(c)］。

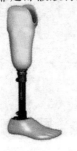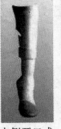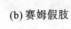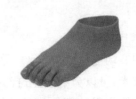

(a)小腿假肢　　　内侧开口式　双层接受腔式　　　(c)足部假肢
　　　　　　　　　　　(b)赛姆假肢

图 13-9　膝下假肢

**2. 按假肢结构分类**

(1)壳式假肢。即外骨骼式假肢,由人体形状的壳体承担外力。传统假肢都是壳式假肢,多用木材、皮革、铝板或塑料制成。这种假肢接受腔与筒壁一体化,既起到承重作用,又具有造型功能。但由于接受腔承重不合理,难以符合生物力学对线原理及科学装配,用量逐年减少。目前新材料制作的轻型假肢、具备游泳功能的轻型假肢采用壳式假肢,轻便、防水,成为新型假肢品种之一(图13-10)。

(2)骨骼式假肢。即内骨骼式假肢,结构与人体肢体相似,由假肢内部连接管或支条承担外力,外部为泡沫塑料等软材料制成的整形装饰套。这种假肢适于制作组件式假肢,由各种标准化假脚、关节及连接件组合。外装弹性泡沫外套,颜色近似健肢,外观逼真;部件基型少,装配容易,便于对线调整,可缩短患者等候安装的时间。缺点是塑料装饰外套容易断裂,零部件价格偏高等(图13-11)。

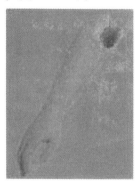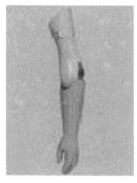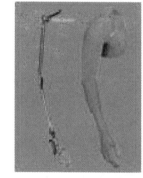

图13-10　壳式上臂假肢和壳式前臂假肢　　　图13-11　骨骼式上臂假肢

(3)植入式骨整合假肢。它是假肢装配技术的革命,彻底解决了通过接受腔和软组织传力,在生物力学方面不合理的弊端。假肢装配可与截肢手术同时进行。骨植入式假肢由两个主要部分组成:①中间植入体,由生物兼容材料制成,是经皮植入残肢骨腔内的部分,与残肢骨实现骨性结合,其伸出端由生物活性材料做经皮密封;②与中间植入体伸出端相连接、特殊设计的外部假肢。上肢骨植入假肢具有肌电控制、触滑觉假手和主动旋腕功能,下肢具有过载保护和对线装置。

**3. 按假肢材料分类**

(1)按接受腔材料分。理想的接受腔材料应该是比重小、坚固耐用、容易加工成型、不易变形、散热好、透气性好、对皮肤没有刺激、物美价廉的材料,但目前没有完美的材料可供选择,只能根据具体情况有所取舍。一般按接受腔材料分为木质接受腔、皮质接受腔、铝质接受腔、塑料板材接受腔、合成树脂接受腔、硅胶接受腔、碳纤维接受腔等。

(2)按假肢主要零部件材料分。可分为塑料假肢、不锈钢假肢、合金假肢、碳纤维假肢等。

**4. 按假肢安装时间分类**

(1)临时假肢。指术后早期假肢,在截肢术伤口愈合拆线后(一般为术后2~3周)安装的假肢,是用临时接受腔和基本假肢部件组装的简易假肢。一般用于促使残肢定型、减少术后并发症、残肢康复训练等。

（2）正式假肢。也称永久性假肢，指残肢定型后安装的假肢，通常在截肢后 8～10 周安装，是为患者长期正常使用而制作的定型假肢。

**5. 按假肢驱动力源分类**

（1）自身力源假肢。又称内动力假肢，由截肢者提供操纵、控制假肢所需动力，如索控式肘离断假肢。

（2）外部力源假肢。又称外动力假肢，由外部动力为力源的控制假肢，如肌电式前臂假肢。

（3）混合力源假肢。具备自身力源和外部力源的假肢，如混合式上臂假肢（假肢肘关节为索控式、腕手结构采用肌电控制）。

**6. 按假肢主要用途分类**

（1）装饰性假肢。具有肢体外形但不能代偿肢体功能的假肢，如装饰性肩离断假肢、骨骼式装饰性前臂假肢。

（2）功能性假肢。有良好的肢体外形，又能代偿肢体功能的假肢，如气压控制大腿假肢。

（3）作业性假肢。辅助截肢者完成某些特定作业，如农务、重体力劳动等，一般没有肢体外形，如工具手（图 13 - 12）。

（4）运动型假肢。辅助截肢者参加某项体育运动的专用假肢，如飞毛腿假肢。

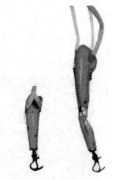

图 13 - 12　典型作业性勾状假肢

**7. 按阻尼器类型分类（主要针对下肢假肢）**

（1）液压与气压阻尼控制假肢。通过调节阀开度大小改变流体的阻尼。由于气体压缩性较大，气压提供的阻尼力矩较小、阻尼器动作较快，适用于摆动相；液压能提供较大的阻尼力矩，既适用于支撑相也适用于摆动相。

（2）磁流变与电流变阻尼控制假肢。在不同磁场、电场的作用下，磁流变液和电流变液的黏性不同，改变磁场强度或电场强度即可改变流体的阻尼，这种类型的阻尼器不需机械执行机构，对调节的反应也更加迅速。

（3）摩擦阻尼控制假肢。通过调节机构来产生摩擦阻尼，但实现准确稳定的力矩控制及建立准确的数学模型均有很大难度，现在还没有摩擦式智能膝关节产品。

## 13.1.2　假肢常用材料

传统假肢主要由皮革、木材或铝等制成。现代假肢主要材料有金属、木材、皮革、橡胶、纤维织物、塑料等。各种高分子材料的广泛使用是假肢现代化的标志。广泛应用的材料有聚乙烯、聚丙烯、聚氯乙烯、聚乙烯醇薄膜、聚酯树脂、硅橡胶、增强纤维、不锈钢、铝合金、钛合金等。

**1. 假肢常用的金属材料**

假肢常用的金属材料有：碳素钢、合金钢、铝合金、钛合金、镁合金等。这些金属材料一般作为主要受力构件应用于康复器械领域，具有良好的机械强度、刚性和耐用性能，主要用于假肢的各种金属关节铰链。不锈钢的表面具有良好的防锈功能，而碳素钢制品表面需要防锈处理。各种钢制假肢部件都具有体积小、耐用性能高、价格低、重量大等特点。铝合金假肢部件体积比钢质部件大,但重量轻、强度大、塑性好、耐腐蚀,多用于体重较轻、活动水平不高的截肢者,常用于组件式大腿假肢的支撑管、关节体和连接件等。钛合金是现代高技术合金材料,重量轻、机械强度和耐用性能高,但价格昂贵。镁是最轻的金属结构材料,镁合金具有高强度、高刚性、对振动和冲击的吸收性高、机械加工性能好等特点,已用于制造下肢假肢的人工智能膝关节。

**2. 假肢常用的非金属材料**

除了金属材料,非金属材料,如塑料、皮革、木材等也用于假肢制作。塑料是以合成树脂为基体的高分子合成材料,轻便、美观、卫生,在假肢制作中使用广泛。塑料分为热塑性材料与热固性材料。热塑性材料遇热软化,冷却变硬,这种过程可反复进行;热固性材料又称树脂,首次加热可软化流动,到一定温度后,分子间化学交联固化而变硬,这种变化不可逆。

1)热塑性材料

在假肢矫形器领域,热塑性材料应用十分广泛,主要制作假肢接受腔(图 13－13)、试验用透明接受腔、各种矫形器等,种类较多,主要有:聚乙烯树脂(PE)、聚丙烯树脂(PP)、改性聚酯(PETG)、聚甲基丙烯酸甲酯(有机玻璃,PMMA)、聚酰胺树脂(PA)、聚氯乙烯(PVC)、聚乙烯醇(PVA)、聚酯树脂(PET)、硅橡胶等。

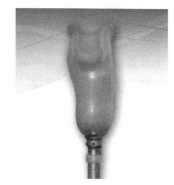

图 13－13　热塑板材制作的假肢接受腔

聚乙烯树脂(PE)用于制作各种矫形器、假肢临时接受腔等,其中低密度聚乙烯(Low Density Polyethylene,LDPE)还可制作假肢柔性接受腔。聚乙烯泡沫塑料广泛用于小腿假肢内衬套,加热后可直接套在石膏阳型上成型,为残肢提供减振面,使穿着更舒适。改性聚酯(PETG)透明性较好,主要用于试验用透明假肢接受腔及烧伤患者压力治疗面具等。碳酸酯是新型透明热塑板材,刚性高、冲击强度高、透明性好,可直接观察残肢,用于制作校验式模塑假肢。透明高温塑料具有独特的可弯性和透明度,通常用于疑难患者试使用的校验接受腔,也可以当作临时性和永久性假肢接受腔。

2)热固性材料

假肢制作常用的热固性材料有:聚氨酯树脂(PU)、环氧树脂(EP)、不饱和聚酯树脂(UP)、甲基丙烯酸甲酯(MMA)、脲醛树脂(UF)、酚醛树脂(PF)等。

聚氨酯树脂(PU)包括软质聚氨酯泡沫塑料和硬质聚氨酯泡沫塑料,可用于制造假脚外壳(图 13－14)、假肢硬质发泡材料、接受腔软质发泡内衬套、假肢外形海绵等。聚氨酯泡沫是用途广泛的热固性材料,主要用于装饰性外表和衬垫。环氧树脂(EP)强度高、绝缘性好、粘结性好,是接受腔的基体材料。不饱和聚酯树脂(UP)机械性能好,可常压成型,用作接受腔基体材料。甲基丙烯酸甲酯(MMA)无毒、刺激性小,可作为接受腔基体材料,因其固化后得到的产物是热塑性的,故加热后可对制品进行修改。

图 13－15 为用硅胶制作的小腿假肢接受腔内衬套。现开发出的新型高分子材料,如抗菌高分子材料、纳米高分子材料、形状记忆高分子材料等,将会应用于假肢矫形器领域。

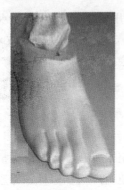　　　　　　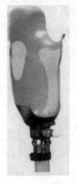

图 13－14　用聚氨酯制作的假脚　　　图 13－15　硅胶制小腿假肢接受腔内衬套

# 13.2　上肢假肢

## 13.2.1　上肢假肢基本组成

　　上肢假肢由两个部分组成：假肢厂家生产的上肢假肢功能部件，以及假肢技师制作的接受腔、悬吊装置和控制系统。

**1.功能部件**

　　上肢假肢的先进性主要由功能部件决定，以满足截肢患者对上肢假肢功能上的康复要求。常用的功能部件有手部装置、腕关节、肘关节和肩关节。

　　1）手部装置

　　装饰性上肢假肢手部装置（图 13－16）主要有装饰手和被动型手部装置。装饰手适用于部分手指、手掌截肢的患者和装饰性假肢。被动型手部装置适用于各个上肢截肢部位的装饰性假肢。这类手部装置由机械手架、内手套和美容手套组成。索控式假肢手部装置适用于各个部位的索控式上肢假肢，有常闭式（图 13－17）和常开式假手。工具型假肢手部装置种类较多，可根据截肢患者不同需要选用，通过连接件与工具型上肢假肢连接。体外力源假肢手部装置分为电动手和电动夹，通过特殊腕关节与前臂实现机械和电气连接。

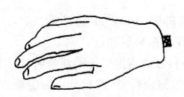　　　　　　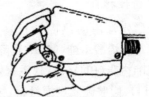

图 13－16　装饰性假肢的手部装置　　　　图 13－17　常闭式假手

　　2）腕关节

　　上肢假肢腕关节是手部装置与前臂连接的部件。正常人体腕关节有掌屈、背伸、尺偏和桡偏四种基本动作。由于前臂截肢患者还丧失了前臂旋前、旋后功能，所以上肢假肢腕关节结构应代偿这些动作。目前使用的腕关节基本作用是假手构件的屈伸、旋转功能代偿。

　　装饰性假肢腕关节种类较多，主要有带螺栓的连接器、带内螺栓的连接器、屈曲连接器、滚花旋盘和木制腕关节。索控式假肢腕关节通过带双头螺栓的固定装置与假手相连,并与前臂筒连接,主要类型有摩擦式腕关节、快换式腕关节、万向式腕关节、屈腕式腕关节和旋腕式腕关节。体外力源假肢腕关节带连接器和同轴插座,将电动手或电动夹与前臂筒连接,可以被动调整到旋前和旋后的位置,手部装置可随时更换。

3)肘关节

人体肘关节是复合关节,主要完成肘屈曲、伸展动作,同时,屈曲时对前臂旋转也有很大作用。目前设计制作的肘关节以代偿肘部屈伸功能为主,用于装饰性和索控式上肢假肢中,常采用肩带控制肘关节。装饰性假肢肘关节是单轴式机构,有带锁和不带锁之分,常用的有组件式、壳式和肘关节铰链等。索控式上肢假肢肘关节有索控式单轴肘关节和铰链式肘关节。工具型前臂假肢多采用双轴式支条铰链肘关节,容易屈曲,方便作业。

4)肩关节

上肢假肢肩关节常用于肩关节离断假肢,主要代偿肩部屈曲、外展功能。常用类型有:装饰性假肢肩关节(包括普通肩关节、万向肩关节、外展肩关节)和索控式假肢肩关节(包括隔板式肩关节和万向球式肩关节)。

**2. 接受腔、悬吊装置和控制系统**

上肢假肢的这部分结构是由假肢技师完成的,其制作工艺对穿戴假肢的舒适度和功能发挥起关键性作用。

1)接受腔

接受腔是容纳残肢、传递残肢与假肢间作用力、连接残肢与假肢的腔体部件,对悬吊和支配假肢有重要作用。接受腔必须有很好的贴服度,并且符合运动解剖学要求。接受腔使用的材料应质量轻、刚柔适度、对人体无害、易于加工。常用的接受腔的材料有皮革、塑料、高分子材料和复合材料,其中丙烯酸合成树脂是现代假肢中的重要材料,碳纤维复合材料使接受腔向轻型化发展。

2)悬吊装置

悬吊装置又称固定装置,采用背带、悬吊带等起固定牵引作用的带状装置,通过悬吊带系统利用接受腔对残肢端的包容实现假肢连接。假肢自重和所提携物品产生向下的拉力,需要通过接受腔或固定装置实现假肢悬吊,以防脱落,同时还须克服接受腔与残肢间的相对旋转与侧向运动,以便利用残肢较好地操纵假肢实现假手开合、肘关节屈曲和锁定等动作。

3)控制装置

控制装置主要指自身力源假肢利用控制索系统,或体外力源假肢利用残肢肌电信号、微动开关或声音控制假肢动作的控制器。控制索系统指在索控式上肢假肢中,连接于上肢假肢背带与肘关节或手部装置之间,能有效传递上肢区域或躯干动作的绳索系统结构。控制索功能执行情况取决于肩胛带活动度、残肢条件及肌力状态等。常用的控制索系统有:单式控制索系统,即采用单根绳索实现单一控制,常用于索控式前臂假肢手部装置;复式控制索系统,采用单根绳索起到两个控制功能效果,常用于索控式肩部假肢和索控式上臂假肢,主要操纵肘关节屈曲和手部开闭;三重控制索系统,采用三组单式控制索分别控制上肢假肢手部装置开闭、屈肘和锁肘,常用于索控式肩部假肢和索控式上臂假肢。

体外力源假肢需要有电气控制系统来控制假肢的动作,控制系统一般包括信号采集、处理及输出驱动等模块。

### 13.2.2　电动上肢假肢的主要控制方式

上肢假肢的技术关键为运动控制,尤其是信息源的选取;其中,实现多自由度电动假肢,需要多个信息源。

**1. 以身体机械运动作为信息源**

以身体机械运动作为信息源的上肢假肢称为机械牵引式假肢,主要通过自身运动提供操作、控制假肢所需动力。利用患者残存运动功能,通过传动装置触发相应开关控制假肢。残肢端肌肉的收缩和舒张,肩部的提升和下垂、内收和外展,甚至头部运动都可作为驱动信息源。这种假肢控制简单,造价较低,稳定可靠,但能实现的任务简单,灵活性低。

**2. 以肌电信号作为信息源**

肌电(Electromyogram,EMG)作为假肢信息源,在前臂假肢领域已广泛使用。肌电假手的控制信号来源于残肢肌群,主要通过对 EMG 信号的分析、特征提取、建立特征矢量与运动空间的映射关系实现控制功能。自 1948 年德国 Reinhold Reiter 研制成功世界上第一只肌电控制假手以来,已有很多商业化产品问世,特别是近年来出现了多款智能仿生假手,如 Touch Bionics 公司的 i-Limb,奥托博克(ottobock)的智能仿生手 Michelangelo 等。然而肌电信号存在频带宽、电压低等问题,影响了假肢的有效控制。目前研究主要以多通道 EMG 信号、新的肌电信号识别和特征提取、引进反馈技术多种信息源结合等方法弥补肌电信息的不足。

**3. 以脑电信号作为信息源**

对于四肢瘫或因瘫痪引起肌肉萎缩的患者,无法提取足够的肌电控制信息。脑电信号(Electroencephalogram,EEG)是复杂的生物信号,可以提供不依赖于人体外周神经系统及肌肉组织、且建立在人与环境间信息交流与控制的新型通道。EEG 实际是中枢神经系统工作过程中神经和突触产生的电噪声。EEG 获取可通过自发脑电、诱发脑电和植入电极获取等三种方式。前两者是从头皮采集脑电信号,后一种是通过显微外科手术将微电极植入颅腔内测量脑电信号。

开发具有人体大脑"随意控制"与"真实感觉"的假肢一直是假肢研究和开发者的梦想,这一技术的核心是实现人体大脑神经与假肢传感系统之间具有输入与输出功能的人机接口,即脑机接口(Brain-Computer Interface,BCI)技术。正如任何交流或控制系统一样,BCI 系统也包括输入、输出、转换输入输出成分等,如图 13-18 所示。

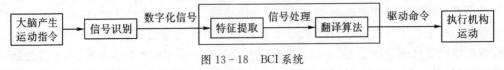

图 13-18　BCI 系统

BCI 是通过建立人体与计算机或其他设备之间交流和控制的通道,从脑电或神经元放电信号中提取控制信号,用于控制计算机、假肢或其他设备,其最大的特点是不依赖于脑的外围神经系统与肌肉的正常输出通道。目前,用于脑机接口的人脑信号有:脑电图(EEG)、脑磁图

(EMC)和功能性核磁共振图像(fMRI)等,其中 EEG 应用最多。随着对脑电信号与意识关系的研究,上肢假肢脑机接口的研究取得许多成果。如 2004 年,*Science* 报道了用意识控制神经假肢的研究。基于脑电的 BCI 已经成功应用于表面电极神经假手,以及可移植自由手系统中。美国一瘫痪患者通过植入器记录思维脑电信号,经过计算机解码和处理,可以控制假手的开合,抓住并移动物体。然而脑电信号非常复杂,要实现完全由脑电控制假肢还需做大量长期的研究。

在假手真实感觉方面,密歇根大学整形外科 Paul Cederna 教授研制的人造神经,有望帮助用义肢感知冷暖。现阶段已在实验室动物身上成功运用,预期未来可以在人体上应用这项技术。意大利科学家开发的新型机械手,能通过神经系统与截肢者相连,让使用者利用大脑意识控制机械手,并感受触觉。然而,BCI 的发展仍存在不少问题,如脑电信号的微弱性和复杂性等,许多理论仍处于实验探索阶段,有待进一步研究。

### 4. 以神经信号作为信息源

神经信号作为假肢控制的信息源,具有独特性。与肌电信号相比,其拮抗性、信号稳定性及其他特征均有很大区别。利用神经埋藏电极引导神经信号,经模式分类后建立神经信号与肢体运动的映射关系,从而控制假肢运动,将成为理想的假肢控制模式。现代神经生理学研究发现,神经系统的可塑性不仅表现为对外界各种刺激有强烈的代偿能力与适应能力,更重要的是在结构与功能上具有损伤后自我修复能力或重建能力。神经活动模式对疲劳和干扰不敏感,重复性好。神经信息传递彼此互不干扰,具有很好的清晰度。这些特性都说明神经信号是假肢控制很好的信息源。然而,利用神经活动作为假肢控制信号,必须通过显微外科手术将电极和神经联系起来,会造成一定的创伤,给患者带来痛苦和一定的术后影响。

2005 年,欧洲四国的科学家组成的 6 个研究小组研发了世界上第一个完全与神经系统相连的数字手(CYBER HAND)。通过小电极和生物仿生传感器,假手能将各种信号传递给大脑,让致残者感觉假手位置、活动及周围环境刺激。该假手能通过计算机获得指令并随时与人握手问候,是第一个可以发出自然感觉信号的假手(图 13 - 19)。该假手是具有完整感觉功能的手,有 5 个手指,在 6 个发动机的作用下,可以达到 16 个自由度。每个手指都有关节,从而实现自动控制和不同的抓握动作。在该项技术上,研究人员还需确定

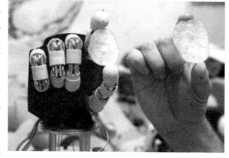

图 13 - 19　数字手

所用材料与人体的兼容性、使用者大脑如何适应及其供电来源等。

### 5. 以语音作为信息源

语言是人类交流的最自然和最方便的形式,语音通信是理想的人机通信方式。语音控制是目前解决因肌肉和皮肤问题导致无法使用肌电假手的重要途径。语音特征易检测,识别效果较好,可进行人机交互,因此语音控制假肢可以弥补 EMG 和 EEG 控制的不足。2010 年,上海理工大学与丹阳假肢厂有限公司合作,研发了国际上第一款商业化的多自由度语音假手。随着语音识别技术的进步,语音控制假肢将会成为未来假手的重要控制方式之一。语音控制原理如图 13 - 20 所示。

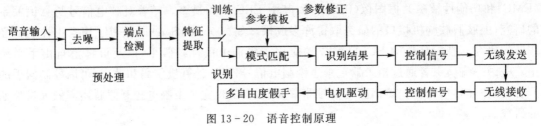

图 13-20　语音控制原理

### 6. 以"再造指"作为控制信息源

再造手指控制的电子假手,动作准确率高,是理想的假肢控制技术,但由于免疫排斥反应影响了其推广。上海交通大学胡天培、陈中伟等曾将显微外科技术应用于康复工程领域,在残肢者残臂端再造"手指",作为准确传递人脑信息的信息源,成功实现了三自由度六个动作的假手控制,误动作率为 0。这种以"再造指"作为信息源的假肢,开拓了医学与工程学紧密结合的新构思,在理论上和实践上都有重要的指导意义。然而,安装这种假肢要承受手术风险,术后还要有针对性的功能训练。单个"再造指"所能表达的信息量有限,不易迅速及时传递大脑的复杂指令,多自由度时为患者熟练掌握带来困难,系统的稳定性及准确性有所降低。

### 7. 以肌腱作为控制信息源

在假手的控制中,将与运动相关的肌腱作为控制信息源可能是更为直接的方法。手指运动由肌腱直接驱动,残肢的肌腱自主运动时,感受器中的压力发生变化,压力差可作为触发手指及掌指关节运动的控制信号。与手指运动相对应的四个屈肌腱和与大拇指运动相对应的伸肌腱是最常采用的控制源。上海理工大学生物力学与康复工程研究所曾成功完成了应用肌腱压力对假手的控制实验。采用肌腱作为信息源,设计简单、响应速度快,但要求肌腱完整且未受损伤,并且关节位置的改变会影响肌腱力的分布,从而产生误动作。

### 8. 以肌音作为控制信息源

肌音(Vibromyography,VMG)也称肌动信号(Mechanomyogram,MMG),是机械信号,反映了纤维振颤产生的机械振动。肌音具有低频、宽功率谱等特性,频率在 5～50 Hz 左右,功率谱范围 10～50 Hz。目前,已有许多关于 MMG 应用和 MMG 信号处理的研究,包括用 MMG 信号检测电机的控制策略,如 Claudio Orizio 已证明肌音可作为力的辅助手段,以振颤的生理力量和肌电图获取有关肌肉力学模型及对肌肉运动的控制信息,其控制假手的基本原理如图 13-21。

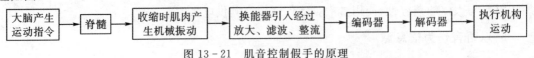

图 13-21　肌音控制假手的原理

与传统 EMG 控制电动假肢相比,MMG 存在许多优势,如传感器放置位置的非特异性、远端信号测量的可行性、皮肤变化不敏感性、皮肤电极表面稳定性好、传感器成本低等。但使用 MMG 信号控制假肢也存在缺陷,如增加制造成本、外界环境干扰等。因此,MMG 假肢实际应用还有距离。

### 13.2.3　肌电上肢假肢的基本原理

**1. 肌电控制原理**

肌电假手的信息源是残肢的肌肉群,通过肌肉表面电极检测出肌电信息,经募集放大、识别处理后控制假肢。当肌肉自主收缩时伴随生物电效应,完成动作时,相应指令从大脑以电冲动形式经脊髓、运动神经传给肌肉,神经突触发生电化学反应,引起肌肉收缩,产生微伏级的电信号。就肌电控制系统而言,肌肉收缩产生的电信号经放大,传送给电子假肢以控制活动。电极在肌腹表面与肌肉长轴平行。肌电控制的方式有两种,最常用的是用一组拮抗肌控制两种不同的功能,称双点控制,如肘下假肢分别用前臂残存屈肌和伸肌控制假手闭合和开放。这种控制方式最符合生理控制方式。用一块肌肉控制两种功能称为单点控制,即用肌肉的一种收缩方式控制假手闭合,另一种收缩方式控制假手张开。最常用的两种单点控制系统是频率敏感型和波幅敏感型控制器。

肌电假手的原理框图如图 13-22 所示,利用残肢端肌肉产生的电信号,经过电路适当处理控制假手动作。同时,可在假手上装传感器,通过传感器的电信号反馈给大脑以调整假手动作。目前肌电信号的控制方法主要有基于阈值决策、编码输出、分层控制决策、实时在线识别算法等。基于阈值决策可靠性高、方法简单,适用于单自由度假肢;编码输出将少数几个电极的三态模式进行编码输出,是多自由度假手实现控制的独特方法,这种方法实时性较差,控制不灵活;分层控制决策是指由信号调制及模式识别算法识别残肢端肌肉所要进行的手部抓取模式,由底层控制器实现假手对物体的稳定抓取,是现代多自由度假手肌电控制普遍采用的方法,如西班牙 MANUS 假手等的肌电控制。

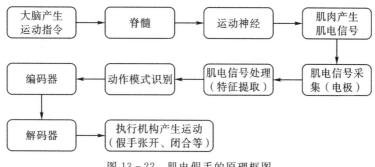

图 13-22　肌电假手的原理框图

**2. 肌电控制的特点**

肌电控制的最大特点是利用残存肌肉系统以生理方式自主"意愿"控制假肢运动,避免外界因素、假肢或身体位置、身体移动等的影响,并且控制方式直观自然、简单易学。新截肢患者的幻肢觉会产生肌肉收缩而引起肌电信号。因此,截肢后 30 天内是安装上肢假肢的黄金期。

肌电控制假手虽然应用最广泛,肌电信号的识别和应用也取得了巨大进展,但由于肌肉信号存在缺陷,影响了其对假肢的有效控制。这些缺陷包括:①肌电的宽频带、低电压放大等内在特性,使控制低频活动电子假肢时存在困难;②残肢必须有足够的残存肌肉,并且能够产生一定的收缩力,这对于高位肢体缺损者十分困难;③肌电控制是开环控制系统(Open-Loop Control System),患者仅能用视觉和听觉作为反馈信号,需要集中精力控制假肢;④肌肉疲劳、电极与皮肤间相对移动、皮肤潮湿等其他因素也会影响使用效果。

### 13.2.4　上肢假肢主要性能要求与评价方法

**1. 上肢假肢性能评定**

上肢假肢性能评定可通过测量参数来实现,包括:肘关节屈伸范围、前臂旋转范围、肘关节屈曲所需力量、控制效率、假手完成动作等。除测量参数外,还有量表可供选择。DASH(Disabilities of the Arm,Shoulder and Hand)量表用于截肢患者上肢功能的通用评定,ACMC(Assessment of Capacity for Myoelectric Control)量表用于肌电控制能力评定,UEFS(Upper Extremity Functional Scale)量表用于上肢功能状况评价,AM-ULA(the Activities Measure for Upper Limb Amputees)量表中的任务完成度、速度、动作质量、假肢使用灵巧性和独立性等参数,可用于各种类型的上肢假肢评定,包括自身力源、混合力源和肌电假肢等。以上量表主要适用于成人,评价儿童使用假肢的指标主要包括:完成动作的方法、使用假手的能力、假手的作用和不使用假手时的能力等。

**2. 生活质量评定**

国内曾采用功能独立性评定(Functional Independence Measure,FIM)来评定截肢患者生活质量,在对上肢截肢患者进行评定时,通常选取吃饭、梳洗修饰、穿上身衣物、穿下身衣物、上厕所等 5 个最基本项目,该方法简单方便但不够全面。美国、英国、德国、日本、巴西、西班牙等国学者开始使用 TAPES(Trinity Amputation and Prosthesis Experience Scale)量表,该量表包含:个人基本资料,截肢和假肢体验量表,伴随症状及其影响三个部分,可用于上肢假肢评定。TAPES 量表专门针对截肢者设计,操作简单,具有良好的信度和效度,是评定假肢装配效果及患者生活质量的有效方法。

**3. 上肢假肢检测国家标准**

假肢性能测试要满足相应标准,各国都有针对上肢假肢参数及其测试方法的相应标准,如表 13-1 所示。

表 13-1　假肢性能测试标准

| 检测标准 | 产品名称 |
| --- | --- |
| GB/T 18027-2021《电动上肢假肢部件》 | 电动上肢假肢的假手、腕关节、肘关节和手套等部件 |
| MZ 001-1993《电动上肢假肢》 | |
| MZ 002-1993《自身力源上肢假肢》 | 自身力源上臂假肢、自身力源前臂假肢、机械假手、机械肘关节 |
| MZ 007-2000《骨骼式装饰性上肢假肢通用件》 | 骨骼式装饰性上肢假肢通用件 |
| GB/T 30659-2014《假肢和矫形器 要求和试验方法》 | 上肢假肢(注:该标准也包括下肢假肢) |

### 13.2.5　上肢假肢的设计

上肢假肢承受载荷较小,主要侧重外观仿真和运动功能设计。装饰性上肢假肢设计主要考虑外观仿真造型;功能性上肢假肢主要考虑工作能力和运动功能。肌电假手是典型的机电一体化产品,也是最常用的上肢假肢。下面以肌电假手为例,简要介绍上肢假肢设计要点。

**1. 机械结构设计**

根据产品预期功能和指标进行机械结构设计,在掩饰缺失肢体的同时,实现真手抓握物体等最基本功能。因此肌电假手在大小和形状上应与人手生理结构相似,运动符合人手运动规律。假手需要仿人手外观和皮肤的硅橡胶手套,这对其机械结构的体积和形状有很高要求。假手由电机、减速器、手指连杆机构等组成,重点在于驱动电机的选择和减速器的设计。手指连杆机构可参照人手和现有产品参数设计,相对简单。

1)电机的选择

假手手指运动由电机驱动,根据假手设计指标——手指开合速度和最大握力(负载力矩)选择电机转速和输出力矩,通常选用 $1\sim3$ W 的 6 V 直流伺服电机。

2)减速器的设计

减速器的主要参数是减速比,减速比等于电机转速与假手转速的比值。对于假手来说,一般减速器要满足手指开/闭时间为 $0.3\sim1.3$ s 的速度要求。假手既要保证空载时有较高的转速,又要保证抓握时力矩足够大,通常使用多级传动的微型行星传动减速器来进行减速,以获得高达约 1000 的传动比。同时,在减速器的输出端采用自锁机构,以便在握住物体后可以在断电的情况下进行机械自锁。

**2. 控制系统设计**

控制系统的作用是操纵电机转动,使假手模仿人手动作,实现对物体的抓取和释放。肌电假手控制系统由带前置放大器的有源表面电极、放大滤波电路、比较器电路和电机驱动电路组成。

控制系统的设计难点在于有源表面电极设计,其性能直接影响假手控制的灵活性和抗干扰能力。人体表面肌电信号微弱,常常淹没在工频干扰信号中,只有通过有源表面电极内的前置放大器把肌电信号从噪声中有效分离,才能控制假手按使用者意愿动作。前置放大器通常采用三运放差动放大电路,将两个同相运放电路并联后,与一个基本差动放大电路串联。

典型的肌电假手分别从前臂残端屈肌和伸肌表面提取肌电信号,一路信号经放大滤波后控制手指闭合,一路信号控制手指张开。比较器电路用来比较屈肌和伸肌信号,由信号较强者决定假手是否开合,这对减少因噪声引起假手误动作较为有效。

## 13.2.6　现代上肢假肢技术的发展

假肢应用于人体,要求重量轻、体积小、噪声小、可靠性高、安全性高、使用寿命长、外观仿生及代偿功能好等。现代上肢假肢技术的发展包括:增加自由度、实现智能化、改善仿生技术、人造神经与神经接口技术等。

**1. 增加自由度**

关节的一对独立运动叫作一个自由度,如肩关节具有屈伸、展收和内外旋三个自由度。人体四肢关节自由度靠肌肉收缩主动运动,而假肢需要外力或残肢带动。假肢每增加一个自由度,都要解决能源、驱动机械结构、控制系统等技术难题。

受重量、体积、生物/机械系统接口技术限制,目前广泛使用的 EMG 控制假手只有一个独立自由度,用微电机驱动,五个手指同时张开、闭合。ottobock 公司的 SUVA 手(图 13-23)是目前运作最成功、实际应用最广泛的单自由度肌电假肢手。该假手的肌电信号处理和控制采用 SUVA 感应技术,安装滑动传感器,自动调节抓握力。随着机器人灵巧手集成化程度提高,英国、德国、中国、美国、意大利等国开始利用机器人灵巧手技术开发多指多自由度假手。ottobock 的 Michelangelo prosthetic hand(图 13-24)增加了拇指主动侧向活动自由度、腕关节被动屈伸和旋转功能。英国南安普顿大学的 Southampton Remedi-Hand(图 13-25)是有 6 个独立驱动单元的 6 自由度假手,每个手指可单独运动;采用轻质环氧碳纤,质量不足 500 g;德国宇航中心和哈尔滨工业大学联合开发的 4 个手指 12 个自由度的 DLR/HIT 灵巧手,如图 13-26 所示。

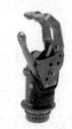

图 13-23　SUVA

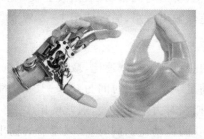

图 13-24　Michelangelo prosthetic hand

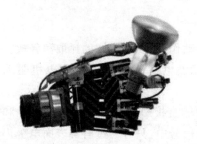

图 13-25　Southampton Remedi-Hand

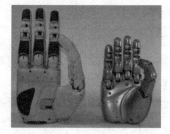

图 13-26　DLR/HIT Ⅰ(左)和 DLR/HIT Ⅱ(右)

### 2. 智能化

目前先进的上肢假肢采用微处理器和传感器技术进行智能化控制。上肢假肢应用人工智能技术实现多自由度肌电假肢控制各个关节的协同作用,并使用传感器系统(包括力、位置、运动觉、滑动觉传感器),智能化控制抓取力量、形状几何信息和稳定性等。

### 3. 人造神经与接口技术

由美国军方资助的人造神经技术采用以 PEDOT 为材料的塑料细丝与患者神经连在一起,延伸至假肢末端,实现假肢与大脑间有效的双向交流。塑料细丝安装数十万个纳米感应器,可以辨别触觉、冷热觉和其他感觉,该传感器尚在开发中。神经接口技术是从运动神经取出人体上肢动作的控制信号,用以控制假肢对应动作,目前成功用于截肢者的是神经再植。美国西北大学康复中心将截肢者臂丛神经各分支分别移植到胸大肌不同部位,将这些部位的肌肉改为受新移植来的神经支配。使用假想手臂时,这些移植神经支配的肌肉收缩,从肌肉表面引出肌电信号,控制假肢各关节对应动作,这种假肢控制方式还处于少数自愿者试用阶段。

# 13.3　下肢假肢

## 13.3.1　下肢假肢基本组成

与上肢假肢相同,下肢假肢也由两部分组成:假脚、关节、连接件等功能部件,以及接受腔和悬吊装置。标准的下肢假肢是用功能部件与接受腔及悬吊装置进行装配,根据医学解剖及生物力学原理对线调整而成。

(1)假脚与踝关节。假脚与踝关节是各种小腿假肢、大腿假肢、髋离断假肢共享的基本功能部件,按材料和结构分为多种类型,供不同需要的患者选用。

(2)膝关节。下肢假肢膝关节是代偿正常人体膝关节的重要功能部件,大腿假肢和髋离断假肢均可用。

(3)髋关节。下肢假肢髋关节是单轴结构装置,分带锁和不带锁两种。髋关节用于髋离断假肢和大腿残肢过短而不能装配大腿假肢的截肢患者。

(4)接受腔。假肢穿着是否舒适,能否发挥各部件的最大功能,接受腔起着至关重要的作用。接受腔因人而异、量体订做,技术含量较高。

(5)悬吊装置。使下肢假肢在使用过程中不会从残肢上脱落的装置。假肢的悬吊功能大部分可通过接受腔结构实现,而不需特别装置;当残肢过短时,则需要另外附加悬吊装置,如小腿假肢用的大腿围绑和膝上环带,大腿假肢用的腰带等。

(6)连接管。起到连接接受腔和关节的作用,相当于人体下肢骨骼,多由合金钢、铝合金、钛合金、碳纤维等制成。

(7)特殊功能件。盘腿器:可使小腿与大腿部分旋转,帮助大腿截肢者完成"盘腿"动作,便于患者穿脱鞋袜。扭矩吸收装置:该装置具有的轴向弹性扭转功能可以减少残肢和接受腔之间的摩擦扭力,使患者步行更舒适。

(8)外形装饰部分。多为用聚氨酯、聚乙烯泡沫塑料制成的、与健侧腿外形一致的装饰外套,包覆在假肢"内骨骼"外,外层可喷涂"人造皮肤",使假肢外观更加逼真。

## 13.3.2　下肢假肢主要零部件

### 1.足部装置

用来代偿人体踝关节和足部功能的装置,能稳定持久地负重,吸收振动,轻便耐用。根据功能和结构主要有以下几种。

1)足踝软跟脚

足踝软跟脚又称 SACH(Solid Ankle Cushioned Heel)脚,其踝关节没有转动轴,利用螺栓固定假脚和假肢。足踝软跟脚由橡胶或聚氨酯材料制成,后跟处有弹性缓冲垫,作用相当于单轴动踝脚的跖屈缓冲块。假脚整体具有弹性,背屈功能靠前脚掌弹性变形实现。足踝软跟脚的特点是结构简单、质量轻、价格低、外观近似真脚;不足之处是不能像单轴动踝假脚那样调整跖屈和背屈角度,而且橡胶材料的老化会使假脚逐渐失去弹性甚至断裂。

2）单轴脚

单轴脚具有一个踝轴，能完成足背伸和跖屈功能。脚掌为木质式聚氨酯内加硬质龙骨制作，脚趾采用橡胶或聚氨酯等柔韧材料，利用两者的硬度不同，部分代偿跖趾关节背伸功能（图 13 - 27）。

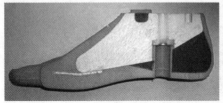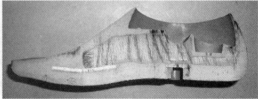

图 13 - 27　单轴脚

3）万向脚

万向脚结构较复杂，踝部有球形弹性圈，周围填充橡胶或聚氨酯弹性物质，通过弹性圈变形实现跖屈、背屈、内翻、外翻等各方向运动，适用于不同路况，节省体力。这种假脚价格较贵，维修率高。

4）储能假脚

储能假脚是经过改进的定踝类假脚，假脚主体采用高弹性能材料，具有假肢支撑后期储存能量并在后蹬时释放能量、推动人体前行的功能，适合于运动需要，如图 13 - 28 所示。

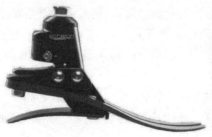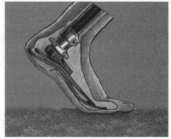

图 13 - 28　储能假脚

5）动力假脚

目前市场上也有多款模拟踝关节运动的"动力假脚"。人体假脚在上下坡时踝关节最好保持与地面相同的角度，以便获得更舒适的行走效果。此外，假脚在平地行走时的摆动相阶段容易触底，因此如果脚板能在摆动相自动保持一定的背屈位，将有助于提高假脚的行走性能。

Össur 公司开发的 PROPRIO FOOT 动力假脚（图 13 - 29）是国际上首个动力踝关节假脚，它的一个控制器会从人工智能系统中接受信号流数据，然后控制一个高精度的线性驱动器输出最合适的动作：摆动期时背屈，在崎岖的路面时调整踝关节角度，坐在凳子上时进入"柔性模式"，换鞋子时调节足跟高度。

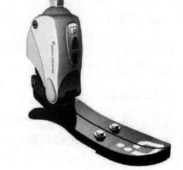

图 13 - 29　PROPRIO FOOT 动力假脚

## 2. 膝关节

1) 单轴膝关节

（1）带锁的单轴膝关节（图 13-30）。坐姿时通过手动开锁使膝关节屈曲。

（2）具有内或外助伸器的自由运动式单轴膝关节（图 13-31）。在进行假肢对线安装时将膝轴后移而实现站立期的稳定度。

（3）具有内或外助伸器和承重自锁的单轴膝关节（图 13-32）。为了加强站立期的安全性，不在假肢对线安装时将膝轴相应地后移。

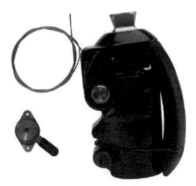

图 13-30 带锁的单轴膝关节

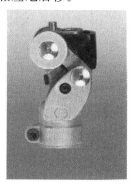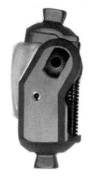

图 13-31 具有内或外助伸器的
自由运动式单轴膝关节

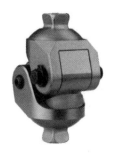

图 13-32 具有内或外助伸器和
承重自锁的单轴膝关节

（4）具有摆动期电子调节气动控制的单轴膝关节（图 13-33）。这是一种通过膝轴后移保持站立期安全性的假肢膝关节。这种关节能够使截肢患者以不同的速度行走。

（5）具有承重自锁装置和摆动期气动控制的单轴膝关节（图 13-34、图 13-35）。

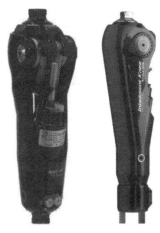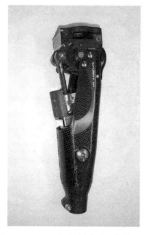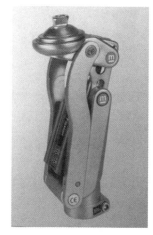

图 13-33 具有摆动期电子调节气
动控制的单轴膝关节

图 13-34 手动调节气动装置式

图 13-35 伺服气动器式

（6）具有液压式摆动期控制装置的单轴膝关节（图 13 - 36）。该关节的站立期安全性是通过静态对线安装将膝轴后移来实现的。

（7）具有承重自锁和液压式摆动期控制装置的单轴膝关节（图 13 - 37）。该假肢具有保持站立期安全的性能。

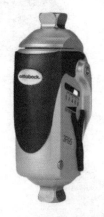

图 13 - 36　具有液压式摆动期
　　　　　　控制装置的单轴膝关节

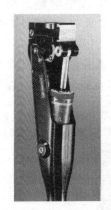
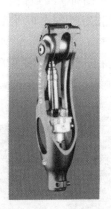

图 13 - 37　各类具有承重自锁和液压式摆动
　　　　　　期控制装置的单轴膝关节

#### 2）多中心式四轴膝关节

（1）固定器式四轴膝关节（图 13 - 38）。通过手动式解锁可在坐姿时使膝关节屈曲。

（2）内或外助伸器式四轴膝关节（图 13 - 39）。

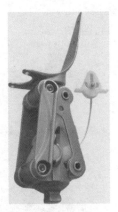
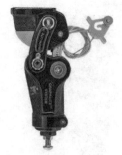

图 13 - 38　各类固定器式四轴膝关节

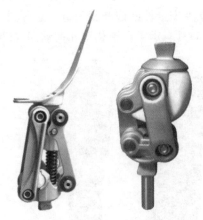

图 13 - 39　各类内或外助伸器式四轴膝关节

（3）摆动期气动控制式四轴膝关节（图 13 - 40）。

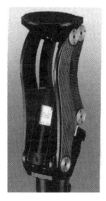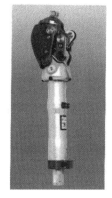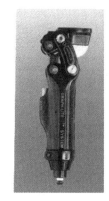

图 13 - 40　各类摆动期气动控制式四轴膝关节

（4）摆动期液压控制式四轴膝关节（图 13 - 41）。

（5）摆动期气动或液压控制，以及通过在足跟着地时改变关节角度来改善站立期安全性的关节（图 13 - 42、图 13 - 43）。

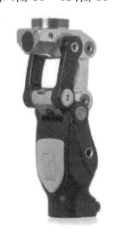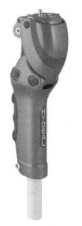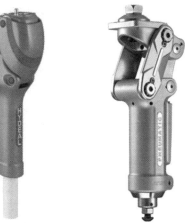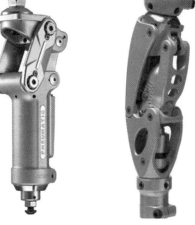

图 13 - 41　各类摆动期液压控制式四轴膝关节　　　图 13 - 42　气动式　　　图 13 - 43　液压式

### 3. 下肢假肢接受腔

接受腔（图 13 - 44）是假肢与残肢间的连接装置和人机界面，是下肢假肢最重要的部件之一。根据 ISO 标准，接受腔通过对残肢体积的包容，完成三个基本任务：垂直力的传递（支撑），水平力的传递（固定），患者和假肢间的吸附界面（悬吊）。假肢质量的好坏首先取决于接受腔的适配，如果接受腔不适合，再好的零部件也无法充分发挥作用。现代大腿假肢接受腔按照解剖学结构或生物力学原理可以分为四边形接受腔、椭圆形接受腔、马罗接受腔等。现代小腿接受腔主要是髌韧带承重接受腔，按接受腔的悬吊方式，又可以分为环

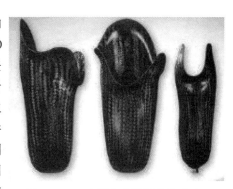

图 13 - 44　大腿与小腿假肢接受腔

带式(PTB)、楔子式(KBM)、包膝式(PTES)和髁部夹持式(PTK)四种。

### 13.3.3　假肢关节设计的基本原理

**1.膝关节设计的基本要求**

大腿假肢与人组成典型的人机系统。为建立大腿假肢设计的人机工程学方法,有必要首先讨论假肢的主要功能要求。然而,目前国内外对其功能评价还未建立统一标准。下面根据人机工程学与假肢仿生学设计机理,列出四个主要功能要求,这些要求的核心通过不同形式构成产品可用性的指标。根据大量研究,在所有功能要求中,步态摆动相的对称性与支撑相的稳定性是最核心的特性要求。

1)摆动相对称性

(1)步态对称性。正常人体两条腿在步态周期中具有时相对称性(图 13-45)。若把人体看作由肌肉牵引、神经支配的多刚体系统,为使其运动时功效最高,就要调整步态参数,使之达到最佳状态,节省能量消耗。刘永斌等的研究结果表明,人在行走过程中左右下肢各动作的对称性受到不同程度破坏时,会出现异常步态,因此提出用左右对称性概念来评定患者穿戴假肢行走的异常程度,可以通过如下公式计算步态对称性指数。

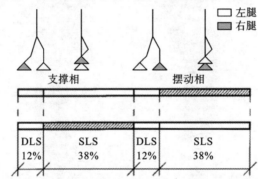

图 13-45　人腿步态周期中双脚支撑相/摆动相的时间比例

$$S_r = (T_z/T)^{0.5}(Z_r \times 0.62 + M_r \times 0.38) \tag{13-1}$$

式中:$T_z$ 为正常人步态周期;$T$ 为步态周期;$Z_r$ 为支撑相左右比(小/大);$M_r$ 为摆动相左右比(小/大)。

(2)重心变化幅度。正常人在行走过程中,髋关节有节奏地上下运动,轨迹光滑,没有突然的方向变化,幅度约为 6 cm。为了使假肢在摆动中期不与地面相碰,一般假肢步行时患者重心在垂直面内移动幅度比正常人大,总位移量接近 8 cm,从而增加患者步行能量消耗。因此,假肢设计时应尽量模拟正常膝关节的可变转动瞬心,减少人体步行时的重心变化幅度。

2)支撑相稳定性

下肢假肢(特别是膝上假肢)的支撑相稳定性是主要的性能之一。支撑相稳定性主要是指假肢在步态的支撑相能保持稳定而不打"软腿",即不会突然膝关节屈曲造成跌倒。支撑相稳定性主要与假肢长度、膝关节转动中心位置、膝关节阻尼控制等因素有关。

3）工作模式自适应性

正常人行走时可自动识别各种工作模式或路况环境,如平地行走、站立、坐下、绊倒、上下坡/楼梯等。因此,下肢假肢的路况自适应能力也是判断其性能的重要指标。在人机系统设计时,应充分考虑假肢控制的智能性,并与人体自身感官协调控制,以便在各种行走模式时,能输出相应的控制信号改变膝关节阻尼特性。

4）外形逼真性

外观、尺寸及形状是假肢性能评价的重要方面,根据《残疾运动员的医学和功能分级》GB/T 14726—2009 规定,人体解剖学及尺寸测量可参考标准数据。下肢假肢人体测量学相关尺寸包括:膝关节外形尺寸、大腿高度、骨骼式假肢外套尺寸等。因此,在设计下肢假肢人机系统时,既要考虑稳定性、舒适性与工作模式适应性等,又要将这些设计控制在人体测量学要求的尺寸与外形范围内,可以用优化方法设计相关结构尺寸。

**2. 膝关节设计的基本原理**

1）膝关节动静态概述

通过对步态周期分析发现,假脚不但应像真正人体那样涉及支撑相的静力学原理,而且涉及摆动相的动力学原理。在仿生学设计上可将膝关节的作用归纳为支撑相功能和摆动相功能。支撑相(静态)是对身体安全支撑或稳定控制的相位,摆动相(动态)是灵活行走或控制的相位。

从图 13-46 可以看到静态与动态既是功能性关联的又是功能性相克的。例如,带锁的膝关节在静态中 100% 地支撑身体,但在动态运动过程中处于零位。如果膝关节动态点很高的话,身体静态稳定的分量就很小了。在这种情况下,膝关节承重时容易打弯,导致支撑相不稳。

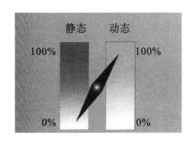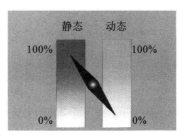

图 13-46　静态和动态之间的功能性关联图

由于在假肢膝关节装配时,一般通过对线安装调整支撑相稳定性与摆动相灵活性的平衡(图 13-47),通常将膝旋转点置于距假肢力线 2 cm 的地方,甚至位于力线之后。这样虽然提高了膝关节自由状态下的静态稳定度,但同时也降低了动态性能。在这种情况下,很难自如地将膝运动进入摆动相,使用者会感觉费力。于是需要对假肢关节进行结构性改善,阻断静态功能与动态功能之间的相克性(图 13-48)。也就是说既要保持静态稳定性,又不能防碍动态功能。通过微电脑智能控制即仿生步态,可以实现静态与动态相克性阻断。

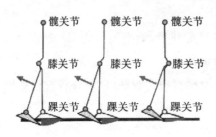
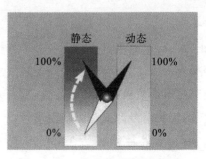

图 13-47　摆动灵活性与关节转动中心的偏移　　图 13-48　静态与动态的相克性

2）下肢假肢支撑相控制特性

假肢在后跟着地及支撑相时，会出现不自主打弯，一般可通过以下方法控制关节安全性。

（1）通过承重自锁控制支撑相。承重自锁是通过在膝关节设置弹簧开关摩擦阻尼实现的。通过理想的承重曲线图（图 13-49），可以较好地解释支撑相与地面反作用力的关联。若患者体重为 75 kg，当足跟着地后，地面反作用力曲线很快上升，直到该数值显示高于体重的 20%。在支撑相中期，该曲线再次下降至与体重相符的点位。设制动瞬时值位于地面反作用力与体重相等时的高度，便是对制动瞬时的最佳调整，这样在支撑相中间阶段，膝制动使膝关节处于自由状态，非制动地动态过渡到摆动相。弹簧开关瞬时阈值太高会使制动失效，导致跌倒；太低则无法在进入摆动相时解锁。

此外，假肢力线的设定也会影响假肢制动。如果膝旋转点保留在后移位置，患者在摆动相就要用很大力气控制残肢，还会导致假肢承受额外垂直负荷。从坐标图看，由此地面反作用力曲线朝着支撑相中间阶段形成第 2 个"驼峰"（图 13-50），意味着膝关节被制动，于是要顶着被锁住的膝关节进入摆动相。

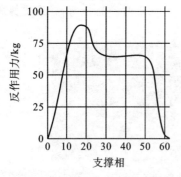
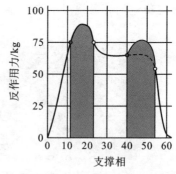

图 13-49　垂直地面反作用力的理想承重曲线　　图 13-50　在过渡到摆动相的过程中出现再次制动

（2）多轴膝关节对支撑相的控制。多轴膝关节主要指四轴膝关节设计结构。伸膝时，瞬间膝旋转点位于膝关节后上部分，进入安全区域。屈膝时，瞬时膝旋转点又自动改变到假肢力线前方，进入不安全区域，这正是进入摆动屈曲所需的自由状态（图 13-51），也是多轴膝关节运动自如的机制。

（3）液压阻尼组件控制支撑相。现代假肢结构中控制摆动相膝部运动的液压阻尼器有不同的设计功能。对关节运动起缓冲阻尼作用是通过可变化的阀门开启控制液压油流速实现的（图 13-52）。依一定时间单元内阀门开放程度及流出液体容积的不同，所产生的缓冲阻尼大小也不同，可根据患者具体情况调节阀门开启程度限定缓冲阻尼。液压阻尼器还具有防止屈曲的保护装置,使屈膝时也保持阻尼效应。当患者绊倒时,液压关节不会立刻弯曲,而是产生阻尼将弯曲过程变缓,降低了摔倒的可能性,使患者有时间支撑自身。当脚板滚动而进入摆动相时,液压组件中的集成机械转换到预调的摆动相阻尼状态,控制膝关节弯曲并将下肢摆出。

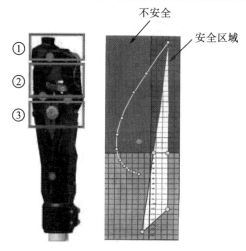

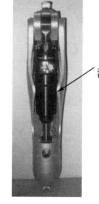

①上道杆(大腿承重部);②前连杆和后连杆;③下连杆。

图 13-51　四轴膝关节转动瞬心变化图

图 13-52　膝关节液压阻尼器控制站立稳定性

3)下肢假肢摆动相控制特性

在摆动相中,从足尖蹬离地面到足跟着地完成摆动过程,假肢从髋关节处将膝关节向前推出,这时小腿部分像悬挂在膝关节上的钟摆。当进入屈膝状态时,假脚顶着膝关节向前运动而保持在后,假脚的向后惯性表现在明显加大的膝关节弯曲和足跟抬起幅度(图 13-53)。这样将导致摆动相过程时间延迟,患者试图通过加大向前摆动假肢或通过快速停止髋屈曲来代偿这一延迟,导致假脚落地生硬。这种作用越大,患者就越想使假肢走得快一点。如果患者在不控制膝关节的状态下快走,就不得不使健侧腿在假肢摆动相走两

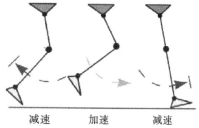

减速　　加速　　减速

图 13-53　摆动相制动组件的作用原理(制动-推动-制动)

步来代偿摆动相出现的时间延迟,结果使步态异常。因此,要达到快速行走,就需要在控制摆动时对小腿屈曲和伸展运动采取缓冲性操作。

通常应用摆动相摆速控制的技术装置有:外助伸器、内助伸器、机械制动器、气压阻尼器、液压阻尼器等。这里主要讨论最常用的气压与液压阻尼器原理。

(1)气压阻尼器式摆动相控制。气压阻尼器由连接在两端的汽缸组成,通过活塞上下运动。在膝关节屈曲过程中活塞向下移动,并在完全弯曲时达到下端。汽缸腔由气道连接,空气作为缓冲媒介从一个腔体进入另一个腔体,回弹阀门调节空气流向。不论是屈曲还是伸展都由具体流量控制阀调节空气流量。将流量控制阀气量开口调节得越紧,患者走得就越快,作用于活塞的缓冲阻尼就越大。图 13-54 显示了气压阻尼器在一个步态周期的阻尼变化曲线。

(2)液压阻尼器式摆动相控制。液压阻尼器结构与气压类似,由活塞缸和活塞组件组成。当膝关节屈曲和伸展时,活塞运动将液体推出,通过流量调节阀控制。根据每个时间单元通过

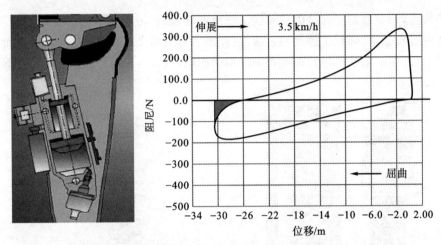

图 13 - 54　假肢中的气压阻尼器与阻尼曲线

流量调节阀的液体量,膝关节阻尼呈平方增量提高或降低。导致缓冲阻尼陡性上升的原因是,流体不能被压缩,也就是说,液压阻尼器不具备气压阻尼器的缓冲媒介预压功能,也不能像气压阻尼器那样使部分能量被回收。另一方面,只要膝关节保持运动,液压阻尼器就对膝关节产生阻尼作用。液压阻尼器的技术装置相对复杂,容量更大,更难调节,特别适用于具有强壮残肢的大运动量截肢患者。

**3.膝关节支撑相稳定性分析**

1)单轴膝关节受力分析

图 13 - 55 中,$P$、$S$ 是假肢承重的载荷,$M_h$ 是截肢侧髋关节的伸力矩,$M_k$ 是膝关节刹车装置提供的阻尼矩,$L$ 为髋关节至脚底的距离,$x$ 为瞬心到髋-脚跟载荷线的距离,$y$ 为瞬心到脚跟受力点的距离。

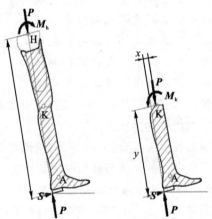

图 13 - 55　单轴膝关节受力分析图

对髋关节取矩得

$$-M_h + SL = 0 \qquad (13-2)$$

对膝关节取矩得

$$Sy - Px + M_k = 0 \tag{13-3}$$

联立方程(13-2)和(13-3)有

$$M_h = (L/y)(Px - M_k) \tag{13-4}$$

如果没有阻尼装置提供膝关节力矩,即 $M_k = 0$ 时,仅由膝关节提供稳定性的情况是

$$M_h = PL(x/y) \tag{13-5}$$

2)四连杆膝关节受力分析

图 13-56 中,$M_h$ 为髋关节力矩,$M_k$ 是膝关节阻尼矩,$P$、$S$ 是假肢承重的载荷,$R_{11}$、$R_{12}$、$R_2$ 为连杆所受的力,$a$ 为后连杆与小腿铰接点到脚跟在载荷线方向上的距离,$x$ 为瞬心到髋-脚跟载荷线的距离,$l$ 为后连杆长度,$\alpha$ 为后连杆与载荷线夹角,$L$ 为髋关节至脚底的距离。

对髋关节取矩得

$$SL - M_h = 0 \tag{13-6}$$

对膝关节取矩得

$$R_{12}(b/\cos\alpha - 1) + S(b+a) - Px = 0 \tag{13-7}$$

对 $D$ 点取矩得

$$M_k - R_{12}l = 0 \tag{13-8}$$

联立方程(13-6)、(13-7)和(13-8)得

$$M_h = \frac{L(Px + \dfrac{M_k}{L} - \dfrac{M_k b}{L\cos\alpha})}{(a+b)} \tag{13-9}$$

如果没有阻尼装置提供膝关节力矩,$M_k = 0$ 的情况下,仅由关节结构提供稳定性的情况为

$$M_h = PxL/(a+b) \tag{13-10}$$

从图 13-56 可看出 $y = a + b$,代入上式得

$$M_h = PL(x/y) \tag{13-11}$$

方程(13-10)与单轴膝关节稳定性方程(13-4)相比较可知,残肢端所需髋关节力矩都能用简单方程 $M_h = PL(x/y)$ 来估算。

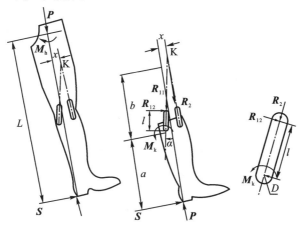

图 13-56　四连杆膝关节受力分析图

图 13-57 比较了单轴关节与霍斯默频谱四连杆膝关节的稳定性。其中,负值意味着不需要髋力矩就可保持稳定,正值则需要施加髋部力矩来增加膝关节稳定性。在脚跟触地时,四连

杆不需要任何髋部力矩,而且在脚尖离地瞬间,四连杆机构所需髋部力矩较单轴膝关节的优势就很明显。任何单轴或四连杆膝关节稳定性方程的简化形式,即式(13-5),可用于计算髋关节力矩,此髋关节力矩必须由截肢者在脚跟触地期或蹬离期控制膝关节的稳定性。在这个简化方程中,负载 $P$ 是最初假定沿臀部压力中心线起作用的,在图13-56左边的自由体受力图中该线长度为 $L$。假定膝关节开始屈曲,在自由体受力系统中,残端和接受腔间的任何力都是内部的,可以忽略。图13-56的右边用小腿-足的自由体受力图分析膝关节稳定性。膝关节的中心位置和膝关节内部制动力矩的作用显示在小腿-足图中,该图应用膝关节模块的力矩系统及从膝关节单元的近端部分到小腿-足来取代接受腔部分。这个概念可以扩展到四连杆膝关节的分析中,用小腿瞬心轨迹的中心点取代单轴中心点。

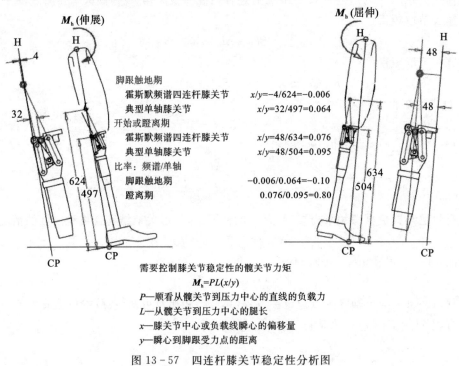

图13-57　四连杆膝关节稳定性分析图

髋关节运动力矩的效果可用简单公式估算,即 $M_h = PL(x/y)$。计算髋关节力矩 $M_h$ 时,需要在脚跟触地时保持膝关节稳定,或在蹬地时膝关节负载情况下保持初始屈曲状态。当足跟着地时,如果髋关节伸展力矩过大,膝关节则更稳定。在蹬离期,可用瞬心位置和压力中心(CP)的函数计算力矩 $M$。图13-57表明了小腿中心线前100 mm处压力中心的假定位置。需要注意的是, $y$ 轴方向并不垂直,是沿着从髋关节 H 到足压力中心(CP)的连线, $x$ 轴方向始终垂直于髋关节与 CP 的连线。

### 13.3.4　下肢假肢的主要性能要求与评价方法

**1. 运动学性能与评价**

1)静态稳定性评价

假肢静态对线时选择膝关节为全伸展位,如图13-58所示。对线时,使膝中心位于 $HA$

线之后,保证膝关节稳定性。

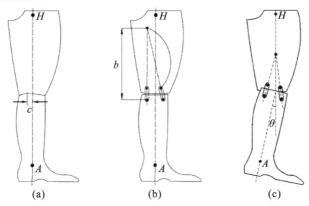

图 13 - 58　瞬心距和相对瞬心距及承重裕度角

为了定量描述膝关节稳定性,引入以下概念:

(1)全伸展位瞬心距 $c$:全伸展位时,膝关节转动中心距离 $HA$ 线的距离。膝中心在 $HA$ 线后为正,反之为负。系统的稳定性取决于 $c$ 值大小,$c$ 值越大系统越稳定。

(2)承重稳定裕度角 $\theta$:膝关节弯曲过程中瞬心矩为零时,膝关节的弯曲角度。膝弯曲角度在承重稳定裕度角 $\theta$ 范围内,能有效控制膝关节稳定性。当弯曲角度大于承重稳定裕度角时,系统承重可能失稳。稳定裕度角反映了膝关节保证稳定的范围。多轴膝关节的膝转动中心在行走中是变化的。只用瞬心矩并不能完全反映稳定性特点。为了更准确描述多轴膝关节稳定性,引出全伸展位相对瞬心距概念。

(3)全伸展位相对瞬心距 $b$:膝关节处于全伸展位时,膝关节瞬心沿 $HA$ 线方向到后连杆与假肢小腿铰接点的距离,如图 13 - 58(b)所示。此值越大,相对稳定性越好,保持膝关节承重时不弯曲所需的力矩越小,也就是说,膝关节承重时越不容易弯曲。

图 13 - 59 为膝上假肢足跟着地时的下肢受力图。$M_h$ 为髋关节力矩,$M_k$ 为膝关节阻力矩,$P$ 为假肢承重的轴向载荷,$R_{11}$、$R_{12}$、$R_2$ 为连杆所受的力,$a$ 为后连杆与小腿铰接点到足跟在 $HA$ 线方向上的距离,$x$ 为瞬心到髋-足跟载荷线的距离,$l$ 为后连杆长度,$\theta$ 为后连杆与载荷线的夹角,$L$ 为髋关节至足底的距离。

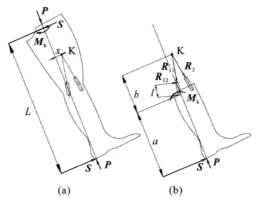

图 13 - 59　下肢受力分析示意图

$$M_h = [Px - M_k/(l\cos\theta)]L/(a+b) \qquad (13-12)$$

在全伸展位时,$M_k = 0$,则:

$$M_h = PxL/(a+b) \qquad (13-13)$$

式(13-12)和(13-13)为膝关节稳定方程。

由式(13-13)可知,若 $b$ 增大,$x$ 不变,膝中心升高,这时膝关节保持伸展的力矩 $M_h$ 减小,即患者可用较小的力保持膝关节伸展,使膝关节承重稳定性增加。同理,$b$ 不变,$x$ 减小,$M_h$ 也将减小,但 $x$ 的变化范围很小。

2)动态稳定性及其与灵活性的协调分析

无论是瞬心距 $c$,还是相对瞬心距 $b$,均以 $HA$ 线为参考,反映了支撑相或摆动相中期膝关节的静态稳定程度。行走时,支撑相载荷线很少与 $HA$ 线重合。因此,行走时假肢支撑相的动态稳定性决定于膝关节中心与载荷线的相对位置。

膝关节中心在载荷线之后,才能保证膝关节是稳定的。$c,b$ 值只能表示载荷线与 $HA$ 线重合时的实际稳定状态。图 13-60(a)所示为足跟着地瞬间的假肢受力情况。$R$ 是地面反力,$P$ 和 $M_h$ 分别为残端对接受腔的作用力和力矩。$P$ 和 $M_h$ 可用等效力 $Q$ 代替。若不计惯性力影响,则假肢处于平衡状态时,$Q$ 与 $R$ 大小相等,方向相反。阴影部分表示稳定区域,当膝关节转动中心落在此区域内时,能保证稳定。由阴影区可以看出,假肢大腿区域的阴影部分越靠上,区域越大。也就是说,小腿相对大腿的转动中心越高,稳定性越易保证。

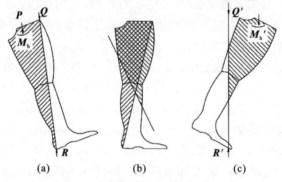

图 13-60　单轴膝关节的稳定协调区

图 13-60(c)为脚趾离地的情况。此时,若要保证膝关节稳定,膝关节转动中心应落在非阴影区;脚趾离地是膝关节弯曲向摆动相过渡的瞬间,若要假肢易于弯曲,则要求膝关节转动中心在载荷线之前[图 13-60(c)阴影部分],以获得自然步态。图 13-60(b)为将图 13-60(a)和图 13-60(c)重叠形成的,其中左下阴影区为绝对稳定区,即无论是足跟着地还是脚趾离地,膝关节总是稳定的;阴影交叉部分为膝中心稳定协调区,若膝关节转动中心落在稳定协调区内,则在支撑相时膝关节是稳定的,且向摆动相过渡时,膝关节易于弯曲。此时膝关节既有可靠的稳定性,又有向摆动相过渡易于弯曲的灵活性。

稳定协调区的大小与髋关节提供的力矩有关。髋关节提供的力矩越大,稳定协调区越大;髋关节力矩越小,稳定协调区越小。老人和残肢肌力弱的患者属于后种情况。多轴膝关节的瞬心在步行过程中是变化的,其瞬心位置可分为图 13-61 所示的三种类型。图 13-61(a)为协调型四杆膝关节,该类型膝中心位于稳定协调区内,$b$ 值较大,相对稳定性好。由于瞬心较高,不需要大的髋关节力矩就能保证瞬心在稳定协调区内,适于残肢肌力较弱的患者和老人。图 13-61(b)为绝对稳定型四杆膝关节,膝中心位于绝对稳定区。脚趾离地时,膝中心也在稳定区内。从支撑相过渡到摆动相时,膝关节弯曲困难,步态较差,但承重是稳定的,适于残肢肌力很弱的患者和老人。图 13-61(c)为灵活型四杆机构膝关节,膝中心位于稳定协调区内,$b$ 值较小,相对稳定性不如协调型四杆机构膝关节好。该类型膝关节瞬心较低,需要较大髋关节力矩,适于残肢肌力较强的患者和运动型假肢。

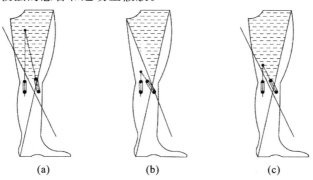

图 13-61　多轴膝关节的稳定协调区

　　稳定协调区反映了膝关节的动态稳定性和是否易于向摆动相过渡的性质。不同的稳定协调区适合于不同患者。多轴膝关节瞬心相对于大小腿在膝关节弯曲时是变化的。设计假肢时,既要考虑膝关节支撑相的稳定性,又要兼顾向摆动相过渡易于弯曲的灵活性。

**2.下肢假肢检测国家标准**

　　假肢性能测试要满足相应标准,国内针对下肢假肢参数及其测试方法的相应标准如表 13-2 所示。

表 13-2　下肢假肢参数及其测试方法的相应标准

| 检测标准 | 产品名称 |
| --- | --- |
| GB/T 18375.1—2001《假肢下肢假肢的结构检验 第 1 部分:试验配置》 | 下肢假肢 |
| GB/T 18375.2—2001《假肢下肢假肢的结构检验 第 2 部分:试验样品》 | |
| GB/T 18375.3—2001《假肢下肢假肢的结构检验 第 3 部分:主结构检验》 | |
| GB/T 18375.4—2001《假肢下肢假肢的结构检验 第 4 部分:主结构检验中的加载参数》 | |
| GB/T 18375.5—2004《假肢下肢假肢的结构检验 第 5 部分:辅助结构检验》 | |
| GB/T 18375.6—2004《假肢下肢假肢的结构检验 第 6 部分:辅助结构检验中的加载参数》 | |
| GB/T 18375.7—2004《假肢下肢假肢的结构检验 第 7 部分:试验呈交文件》 | |
| GB/T 18375.8—2004《假肢下肢假肢的结构检验 第 8 部分:检验报告》 | |
| GB/T 30659—2014《假肢和矫形器 要求和试验方法》 | 下肢假肢(本标准也包括上肢假肢) |

| 检测标准 | 产品名称 |
|---|---|
| GB 14722—2008《组件式髋部、膝部和大腿假肢》 | 骨盆包容式接受腔、四边形接受腔、软衬套、硅（凝）胶套、外装饰套、髋关节、膝关节、踝关节、假脚 |
| GB/T 13461—2008《组件式小腿假肢》 | PTB 型接受腔、PTS 型接受腔、KBM 型接受腔、PTK 型接受腔、软衬套、硅（凝）胶套、外装饰套、踝关节、假脚 |
| GB/T 31181—2014《假肢 踝足装置和足部组件要求和试验方法》 | 假肢踝足装置、假肢足部组件 |

# 13.4　假肢的计算机辅助设计制造与 3D 打印技术

## 13.4.1　假肢接受腔的 CAD/CAM 技术

计算机辅助设计与制造（CAD/CAM）技术涉及许多学科领域，如计算机科学和工程、计算数学、几何造型、计算机图形显示、数据结构和数据库、仿真、数控、机器人、人工智能等学科和技术，以及与产品设计和制造有关的专业知识。与传统手工做法相比，基于 CAD/CAM 技术的假肢接受腔方案能够大幅度提高接受腔的制造效率和质量，尤其是可以使接受腔模型数字化，便于接受腔设计经验的保存和推广，大大缩短了接受腔技师的培养时间。因此，CAD/CAM/技术在假肢接受腔设计与制造方面的应用普及可以从根本上改变过去依靠手工设计、测量、取型、修型等落后的生产模式，使得接受腔设计与制造有可能迈入自动化的工业生产体系进程，同时还可以利用远程方式，使得 CAD/CAM 技术可以进行异地和远距离装配，降低假肢装配的间接费用，实现资源共享。目前该技术在欧美等国家和地区已经得到较为广泛的应用。

**1. 假肢接受腔 CAD 基本知识**

随着假肢技术及计算机技术的发展，CAD/CAM 技术在 20 世纪 80 年代初开始用于假肢行业。经过三十年来的发展，CAD/CAM 技术在接受腔的设计与制造中有了很大的进展，CAD/CAM 接受腔设计与制造系统能够克服手工制作的缺点，发挥计算机能够记忆存储和分析的特点，提高了设计效率和质量，减少了对操作者知识和经验的要求。CAD/CAM 技术包括 CAD（计算机辅助设计）与 CAM（计算机辅助制造）两个部分。目前市场上现有的成熟 CAD 系统主要包括三个部分。第一部分是残肢轮廓形状的采集和数字化，主要通过两种途径实现，一种是通过测量残肢上的一些重要尺寸来近似产生残肢的形状；另一种方法也是目前常用的，即采用接触式或非接触式扫描仪或者数字化仪，通过扫描残肢部位获得残肢形状的数字化数据，并经由逆向工程技术生成残肢的形状。第二部分是阳模的自动生成。第三部分是接受腔的计算机辅助设计。根据残肢的形状和残肢的组织特征来修改接受腔阳模的形状。通常需要对残肢进行各种组织（包括软组织和骨骼）的测量，来建立接受腔阳模的精确三维数字化模型。

**2. 假肢接受腔的 CAM**

接受腔 CAD 系统导出假肢接受腔 CAM 系统能够识别的接受腔或者接受腔阳模模型的数字化模型文件,接受腔的工艺信息通过人机交互的方式输入到制造系统中,传输给快速成型制造系统,最后通过接受腔专用的接受腔和接受腔阳模加工设备进行加工。常用的传统 CAM 系统主要是专用的接受腔阳模切割设备,而设计成型的接受腔最终模型的加工则主要采用 3D 打印方式成型制造。

## 13.4.2　假肢的 3D 打印制作技术

3D 打印(3D Printing,3DP)技术又称增材制造(Additive Manufacturing,AM)是 20 世纪 80 年代末期开始兴起的高新制造技术,是以计算机、数控技术、激光技术、材料科学、微电子技术等作为基础,利用材料堆积法快速制造产品的一项先进技术。在成型过程中,将计算机存储的任意三维形体信息传递给 3D 打印机,通过材料叠加法直接制造出来。它从成型原理上提出了一个全新的思路。它是可将计算机上的三维模型直接通过打印机"打印"成实物的一种快速成型(Rapid Prototype)技术。和传统减材制造技术不同,3D 打印技术无需模具,直接将数字化设计的三维模型文件导入打印机即可完成模型制作。3D 打印机的打印材料不是墨水和纸张,而是金属、陶瓷、塑料、砂等材料,通过电脑控制,打印机将"墨水"根据模型分层叠加,最终形成实物。3D 打印技术制作模型的一个突出优点就是,它有很高的结构、形状和材料的可控性,可对结构复杂和形状极不规则的模型直接成型。另外,随着 3D 打印的飞速发展,3D 打印技术目前已经形成了精确度高、耗时短、可大批量定制且节省材料的特点,能够很好适应假肢接受腔的高精度、定制化。

截至目前,已有十几种不同的快速成型系统问世,其中比较典型的快速成型系统有熔融沉积成型(FDM)、光固化成型(SLA)、激光选区烧结(SLS)、激光熔覆(SLM)和三维粉末粘结(3DP)等。完整的 3D 打印工艺流程有 CAD 系统和快速成型系统组成,不同打印机的工作原理不同。首先由三维建模软件(Auto CAD、CATIA、UG、Pro/E 等)生成物体的 3D 模型,也可以通过 3D 传感器(声、光数字仪)、医学图像数据或其他 3D 数据源生成。CAD 模型转化为 STL 格式的文件,被快速成型系统识别进行 3D 打印制造。

近 20 年来 3D 打印技术取得了快速发展,作为新兴的制造技术引起了制造业的重要变革,目前已经广泛应用于航天航空、医疗、汽车、电子等领域。3D 打印因其高精度、复杂成型和高度定制化等独有特点,特别适于假肢和接受腔等个性化医疗产品的快速制造。目前,世界很多地方都涌现出了专业的假肢 3D 打印公司。美国的 3D 打印假肢临床适配人数已达 200 多万,而我国 3D 打印行业才刚刚起步,3D 打印假肢及接受腔目前还停留在实验室研究阶段。3D 打印在假肢中的应用主要包括以下几方面。

**1. 3D 打印下肢假肢装饰件**

位于旧金山的创新公司 Bespoke Innovations 利用 3D 打印机和激光烧结技术专门生产定制化的假肢覆盖外壳。他们通过 3D 扫描健侧肢体外形,依据健侧数据进行患者肢体外形建模,根据患者喜欢的外形进行个性化设计,提供多种材料和图案以满足患者的个体需求,包括皮革、镀铬及纹身等材料和设计形式,进而重建患者的患侧自然腿型轮廓,使患者重塑所失去的肢体形状,如图 13 - 62 所示。

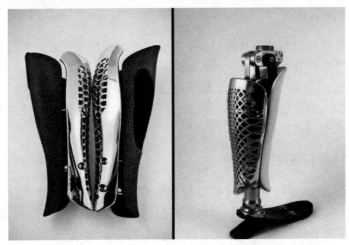

图 13 - 62　下肢假肢装饰件的 3D 打印

### 2. 3D 打印下肢假脚

德国慕尼黑的 3D 打印假肢及矫形器制造商 MECURIS 公司研发的 3D 打印假肢"nexStep"已通过欧盟的 CE 认证,成为首个通过 CE 认证的 3D 打印假肢产品。为获得 CE 认证,MECURIS 对该产品进行了机械长期耐久性试验、负载持久测试。通过仿真分析,证明了 nexStep 3D 打印假肢持久的脚趾负载可达 8000 N,病人佩戴这个假肢可以超过三年时间。

传统的假肢定制化生产周期为 2～3 个月,而 MECURIS 使用数字化设计和 3D 打印技术进行假肢定制化生产则周期要短很多,从下达定制打印假肢订单,到生产制造、产品检测,然后提供给专业医生进行患者佩戴适配,MECURIS 公司定制化生产的目标是能够实现 48 h 交付。

目前,为了方便地向医院和诊所提供产品服务,MECURIS 公司打造了专用的产品云计算数字设计平台,通过该平台,医生可以方便地进行他们的设计(源自对病人的 3D 扫描),几分钟就可以完成假肢的定制化设计。然后,MECURIS 便会用专门的软件分析这些设计,将其转化为 3D 模型,最后打印出来快递给客户。其中,设计可以通过 MECURIS 的顾问进行自由更改,而完成的模型也可以自由下载。

### 3. 3D 打印透气性接受腔一体化假肢

湖北省康复辅具技术中心利用丰富的 3D 数字化平台和先进的康复辅助设计制作工艺,将 3D 打印技术应用于假肢和接受腔的 3D 打印,研发出了 3D 打印透气性接受腔一体化小腿假肢,如图 13 - 63 所示。该产品具有如下优点:①结构性透气设计;②采用 SLS 工艺整体打印成型;③仿真储能一体化的功能设计;④无接触式光学扫描取型;⑤建立患者三维模型数据库;⑥一体化精准装配;⑦解决了传统接受腔不透气的难题。目前该单位还研发了 3D 打印弹力仿生脚等系列产品。

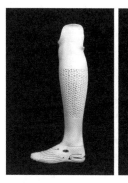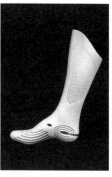

图 13 - 63　3D 打印一体化小腿

# 小结

本章介绍了假肢的基本概念、基本类型和常用材料；介绍了上肢假肢与下肢假肢的基本构成，以及各种组成零部件的特点及作用。阐述了电动上肢假肢的一般控制信号源、肌电假手的基本原理与设计要点；详细论述了单轴与四连杆膝关节大腿假肢的支撑相稳定性的影响因素和生物力学分析方法，以及假肢液压膝关节与气压膝关节的基本特点。本章还介绍了假肢接受腔的计算机辅助设计与计算机辅助制造技术，以及假肢的 3D 打印制作新技术。

# 思考题

1. 上肢假肢有哪些基本类型？

2. 下肢假肢有哪些基本类型？假肢液压膝关节与气压膝关节各有何特点？

3. 上肢假肢设计的重点是什么？

4. 膝上假肢设计有什么基本要求？

5. 上肢假肢的基本组成部件有哪些？

6. 下肢假肢的基本组成部件有哪些？

7. 请简述肌电假手控制的基本原理。

8. 保持膝上假肢支撑相稳定性有哪些方法？

9. 试从生物力学角度分析单轴膝关节大腿假肢的支撑相稳定性的影响因素。

10. 大腿假肢接受腔的作用是什么？有哪些基本类型？

11. 相对利用脑电、声音等其他信号控制，假手的肌电信号控制有何优缺点？

12. 试分析假肢膝关节的摆动相控制一般采用什么方式。

13. 电动上肢假肢的一般控制信号源有哪些？

14. 3D 打印假肢技术有何优缺点？

15. 假肢单轴膝关节一般可分为哪些类型？

16. 为何多数四连杆膝关节采用气压阻尼缸而少用液压阻尼缸？

17. 上肢假肢的主要性能要求与评价方法是什么？

18. 下肢假肢的主要性能要求与评价方法是什么？

# 参考文献

[1] 喻洪流.假肢矫形器原理与应用[M].南京:东南大学出版社,2011.

[2] 肖晓鸿.假肢与矫形器技术[M].上海:复旦大学出版社,2016.

[3] 赵辉三.假肢与矫形器学[M].北京:华夏出版社,2013.

[4] 查理.肌电假手的研究进展[J].国防科技,2007(9):6-13.

[5] 黄英,武继祥.实用假肢研发进展和现况[C]//中国康复医学会康复治疗专业委员会康复辅助器具学组成立暨全国康复辅助器具学术研讨会论文汇编.重庆:[出版者不详],2011.

[6] 孙为.上肢假肢技术发展[J].世界康复工程与器械,2015:4.

[7] 菲兹拉夫 G,海姆 S.下肢假肢零部件的设计原理[M].牟萍,译.北京:中国社会出版社,2007.

[8] 孙为.实用上肢假肢功能及控制技术[J].科技与企业,2014(11):370-372.

[9] 李盼盼,喻洪流,赵胜楠.人体外动力假手技术的研究状况及发展趋势[J].中国康复医学杂志,2011,26(7):665-668.

[10] 杨成瑞.下肢假肢技术的新进展[J].世界康复工程与器械,2015:4

[11] 王振平,喻洪流,杜妍辰,等.假肢智能膝关节的研究现状和发展趋势[J].生物医学工程学进展,2015,(03):159-163.

[12] 顾洪,李伟达,李娟.智能膝关节假肢研究现状及发展趋势[J].中国康复理论与实践,2016,(9):1080-1085.

[13] 赵改平,曹帅,尚昆,等.主动型仿生踝关节假肢的设计[J].中国组织工程研究与临床康复,2011,(17):3044-3046.

[14] 佚名.3D技术使假肢定制更上一层楼[J].工业设计,2012,(8):54.

[15] 汪波.假肢矫形器行业发展趋势[C].北京:第八届北京国际康复论坛,2013.

[16] TORREALBA R R, FONSECA-ROJAS E D. Toward the Development of Knee Prostheses:Review of Current Active Devices[J]. Applied Mechanics Reviews, 2019, 71(3):030801.

[17] PRICE M A, BECKERLE P, SUP F C. Design Optimization in Lower Limb Prostheses:A Review[J]. IEEE Transactions on Neural Systems and Rehabilitation Engineering, 2019, 27(8):1574-1588.

[18] 曹武警,喻洪流,胡杰,等.基于不同信号源的智能膝关节控制方法研究[J].中国康复医学杂志,2016,31(10):1129-1132.

[19] 李瑨,喻洪流,曹武警,等.智能假腿膝关节的控制方法研究及发展趋势[J].中国康复医学杂志,2017,32(08):963-965.

[20] DE PAUW K, SERRIEN B, BAEYENS J P, et al. Prosthetic gait of unilateral lower-limb amputees with current and novel prostheses:A pilot study[J]. Clinical Biomechanics, 2020, 71:59-67.

[21] 刘永斌,闫宁.行走功能定量评定方法研究[J].中国康复理论与实践,1996,002(004):154-158.

# 第14章　语言交流障碍的增强与替代方法

**学习要求**

　　了解人体发音器官的生理解剖特征,了解人的语言交流链,语言交流障碍的病因、相关临床表征及其分类;掌握辅助与替代沟通(AAC)系统的基本概念;掌握设计书写、交谈和计算三种AAC系统的基本方法,学会提高AAC系统交流速度和流畅性的方法与策略;能根据用户智力发育水平,为幼儿,成人,乃至高智商人群设计用于语言交谈、文字书写、数学计算、办公文档、商务洽谈等不同档次需求的AAC系统。掌握语音合成的关键技术、喉切除患者语音恢复的主要方法、人工喉工作原理与应用。了解手语与自然语言互译的技术步骤和技术难点。

## 14.1　概述

　　人类用于交流的各种手段中,语音是最基本、最有效和最重要的一种。语音中包含着说话人的个性信息、情绪信息,以及传递到对方的语言信息。具有语言能力是人类区别于其他动物的基本特征之一。

### 14.1.1　语言的特性

　　通常人们认为"语言是人类用以交流的工具",此种说法只道出了交流的一种方式。事实上,除了语言,实际生活中人们还用其他手段进行交流,如身体语言中的手势等,以及信号灯、旗语、密码等。还有一种说法,称"语言是一套规则",同样只说出了"语言有一套约定俗成规则"这一特点。较为完整的定义是将上面两种说法有机统一起来,再加上语言具有声音和符号这两个特征,即"语言是人们用以交流的一套具有任意性的发音符号"。这个定义不仅阐述了语言的功能,也概括了语言的规则和特征,更兼述了语言的任意性。

　　语言具有三个显著特点。①人类性:虽然早期人类和其他动物一样用符号作为原始交流的手段,但语言是现代人特有的信息交换符号,就其抽象性、孪生性和开放性而言与动物性信息交换方式有着本质区别。所谓"动物的语言"是语言的泛化。②有声性:语言基本是语音构成的符号系统,现在也引申包括"非语音"符号交流(但应注意,这里所述的语言和AAC应用中的语言均指广义的语言,包括非语言交流,如书写等)。③分节性:表达一定语义的可分为不同音节的语音,不但与动物嚎叫的连续性发音有着本质区别,而且与早期人类的连续性发音也有着质的不同。语言的上述特点与发音器官的生理解剖结构及人类社会的发展进化都有着密切的关系。

## 14.1.2 发音器官的生理解剖基础

人类发音通常要经过四个步骤:声源、振动、共鸣、构音。图 14-1 给出了与人类发音相关的器官示意图,主要包括肺、气管、喉(主要是声带)、咽、鼻腔、颌、嘴(包括软腭、硬腭、牙齿、舌头和嘴唇),可将其总称为发音器官。肺呼气时气流运动形成声源,这是一个稳定而可以精细控制的气流。在大脑的控制下,人体在平常呼吸时气流运动平缓,气流几乎没有振动,所以正常呼吸不会发出声音;要发出声音,从肺部呼出气流必须产生振动。声音也可能在无意识的情况下产生,例如打鼾的时候。人体可有多种方法使得气流产生振动,最常用的方法是使用声带。在气流作用下声带振动产生基本音。对喉切除的患者来说,借助于食管发音时,食管上部的某些肌肉和黏膜也能发出相当清晰的语言。从肺延伸到嘴唇的管道在喉以上的部分称为声道,主要包括咽、口腔、鼻腔这几个部分,基本音在这里产生共鸣。软腭、舌头、嘴唇、颌及其他相关器官总称为构音器官,构音器官的运动组合,使得声道的形状和运动形式发生多种不同的连续变化,最终构成可辨识的声音。

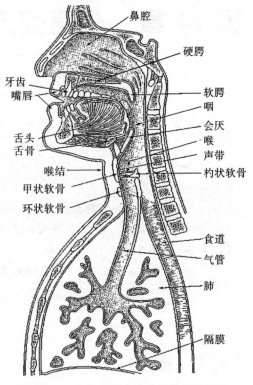

图 14-1 人类与发音相关的器官示意图

从解剖学的观点看,对于起始自肺部的气道而言,声带好像是一个位于喉部的可调节的栅栏。当声带完全打开时,气流可以平稳通过声道;当它关闭时,也就截断了来自肺部气流的出路。人在说话时,声带及周围肌肉在大脑的控制下快速地开闭,将平稳的气流分割成一系列的气流段。如果增加声带振动的速度,使这种小气流段的振动频率进入音频范围,就可产生人能听到的声音。如果加上发声器官的构音作用,这些小的气流段就能形成一个个的词语。

从上面的介绍可以看出:从肺部来的气流为声波的产生提供了动力源或基本能量,声带将这种能量转换成了可以听见的基本音,发音器官借着改变声道的形状将基本音转变成可以被人听觉识别的语音。

还有一些不太常用的方法也可以用于声音的产生。一些罕用语言的发音可能用到从外向嘴里吸的空气,但是汉语和英语一般只会用到呼出的气流。

几个因素的联合作用决定了声带的频率。其中最主要的因素是声带的体积、张力和长度。当空气通过有狭小开口的声门到达上部较大的空间时,会形成低压,这也会影响频率。这个低压有助于将声带拉回到它的起始位置,相应地会增加恢复的速度。从肺部来的更大的空气气压会增强这个效果,也就增加了声带振动的频率。

人在说话过程中会不断地改变声带的张力和长度,也调节来自肺部的空气压力,以得到想要的频率。在正常说话时,声带振动频率的范围为 $60\sim350$ Hz,或者再超过两个八度音阶,更高的频率很少会用到。另外,说话时声带在左右振动的同时,还上下振动,但以左右振动为主。

声带在振动过程中按需要进行完全或不完全的关闭,在大声说话和大喊时,声带开闭的速度会更快,同时,声带在整个过程中会保持一个较小的开放程度,这样能增加高频声波的振幅,使声音听起来更尖锐些。正是由于这些高频波的存在,使人们即使在声音强度不高的情况下,也能将呼喊的声音分辨出来。

### 14.1.3　语言的交流链

大多数人想起语言,会下意识地认为语言仅仅只需动动上下嘴唇和舌头。实际上,语言是更为复杂的过程,包括了许多层次的人类活动。

要详细了解语言交流过程中的一些细节,可以以两个人的对话为例子来研究。例如,说者想把一个信息告诉另一个人(即听者)。说者首先需要安排好自己的想法,想好准备说什么,然后把想说的东西翻译成语言的形式。通过选择合适的词和词组,并按照该语言语法规则安排这些词的次序,把要表达的意思翻译成语言。这个过程与说者的大脑活动相关,并受大脑的控制。神经冲动安排发音器官的肌肉运动,产生精细准确的环境空气压力的改变。这个压力的改变称为声波。

通过发声器官运动产生的语言声波在说者和听者之间通过空气传播。听者耳朵压力的改变在其耳蜗中编码,形成动作电位,产生的神经冲动沿着听神经传入听者大脑的听觉皮质。在听者大脑,这时会发生一些相关的神经活动以便听者识别说者的信息。可见,语言交流由一个连接说者大脑和听者大脑的事件链组成。上述的这个事件链一般称为语言交流链,见图 14-2。

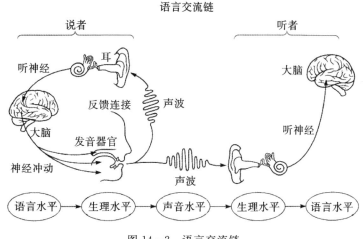

图 14-2　语言交流链

需要着重说明的是,语言交流链还有一个重要的反馈支路连接。在前面提到的简单的一对一的听说环境中,实际上应该是两个听者,不是一个,因为说者不仅说,而且也在听他自己的声音。在听的过程中,说者不断地对他实际发出的声音和他想要发出的声音进行比较,并进行必要的调节以准确产生出他想要的声音。如果一个人的听觉属于先天性的完全障碍,那他是不可能会说出有意义的语句的。如果一个人的听觉属于后天性的完全障碍,那么他的语言能力也会逐渐丧失。原因很简单,语言交流链中的反馈支路断开了,这也是为什么聋和哑总是一对"孪生兄弟"的原因。另外,在某些情况下,从耳聋导致语言退化的类型还可以看出耳聋的种类。

还有一个例子可以说明说话的人能听清自己的话语有多么重要。如果对说者声音的"反馈"进行一个延迟,这可由在磁带录音机上录下说者的声音,再在几分之一秒之后放音来简单地得到,说者通过耳机听这些延迟后的声音。这样的情况下,这些不希望有的反馈延迟常会使说者口吃和发音模糊。

从图 14-2 所示的语言交流链可以看出,信息的传递是从选择合适的单词和句子并进行排序开始的,这个时期被称为语言交流链的语言阶段。接着,这个语言事件在生理层次上继续,包括神经和肌肉运动。随着声波的产生和传播,即处于语言交流链的声音阶段,该语言事件结束于说者的这一端。

从听者的角度看,这个过程是反转过来的。当到来的声波激活了听觉机制,事件以声音阶段开始,并以听觉和知觉机制为基础进行神经活动,即在生理层次上继续。当听者识别了来自说者的单词和句子后,语言链在语言阶段完结。因此,语言交流链包含了至少三个阶段或层次——语言、生理、物理(声音)上的活动。

# 14.2 发声及语言交流障碍的病因

影响语言交流的残疾可有几个主要原因:听力障碍、发音障碍、语言或听觉中枢障碍。有关听力障碍的病因及其分类,将在第 15 章中详细叙述,本章重点在发声和语言的障碍。

## 14.2.1 聋哑

人对声音的感觉是通过耳的传音系统、感音器官和大脑的听神经及听觉中枢共同实现的。声音传入内耳有两种途径,即空气传导(简称气导)和颅骨传导(简称骨导),在正常情况下以气导为主。声音传导的过程可见图 14-3。

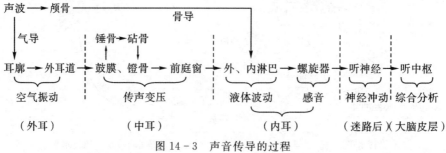

图 14-3 声音传导的过程

听觉系统任何部位(包括传音、感音及综合分析部分)的损害,均可导致不同程度的听觉障碍或听力减退,一般轻者称为重听,而重者谓耳聋,因重听与耳聋之间很难明确分界,故常将两者混同,统称为聋。如后天、特别是在幼儿或胎儿时期听觉系统就已发生严重病变,以致听力缺失而丧失学习语言的机会,便称为聋哑。

## 14.2.2 先天性和后天性语言障碍

有许多原因可以影响人通过言语或者书写表达自己思想的能力,这些影响因素大致可分为先天性、后天性和渐进性三种。先天发展性障碍(Developmental Disabilities)包括脑瘫、智力障碍、孤独症、发育性言语障碍等;后天获得性障碍(Acquired Disabilities)包括创伤性脑损伤(Traumatic Brian Injury, TBI)、脑卒中引起的闭锁综合征等;渐进性神经疾病(Progressive Neurological Disorders)包括肌萎缩侧索硬化(Amyotrophic Lateral Sclerosis,ALS)、帕金森病、多发性硬化症引起的构音障碍、认知损伤等。

## 14.2.3　语言交流失常

导致语言或书写障碍的直接原因主要有构音障碍(Dysarthria)和失用症(Apraxia)两种类型。构音障碍指的是由于中枢神经或周围神经系统损伤导致参与发音的肌肉无力、缓慢或失调,以至于不能发声或难以发出可理解的有意义的语音。失用症指的是由中枢神经功能紊乱造成的外围肌肉失调从而引起运动控制受限,是在无运动或感觉障碍情况下,在做出有目的或精细动作时表现出无能为力的状况,有时也意味着不能在全身的配合下正确控制部分肢体做习惯的动作。失用症常见病因为脑血管病变、颅内肿瘤和颅脑外伤。失用症的直接后果是书写困难。当一个人由于神经肌肉疾病或损伤而导致失用症时,可以考虑使用图形输出的放大装置(书写、绘画、计算)。

在此,区分言语(Speech)和语言(Language)是十分必要的。语言是在一定历史文化基础上根据一定规则体系组成的用于交流或表达的特定符号系统,而言语是特指语言中用口头表述的部分。这样,语言交流困难也可分为言语困难和语言困难。

失语症是指由于神经中枢或其他病理损伤导致抽象信号思维障碍,而丧失口语、文字的表达和领悟能力的临床征候群。失语症有很多种,可从不同的方面影响一个人的语言能力,可能影响到语言交流的表达和理解,如不能记住词汇或失去组织语言的能力。失语症可以呈现出不同的语言交流障碍,可以是语言理解过程中的或语言表达过程中的,间或两者都有。不同因素导致的语言能力损伤程度也是不同的。引起失语症的疾病以脑血管疾病最为多见,其次为脑部炎症、外伤、变性等。

失语症的临床表现有以下几项。

(1)运动性失语症(也称为表达性失语症、口语性失语症、皮质运动失语),是由语言运动中枢受损引起的,症状特点为患者能理解他人语言,构音器官的活动并无障碍,有的虽然能发声但不能构成语言。完全失语症患者完全不能用语言表达思维活动,甚至个别的字词音节都不能发出。多数患者为不完全性运动失语,患者能发出个别的语音,但不能理解语音构成的词句,也不能将语言排列成必要的次序。较轻的运动性失语症患者可保留写字和默读的能力。

(2)感觉性失语症,又称感受性失语症,患者听觉正常,但不能听懂他人语言表达的意义,虽有说话能力但词汇语法错误紊乱,常答非所问,讲话内容无法使人正常理解,但能正确模仿他人语言。口语领悟困难是最突出的症状,患者可保存模仿语言、诵读、写字和口述默写能力。

(3)失读症,患者无视力障碍,看到原来认识的文字符号却读不出字音亦不知其意义,多伴有失写、失算、体象障碍、空间失认等。

(4)失写症,能听懂别人语言,但书写能力丧失,默写、抄写亦不可能。

(5)命名性失语症,又称记忆缺失性失语症,特点是患者言语书写能力存在,但词汇遗忘很多,物体名称遗忘尤为显著。

造成语言及书写障碍的主要原因是神经肌肉的病变,退行性病变,如:肌萎缩性多发性脊髓侧索硬化、脑外伤、中风及高位脊髓损伤。

## 14.2.4　发音器官功能丧失

人类语音的产生主要是由肺、声带、口腔、鼻腔、咽腔共同作用的结果。这中间任何一部分产生病变或者异常,都可能导致不能产生正常的语音。由于发音器官功能丧失而导致人类言语功能丧失的情况主要分为四大类。

(1)本身无器质性病变而存在功能性发音困难,包括痉挛性发音困难等。

(2)功能性喉病,由于错误或过多发声造成的喉疾患,如声带增厚、小结、息肉、接触性溃疡等。还有发声肌肉运用不当和声带肌肉紧张造成扭转所致的声音嘶哑。

(3)器质性喉疾患-喉头切除,如声带白斑,声带良、恶性肿瘤。

(4)先天性畸形,如声带沟、黏膜桥等。

这些病症依据其性质和发病程度不同在不同程度上造成语言的交流障碍,尤其以第三大类最为严重,因为恶性肿瘤的产生,常需要采取全喉切除术,这时,患者就成为无喉失音残疾人,彻底丧失了语言沟通的能力。

# 14.3　辅助与替代沟通(AAC)系统

正常人之间的交流最常用的工具是语言,但人们在使用口头语言进行交流的同时,也常使用自己的身体语言,如面部表情、手势、身体的运动、手指拼写等方式进行交流。当身体存在某些残疾时,会不同程度地影响交流的效果。身体的残疾可能会影响听力、发音、语调、眼神、面部表情、身体动作与姿势,以及常用的点头、手势等动作。因为对功能障碍者来说,所有这些都不可能像正常人那样自如地掌握,以辅助表达自己的意思。如果他们发出的这些信息代表的意义被曲解,就难以达到通畅交流的目的。辅助与替代沟通(Augmentative and Alternative Communication, AAC)系统是一种可用来辅助上述语言交流功能障碍者进行交流的工具。

## 14.3.1　AAC的基本概念

1991年,美国言语语言听力协会(American Speech-Language-Hearing Association, ASHA)首先提出了AAC系统的基本概念:AAC系统是面向有交流障碍的成人与儿童,辅助满足他们较为复杂的交际需求,主要是指说和书写能力,并根据他们的需求做出针对性补偿的策略、技术和方法,属于临床语言治疗的领域。其使用的目的是给暂时或永久严重表达性沟通障碍者提供一种有效且便利的沟通方法。AAC的核心目标是让个人有机会且有能力去交流信息、参与社交活动、学习母语、建立并履行社会责任、满足个人需求等。

AAC是一个综合的概念,涉及调查、研发与实践。它是能够提高沟通障碍者交流能力的符号、装置、策略及技术的总称。其中"符号"是指用于对事物(如图片、姿态、手写的字图表、打印或者说出的词汇、物体等)进行视觉的、听觉的或者默认的表达的方法。交流中身体姿态(如面部表情、手势、体态、眨眼等)表达的信息也完全包含在AAC的范畴中。"装置"代表用于接收或者送出信息的对象或者设备(例如交流板、交流图表、机械或者电子设备、专用的计算机等)。"策略"是指为了增强交流,能有效使用AAC的符号、装置、技术的特定方法。这个策略可以是别人教给AAC系统使用者的,也可以是他们自己摸索出来的。"技术"是指能表示或者传递信息的方法(如字符输入法、编码、语音合成、手语识别、输出显示等)。AAC系统是在充分评估和利用了患者原有的交流能力后,进一步补偿他在姿势、口语、甚至书写方面的交流缺陷。

目前,AAC系统的使用者大部分为欧美人士。其他国家,特别是发展中国家则是少部分有经济条件的沟通障碍者家庭开始使用AAC系统。1990年,美国黑石(Black Stone)集团调查结果显示,0.3%~1%的学龄儿童不能讲话;存在语言及书写障碍的人占世界总人口的0.2%~0.6%,总人口中0.8%~1.2%的人口因交流障碍需要使用 AAC 系统。这个数字看起来似乎并不多,但绝对数量还是相当大的。仅在美国,大约 200 万人有语言交流困难,需要使用 AAC 系统的人占总人口的 0.9%。在加拿大,大约有 20 万人不能用语言表达自己的思想,约占总人口的 0.12%。澳大利亚的普查表明,情况也大致如此。

AAC 的目标受众是那些暂时或永久无法凭借自身的手势、口语及书面交流来满足交际需求的人。导致他们出现语言障碍的因素有可能是先天的(如智力残疾、脑瘫、孤独症、发展性言语失用症等),也有可能是后天的(如肌萎缩侧索硬化、多发性硬化症、外伤性脑损伤、中风、脊椎损伤等)。应特别注意的是,不是所有存在交流困难的人都能通过 AAC 系统使交流状况得到改善。研究表明:拥有良好认知能力,但患有脑瘫的孩子,患有进行性运动障碍的孩子,以及患肌萎缩侧索硬化(ALS)的成年人,被认为可通过使用 AAC 系统使其语言交流得到很好地改善。而那些患有严重智障的、病情变动中的或者双重感官损伤(如聋和盲)的孩子,以及那些患有失语症、脑外伤的成年人和老年人在使用 AAC 系统时,治疗效果不佳。

由于导致交流障碍的病因、程度等多种因素不相同,所以这类功能障碍者所需的 AAC 系统常常是个性化的。在为他们配置 AAC 系统时,需要进行个体性的评估,并在以后的使用中随时加以调整。这个原因致使 AAC 系统难以大批量生产。为此,生产成本的增加加重了这类功能障碍者的负担,使应用受到一定程度的限制。

## 14.3.2　AAC 系统的性能与结构

为了让有交流障碍的患者能重返社会,AAC 系统必须能帮助他们在所有以下场合进行交流:①个人的书写;②处在一个多人的家庭中;③在工作场所、学校学习和社交活动场合等。这里,交流的对象可以是陌生人、朋友、老师、老板、亲戚等。这些情况需要不同类型的交流,AAC 系统的设计应该尽可能地适应这些不同情况的交流需求。

沟通辅具是辅助与替代沟通系统的核心。从是否借助于沟通辅具实现辅助补偿的角度,可将辅助与替代沟通系统划分为两大类(图 14 - 4):无辅助与替代沟通系统(Unaided AAC Systems)和有辅助与替代沟通系统(Aided AAC Systems)。无辅助与替代沟通系统是指仅借助于肢体语言,包括手语、表情、手势等,而不需要任何外部沟通设备,便可以进行沟通交流。有辅助与替代沟通系统是指沟通时需要借助于外部设备,利用额外的辅助工具来传递信息。通常意义上人们所提到的辅助与替代沟通系统侧重于具有专用设备的辅助与替代沟通系统。根据设备科技含量多寡,将辅助与替代沟通系统分为低科技(Low-tech)辅具、轻科技(Light-tech)辅具、高科技(High-tech)辅具。低科技辅具是指不需要依靠电子设备的沟通辅具,如沟通字卡、沟通图片、沟通簿、沟通册等;轻科技辅具则需要涉及一些简易电子设备,如沟通板、激光笔、可发声的开关按钮等;高科技辅具又分为非专用辅助与替代沟通(Non-Dedicated AAC)系统和专用辅助与替代沟通(Dedicated AAC)系统。非专用 AAC 系统是利用一般计算机系统安装 AAC 软件来进行使用;AAC 专用系统则是专门为 AAC 所设计,专用系统通常会附加一些计算机功能或是环境控制单元(Environmental Control Unit,ECU)。

无论是哪一种类型的辅助与替代沟通系统,首先需要考虑使用者目前的需求和能力。比如,帕金森病患者在患病晚期会出现认知障碍和肢体运动功能障碍,平板电脑或者手机上密密麻麻的图标,很难被他们准确识别和定位;相反,如果只是采用手腕圈上标记一些基本的生活

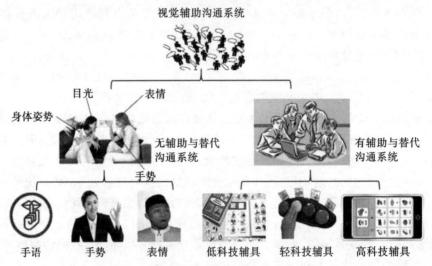

图 14-4　视觉辅助与替代沟通系统分类

活动提示图片(吃饭、睡觉、关门、开关灯、上厕所等),简洁明了且对使用者的认知能力要求低很多,可能在某种程度上更有效。对于一些没有智力障碍的患者,他们的认知水平足够操作相对复杂的辅助与替代沟通系统,而对于有认知障碍的使用者来说,复杂程度较高的系统就显得没有用处,甚至会被排斥。因此,一个合适的辅助与替代沟通系统,需要根据使用者自身具体状况而定,哪种 AAC 好、哪种 AAC 合适,是相对的。换句话说,在提供合适的 AAC 系统之前,需要对使用者进行全面评估[比如说认知能力(Cognitive Abilities)、肢体运动能力(Physical Abilities)、哪些词汇对患者最重要(Vocabulary)、动机和兴趣(Motivation and Interests),以及专业人员的建议]。通常可把 AAC 系统专用设备性能分成三种,它们分别是:①人机交互性能;②处理设备的性能;③输出的灵活性。人机交互性能包括控制界面、字符选择输入方式、选择字符库的内容设置和字符的显示方式;处理设备的性能分为字词选择技术、速度提升和词汇扩充、词汇存储、文本编辑和输出控制方法;AAC 系统对交流对象输出的灵活性则包括可视输出、声音输出和打印装置,有时还包括与其他外部设备的接口(这些外设可以是计算机或其他环境控制单元)。

当然,不是每一部 AAC 设备都能包含上述的所有功能,一般情况下带智能芯片的电子 AAC 设备的功能相对较为全面,但某些 AAC 设备却是非常简单的。图 14-5 给出了一个语言选择板。显然,选择方法就是直接用手指指出,整个交流板上的内容就是选择库的内容。至于速度提升、词汇扩展和词汇存储这些功能,则是通过直接选择某些短语实现的。比如"我的话完了""咱们今天吃点啥""我不懂你的意思"等。这些短语也可用作输出控制。

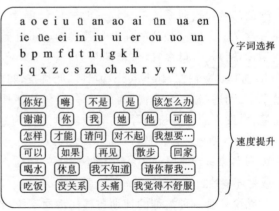

图 14-5　具有简单功能和语言表达的 AAC 实例

### 14.3.3 基于掌上电脑的 AAC 系统

随着微电子技术和计算机软硬件的发展,掌上个人数字助理(Personal Digital Assistant, PDA)或掌上型计算机(Pocket Personal Computer, PPC)得到了广泛应用,价位也逐渐趋于大众化,且其软硬件功能足以应用于图形图标为主的(Graphics Icon Based)沟通辅助系统。借助于掌上电脑技术,建立适合于沟通障碍者进行交流的便携式辅助系统是完全可行的。特别是,随着 IOS、Android 系统的不断发展,基于该平台下的各种高科技电子产品和应用程序应运而生。由于平板电脑、手机等高科技设备的不断更新,视觉辅助与替代沟通技术能以这些设备为载体,使得系统更加智能化、个性化;利用网络资源实现多种资源整合与共享;根据需求实时更新所需沟通辅助信息,尽享现代科技带来的各种便捷。

图 14-6 为 tobii dynavox 公司开发的 TD Snap Core First,它是一款基于平板电脑的 AAC 系统,它拥有一组灵活的核心词,约可覆盖日常用词的 80%,这些词放置的位置和顺序经过精心设计,便于用户记忆。它可通过将单词和符号结合起来,使沟通和识字成为可能,使有言语和语言障碍的人能够进行有效的交流,并可以根据要求不断添加新功能。

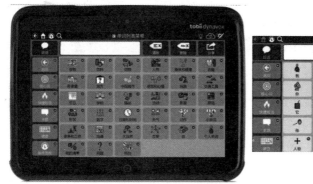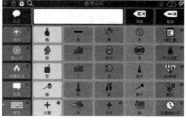

图 14-6 基于平板电脑的 AAC 系统

香港协康会也开发了基于 IOS、Android 系统平台的"语你同行"软件(图 14-7)。它是较早的、便携式辅助与替代沟通工具,可用来帮助有语言发展障碍的儿童,包括孤独症儿童,提高其语言、沟通及社交能力。"语你同行"拥有 350 张常用词条图卡,涵盖人物、动作、食物、饮品、玩具、身体、情绪及感受、动植物、衣物、交通、活动、日常用品、家居、地方、文艺、特性、社交用语共 17 个类别。提供即时发声或按钮发声功能,可选择单一图片或用不同类别的词条组成句子。

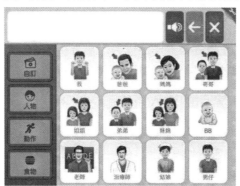

图 14-7 "语你同行"视觉沟通系统

### 14.3.4　语言交流辅助器

语言交流辅助器(图 14-8)是为言语及书写功能障碍者设计的交流策略和帮助系统。发达国家的大多数康复机构使用计算机及电子设备辅助言语障碍的康复,并将其应用于重度失语症和重度构音障碍者。它可满足不同年龄和文化层次患者的交流愿望。

语言交流链中任何一个环节中断都会引起语言交流中断,利用各种补偿手段可辅助语言沟通。如语言障碍者沟通器,运用预设的餐厅用语,患者可自行按键组词,表达出"我要吃饭""要付多少钱"等,实现替代交流的作用。这种语言交流辅助器设计相对简单,能够满足患者基本的沟通需求。这一系统以患者的交流障碍为依据,既能满足重度语言障碍患者的基本交流需求,也能作为某种特定语言障碍患者的辅助交流工具。

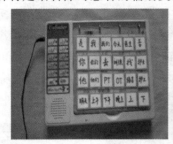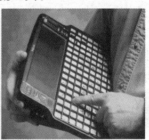

图 14-8　语言交流辅助器

目前市场上的语言交流辅助器沟通交流的速度存在差别,使用语义缩码系统可以加快 AAC 沟通交流中的使用速度。语义缩码是指语义拼写的过程中,由内容决定的多意图片、符号,因为多个不同的意思融入了一幅图片,能够减少产生语言需敲击键盘的次数,从而提高交流速度。语义缩码系统的应用图片与单词类似,图片在上下文中的意义也存在差异。目前已经研制出了适合汉语普通话的沟通系统,中文单词策略依照单词策略的基本程序有名词、动词、介词、形容词和连词等,以语法标签进行注释。设备包括核心词汇、展示板、编码和课程计划几个方面。核心词汇由一些简单可识别的图标表示。这些图标通常包括不同的词性和语义。在展示板上不同词性的词通过不同颜色的图标表示出来。系统通过编码将不同词性的词进行组合来表示不同语句,从而产生丰富的语义信息。这一系统在世界范围内得到了广泛的应用。它能够应用于脑损伤所致的运动性构音障碍、发育障碍所致的言语障碍,以及成人退行性疾病所致的言语障碍。这一电子辅助与替代沟通设备的出现相对于单一的图片式的交流板具有更好的交流效果。它大大提高了言语障碍患者的交流速度和有效性,极大地改善了患者的生活质量。很多重度言语障碍患者通过便携式键盘输入文字指令控制键盘的传声器发声,作为辅助交流的设备。这种便携式键盘已经成为了患者生活交流的代用品。由于生产这些设备的厂家不同,语言交流辅助器在操作和外观上存在一些差别。

### 14.3.5　基于编码与图表索引的输入系统

在 AAC 系统中还有一种技术是基于某种编码和它们对应的词汇项目的图表索引设计的。这种 AAC 系统要求患者看着图表索引,然后按动按键做出选择。图表索引可以是一个与不同电子装置对应的纸质列表或挂在墙上的一个索引图表。图 14-9 展示了一种编码时基于图表的 AAC 方法。在这种设备中,有两个开关位置可供使用。右边的开关位置产生圆点,左边位置产生一个叉。为了构成一个单词,使用图 14 - 9 所示的基于图表的设备,通过选择三个圆点来获得一个字母 A,同理可获得其他需要的字母。

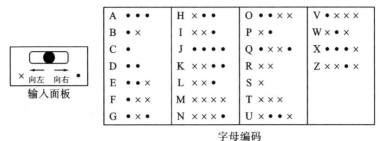

图 14 - 9　基于图表索引的编码系统示意图

# 14.4　ACC 系统的应用

## 14.4.1　提高 AAC 系统交流速度和流畅性的技巧

对于言语交流有困难的人来说,把想表达的内容书写出来可能是一个好的替代方法。某些电子 AAC 设备可以通过选择词汇和句子实现语句的输入,也可由一个不能说话的人指出图板上的字母,另一个辅助人员再写下这些字来完成,最后 AAC 设备显示或打印书写的内容。某些智能芯片支持的复杂设备可能还有文本到语音的自动转换功能,可将患者输入的文本通过语音合成技术形成语音输出。

为了避免进行单个字母的输入,导致交流速度过慢,人们通常把完整的单词或者词组事先存放在电子 AAC 设备中,而存储时的分类方法就有很多种。使用包含了许多完整短句的集合同样重要,这些语句能快速实现多种交谈功能。例如,谈话的一方在看到"在我输入下一句时,请您稍等"时,会话交流就会更为流畅地进行下去。如果使用 AAC 设备的患者碰到一个陌生人,他会先让 AAC 设备显示出"我用这个设备发出的声音转化我谈话的内容,你读我输入后显示的句子"。另外,所存储的不同的问候语可以针对不同的年龄、性别及所处的具体环境情况而使用。这些问候语有"你好""早上好""新年快乐""见到你很高兴""一路平安"等,所有的这些句子都可以存起来以便随时调用。调用这些句子更是相当方便,一般只需一两个动作即可,例如指一下某一幅图画、单击某个按键或开关等。

另外一个重要的话语功能是对当前的交谈内容进行总结或评价,这也是使交谈流畅进行的一种好方法。患者可以仅轻微地点头或一次眨眼,或更直接地表达出"好主意!"或"我不喜欢这个"等。AAC 系统应该包含的其他语言表达功能要求如表 14 - 1 所示。所有用于交谈的电子 AAC 系统都应该包含这些内容,以便使用者灵活改变语气和语言风格。

在一台 AAC 设备中,存储词汇的方法能明显影响整个谈话速度。通过利用简单的记忆代码,AAC 设备的使用者可以轻松选择存储词汇的类别。主要的存储类别是根据词法(如按名词、动词、形容词等分组)、语义(如按相同意义或类别分组,比如食物、活动等),以及语句(按某种分类的句子分组,如问候语、评述、使用的频繁程度等)。

**表 14-1 存储在交谈类电子 AAC 系统中的最常见语句分类**

| 类别 | 例句 |
|---|---|
| 启动一次谈话 | 嗨,我有些事想给你说说<br>有一件事情你也许会感兴趣 |
| 问候 | 你好,见到你很高兴。<br>你去哪儿? 我会想你的 |
| 请求 | 我希望你能……<br>我想要…… |
| 信息互动 | 对此我还不明白。<br>为什么你这样看 |
| 评述 | 我同意(反对)你的看法。<br>行,就这样定了 |
| 谈话中纠错 | 你误解我了。<br>我的本意不是这样的。 |

由于 AAC 系统的使用者大多存在中枢系统疾患,在选择输入时出现错误是不可避免的。在 AAC 系统中安排一个满足使用者需要的最基本的编辑系统也是十分必要的。用于 AAC 写作设备的大部分文字编辑器都包含了最基本的一些功能(例如插入、删除、文本移动、打印等)。AAC 系统使用者无论采用何种文本输入方法,所有这些功能对改进交流速度、提升交流的流畅性都是有效的。

还可以把语言简单定义为由说者和听者都认同的一套规则所组织起来的任意随机符号体系。为了达到交流沟通目的,AAC 系统必须为用户及交流对象提供一套类似的语言体系。而可选字符集合就是为用户提供符号集和可供选用的词汇选项。例如键盘按键上标明的符号就是可选集合的一个实例。图 14-10 中的字符及其意义是目前国外研发的几个典型的符号集合的实例。

语言建模是指在激励性交互活动的背景下,首先由辅导者在讲话时指向重要的图形符号,然后由学习者(即用户)在活动中不断使用这些符号。语言建模技术可分为以下几种。

(1)辅助语言刺激(Aided Language Stimulation,ALS) 是 AAC 教学的关键因素。辅导者突出指示用户通信显示器上的符号,同时与用户进行口头交流。例如,正常发育的孩子通过听别人说话来学习说话。聋儿通过看周围的人一直使用手语来学习手语。但是使用图片或符号来沟通的人通常很少,甚至完全不会在周围的环境中看到有人在使用图片或符号沟通。

(2)增强语言系统(也称为扩展通信输入),类似于 ALS。但有两个明显的不同点:第一,使用语音生成设备(Speech-Generating Device,SGD)作为干预的关键组成部分,借助语音设备及语音软件发出相应的声音来协助用户进行交流;第二,所用的标准注释语言(Standard Annotation Language,SAL)指令比 ALS 中使用的启发程序更为精简。

(3)辅助语言建模(Aided Language Models,ALM)是目前最新的语言建模技术。与其他建模技术相关,ALM 协调者提供了结合符号与语音的模型,并将其融入激励性互动游戏或阅读活动中。实际应用中,辅导者通常指向环境中的指示物,然后在说出相关单词时指向指示物符号。

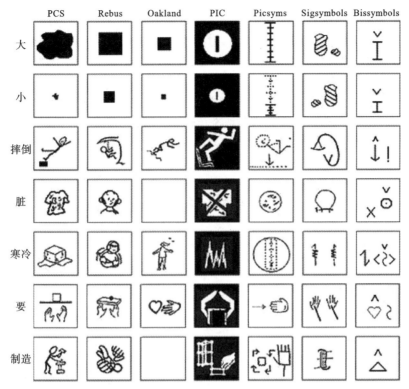

图 14 - 10　几种为 AAC 设备开发的符号系统（不同的列代表了不同公司的产品）

语言建模技术可以用来支持语法开发，如语素应用开发。目前已有研究表明：通过语言建模技术来教用户使用语素，有助于促进其输出句子的语法规范化。

目前国外研发的 AAC 系统中常用的可选集合符号体系有许多种。图 14 - 10 中显示的仅是其中的一部分。符号系统可用的图形图像一般都是具体物体的形象描绘。但用实物和图形图像作为可选集合的符号体系有很大缺陷，因为许多抽象概念难以描绘。象形符号能包含更多抽象的概念和思想，为语言交流的选项提供了更多弹性。另外，某些字符集合还可部分地由某些待填充的句子组成，如"给我来一杯……"，或者"请帮我拿一下……"，然后再在符号系统上作出选择，这样也可以大大加快交流的速度，并增加流畅性。

除了上述基本技术，还有以下几项策略常用于提高 AAC 设备辅助患者交流的流畅性和交流速度。

1）基于图标提示与自动完成技术的输入系统

图标提示技术就是用程序设计帮助回忆图标存储序列的方法。它在总的待选择集合中使有意思关联的每一个图标都联系起来。另外，它使某些图标高亮从而帮助用户使用图标。起初只有那些可以作为图标序列开头的图标被点亮（以下简称为光标）。由此，用户可以知道哪些符号和图标可以作为第一个光标。当选定了一个光标后，只有可能与该光标组成相关序列的符号和图标开始发光或闪烁，并且一直持续到其中的某个被选定后。由此可以实现整个光标序列的选择。此技术的缺点是受视觉可见图标数量的限制。光标预测也可使用速率提升技术。由于允许选择的项会因给定的选择而减少，因此光标预测能够增加选择的精确度和速度，减少误差。

某些 AAC 设备在输入单词时采用了所谓的"自动完成"技术,包括"随时自动认为输入已完成",输入缩写一段时间后,AAC 系统即认为输入完成;"使用一个专用扩展键"表示输入已完成;以及用数字键来代表不同情况的输入完成(这其中可有 10 多种不同情况)。"随时自动认为输入已完成"不需要用户采取任何行动来让设备知道输入的缩写已经完整,这是其主要优点。主要缺点便是在缩写和拼写的单词序列之间存在重叠部分。例如,当单词 th 用于缩写,而每次试图拼写"the"时,装置便会认为前两个单词是缩写而扩展它。"使用一个专用扩展键"的方法则必须按一个附加的键来扩展缩写。这样会减慢输入速度,但却将扩展置于用户的控制之下。最后一种方法是使用一个或几个数字来结束缩写,例如,H1 代表"Hello,how are you?"。它有自动扩展缩写的优点,但由于数字编码的缘故它需要附加击键。目前国外研发的一些商业 AAC 设备允许用户自主选择输入完成技术的类型,有的还包括一个 UNDO 键来允许使用非扩展的缩写。

例如,2009 年,一种基于符号的视觉辅助与替代沟通系统(Proloquo2Go)被开发出来,该产品是基于 iPod Touch、iPhone 的应用软件,它将英文单词映射成对应的图片和发音,使用者可以通过触摸选择所需要的符号,并构成相应的语句,系统将符号序列生成连续语音,实现图片和语音的同步输出。

2)单词输入时的联想预测技术

通过研究特定的英文字母跟随其他字母的频率,研究人员发明了一种能根据预先选择的字母联想预测后面可能输入字母的技术。当输入 t 时,下一个字母最有可能的就是 h,紧接着是 e。这种输入设备就如同汉语输入的联想方法,它提供给用户的待选项是与以前输入的内容密切相关的。

多数联想预测技术是基于改变待选择集合中对象的顺序来呼应先前的输入的,它同样能够通过使用单词预测或单词完成来提高输入的速率。在一些装置中,典型的方式是显示屏上有一个窗口,显示与输入字母最可能搭配的单词。在单词完成过程中,用户通过输入编码来选择所需的单词(比如选择单词旁边所列的数字),或者当所需的单词未显示时继续输入。输入字母越多,显示变化越大。单词预测装置提供的单词菜单是基于预先输入的单词,而不是字母。例如,当单词"computer"被输入时,单词完成装置将会列出"software""system""program""keyboard"等作为跟在"computer"后的选项。但是,由于用户需要持续扫描预测单词表,输入文本的速度便会下降。如果预测通常相同,那么用户就会对列表比较熟悉,由于观察预测显示而降低速率的现象将大大减少。

联想预测技术还分为固定型和自适应型两种。固定型的设备存储一个永不改变的单词联系表,单词中字母联想的排序是固定的。自适应型是通过分析被人们使用的单词的频率来改变词汇表中的单词顺序,在联想预测显示中单词总是根据使用频率来排序。在自适应方法中,单词顺序会根据新字母的输入而不断调整。

书写上有困难的儿童通常也在语法方面存在问题。有些系统将与语法相关的特征加在单词预测装置中。除了基于使用频率的基本单词预测,改进系统还增加了对已输入部分句子的依据造句法的解析(将句子分为名词短语、动词短语等)。这一解析确定每一个单词的种类及接下来所输入单词可能的选择,包括功能单词(如 the、and、a、an)的使用以及基于名词选择的动词时态的纠正。使用这种改进后的系统可以减少功能单词的疏漏,有助于选择正确的动词时态,总体上可以减少很多语法错误。语法预测使得用户能将更多的注意力放在文学表达及书写技能上。

　　在当前的一些 AAC 技术中,既包含缩写扩展又包含单词预测技术,这样可以利用每一种方法的优势。缩写更直接,因为用户仅仅需要输入代码,就可以快速得到所需的单词,而且允许完成词组或句子。联想技术由于不需要记忆代码而更易于使用。

　　人们还发现,交谈的一些主题在不同场合常常是重复的。这个现象可以用来提高交流的效率。比如,关于工作、家庭或者一个笑话的交谈常常在不同的背景环境下对不同的交谈对象重复。在美国,一种叫做 TOPIC(Text Out Put in Conversation)的基于数据库的软件把这个现象考虑进去了,该软件包括数据库管理软件和一个智能用户界面。每一个"谈话"被保存在一个数据库记录上面。记录包括标题(如工作、家庭、书籍、科学等)、交流活动分类(如请求、信息、告示等)和使用频率。基于先前交谈的内容,与 TOPIC 实现互动的用户通过屏幕上的一个窗口来实现接下来待讨论标题的选择。选择中要考虑话题的使用频率、当前交谈提示的语义信息及用户想要给出"谈话稿"的可能方式等。

　　视觉追踪系统(Eye-Gaze Response Interface Computer Aid)是一个复杂的计算机辅助交流系统,包括处理器、内存、硬盘、系统、视觉追踪软件和高质量的男女声真人发音。这一系统可以用于肌萎缩侧索硬化、肌营养不良、高位脊髓损伤、重症颅脑损伤及一些退行性疾病所致的重度言语障碍患者。这一设备通过眼睛对计算机进行有效的控制,将患者眼球的运动转化成光标的移动,移至使用者所注视的屏幕位置,通过目光凝视代替用手控制鼠标,在计算机上可以进行文字处理、上网、收发电子邮件和进行声音输出等,如图 14 - 11 所示。这一辅助与替代沟通系统在国内外已应用于很多重度言语障碍的患者,其最大的特点是无需通过手操作,完全依靠视觉追踪技术进行沟通交流,但价格较为昂贵。

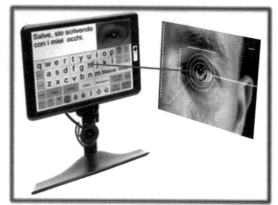

图 14 - 11　视觉追踪系统

## 14.4.2　AAC 技术应用典型案例分析

　　一个适合不同残疾状况的个性化 AAC 系统对帮助残疾人增强人际交流无疑是一个重要辅助工具。著名物理学家霍金所使用的辅助交流设备正是 AAC 技术应用的一个范例。

　　"霍金的世界,我们不懂"。霍金(Stephen William Hawking)这位本世纪最著名的天体物理学家之一,在被人们与牛顿、爱因斯坦相提并论的同时,他又是一名肌萎缩侧索硬化症患者。肌萎缩侧索硬化会破坏患者大脑和脊髓的运动神经细胞,使得肌肉的运动功能渐进性消弱,直至丧失。同时还伴有发音、吞咽、呼吸等障碍。疾病使得霍金发音含糊、无法运动,甚至呼吸困难,是 AAC 系统帮助霍金实现了表达思想的愿望。

　　1985 年霍金开始丧失语言能力,全身只有两个手指和眼睛还可以运动。他表达自己思想的唯一工具是一台 AAC 装置——计算机语音合成器,其语音合成部分负责将输入的文字文本转化成标准的"美式"英语语音用扬声器输出。霍金仅用能活动的几个手指操纵一个特制的鼠标器在电脑屏幕上选择字母、单词来造句,然后通过语音合成设备将文本翻译成话音并播放出来。

　　随着病情的发展，后来他的手指也不能自如活动了。除了轮椅上设置的专用计算机和语音合成器，在霍金的眼镜上，还安装了一个红外线发射器和检测器，负责接收眼球发出的眨眼信息，参见图 14-12。霍金眨眼的快与慢，可以分别发出"1""0"信号，可运用莫尔斯编码原理输入英文（请参阅 14.3.5 节），计算机需要适应霍金的眨眼速度，以便根据编码的方案准确转换成英文文本。除了利用编码输入方案，系统还使用了多种提高输入速度的技巧。如字符集合、自动完成、联想等。选定了显示在计算机荧屏上方的文字后，荧屏下方即显示最终文字文本。当他造句完毕后，便传给语音合成器发声。程序内含有数据库，可储存多达 5000 个字和数以千组的片语段落，方便霍金快速选字造句和发声。但是，即使是这样，他写作的速度还是非常慢，每分钟只能写 3~5 个单词。通常构造一个句子要 5、6 min，为了合成一个小时的录音演讲要准备 10 天。但正是这台 AAC 装置，帮助人们了解了这位轮椅上的巨人的思想，也为霍金打开了通往神秘宇宙的大门。

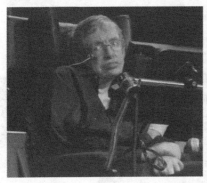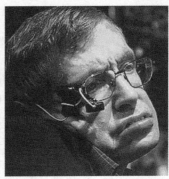

图 14-12　霍金及他使用的 AAC 系统

　　随着计算机技术和信息技术的发展，各行各业都发生着巨大的变化。在发达国家，电子信息技术运用于特殊教育已有二十余年，通过不断更新的设备和教育方法，造就了许多对社会有贡献的功能障碍者。这些国家中，AAC 系统的研究已经形成新的领域，对特殊人士、教师和相关专业人员而言已是必备工具。然而计算机型 AAC 系统的研发在我国相对薄弱。近几年，我国台湾省研发了一些高科技 AAC 系统并在大陆地区推广，大陆也逐渐开始利用 AAC 系统对特殊儿童进行训练，并已取得意想不到的效果。

### 14.4.3　AAC 对特定人群的帮助

　　AAC 系统通过使用辅助或非辅助符号来扩大或代替自然语言或书写技能，帮助有严重沟通障碍的个体发展接受性和表达性语言的能力，适用于无法在所有场合满足自己沟通需求的患者。如果按照疾病类型划分的话，AAC 系统适用于以下三类人群。

**1. 先天发育障碍（Developmental Disabilities）**

　　（1）脑性瘫痪（简称脑瘫）。根据脑部病变位置，不同的脑瘫患者身体各个区域都会受到不同影响，在控制、协调等行动上也受到不同限制。大约三分之一到半数的脑瘫患者有一定程度的智力、视觉或听觉障碍。因此，在访问 AAC 设备时，患者的整体行动与细微行动都是需要特别关注的问题。一方面，合适的定位及座位很重要，可以保证设备与行动的稳定性。另一方面,患者本身可能也要接受广泛的运动训练和实践,方能对 AAC 系统进行有效访问与使用。另外,定制传感器和个性化信号处理的发展趋势,也可以帮助无法使用其他 AAC 技术的患者进行通信。

(2)智力障碍。具有智力障碍的个人在发展沟通技巧方面面临挑战,包括普遍化问题,即将学习技能应用到日常活动中。他们可能缺乏日常生活的沟通机会,以及了解其沟通方法的沟通对象。虽然大多数智障人士没有伴随的行为问题,在非合适场合不会做出非常规行为(比如无法控制的大喊大叫)、刻板行为、重复性语言等,但这方面的问题通常比其他人更普遍。AAC 方法可用作教授功能性沟通技巧的一部分,作为以发挥控制权或通知个人偏好为目的而行使的替代方案。

(3)孤独症。也称自闭症,是一种以神经发育障碍为特征的社会交往及沟通障碍,包括限制性和重复性行为。通常情况下,孤独症患者较难获得表达性沟通技巧,但往往具有强大的视觉处理技能。因此,视觉手段成为 AAC 方法的良好备选。用于该群体的 AAC 系统通常以通信板或图像交换开始,例如图像交换通信系统(Picture Exchange Communication System,PECS)。图像交换通信系统以应用行为分析为理论基础,是一套使用图片作为媒介对重度孤独症儿童沟通技能进行干预的系统,于 1985 年在美国特拉华州(Delaware)孤独症中心的干预项目中兴起。2009 年的一项描述性回顾提供了初步证据,表明大多数孤独症患者很容易学习PECS;它可以为很少或丧失功能性言语的人提供交流渠道,并且对增进社交互动和挑战性行为有一些积极影响。一项研究比较了使用语音生成设备和图像交换系统的效果,发现这两种方式都是孤独症儿童的合理选择,两个系统的获取方式和速度都很相似。

(4)发育性言语障碍。发育性言语障碍也称为儿童言语失用,是一种发育性、运动性的言语障碍。发育性言语障碍患者的言论可能难以理解,无法满足日常交流需求,而患有发育性言语障碍的儿童也往往会因此经历很大挫折。所以 AAC 可以成为一种策略,通过支持更多的传统言语治疗来改善言语产生过程。多种 AAC 系统已用于儿童发育性言语障碍。这些儿童经常使用手势和手指拼写辅助语音,从而减少了发音中的错误。这类典型的 AAC 设备包括沟通板和语音生成装置。

**2. 后天获得性障碍(Acquired Disabilities)**

(1)创伤性脑损伤(Traumatic Brian Injury,TBI)。创伤性脑损伤可导致严重的运动性语言障碍,其中最常见的是构音障碍。没有将自然语言能力恢复到可以满足其沟通需求程度的个体,通常也遭受着与认知相关的严重损伤。学习与记忆的困难可能会影响对 AAC 系统的选择,例如,当拼写能力不够完善时,只能通过 AAC 系统中多个页面导航来访问信息。

(2)闭锁综合征。脑卒中可能会引发一系列问题,其中包括闭锁综合征,即:认知、情感和语言能力保持完好,但所有或几乎所有自主运动能力都将丢失。因为很少有人能够恢复语音功能,所以受此影响的大多数人依靠 AAC 策略进行交流。AAC 策略的使用根据个体偏好和运动能力的不同而不同,而这些能力可能随时间而改变。由于操作控制、视力、记忆力、警觉性和语言能力问题,闭锁综合征患者难以使用高科技设备。由于眼球运动最有可能被保存,所以常用眨眼来交流。通常会立即引入低科技的字母表板提供基本沟通。

**3. 进行性神经疾病(Progressive Neurological Disorders)**

(1)肌萎缩侧索硬化(Amyotrophic Lateral Sclerosis,ALS)。肌萎缩侧索硬化或运动神经

元病(Motor Neuron Disease，MND)是进行性病症，导致虚弱和瘫痪。大约75%的ALS患者在去世时无法说话。患者对AAC系统的使用，随时间而变化，并且取决于言语障碍、身体状况和个人通信需求的严重程度。在早期阶段，可以使用字母表板提示所说单词的首字母；在后期，AAC往往会成为主要的交际方法。由于ALS患者的认知和视觉能力通常不受影响，因此应优先考虑以写作为基础、配合图形符号的AAC系统。

而患者访问通信设备的方法也取决于疾病的类型和严重程度。对于ALS患者而言，肢体会受到疾病发作的影响；随着病情的发展，AAC用户可以改变访问方法。例如，当电子设备不可用时(如沐浴期间)及在疾病最后阶段，可以改用低技术系统(如眼睛注视或伴侣辅助扫描)。

(2)帕金森病。帕金森病是进行性神经系统疾病，在疾病后期可能发展为构音障碍，有些患者甚至失去讲话能力。因此，AAC方法通常用于补充和支持自然语音。例如，便携式放大器可被用来增加语音音量及可懂度。另外，也可以引导用户在字母表板上指出所说单词的首字母(必要时拼出整个单词)，以便听众补偿发音损失。影响帕金森病患者使用AAC的因素包括运动障碍和认知改变，后者可能导致其不理解口头交流的问题。

(3)多发性硬化症。构音障碍是多发性硬化症(Multiple Sclerosis，MS)患者最常见的交流问题，AAC技术可以相应地适配。另外，视觉障碍在MS中也很常见，可能需要使用听觉扫描系统、大字体文本或合成语音反馈的方法。

(4)认知障碍。痴呆是获得性慢性认知障碍，其特征在于记忆和其他认知领域的缺陷。沟通障碍部分归因于记忆缺陷，AAC干预可用于弥补缺陷并利用个人优势，例如识别他们无法回忆的材料。通常低科技AAC设备是首选，例如记忆电子书，其中包括自传信息、日常时间表、照片、提醒和标签。而一些研究发现，具有语音输出的高科技设备反而效率较低，可能会加剧分神。AAC还用于增强他人对痴呆症患者的理解。使用增强性听力策略，例如识别与图片对应的主题，可以提高痴呆症患者的会话技能。

### 14.4.4 AAC系统的未来发展方向

在过去的20年里，AAC相关的临床实践领域有了很大发展，并将在未来继续发展。新技术的出现将使人们能够以多种方式进行交流。言语病理学家与相关用户一起探索AAC方法，直到找到新方法，使缺乏有效语言能力的人也能够在任何时间、任何地点、与任何人、关于任何事情进行自然交流。言语病理学家的职责包括及时了解AAC领域的最新进展、应用证据和最佳实践。同时，言语病理学家也应意识到新技术可能引发的道德后果，尤其是在隐私保护方面。

1)远程AAC(AAC and Telepractice)

如今，允许远程访问、评估和干预技术越来越多地用于AAC，通常被称为"远程AAC"。Anderson等人将远程AAC定义为一种独特的跨学科临床服务交互模式。它要求同时具备远程实践与AAC系统两个领域的专业知识，且必须充分研究其可行性和有效性。远程AAC交互可以是直接的(在交互式环境中实时进行)，也可以是间接的(通过电子邮件或视频、图像等信息)。另外，咨询、监督和指导也可以实时或延迟发生。

2)AAC与虚拟现实(AAC and Virtual Reality/ Simulation)

虚拟现实技术的应用可以从残疾知识教学扩展到在虚拟现实系统中使用AAC——把临

床学习实践的模拟作为整个系统的一个可行部分。未来 AAC 系统中的模拟还可以包括 AAC 用户及使用环境,供学生和其他人了解 AAC、用户和相关选项。

3)未来的相关技术

正在开发的新技术将会改变 AAC 的面貌。例如,脑机接口使得人们可以使用通信设备或其他计算机应用程序来取代键盘和开关等物理输入设备,直接通过神经向大脑传输信息。

# 14.5 喉切除患者的语音恢复方法

人类发音形成语言最主要的器官是喉。如果喉部有了肿瘤,常需要采取全喉切除术。喉癌患者全喉切除术后失去发声讲话的能力,成为无喉者,其恢复发声的方法有多种,一般分为手术发声方法和非手术发声方法。手术发声方法是指通过外科手术实现喉再造,但由于种种原因在临床上很少开展。在非手术发声方法中,最常见的为食管发音、气管食管发音和使用仿生医学生物工程的人工喉。使用食管发音或气管食管发音时,经 1～3 个月训练,约有 70% 的人可获得成功,有些人的发音还相当好,小声说话时可与常人无异。

## 14.5.1 食管发音与食管气管发音

喉切除后,患者的呼吸是通过颈前造口(瘘口)实现的。空气进出都无振动源,自然也无声音产生。食管发音是利用食管与胃里的空气,在呼出过程中冲击食管上端或咽部黏膜,通过摩擦形成声音。当气体射出的速度足够快、足够强时,可在咽部形成噪音源,以产生语音。

**1. 食管发音的练习方法**

开始训练时间大约是术后 2～3 个月,此时患者颈部伤口及身体基本恢复,生活已能自理。

进气方法:只有当口内压力超过咽食管处括约肌紧缩压时,或当咽食管段肌纤维足够松弛时,空气才能进入食管。吸气法:将软腭向后上方提起,舌根放低,形成匙状,同时做提肩收腹动作,快速经口鼻吸气,食管内压降低,克服食管入口处括约肌的紧缩压,使空气进入食管。注气法:闭合口腔,舌尖顶住齿龈,舌面逐渐抬高贴向硬腭,使口腔内压力增高,当口内气压足够大时,它能克服咽食管段括约肌的抵抗,迫使口内压缩的空气进入食管。

排气发声:空气的排出是一个从高压向低压的过程,空气进入食管后,食管内为正压,胸廓收缩、软腭及舌根复位,此时,食管内气体缓缓排出,冲击食管入口处黏膜,使其振动,发出声音,即打嗝音。空气的快速进入和排出是形成流利食管音的基础。随后进行食管音与口型配合训练,利用元音/辅音、单字、词组、诗词朗读等,要求咬字清晰、准确,从易到难,并重点练习食管音的长度、响度及速度,配合语调的轻重及表情和动作的协调,使食管音逐步完善。

**2. 发声效果的判定与特点**

发声成功:能发出食管音,每次进气能讲 1～2 个字,最大发声时间 1～3 s,能简单交流。

发声良好:每次进气能讲 3 个字以上,最大发声时间 2 s 以上,讲话较清晰,距离 5 m 处能听清楚,能表达意愿。

食管音的产生是将空气引入食管,然后缓慢释放出这些空气,这样可以引起食管入口处黏膜振动,由此而产生的声音可被引入口腔,用作发声讲话。食管入口处为主要的振动发声部位,因此称它为新声门。由于新声门不可能同声带一样具有精细的调节作用,因此食管音多为不规则颤动发音,缺乏弹性及频率,音调较低,平均在 108.48 Hz 左右,而正常人讲话时的基频男性为 124 Hz,女性为 227 Hz。食管发声的动力来源于吸入并储存在食管上段的空气,气体量约为 80 mL,经过训练后可达 200～300 mL,仅为肺活量的 10%,因而气流动力较小,声时较短,约为 1～3 s。一次最大换气时间内连续输出 4～9 个字,一分钟之内可讲 85～129 个字。因此,要提高食管音的质量,需要加强基本功训练,增加每次进气量及共鸣腔练习等。放射影像显示,发声良好者空气较易摄入食管,并且入口处黏膜振动明显;发声不良者,食管入口处黏膜痉挛,气体不易进出。

食管气管发音的机理是设法将气管内气流引入食管,呼气时气流从食管内经过并振动食管发音,通过唇、舌、腭等的活动构音。实现食管气管发音一般需要在气管食管之间造瘘口,在瘘口上安装一个单向阀门,阻止食物进入气管,以防止咳呛和并发症的出现。说话时,患者需用手指将颈部造口按压遮盖,气体方可通过单向阀门进入食管。

食管气管发音具有明显优点:发音质量好,几乎可以接近正常人;由于气体来源于肺,故气量大,发音时间长;气流控制也优于单纯的食管发音。但对某些患者,会由于食管紧缩,无法施行手术,不适合采用食管气管发音。另外,单向阀需要定期清洗,食物偶尔会进入气管等都是本方法的不足之处。

## 14.5.2　气动式人工喉的构造及使用特点

采用上述方法效果不佳时,人工喉也是一个好的选择。人工喉在发音中是一种能起一般喉甚至肺的作用的器件。人工喉大致可分为机械式和电子式两种。机械式人工喉也称气动式人工喉,主体材料一般为塑胶,由罩杯、进气管、振动体、导音管组成。振动体内有可振动发声的橡胶薄膜(人工声带),可通过调节其松紧变换音调,使声音尽量接近自然。振动体下端通过进气管及喇叭形罩杯与气管瘘口相通,上端由导音管通入口腔。使用时先将导音管从一侧嘴角伸入口腔内舌面上,距舌尖约 4 cm,再将罩杯罩住气管瘘口(注意勿漏气),然后呼出气流经进气管进入振动体使橡胶薄膜振动发出基音,声音经导音管导入口腔,通过共鸣及构音作用后形成语言。练习时可先发单元音,再发音节,然后构词,最后连贯成句子。每讲一句话停顿时,立即将罩杯稍稍提起,吸气后继续说话。

该气动式人工喉具有以下特点。①操作简单,只要患者有主动说话意识,多能较快掌握。②语音清晰,接近人声。用这种人工喉辅助讲话,基本能够流利、连贯表达,接近正常发声强度,音调、音色等均接近正常人声,轻巧美观。③使用方便。即使掉在地上或进水后也不易损坏,而且便于清洗。不足之处是:①口腔内导管常影响唇、舌的活动,故少数患者虽能很好发声,但构语较困难;②改变音调需调节橡胶薄膜松紧,言语时只能以一种音调发声;③年老体弱的患者,因呼吸气流不足,使用这种气动式人工喉较困难。另外,簧片也易于粘上黏液,影响发音,当唾液灌进连接管时,容易发生堵塞。

## 14.5.3　电子喉的结构与特点

电子喉目前大致分为嘴型、口内植入型和颈型三种。嘴型虽然有多种类型可以使用,但最常用的是所谓的 Cooper 装置。这种装置由脉冲发生器、电池组、手持音调发生器(振动器)和附于音调发生器上的小嘴管组成。说话时,小嘴管置于口内,加电发音,把声音导至口腔后部,经口、舌、齿、唇等调制构音成语言,能说大部分正常词句。其优点是发音强度大,术后早期即能使用,不受颈部组织厚度影响,声音不易散失;基频和声强都可调节。缺点是使用时惹人注意,手持小嘴管放在口内,常被唾液堵塞而需经常清洗,语言没有颈型清晰易懂。

口内植入型电子喉需要手术将制作得很小的电子人工喉固定在口腔内的某处,且要考虑用牙齿随意控制电源开关。特别适合于戴假牙的无喉患者,因为目前多将电子喉放置进牙托内。发出的声音经口腔、鼻腔构音形成语言。优点是使用时不引人注意,也无需手操作,易拆易洗。缺点是唾液容易阻塞声音出口,衰减较大。

颈型电子喉是将发音装置置于颈部(图 14 - 13),基频声音从颈部软组织传入口咽腔,经口腔、鼻腔,由咽、腭、鼻、舌、齿、唇等调制构音后形成语言。颈型电子喉的优点是易于应用,不需经常清洗,音量大,说话易懂。缺点是声音单纯无抑扬变化,未传入的散失音影响语言清晰度,电池需经常更换,说话时需手持电子喉置于颈部,不适用于颈部传音不佳者,价格稍显昂贵。在使用颈型电子喉时,先用手将换能器按压在颈部的一个最佳传音点,要求其周围应被皮肤封闭,不要让声音从颈外传出。由于男女声音频率不同,可根据患者性别灵活调节基频和声音强度。

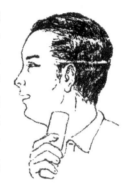

图 14 - 13　颈型电子喉
的使用方法

口内植入型和颈型电子喉都包括振荡器、功率放大器、换能器和电源几个部分,只是各个部件的大小不同。振荡器产生一定频率的脉冲波,频率可以根据患者的习惯和喜好进行调节。功率放大器将脉冲波放大到一定强度,通过换能器转换为声音。使用电子喉时,由于改变了生理上靠肺呼气振动声带形成基本音的习惯,患者等于要重新学习说话。患者可能一方面要学会靠气管瘘口(如果有的话)控制呼吸,另一方面要学会靠电子喉发基本音,靠口腔、舌头等器官的运动形成语言,使呼吸和发音分离。

电子喉具有发声方法简单、使用方便、易学易懂、重新发声讲话成功率高、噪声比低等优点,也是目前国际上最流行的发声康复方法。但使用时常需要占据一只手,发出的经常是连续的嗡嗡声,时而还有机械故障,产生的语言声音有机械感。另外,使用电子喉还常引起别人对喉残疾的注意,而且电子喉产生的声音音质一般也不比食管发音好。但是,食管发音音量低,发音断断续续,有些老年人不容易掌握。所以在选择具体方法时还须根据患者的实际情况分析。

## 14.5.4　喉切除患者的恢复语音评价

评价喉切除患者通过不同手段重建语音的方法通常分主观评价与客观评价。客观评价主要是应用语音声学中定义的某些参数来评价患者的恢复语音;主观评价则是由评测人对患者发出语音的几个指标进行定性或定量评测。主观评价的主要指标包括可懂度、音调、声强、音质、流利度和重音。由于人的语言是为了人际交流使用的,所以主观评价在实际中应用更多,实际价值也更大。

### 1. 可懂度

可懂度的定义是在患者说出或读出多个单词组成的语句后,评判者所能听懂的单词个数与总单词数的比。可懂度是语音恢复评价中最为重要的指标,其他指标的改进大多是为了提高语言可懂度。研究表明,单个单词发音时,食管语音和气管食管语音要比电子喉的可懂度高。但对句子发音来说,三者的可懂度相当。对可懂度的判断与评判者的专门知识水平明显相关,由语音专家听音并评判时,食管语音和气管食管语音要比电子喉的好,而由普通听音者评判时电子喉语音的可懂度常常更佳。另外,还有研究表明,相比之下,食管语音和气管食管语音总是更受听者的偏爱和喜欢。需要说明的是,不同的研究针对的是不同的患者和语言种类,结果差异较大,可比性不强。

### 2. 音调

音调指说话声音的高低起伏,取决于发声体的振动次数。音调的变化情况可以区分陈述句与疑问句等不同语气的句子,帮助听者理解患者的发音。振动次数变化越多意味着音调调节越灵活,说话可懂度更高。研究表明,气管食管语音的音调比单纯食管语音的音调调节灵活,而电子喉的音调则常是不可调的,其音调的变化比气管食管语音的变化小,与食管发音相当。

### 3. 声强

声强指声音的强弱,取决于发声体振动幅度的大小。电子喉中声强取决于内部振动膜片的振幅。研究表明,在正常使用情况下,食管发音、气管食管发音、电子喉发音的声强差异不大。在某些情况下,增加声强可以提高可懂度。

### 4. 音质

音质指声音的独特品质,一般取决于语音中泛音的多少。目前的研究发现,电子喉的音质比食管发音和气管食管发音要差,主要是由于电子喉语音中低频分量缺乏。如果能对低频部分进行适当补偿,则可明显提高音质。

### 5. 流利度

有研究表明,电子喉与气管食管语音的流利度相当,且远高于单纯食管发音。食管发音的间断明显,不够流畅。

### 6. 重音

重音可由三个参数组成,分别是基频、时程、强度。基频指重音发音音调的高低,时程指重音发音的长度,强度则指重音的声强。重音发音的运用可明显帮助听者理解患者发出的语音。有研究表明,重音与非重音时程差越大,语音越流畅易懂。电子喉在使用时的基频与强度都不可调,对患者使用重音有较大影响。

## 14.5.5　新型人工喉器件展望——石墨烯人工喉

近几年新材料领域的研究进展,促使人们开始考虑利用石墨烯材料特性开发一种辅助发声器件,它推动了石墨烯人工喉的诞生。

石墨烯具有良好的导电性和纳米挠性。因此,只需要在石墨烯薄膜上施加微应力,薄膜变形就会引起电阻的急剧变化。正是这种优良的压阻效应,使石墨烯成为可穿戴检测设备中压阻转换的理想组件。另外,石墨烯还具有良好的热声效应,可用作灵敏的热致发声器。热致发声器是一种将焦耳热转换为声波的能量转换器。常规传统材料热声效应非常微弱,难以实际应用。石墨烯具有单位面积热容极低、热导率非常高的优异特性,作为理想的热致发声材料而受到广泛关注。

将石墨烯的压阻效应和热声效应相结合,利用石墨烯的热声效应来发射声音,利用石墨烯的压阻效应来接收声音,实现了一种收发同体、适合穿戴的集成声学器件——石墨烯人工喉。石墨烯人工喉使用的多孔石墨烯材料具有高热导率和低热容率的特点,能够通过热声效应发出 $100\ Hz\sim40\ kHz$ 的宽频谱声音。其多孔结构对压力极为敏感,能够感知发声时喉咙处的微弱振动,可以通过压阻效应接收声音信号。因此,这种器件能够准确感知聋哑人低吟、尖叫等特殊声音。然而,人工喉佩戴者发出的往往都是几乎"无含义"的声音,可通过对其进行编码,根据其发声特点,将不同强度和不同频率的低吟、尖叫音进行排列组合,形成人工喉佩戴者特定的"语言编码"。随后,将这些语言编码转化为频率、强度可控的声音,特别是转化为预先录制的语言。也就是说,当人工喉佩戴者大声发出低吟时,人工喉会感知喉咙振动状态并发出预先设定的声音,当佩戴者变换低吟的长短、声调时,人工喉发出的声音也会与之对应发生明显变化,并能够同时实现音节和音调的排列组合,协助人工喉佩戴者实现语言交流。目前,基于石墨烯的智能人工喉尚处实验室研究中,没有应用于临床。

# 14.6　计算机手语识别翻译系统

手语是听力残疾人最重要的交流手段,目前在听力残疾人之间得到了广泛应用。但残疾人最常见的交流对象其实是正常人,而很少有正常人为了能与聋哑人交流而专门学习手语,因此聋哑人与正常人之间的日常交流受到很大的限制。在这样的背景下,实时手语翻译发声系统便应运而生了。另外,为了让聋哑人明白正常人通过正常语言表达的意思,还要研究开发正常语言到手语的翻译显示系统。

## 14.6.1　手语自动翻译系统分类

当前帮助实现聋哑人与非聋哑人进行日常交流的辅助设备研究方兴未艾。这些设备开发的一个基本目标是将输入的手语信号转变为文本,目前相关算法正在开发之中。按信号输入方式的不同,目前的手语自动翻译系统可大致分为两类:一类是基于机器视觉(Machine Vision)的手语识别翻译方法;另一类是基于手指佩带式输入设备(Body Instrumentation)的手语识别翻译方法。

机器视觉方法是利用图像采集设备捕获手语动作的图像信息,利用图像处理技术分离出手语手势,再分析分离出来的手语手势包含的语义信息。图像处理最常用的算法是在隐马尔可夫分类模型(Hidden Markov Model,HMM)的基础上,增加似然概率阈值,在对一定种类的连续手势动作的识别过程中能取得超过 $90\%$ 的识别率。也有报道提及,通过采用微软的 Kinect 设备结合图像深度处理技术实现的实时三维手势识别系统,以 $98\%$ 的平均识别率识别出了 12 个孤立的手语手势。

然而,一方面机器视觉设备对光照条件比较敏感,在识别手指动作时还存在遮挡和方向角度的问题,另一方面,由于手语信息是三维的空间信息,因此,在利用计算机视觉进行 3D 处理和识别时需要处理的信息量非常大。目前,计算机立体视觉技术尚难以保证空间手语识别翻译的实时性处理。所有这些都影响了基于机器视觉的手语识别翻译方法的实用研究。所以,人们不得不转而求助于基于手指佩带式辅助输入装置的手语数据直接提取分析方法。

　　手势数据提取装置是基于佩带式输入设备的手语识别方法中使用最多的输入设备。这类装置使用的传感器主要包括运动传感器和陀螺仪提取法、表面肌电传感法和弯曲传感器。运动传感器，如加速度传感器和陀螺仪也可应用于手势动作的信息采集中。物体运动时，重力加速度在三轴上的分量可通过加速度传感器检测。由此，可以直接计算出物体在运动时的加速度及空间位置，适用于显而易见及大尺度动作的手势识别。陀螺仪可以精确地捕获手臂的转动信息，在手势识别中其经常作为辅助组件使用。基于运动传感器和陀螺仪的手势识别系统，也能得到超过90％的识别准确率。

　　表面肌电传感器是通过放置在皮肤表面的肌电电极，采集手势动作时骨骼肌收缩产生的生物电信号，并依据其不同来实现手势的识别。执行手势动作时神经系统会调用不同的肌肉群，就会产生不同的表面肌电信号。那么肌电电极采集到的表面肌电信号就可用于相应手势动作的识别。表面肌电传感器适合于细小动作的识别，如手指或手腕的动作。近年来，在临床诊断、运动控制和康复医疗等领域，这种手势识别技术取得了理想的识别结果。然而，该传感器一个明显的不足就是不能反映手臂的挥动、旋转等大尺度动作，这也一定程度上限制了肌电传感器可识别手势的种类。弯曲传感器利用弯曲时电阻的改变会产生不同的电压，并且弯曲度与阻值呈正相关的现象，检测出弯曲度的大小。弯曲传感器可以很好地配合运动传感器，应用于手势识别领域中。

　　总之，加速度传感器、陀螺仪、表面肌电和弯曲传感器四种方式对手势信息的采集有不同的适用范围。例如，加速度传感器适用于显而易见及大尺度动作类手势的识别；陀螺仪适用于翻转动作类的手势识别；表面肌电传感器适用于手掌、手指的细微动作等小幅度动作类的手势识别。采用多传感器信息融合技术优势互补的方法来提高手势识别的范围和精度，是很有前景的研究方向。

　　为了方便手势数据采集系统的使用，常将传感器制作成手套形状，即所谓的"数据手套"（Data Glove）。数据手套可以直接得到手指、手掌和手臂的动作信息，在进行手语特征提取时所需处理的信息量要比基于计算机视觉的手语识别系统小得多，容易满足实时处理的要求，但由于要同时考虑微型化、电源供应、实时性等问题，其价格相对昂贵。

## 14.6.2　系统工作原理

　　基于佩戴式输入设备的手语识别翻译系统可以实现从手语到文本或直接到语音的翻译过程。主输入设备为戴在聋哑人手上的数据手套。通过数据手套内的多通道传感器，可以采集手指各关节的原始方位数据，利用位置跟踪器得到手及手指的位置和指向等信息，进而通过信号处理分析获取聋哑人的手语信息，最后由智能系统对手语信息进行识别，翻译成文本。如有必要，还可通过语音合成技术，将聋哑人所要表达的内容转换成正常的语音进行输出，实现从聋哑人手语到正常语音的识别翻译输出。

　　完成上述目标所用装置的原理图如图14-14所示。其中，对数据手套输入的传感信息进行分析识别，进而转变为文本的算法研究已有较多积累，从标准文本合成语音的技术已经较为成熟。整个系统中目前尚未突破的瓶颈问题是手语信号的输入设备，即"数据手套"的数据提取涉及的软硬件。尽管目前国外已有一些数据手套相继问世，但这些技术均是以英语手语为基础的。适合汉语手语输入的系统虽有研究报道，但还未取得实质性突破。下面对图14-14所示的几个主要部分分别进行介绍。

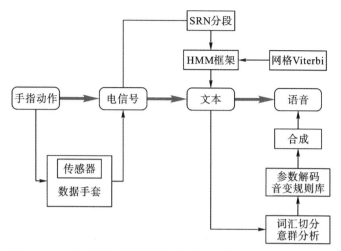

图 14-14 基于佩带式输入设备的手语识别翻译系统的原理框图

**1. 汉语手语分解与"数据手套"**

中国手语是参考汉语制定的,但是这两种语言有着明显的差别:从语言表达形态的角度看,汉语是靠语音/听觉交际的有声语言,而中国手语是一种靠动作/视觉交际的可视化语言;从基本词汇的角度看,汉语的词汇大约由近五万多个字组成,总的词汇量可达十万多个,而中国手语的词汇仅由5668个手势语组成,中国手语的手势词语与汉语的词语不完全存在——对应的关系;从句子语法结构的角度看,手语句子与汉语句子的词序有所不同,此外还省略了日常语言的某些词(如量词)。因此从汉语转换到中国手语,主要需要解决的问题是基本词汇上的差别,同时考虑部分词汇的差别。

正如前面提到,一种适合手语输入的数据手套是整个系统的基础。要开发一套有效的中国手语信息提取系统,首先需要从信息传感提取的角度对中国手语进行分解。中国手语实际上是由图14-15所示的一些基本字母组成。分析发现,中国手语中的接触信息可分为四类。

(1)中国手语字母中的接触。在30个中国手语字母中,手型一致因而极容易出现混淆的字母有"C"与"O","H"与"X","S"与"CH"等。以"C"与"O"为例,"C"的描述为"拇指在下,向上弯曲,其余四指并齐,向下弯曲,虎口朝里","O"的描述为"食指、中指、无名指、小指四指并齐弯曲,拇指跟食指、中指相抵成空拳,虎口朝里"。可以看出其差别仅在于拇指与食指、中指是否接触。这种接触信息无法靠指关节弯曲角度得到,即使用计算机视觉技术也难以准确获取。

毫无疑问,准确的字母识别是系统成功的关键。有些词汇由字母连打组成,如"虽然""但是"等;而有些则与其他动作配合给出相应的词汇,如"寓言""散文"等。若字母识别出现误差就会影响一批手语词汇的识别。举例来说,"文化"与"文学",其中"文"字的手势相同,而"化"取"H"指式,"学"取"X"指式,"H"与"X"的区别仅在于食指是否搭在中指上。相似的例子还包括"团"和"营","司"和"处","粗"和"零"等。据统计,这样的例子约为40个,并且均是常用词汇。

(2)单手势中的接触。典型的例子如"元"和"角","少"与"薄","小"与"坏"等。"元"的描

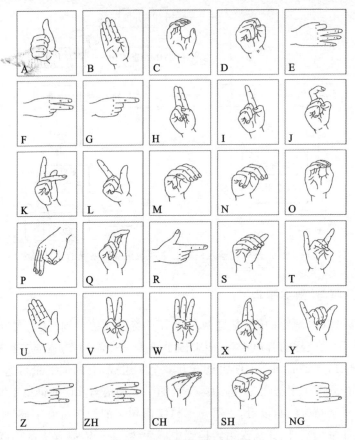

图 14 - 15　中国手语字母图

述为"一手拇指、食指捏成一个较大的圆形","角"的描述为"一手拇指、食指捏成一个较小的圆形"。这些词凭借数据手套和三维跟踪装置及视觉都是无法区分的,只有用接触传感器获取到的接触信息才能分析和区分。

（3）手指相互接触。对双手手语词汇来说,右手为主手,左手为从手。顾名思义,从手是配合主手动作的,手型较为简单。但是也有部分词汇指式是对称的,如"人"与"乘"的手型也完全一样,只不过"人"由双手食指搭成"人"字形,"乘"是双手食指交叉搭成"X"形。类似的例子如"工资"与"人民币","方"和"取景","圆"和"心","带子"与"线"等。

（4）右手指各自接触。这类词的特点是用相同的手势表示相同的字,而不相同的那个字其手势区别在于手指是否接触。如"商标"与"商品","商"字的手势一样,而"标"和"品"的手势不同之处主要在于左、右手拇指与食指是否各自相捏。相似的例子还包括"会员"与"会议"等。

基于以上分析,数据手套的主手传感器位置分布图如图 14 - 16 所示。手指上的弯曲部分、手指端部、手腕弯曲和外展部分都分别有传感器安置,共可获得 20 个信息。从汉语手语分类可以看出,单手手语占去了 1/4,单手手语均为右手做出。双手手语中左手为从手,手型较简单,可归纳出约 30 个手型,因此所需传感器较少,只需在右手传感器分布的基础上减去中指、无名指和小指的接触传感器,共可获得 17 个信息。

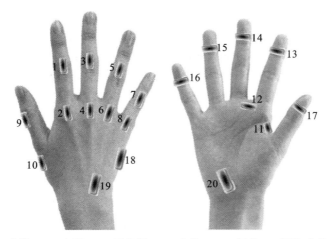

1、2食指；3、4中指；5、6无名指；7、8小指；9、10拇指；11拇指-食指；
12食指-中指；13食指接触；14中指接触；15无名指接触；16小指接触；
17拇指接触；18手腕外展；19、20手腕弯曲

图 14-16　主手传感器的位置分布图

采用接触传感器的数据手套的工作原理如图 14-17 所示，1 为接触传感器，2 为外展传感器。当用户带上数据手套后，各接触传感器的输出将随操作者手形的变化发生相应的变化。计算机手语数据采样系统由计算机、插在计算机 USB 接口上的 A/D 转换卡，以及相应的信号处理电路组成。计算机手语数据采样系统对各个传感器的输出进行实时检测，得到各个手指的接触信息和外展角度信息。由于这种接触传感器本身及相应的信号转换电路价格都不太昂贵，因而整个数据手套系统也具有较低的成本。

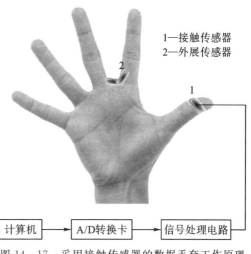

1—接触传感器
2—外展传感器

计算机 → A/D转换卡 → 信号处理电路

图 14-17　采用接触传感器的数据手套工作原理

## 2. 手语识别

自动手语识别通过计算机软件设计实现将输入的手语信号识别后翻译成文本，这种尝试始于 20 世纪 90 年代，但是大部分手语识别研究者主要集中在孤立手语词识别研究上，对于连续手语识别的研究较少。台湾大学的 Rung-Huei Liang 等人在 1998 年利用单个数据手套作为手语输入设备、隐马尔可夫模型（HMM）作为识别技术的系统，可识别台湾省手语课本中的 250 个基本词条，识别率为 90.5%。但是系统要求打手语的速度比正常速度慢。

目前最新发展水平的手语识别系统针对非特定人连续手语识别提出了一种分治策略、使用显式分割过程的方法。把精简循环网（Simple Recurrent Network，SRN）作为连续手语的段边界检测器，把 SRN 分段结果作为 HMM 框架中的状态输入。HMM 是众周知并广泛使用的统计方法，一般拓扑结构下的 HMM 具有非常强的描述手语信号的时空变化能力，在动态手势识别领域一直占有主导地位。在 HMM 框架里使用网络 Viterbi 算法可搜索出一条最佳

手语词路径。它可以减少"运动插入"带来的影响,其识别速度比单纯使用 HMM 的识别更快,识别效果更好,从而可较高效地实现从手语信号到文本的转换。相关的基于 SRN 的边界检测和 HMM 框架里的网络 Viterbi 算法请参阅相关参考文献。

从识别技术的发展与对比的角度看,以往手语识别系统主要采用基于人工神经网络(ANN)及基于隐马尔可夫模型(HMM)等方法。神经网络方法具有分类特性及抗干扰性,然而由于其处理时间序列的能力不强,目前广泛用于静态手势的识别。著名的 Fels 提出的GloveTalk 系统就是采用神经网络方法作为识别技术。目前,采用 HMM 方法对手语信息进行模型化是一个潮流。HMM 是众周知并广泛使用的统计方法,一般拓扑结构下的 HMM 具有非常强的描述手语信号的时空变化能力,在动态手势识别领域一直占有主导地位,如卡内基梅隆大学的美国手语识别系统及我国台湾大学的手语识别系统等均采用 HMM 作为系统的识别技术。另外,有报道表明,利用 HMM 识别由戴数据手套的用户输入的 262 个孤立手语词,识别的正确率为 91.3%。然而,正是由于 HMM 拓扑结构的一般性,导致这种模型在分析手语信号时过于复杂,使得 HMM 训练和识别计算量过大。尤其是在连续的 HMM 中,由于需要计算大量的状态概率密度,需要估计的参数个数较多,使得训练及识别的速度相对较慢。目前,HMM 的这些问题的改进算法还在研究中。

### 3. 文本-语音转换系统

当前,文本-语音转换(Text-To-Speech,TTS)技术已较为成熟,其功能模块可分为文本分析、韵律建模和语音合成三大模块。其中,语音合成部分是 TTS 系统中最基本、最重要的模块。图 14-18 所示为一种典型的文本-语音转换系统的原理示意图。

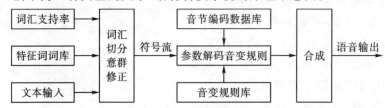

图 14-18　文本-语音转换系统原理图

语音合成的主要功能是:根据韵律建模的结果从原始语音库中取出相应的语音基元,利用特定的语音合成技术对语音基元进行韵律性的调整和修改,最终合成出符合要求的语音。目前,主要的语音合成技术包括共振峰合成技术和基于 PSOLA 算法的波形拼接合成技术等。

由于手语识别系统对手语词的正确识别是基于数据手套中传感器的有效信号输出,而传感器的高效输出取决于正确的手语输入,这就要求使用者,也就是手语的发出者在使用数据手套时具备一定的技巧。该系统要求使用者的手语手势符合标准的中国手语手势,尽量减少一些模棱两可的手势,避免自创手势,以提高系统输出的正确率。

### 4. 基于数据手套的手语手势识别系统设计举例

基于数据手套的手语手势识别系统是利用惯性传感器和弯曲传感器采集手语手势姿态信息,并通过手势识别算法完成对手语动作的识别。

基于数据手套的手语手势识别系统硬件部分可由主控模块、姿态模块、电源模块、无线模块组成。其中:姿态模块可由柔性弯曲传感器和惯性传感器构成,通过柔性弯曲传感器的电阻值与弯曲度的特性关系实现对手指各关节位置状态的信息检测,通过惯性传感器来捕获手势运动过程中的空间状态和轨迹信息;主控模块将采集来的手势姿态信息经由无线模块传输到上位机中,按照差分值法截取整个手势动作的手指位置信息和空间姿态信息,然后提取依据手指关节特性定义的关节空间位置姿态信息中的三轴加速度、三轴磁力角等特征量,并依据每种手语动作特征量的不同,通过多层决策树分类器将手语动作识别出来。在上述基础上,通过软件编程开发实现手语手势的上位机识别。

### 14.6.3　手语的合成

手语的合成是使聋哑人理解正常语言表达的最有效手段。在手语合成中涉及以下几个方面的问题:语音到文本的转换或文本输入部分、文本切分部分、文本的分析与手语码转换、手语库的建立与基于手语词的手语合成和手语的显示。

语音到文本的转换是让残疾人"听懂"正常人语言的第一步,目前已有一些产品问世。文本输入部分的功能是编辑输入汉语句子。文本的切分将句子分成词,标点符号单独成词。系统的分词过程首先采用最大匹配法切分,然后利用第一步分词结果通过查找词条的歧义标志位调用词规则,进而进行歧义校正。文本分析与手语码转换是手语合成的重要部分。

虽然中国手语是参考汉语制定的,但是两种语言的差别决定了从汉语转换到中国手语需要解决的主要问题是基本词汇上的差别,同时考虑部分词汇表达的不同。

在手语合成中,建立手语词库是最重要的工作之一。手语词库应包含每个手语词的手语运动信息。建立手语词库不仅工作量大,而且其质量也直接影响合成手语的结果。目前建立手语词库的方法有两种:运动跟踪方法和手工编辑方法。也有人综合使用这两种方法。运动跟踪的方法是通过数据手套获取腕关节及各手指关节的运动,通过位置跟踪传感器获取肩关节与肘关节的运动。而手工编辑的方法是通过手工实验来获取手势的参数。手语是一种可视语言,合成的手语只有显示出来,观察者才能"读"取手语的信息与意义。

手语的合成与显示的实现的方法是:在虚拟现实技术中有专门用于描述三维人体模型的H-Anim 标准,根据此标准对虚拟人的定义,一个虚拟人有 47 个关节、96 个自由度,只要确定这 96 个自由度的角度值,应用运动学和计算机图形学的方法,就可以计算出虚拟人每个肢体的位置和方向,由此确定虚拟人的一个姿态。一个手语运动是一个人体手势的序列,按照预定的时间间隔连续显示一个手语运动中的每一个手势,即可以生成对应的手语运动。

手语的研究不仅有助于改善和提高聋哑人的生活学习和工作条件,为他们提供更好的服务,同时也可以应用于计算机辅助哑语教学、电视节目双语播放、虚拟人的研究、电影制作中的特技处理、动画的制作、医疗研究、游戏娱乐等诸多方面。另外,手语的研究涉及数学、计算机图形学、机器人运动学、医学等多学科,尽管目前已经实现了一些手语识别翻译系统,但手语识别特别是中国手语与语言的互译仍然面临许多挑战性课题,如手势不变特征的提取、手势之间的过度模型、手语识别的最小识别基元、自动分割识别基元、词汇量可扩展的识别方法、手语识别的辅助信息、非特定人的手语识别问题、混合手指语和手势语的手语识别,以及中国手势语语法等,都有待于进一步研究。

### 14.6.4　典型系统介绍

20 世纪 90 年代起,在计算机多功能感知技术迅速发展的基础上,专为聋哑人设计的手语自动翻译系统的研究受到的人们空前的重视，在国内外都有一系列的研究成果问世。

### 1. 5DT 数据手套

图 14 - 19 所示为美国 5DT(5th Dimension Technology)公司出品的数据手套，名为"5DT Data Glove"。

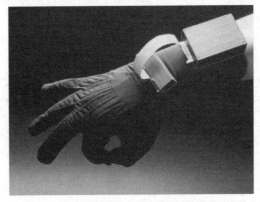

图 14 - 19　5DT 数据手套

该手套每根手指上有 2 个传感器，可检测手指弯曲和手指间的外展。该系统通过排线与串口(RS232)连接。其特点是具有自校准功能，可进行 8 位的二进制手指弯曲和外展分析，佩戴舒适，具有低漂移和开放式结构。该公司还有一种名为"5DT Data Glove 14 Ultra"的产品，它是 5DT Data Glove 的无线版本，它与计算机的连接是通过蓝牙实现的(20 m 距离内)。左右手模式可转换，且应用 USB 接口。其市价为 5495 美元，这样高昂的价格是普通人难以接受的。

### 2. 手语手套

美国《时代》杂志 2002 年评选的 2000 年最佳发明之一就是名为"手语手套"的手语翻译系统，参见图 14 - 20。

这一手套可感知人手的动作并无线传输到手持设备上，以文字形式显示出手语的意思，以帮助聋哑人与听力正常人之间更迅捷地进行交流。该装置其实是一台可以佩戴在手臂上的小型计算机，里面有微型电子线路。手套上的各种传感器与绑在使用者手臂上的微型控制器协同工作，把手臂与手指的位置及移动情况"绘制"成图，最后将这些信息转化成计算机能够读懂的数据，再由扬声器把动作读出来，或以文字形式显示在计算机屏幕上。使用时右手戴上这个特殊的"手套"，右手臂套上两个小臂带，一个在接近手腕的地方，另一个则在上臂。特别设计的软件在几毫秒内就能把手的动作转换成单词，并通过一个扬声器播放出来，可以清楚地听到"食品""饮料""餐馆"和"父亲"等常见词汇。这些词也可在计算机屏幕上显示出来。虽然该"手套"在理论上能够将任何一个英语单词拼写出来，但由于目前这项发明仅有单只手套，拼写单词的速度还比较缓慢。美国手语

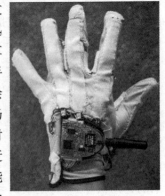

图 14 - 20　手语手套

包括几百种不同的手势，其中大多数需要用两只手来组合表达。而该"手套"目前仅有一只，所能"翻译"的单词不到 200 个，其表达能力和范围十分有限。发明者称，右手用"手套"很快就可以生产并上市销售，双手用的"手套"将具有比单手用手套更强的表达功能。

要注意的是，这些数据手套都不是专门针对中国手语识别而设计的。现有的数据手套在应用于中国手语识别时有以下缺点。

（1）从数据手套给出的信息难以准确地识别相近词汇。由于某些手语词汇的手指姿态相当接近，而用于检测手指动作的数据手套本身又存在一定误差，因此，仅仅利用数据手套给出的手指弯曲角度或外展信息难以准确区分这些词汇。而另一方面，因为在此类词汇的发话过程中手指间往往伴随着接触信息，例如近 18% 的中国手语存在手指的接触动作，而这些系统目前都还不包括检测接触信息的传感器。所以利用手指的接触信息，就能够更准确地区分这些词汇。

（2）获取的信息出现重复或者是不需要的信息。现有的数据手套可获取左右手共 36 个信息，实际上有些并不需要或产生了重复，如测量拇指交叉的传感器。而外展信息中，只有拇指与食指、食指与中指的外展信息需要，所以取消中指与无名指、无名指与小指之间的外展传感器效果可能会更佳。并且，对中国手语来说，主手的手型要比从手复杂得多，所以传感器的放置应作适当调整。

（3）目前，国外同类装置除了价格较高，手语的识别率、正确率还有待提高。

**3. 我国在该领域的研究进展**

由中科院计算所高文教授带领的团队和哈尔滨工业大学的科研人员一起研发的能够帮助中国聋人"说话"的计算机系统，在 1999 年已通过鉴定。该系统通过数据手套传感器获取聋人手语信息并进行识别，然后通过语音合成，将聋人所要表达的内容转换成正常的语音输出，实现了从聋人手语到正常语音的翻译。同时，该系统还可以将正常人输入的语句用计算机特定虚拟人合成技术转换成聋人能够看得懂的聋人手语三维图像序列，实现了由文本语句向手语的转换，从而最终达到了聋人与正常人之间通过"翻译机"进行交流的目的。该成果研究了中国手语的语言模型和大词汇表上的连续中国手语识别问题，并取得了良好的识别效果。在中国手语合成方面，利用计算机虚拟人合成技术首次合成了三千多个基本中国手语词汇的手势，合成的手语具有较好的可懂度。在特定人虚拟人脸自动合成方面，利用摄像机采集被合成人的人脸图像特征，然后自动合成特定人脸图像。合成结果具有较高的自然度和真实感，实现了特定人的手语合成、表情合成、唇动合成，以及在句子水平上实现了唇动与语音的词内同步。

腾讯优图实验室于 2019 年发布了"优图 AI 手语翻译机"，实现了近 1000 句日常用语、900 个常用词汇的翻译。

# 14.7　语音合成技术

## 14.7.1　语音合成的基本概念

语音合成，这里具体指文本-语言转换（TTS），是一种将给定的文字智能转换成人工合成语音的技术。近年来，随着计算机技术的快速发展，语音合成技术已广泛应用于盲人的语音提示器、电子书阅读系统、汽车导航,也可为有语言障碍的人定制个性化的服务。

典型的 TTS 系统有两个主要组成部分,即文本分析部分和语音波形的合成部分,分别被称为语音合成的前端模块和后端模块。TTS 系统的一般构成框架如图 14-21 所示。文本分析部分需要根据预先制定的规则,对给定的文本做信息分析和提取,将其转换成合乎语言规范、包括语音合成需要信息的标准化格式。对中文合成系统来说,前端模块一般包含文本正则化、分词、词性预测、多音字消歧、韵律预测等子模块。在语音波形生成的后端模块部

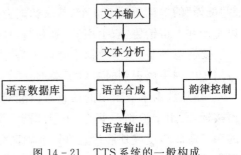

图 14-21　TTS 系统的一般构成

分,将前端文本分析产生的信息进行有效的转化和处理,生成可理解、自然度高的语音文件。后端模块一般分为基于统计参数建模的语音合成(Statistical Parametric Speech Synthesis,SPSS,也称参数合成),以及基于单元挑选和波形拼接的语音合成(也称拼接合成)两种方法。后端语音波形生成部分通常也称合成器。显然,TTS 系统不仅要应用数字信号处理技术,而且必须有大量语言学基础知识的支撑。

参数合成在训练阶段对语音声学特征、时长信息进行上下文相关建模,在合成阶段通过时长模型和声学模型预测声学特征参数,最终通过合成器恢复语音波形。该方法可以在语音数据库相对较小的情况下,得到比较稳定的合成效果;缺点是存在统计建模带来的声学特征参数过平滑问题,以及合成器对音质的损伤。

拼接合成通常也会用到统计模型来指导单元挑选,训练阶段与参数合成基本相同。在合成阶段通过模型计算代价来指导单元挑选,采用动态规划算法选出最优单元序列,再对选出的单元进行能量规整和波形拼接。拼接合成直接使用真实语音片段,可以最大限度保留语音音质;缺点是需要的语音数据库一般较大,且无法保证数据库外文本的合成效果。

传统的语音合成系统一般采用隐马尔可夫模型来做统计建模。近年来,深度神经网络由于其较高的建模精度,被越来越多地应用到语音合成领域。语音合成技术中用到的神经网络模型主要有 DNN、RNN、LSTM-RNN(以下简称 LSTM)等。

## 14.7.2　基本语音合成方法

语音合成的理论基础是语音生成的数学模型。该模型语音生成过程是:在激励信号的激励下,声波经谐振腔(声道),由嘴或鼻辐射。因此,声道参数、声道谐振特性一直是研究的重点。目前常用的语音合成技术主要包括:共振峰合成、线性预测编码(Linear Predictive Coding,LPC)、基音同步叠加(Pitch Synchronous Overlap Add Method,PSOLA)和对数振幅近似(Log Magnitude Approximation,LMA)声道模型技术等。这些技术各有优缺点,在应用过程中往往将多种技术有机结合,或将一种技术的优点运用到另一种技术上,以克服单一技术的不足。

### 1. 共振峰合成器

在语音合成技术的发展中,早期的研究主要是采用参数合成方法。值得提及的是 Holmes 的并联共振峰合成器(1973)和 Klatt 的串/并联共振峰合成器(1980),只要精心调整

参数,这两个合成器都能合成出比较自然的语音。而最具代表性的 TTS 转换系统是美国 DEC 公司的 DECtalk(1987),该系统采用 Klatt 的串/并联共振峰合成器,可以通过标准的接口和计算机连网,或单独接到电话网上提供各种语音服务,发音清晰,并可产生七种不同音色的声音,供用户选择。但是,多年的研究与实践表明,由于准确提取共振峰参数比较困难,虽然利用共振峰合成器可以得到许多逼真的合成语音,但是整体合成语音的音质不容易达到 TTS 转换系统的实用要求。

在图 14-22 所示的某一语音的频率响应图中,标有 $F_{p1}$、$F_{p2}$、$F_{p3}$、……处为频率响应的极点。此时,声道的传输频率响应有极大值。习惯上,把声道传输频率响应上的极点称为共振峰,而语音的共振峰频率分布特性决定着该语音的音色。

音色各异的语音具有不同的共振峰模式,因此,以每个共振峰频率及其带宽作为参数,可以构成共振峰滤波器。用若干个这种滤波器的组合来模拟声道的传输特性(频率响应),对激励源发出的信号进行调制,再经过辐射模

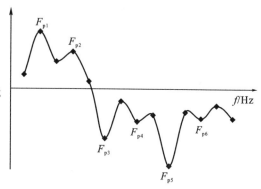

图 14-22 声道的频率响应图

型就可以得到合成语音。这就是共振峰合成技术的基本原理。

基于共振峰理论的有级联型、并联型、混合型三种实用模型。

(1)级联型共振峰模型。在该模型中,声道被认为是一组串联的二阶谐振器。该模型主要用于绝大部分元音的合成。

(2)并联型共振峰模型。许多研究者认为,对于鼻化元音等非一般元音及大部分辅音,级联型模型不能很好地加以描述和模拟,因此构筑和产生了并联型共振峰模型。

(3)混合型共振峰模型。在级联型共振峰合成模型中,共振峰滤波器首尾相接;而在并联型模型中,输入信号先分别通过幅度调节再加到每一个共振峰滤波器上,然后将各路的输出叠加起来。比较两者,对于合成声源位于声道末端的语音(大多数的元音),级联型合乎语音产生的声学理论,并且无须为每一个滤波器分设幅度调节;而对于合成声源位于声道中间的语音,并联型比较合适,但是其幅度调节很复杂。因此人们将两者结合,提出混和型共振峰模型,基于对声道的一种较准确的模拟,可以合成出自然度较高的语音。另外,由于共振峰参数有着明确的物理意义,直接对应于声道参数,因此容易用共振峰描述自然语流中的各种现象,最终用于共振峰合成系统。

虽然共振峰模型描述了语音中最基本的部分,但并不能表征影响语音自然度的其他细微的语音成分,从而影响了合成语音的自然度。共振峰合成器控制十分复杂,其控制参数往往达到几十个,实现起来相对困难。

### 2. LPC 合成器

语音信号线性预测编码(LPC)的基本原理是把被分析的语音信号用一个模型来表示,即将信号看作某一个模型的输出,这样就可以用模型参数来描述信号。具体说,LPC 使用过去的 $p$ 个样本值的线性组合来预测现在时刻的采样值 $X_{pre}(n)$。

$$X_{\mathrm{pre}}(n) = a_1 x_{n-1} + a_2 x_{n-2} + \cdots + a_p x_{n-p} = \sum_{i=1}^{p} a_i x_{n-i} \qquad (14-1)$$

通过对预测均方误差函数求偏导数并令其为 0，求得的系数 $a_i$ 是使得预测均方误差最小的值，同时也可得到预测误差的具体值。预测系数 $a_i$ 是等效于发音器官的滤波器的系数，即该系数已不再是声音波形本身的值，而是发音设备的激励参数，依靠这些参数即可重构声音。

线性预测编码是一种简单实用的语音信号合成方法，特点是复杂度和成本较低。线性预测语音编码可以有效估计基本语音参数，如基音、共振峰、谱、声道面积函数等，可以对语音的基本模型做出精确的估计。求出预测误差和预测系数后，就可由预测系数直接递归的滤波器形成的线性预测合成模型，来求出合成语音。

### 3. PSOLA 合成器

自 20 世纪 80 年代末期至今，语音合成技术中值得一提的是基音同步叠加（PSOLA）技术。PSOLA 使基于时域波形拼接方法合成的语音的音色和自然度大大提高。PSOLA 系统的语言自然度比以前基于 LPC 方法或共振峰方法的系统自然度要好，并且基于 PSOLA 方法的合成器结构简单易于实时实现，有明显的商用前景。

从机理上说，参数合成法在自然度方面肯定不及波形拼接合成法。随着计算机数据处理能力和存储技术的提高，实时地处理和存储大量波形数据已不再是什么大问题了。20 世纪 90 年代在分析合成基础上提出的基音同步叠加合成（PSOLA）技术，则因为在语音的连贯性、流畅性方面有显著的改善，而使得基于时域波形拼接的合成技术异常兴盛。

与 LPC 不同，PSOLA 着眼于对语音信号的超时段特征（如基频、时长、音强）的控制。而这些参数对于语音的韵律控制及修改至关重要，虽然最终都要进行波形拼接这一步，但 PSOLA 比 LPC 算法具有更多适应性。PSOLA 技术在拼接语音波形片段之前，首先根据上下文要求，用 PSOLA 算法对拼接单元的韵律特征进行修改，既使合成波形保持了原始发音的主要音段特征，又使拼接单元的韵律特征符合上下文的要求，从而获得了更高的自然度和清晰度。另外，PSOLA 合成器结构简单易于实时实现。联想佳音、清华 TH-SPEECH 等系统都是在此基础上推出的，其合成汉语普通话的可懂度、清晰度达到了令人相当满意的水平。

上述技术各有所长。共振峰技术比较成熟，有大量的研究成果可以利用，而 PSOLA 技术则具有良好的发展前景。现在有学者试图将不同技术有机结合起来，从而合成出更加自然的语流。例如清华大学的研究人员进行了将共振峰修改技术应用于 PSOLA 算法的研究，并用于 Sonic 系统的改进，研制出了具有更高自然度的汉语 TTS 转换系统。

最近几年，一种新的基于数据库的语音合成方法正引起人们的注意。在这个方法中，合成语句的语音单元是从一个预先录下的庞大的语音数据库中挑选出来的，不难想象，只要语音数据库足够大，包括了各种可能语境下的语音单元，理论上就有可能拼接出任何语句。由于合成的语音基元都是来自自然的原始发音，合成语句的清晰度和自然度都将会非常高。

国内的汉语语音合成研究起步较晚，但从 20 世纪 80 年代初就基本与国际同步。大致也经历了共振峰合成、LPC 合成至应用 PSOLA 技术的过程。技术发展过程中的典型系统包括中国科学院声学所的 KX-PSOLA（1993），联想佳音（1995），清华大学的 TH_SPEECH（1993），中国科学技术大学的 KDTALK（1995）等。这些系统基本上都采用了基于 PSOLA 方法的时域波形拼接合成技术，其合成汉语普通话的可懂度、清晰度达到了较好的水平。这些系统的不足之处也很明显,主要是合成的句子及篇章语音"机器味"较浓,其自然度还不能达到用户可广泛接受的程度。

### 14.7.3　语音合成的未来

#### 1. 提高合成语音的自然度

提高合成语音的自然度仍然是高性能 TTS 的技术关键。目前的 TTS 系统在单字和词组层级合成语音的可懂度和自然度已基本达到要求,但对句子乃至篇章层级的语音合成的自然度尚不理想。

在提高语音合成的自然度方面,基于语音数据库的语音合成方法展现出强大的生命力。基于语音数据库的语音合成方法是一种采用自然语音波形直接拼接的方法,进行拼接的语音单元是从一个预先录下的自然语音数据库中挑选出来的,因此有可能最大限度地保留语音的自然度。目前该技术仍然存在一些需要研究的课题,例如前端文本处理,对合成语音的自然度具有举足轻重的影响。另外,如何合理确定语音合成的基元,挑选合适基元的规则制定,韵律参数定量化和对数据库进行定标,以及如何将统计的方法和规则方法相结合使机器能自动发现和找出所需的语音单元,都是亟待研究解决的问题。

#### 2. 丰富合成语音的表现力

目前国内外大多数语音合成研究是针对 TTS 转换系统,且只能以某种朗读风格将书面语言转换成口语输出,缺乏不同年龄、性别特征及语气、语速的表现,更不用说赋予个人的感情色彩。信息社会的需求发展,对人机交互提出了更高的要求,人机口语对话系统的研究也提到了日程上。即语音合成研究已开始从文字到语音的转换阶段向概念到语音的转换阶段发展。这不仅对语音合成技术提出了更高的要求,而且涉及计算机语言生成,以及人类大脑的高级神经活动。但就语音合成来说,仍是一个要丰富合成语音的表现力问题。相对来说,采用波形拼接方法来增强合成语音表现力比较困难,尽管也可以通过增加语音库容量和语音库个数来改变合成语音的特性,但这种方法对韵律的改善有限。

近年来蓬勃发展的参数合成法,通过分析参数特征并对相关参数进行调整来实现对年龄、性别特征的适应和改变。由于这种改变可以是连续的,参数合成法显示出更强的生命力。近来提出的基于 LMA 技术的语音合成器,Hybrid Harmonic/Stochastic 模型,Sinusoidal 模型等已被初步证实是有合成出高质量语音潜力的参数合成法,值得进一步深入研究。

#### 3. 降低语音合成算法的复杂度

语音合成技术已经进入实用。为了适应社会的需求,减小语音数据库容量就是一个重要的应用课题。目前高质量的汉语 TTS 转换系统一般需要几百兆字节的存储空间,在手机、PDA 等资源有限的移动设备上使用就存在障碍。如果通过语音压缩编码的方法来压缩语音数据库的空间,又可能增加算法的复杂度,因为运算量及系统开销同样会直接影响汉语语音合成的应用。既要提高语音合成的质量,又要降低语音合成的复杂度,这是一对矛盾的两个方面。

# 小结

本章系统地介绍了语言交流系统损伤后增强与替代的方法。在回顾人体发音器官的生理解剖特征、人的语言交流链，以及语言交流障碍的临床表征及病因的基础上，讨论了辅助与替代沟通系统（AAC）设计的方法和策略；讨论了三种人工喉、两种计算机手语识别系统的工作原理、设计方法及其评价技术；最后介绍了语音合成的基本概念、合成技术与方法，以及未来的发展趋势。

# 思考题

1. 什么是语言？它有哪些主要特点？试说明。

2. 发音器官包括哪些？各个器官如何协同工作产生声音？

3. 语言交流链包括几个环节？这样表示有什么用处？

4. 影响语言交流的疾病有哪些？如何分类？

5. 失语症的临床表现有哪些？

6. 在计算机上编写一个界面程序，改变光标和字符的显示方式，实现一个可完成特定计算功能的 AAC 系统。要求系统可以实现加法、减法、乘法、除法和乘方运算。

7. 提高 AAC 交流速度和流畅性的策略有哪些？

8. 莫尔斯码是世界上较为通用的一种字符符号编码系统。试仿照图 14-9，设计一种基于莫尔斯码的图表索引编码系统，尽可能详细地说明所设计电路需要选用的器件和连接关系。

9. 用单片机、液晶显示器、扬声器和自主小键盘等器件设计一个掌上智能 AAC 系统，试尽可能详细地说明其中应有的接口关系与关键技术点，画出系统硬件连接图，说明相关软件的编程思路。

10. 任选 3 个日常对话类别（如开场白、问候、要求、信息交换、评论、修正语误），试设计一个 AAC 系统，用一种策略，设计一个词汇表和计算机程序，去完成你所选择的功能（输出结果用中文方式表示），并注明你选择此种策略的理由。

11. 描述气动式人工喉的工作原理，相比电子人工喉，其优势何在？

12. 石墨烯材料具有压阻效应，请查阅相关资料，说明相比于传统材料石墨烯压阻效应的优势。

13. 常见的人工喉有哪些种类？描述每一种的工作原理。

14. 应用三类不同的电子器件设计一个电子喉，要求其发声频率与幅度在普通人声音能达到的范围内连续可调。

15. 目前应用的电子喉有一个重要缺陷：在应用过程中频率与幅度不可调，这造成了患者发音的单调。试设计一个自适应反馈式的电子喉，要求在一定程度上克服目前电子喉的上述弊病。

16. 指出评价喉切除患者语音恢复效果的常用指标与评价方法。

17. 试说明隐马尔可夫模型的概念，说明其在手语识别系统中的价值。

18. 查资料，试述目前语音-文本转换技术研究的现状与展望。

19.辅助听觉的 AAC 系统和我们以前理解的助听器有什么区别？

20.数据手套系统设计了哪些主要技术方法？估计其中的技术难点，并说明理由。

21.手语识别系统中，硬件部分主要包括多传感器阵列、信号的调整、AD 转换和计算机等几个部分。试利用自己所学知识，设计多通道手语信号放大滤波器，说明适合系统应用的 AD 转换设备的主要技术指标。

22.查文献资料，研究语音合成包括的主要技术关键点，写出报告。

23.手语合成涉及了哪些技术要点？分别说明之。

# 参考文献

[1] Amarican Speech-Language-Hearing Association. Report：Augmentative and alternative communication[J]. ASHA，1991，33(5)：9－12.

[2] BEUKELMAN D R，MIRENDA P. Augmentative and Alternative Communication[M]. Washington：Paul H Brookes Publishing Co Inc，1992.

[3] COOK A M，HUSSEY S M. Assistive Technologies：Principles and Practice[M]. London：Mosby-Year Book Inc，1995.

[4] DENES P B，PINSON E N. The Speech Chain：The Physics and Biology of Spoken Language[J]. Maryland：W H Freeman and Company，1993.

[5] 静进.儿童言语及语言障碍的神经机制[J].国外医学妇幼保健分册,2002,13(6):251－256.

[6] 王吉喆,刘照琦,刘文龙. 电子喉气体发声辅助系统：CN107041798A[P]. 2017－08－15.

[7] 徐军,李辉.一种基于数据手套的手语手势识别系统:201710967482[P]. 2023－07－20.

[8] 高文,陈熙霖,马继勇,等.基于多模式接口技术的聋人与正常人交流系统[J].计算机学报,2000,23(12):1253－1259.

[9] 牛海军,王立,李立峰,等. 口内微音器型电子人工喉：CN105326580B[P]. 2017－10－13.

[10] 吕春梅,屠规益,唐平章,等,喉全切除术后食管语音康复训练[J].听力学及言语疾病杂志,2004,12(3):171－173.

[11] 宋益波,高文,尹宝才,等. 文本驱动的聋哑人手语合成系统[J].计算机学报,1999,22(7):733－739.

[12] 孙士铭,荣景文,郑乐添. 气动式人工喉 CN110338942A[P]. 2019－10－18.

[13] TAO LQ，TIAN H，LIU Y，et al. An intelligent artificial throat with sound-sensing ability based on laser induced graphene[J]. Nature Communications，2017,8(1)1－8.

[14] 王荣光.趣说喉全切除术后发音康复的历史[J].国外医学耳鼻咽喉科学分册,2005,29(1):61－62

[15] 卫旭东,金国威. 全喉切除术后发音重建[J]. 现代医学,2004,32(1):63－65.

[16] 吴胜虎. 儿童期听力障碍的研究现状[J].国外医学儿科学分册,2000,27(5):254－258.

[17] 肖淑芬,李晓明,尚耀东,等. 喉全切除发声重建术后发声功能评估[J].临床耳鼻咽喉科杂志,2004,18(9):530－535.

[18] 徐琳,高文. 面向机器翻译的中国手语的理解与合成[J]. 计算机学报,2000,23(1):60－65.

[19] 张亚新,原魁,杨学良.一种用于手语识别的新型数据手套[J].北京科技大学学报,2001,23(4):379-381.

[20] 赵生全,周丽娟.与神经系统病有关的言语-语言障碍[J].听力学与言语疾病杂志,1996,4(1):7-8.

[21] 中国聋人协会.中国手语[M].北京:华夏出版社,1998.

[22] 李辉,基于数据手套的手语手势识别及应用[D].哈尔滨:哈尔滨理工大学,2018.

[23] 米川,白俊贤.基于线性预测分析的语音信号合成[J].通信电源技术,2014,31(6):80-82.

[24] SAITO Y, TAKAMICHI S, SARUWATARI H. Statistical Parametric Speech Synthesis Incorporating Generative Adversarial Networks[J]. IEEE/ACM Transactions on Audio, Speech, and Language Processing, 2018, 26(1): 84-96.

[25] 王仁华.语音合成技术及国内外发展现状[EB/OL]. (2019-12-14)[2023-01-01]. https://blog.csdn.net/weixin_42788078/article/details/103536332.

[26] 朱民雄.计算机语音技术[M].北京:北京航空航天大学出版社,2002.

[27] JANICE C L, ROBERTS B, DIMARCO R, et al. Augmentative and altermative communication to support receptive and expressive communication for people with autism[J]. Commun Disord, 1998(31):153-18.

[28] JENNIFER B G, THERESA L E, ROSE A M. An aggregate study of single-case research involving aided AAC: Participant characteristics of individuals with autism spectrum disorders[J]. Research in Autism Spectrum Disorders, 2011(5): 1500-1509.

[29] JENNIFER B G, RICHARD L S, JAWANDA C N. The impact of the Picture Exchange Communication System on requesting and speech development in preschoolers with autism spectrum disorders and similar characteristics[J]. Research in Autism Spectrum Disorders, 2008(2):157-169.

[30] LARAH V M, DEAN S, MARK F O. A further comparison of manual signing, picture exchange, and speech-generating devices as communication modes for children with autism spectrum disorders[J]. Research in Autism Spectrum Disorders, 2012 (6): 1247-1257.

[31] RALFW S, JEFF S. Communication Intervention for Children With Autism Spectrum Disorders[J]. Clinical Assessment and Intervention for Autism Spectrum Disorders, 2008(10) 299-325.

[32] 唐纪絜,林惠芬,龚仁棉,等.唐氏症幼儿图片兑换沟通系统教学成效[J].身心障碍研究,2004,2(4):240-256.

[33] 陈玮婷.图片兑换沟通系统对自闭症者教学研究之探讨[J].特殊教育季刊,2008(107):23-29.

[34] 魏寿洪.学前自闭症儿童主动沟通行为的实验及干预研究[D].重庆:重庆师范大学,2008.

[35] 曾线.AAC干预脑瘫儿童沟通能力的个案研究[D].重庆:重庆师范大学,2010.

[36] ANDERSON K, BOISVERT M K, DONESKI-NICOL J, et al. Tele-AAC resolution [J]. International Journal of Telerehabilitation, 2012,4(2): 79.

[37] STENDAL K，BALANDIN S，MOLKA-DANIELSE，J. Virtual worlds：A new opportunity for people with lifelong disability? ［J］. Journal of Intellectual and Developmental Disability，2011,36(1)：80－83.

[38] SHAKESPEARE T，KLEINE I. Educating health professionals about disability：A review of interventions[J]. Health and Social Care Education，2013，2(2)：20－37.

# 第 15 章　听觉、视觉损伤的辅助技术

**学习要求**

　　了解感官增强与替代的基本途径与方法。了解听觉信号的传导通路,常见听力损伤分类及其病因;掌握听觉功能的增强与替代技术,包括供听觉损伤者用的辅助器、助听器技术的生理基础、工作原理及关键技术;电子耳蜗的工作原理、与临床应用相关的核心技术研究进展。了解视觉信号的传导通路,常见视觉损伤及其病因;掌握视觉功能的增强与替代技术,包括供视觉损伤者用的阅读辅助器、助行器和特殊装置,以及人工视网膜及其研究进展。了解其他多重感官辅助器和触觉辅助器的工作原理。学会设计视听觉辅助器的方法。

　　本章第一节将从感官辅助技术的角度出发,讨论感觉通路增强和替代的途径和方法,以帮助患者部分恢复听视觉功能,提高患者的生存质量,使其具备独立生活和参与社会活动的能力。

# 15.1 感官辅助技术的基本方法

　　如果人的某种感觉器官受到损害,可以利用感官辅助技术对其增强或替代,在一定程度上补偿受损的感觉功能。设计和利用感官辅助技术时,首先要确定损伤的程度,如果还有足够的残留功能,可以考虑增强信息输入,例如使用助听器增强/放大听觉信号;如果感觉功能严重丧失,就必须选择替代的感觉通路进行感官辅助,例如,当视觉不能发挥作用时,可采用基于触觉的盲文进行阅读。

## 15.1.1　感觉通路的增强

　　对于视觉或听觉仅存有部分障碍的人来说,其基本感觉通路仍然是可用的,但其感觉能力可能受限。此时可以采取增强信息源刺激水平的方式,通过提升残余视力和残余听力的应用能力来补偿由于视觉或听觉障碍导致的其完成视觉任务和听觉任务能力的缺失。

　　例如:中心视力(视锐度)低下者完成阅读任务时,可以使用光学放大镜或电子放大镜将待阅读的内容放大;周边视力(视野)损害者完成目标搜寻任务时,可借助倒置的单筒望远镜扩大视野;对比敏感度低下者完成阅读任务时可以将传统的白底黑字模式转换为黑底白字模式。又例如:对于听觉障碍者,如果声音信号太弱导致听不见或听不清,这时需要一个扩音器(听觉辅助或助听装置)来增强信息;如果是声场范围缺陷,通常与不完全双耳听力丧失有关,要用双

耳听力辅助器具来校正。

## 15.1.2　感官通路的替代

当感官输入通道完全受损不能有效地利用输入信息时,必须选择其他的感官系统进行替代。最常见的例子是视觉障碍者使用的盲文阅读(触觉替代)和读屏软件(听觉替代),失聪患者用手语来表达思想则是对听觉障碍的视觉替代。前者是用触觉系统替代视觉输入信息和用听觉系统替代视觉输入信息,后者是用视觉系统替代听觉输入信息。

## 15.1.3　感官通路的综合辅助

如前所述,当有残余视力或残余听力时,我们应该尽可能通过增强传入信息的方式补偿感官通路的不足;而当双眼完全无光感,双耳完全无听力时,就只能采用替代的方式来克服感官通路的障碍。在考虑听力通路的辅助时,需要考虑声音的频率、强度和声场等因素,目前的助听器通常可以兼顾这些问题,康复效果较好。而值得强调的是,对于视力通路的辅助,需要考虑的因素更多,例如视锐度(辨别物体大小的能力)、视野、色觉、对比敏感度、视觉运动觉,以及屈光调节、辐辏等因素,目前单一品种的助视器技术很难兼顾这些问题,而且有些呈矛盾状态,例如单筒望远镜正向使用时,可以将远处的目标放大,解决视锐度低的问题,但视野会变小;当单筒望远镜反向使用(倒置)时,可以扩大视野,帮助视网膜色素变性、青光眼等视野狭窄者搜寻目标物体,但视锐度会降低,更加看不清小的物品。因此,视觉障碍者的辅具使用,除了按照不同的视觉任务适配数件不同的“感觉通路增强”类辅具外,常常还需要采取“增强辅助”和“替代辅助”相结合的综合辅助。例如视障学生在课堂学习时,看黑板使用望远镜,看课本选用放大镜,书写时选用粗头笔,有条件时可选择远近两用扩视机,但在外出行走时,目前几乎所有的“视觉增强原理的”辅具都不能在行进状态下应用,很多时候需要借助依赖触觉系统的盲杖来提升行走安全性。再如,即使有残余视力,许多视力低下者在获取文字信息时,为了减轻视疲劳、提升信息获取速度,也经常需要使用依赖听觉系统的“读屏软件”。

总之,感官辅助技术包括增强与替代两种基本方法。目前的现状是听觉异常导致的相关任务障碍比较单一,助听器技术,尤其是人工耳蜗技术比较成熟、稳定,总体康复效果好。但视觉辅助技术的现状不容乐观。人类从外界获取的信息 80% 以上依赖视觉途径,因此,视觉残疾人除了“看不清,看不见”,还影响“定向与行走”,导致移动障碍,因为知识学习障碍导致认知落后等。视觉成分因素众多,视觉相关任务多样,对辅具的综合参数要求高,工程实现上难度大。当然,这也是相关从业者的机遇,理想的视觉辅助技术应该达到远近视力清晰,切换自如,视野足够,色彩自然,对比度良好,携带方便,行走与静止状态下均能使用等目标。期待随着人工智能(AI)技术的发展,材料、能源及精细加工等行业的技术进步,头戴式、眼镜式等外置增强现实(AR)设备及仿生眼等内置式产品可以达到上述技术要求,为视障人士带来福音。

# 15.2　听觉生理基础

## 15.2.1　听觉生理基础概述

声音是一种振动,通过气体、液体或固体介质传播成为可听压力波。声压级(Sound

Pressure Level,SPL)是声音强度的度量,将待测声压 $P$ 与参考声压 $P_0$ 之比的平方取常用对数再乘以 10,即

$$\text{SPL} = 10\log \left(\frac{P}{P_0}\right)^2 = 20\log\left(\frac{P}{P_0}\right) \tag{15-1}$$

其单位是分贝(dB)。空气中 $P_0$ 一般取 $2 \times 10^{-5}$ Pa,这个数值是正常人耳刚刚能察觉 1000 Hz 声音的声压值,即 1000 Hz 声音的可听阈声压。

人耳中涉及听觉的解剖结构如图 15-1 所示,主要包括 3 个部分:自耳廓至鼓膜的外耳、由鼓膜和听小骨(锤骨、砧骨和镫骨)构成的中耳及内耳(耳蜗)。声波由耳廓采集,经耳道传入至鼓膜,引起鼓膜振动,带动与其链接的锤骨运动,再通过砧骨、镫骨将振动传递至前庭窗,引起耳蜗内的淋巴液振动,进而导致基底膜振动,使耳蜗内听觉神经(毛细胞)的纤毛弯曲,产生神经电信号,最终通过听觉神经通路传递至大脑听觉中枢,形成声音感知。

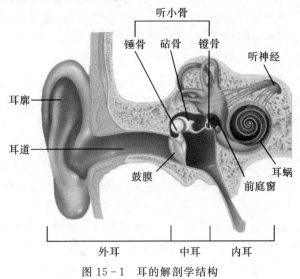

图 15-1  耳的解剖学结构

## 15.2.2  听力损伤的分类

语言及通过听觉系统对其的感知是人类交流的重要方式。WHO 的最新数据显示,截至 2017 年 2 月,全世界约有 3.6 亿人患有不同程度的残疾性听力损伤,占总人口数的 5% 以上。遗传和分娩综合征等先天性原因,以及某些传染病、慢性耳部感染、服用特定药物、暴露于过量噪声和衰老等后天性原因都有可能造成不同程度的听力损伤。当外耳或中耳出现功能障碍,使声音无法传入内耳,会出现传导性听力损伤;而内耳损伤会导致感音神经性听力损伤。助听器、人工耳蜗等听力辅助与替代装置可以帮助特定听力损失患者恢复部分听觉功能,以提高他们的生存质量,并使其具备独立生活和参与日常社会活动的能力。

明确听力损失(Hearing Loss)的性质和程度是决定如何处理听觉功能障碍的关键。

### 1. 按解剖部位分

根据解剖部位,结合病因、临床表现和检查结果可将听力损失(耳聋)分为三类。

1）传导性耳聋

外耳或中耳病变，声音在到达内耳之前的振动受到阻碍，内耳功能正常，但因为刺激微弱不能产生神经冲动，声音传导障碍引起传导性听力损失（Conductive Hearing Loss）。常见病因有以下几项。

（1）外耳道堵塞性病变：外耳道耵聍栓塞、异物、闭锁或肿瘤等。

（2）中耳发育不良：中耳畸形或听骨链缺失。

（3）中耳炎症：咽鼓管阻塞、鼓膜炎、慢性卡他性中耳炎、分泌性中耳炎、化脓性中耳炎、中耳结核及肿瘤等。

（4）耳硬化症：发生于镫骨与骨迷路的原发性病变，女性多见；多为双侧渐进性的传导性听力损失或混合性听力损失，少数患者伴有眩晕。

（5）耳外伤：鼓膜外伤性穿孔、听骨链损伤等。

2）感音神经性耳聋

耳蜗、听神经或听觉中枢等部位病变，引起对声音感觉和认知功能障碍的听力损失（Sensorineural Hearing Loss），原因如下。

（1）感音性耳聋（Sensory Hearing Loss，耳蜗损伤）：病变发生在耳蜗。主要是由于耳蜗螺旋器的听毛细胞出现损伤或坏死，导致通过外耳和中耳传入内耳的声波不能被毛细胞感受，使正常的蜗神经末梢不能出现兴奋性电活动。例如噪声性耳聋和药物性耳聋。

（2）神经性耳聋（Nervous Hearing Loss，蜗神经损伤）：由于蜗神经及其以后部位病变，使内耳听毛细胞在受到声波刺激后产生的电活动不能继续沿蜗神经传递，使上传到听觉脑干、皮质的通路受阻。例如听神经病变。

（3）中枢性耳聋（Central Hearing Loss，脑干和皮质病变）：脑干以下各级听觉传导通路的功能正常，但由于脑干核团、神经传导通路病变，妨碍听觉信息上传到皮质听觉中枢；或者由于皮质病变导致传入信息的感觉障碍和综合分析能力下降，引起听觉功能减退。可因脑肿瘤、脑外伤和其他中枢性疾病引发。

3）混合性耳聋

任何导致传导性耳聋和感音神经性耳聋的因素同时存在时，均可引起混合性耳聋，兼有传导性耳聋和感音神经性耳聋的特点。常见于慢性化脓性中耳炎、晚期耳硬化症等。

**2. 按听力损失时间分类**

（1）先天性耳聋（Congenital Hearing Loss）：指在出生时出现导致听力损失的疾病，可发生在产前、产时及产后。常见影响因素有遗传因素、孕期因素及临产和产时因素等。

（2）后天性耳聋（Acquired Hearing Loss）：出生以后出现导致听力损失的疾病。常见影响因素包括感染、中毒和外伤等。

## 15.2.3　听觉损失的常见病因

**1. 传导性耳聋**

传导性耳聋多通过药物或结合手术的方法改善，基本可治愈。但对于某些晚期慢性疾病而言，可能需要辅助其他手段来改善听觉能力。下面给出临床常见的几种可能导致传导性耳聋的疾病。

1）中耳炎

中耳炎是临床上非常常见的耳科疾病，主要发生于鼓室、乳突或中耳其他部位，根据发病时间可分为急性中耳炎和慢性中耳炎。

2）耳畸形

耳畸形指先天性耳廓和外耳道闭锁畸形，与鳃弓和鳃沟在胚胎期发育障碍有关，多同时发生，常合并鼓室、听小骨、咽鼓管和乳突畸形。外耳畸形合并外耳道、鼓室和听小骨等畸形常引起传导性耳聋；同时合并有内耳畸形时，通常表现为混合性耳聋，应根据病情考虑选配助听器或进行人工耳蜗植入。

3）耳外伤

一般耳廓外伤不影响听力，同时存在鼓膜、听小骨或内耳损伤时，则可引起不同程度的听力损伤。常见的鼓膜外伤多与直接或间接外力作用于鼓膜有关，穿孔多为裂隙状或不规则状，伤者有耳痛、耳鸣、听力减退和眩晕等表现。

**2. 感音神经性耳聋**

感音神经性耳聋是由于内耳或听觉神经传导通路功能或结构异常而导致的一组疾病。目前使用药物或手术治疗仍存在一定的局限性，因此需要选配合适的助听器。但是部分不明原因的听力损伤疾病，不能简单地应用放大装置来取得令人满意的效果。导致感音神经性耳聋的常见原因有以下几项。

1）中毒性听力损失

许多药物或化学试剂具有耳毒性，可以引起耳蜗和/或前庭中毒性损害，造成听力损失和/或前庭功能障碍。常见的耳毒性的物质有：氨基苷类抗生素、某些化疗剂、某些利尿剂、水杨酸制剂、奎宁、局部麻醉剂、重金属等。

由于目前对中毒性耳聋尚无有效的治疗方法，一旦出现中度以上的听力损失可选配助听器；前庭功能障碍可通过前庭训练进行矫正。

2）感染性听力损失

许多致病微生物，如细菌、病毒、真菌、衣原体、支原体等的感染，可以直接或间接损害内耳，引起双耳或单耳感音神经性听力损失和/或前庭功能障碍。这些致病微生物有：脑膜炎双球菌、风疹病毒、流感病毒、带状疱疹病毒、EB病毒、肺炎支原体及沙眼衣原体等。感染性疾病引起迷路炎造成听力损失，而耳毒性药物的应用更加重了听力损失。

3）爆震性听力损失及噪声性听力损失

这种损伤可以是一次突然的强烈爆震或声音引起内耳损害，也可以是因长期接触噪声刺激引起内耳损伤。中度至重度听力损失者可配戴助听器，常常能获得不错的效果；对于极严重的听力损失并且助听效果有限的人员，也可在排除禁忌证的前提下考虑应用人工耳蜗。

4）听神经病（Auditory Neuropathy）——中枢性低频感音神经性耳聋

这是一种特殊的神经性听力损失，多表现为中枢性低频感音神经性耳聋，病因不明。患者经常频繁要求提高助听器的放大功率，希望通过这种办法获得最佳的助听效果。然而，由于该病的耳蜗外毛细胞功能大多正常,过大的功率可能造成耳蜗毛细胞损伤。使用助听器时既要兼顾患者的听觉要求,又要避免使用过大功率助听器导致的内耳损伤。

5)全身及其他系统与器官的慢性疾病引起的听力损失

甲状腺功能减退、肾脏疾病、糖尿病、高血压和高血脂症也可以造成内耳损害,导致感音神经性听力损失和/或前庭功能障碍。有些疾病引起的症状以耳蜗为主,而有些则以前庭功能障碍为主。

6)特发性突聋

突然发生的听力损失称为突聋。特发性突聋是指突然发生的、原因不明的感音神经性听力损失。病因不明,目前有病毒感染学说、内耳供血障碍学说及迷路窗膜破裂学说。

7)老年性耳聋

老年性耳聋(Presbycusis)被认为是因年龄增加所致,主要表现为双侧对称性感音神经性听力损失,言语辨别能力明显下降。通常认为老年性耳聋的主要病因与听觉器官衰老退化有关,但其程度和速度常因人而异,一般年龄越高老化越快。

使用助听器是老年性耳聋康复的重要手段之一。有人认为尽早配用助听器更为有利,选配时要注意患者的自我感觉,在安静的环境下耐心交谈或用填问卷表的方式进行试配时,效果较好。近年来快速发展的人工耳蜗技术同样也适用于老年性耳聋。在排除了中枢退行性病变和全身各系统慢性疾病的基础上,老年性耳聋患者也可以通过进行人工耳蜗植入手术改善听力。

对上述患者,要及早利用残余听力配戴合适的助听器,加强听觉语言训练也是极为重要的。部分患者在选配助听装置后常会具有比较好的"听力"效果。另外,对部分病人可根据病情和条件选择人工耳蜗植入。

# 15.3　听觉通路的增强——助听器技术

助听器(Hearing Aid)是一种可以补偿患者听力损失的电子装置,通过把原本听不到或听不清的声音加以放大,再利用听力损失患者的残余听力,将声音传送至大脑听觉中枢,使患者获得声音感知,提高患者的听力水平。

## 15.3.1　助听器技术的发展史

目前助听器已经成为失聪者康复的主要工具之一。随着我国医疗卫生事业的不断发展,助听器的研究、制造、选配服务也在不断地改进和完善。助听器的产生和改进经历了碳时代、电子管时代、晶体管和集成电路时代、数字时代几个发展阶段。这里首先简单介绍助听器从产生到产业的发展历程。

### 1. 碳时代

助听器的碳时代(The Carbon Era)始于 19 世纪末。贝尔(Alexander Graham Bell)于 1876 年发明了电话,1892 年申请了第一个电话型电动助听器专利。该装置于 1903 年开始生产,直到 20 世纪 30 年代停止使用。该型助听器由碳颗粒麦克风、电池和磁性耳机组成。频响范围为 1000～1800 Hz,增益为 10～15 dB。但是,当身体前后运动时,由于碳颗粒的移动会在声音减弱或完全消失之前产生很强的静电。

**2. 电子管时代**

20 世纪 20 年代电子管放大器(Vacuum Tube Amplifiers)的问世是科学发展史中划时代的事件。用电子管制作的助听器增益大、清晰度高,但体积大,使用起来极其不便。20 世纪 30 年代后期,电子管的小型化是助听器发展的一个契机。同时问世的还有小型晶体耳机,这使得制造便携式盒式助听器成为可能。晶体麦克风和耳机在高温下不能工作,不能抵抗高湿度,且容易破碎。

**3. 晶体管和集成电路时代**

20 世纪 50 年代问世的晶体管取代了电子管,这使得助听器能够做得更小、不易破碎而且使用寿命延长,从而标志着晶体管和集成电路(Transistor and IC)时代的到来。晶体管放大器使用的磁性麦克风在言语频率范围内有较理想的频响,但将其体积减小时会对较低和较高的频率造成一定损失。后来发明的场效应晶体管(Field Effect Transistor,FET)麦克风,解决了麦克风高阻抗的问题,提高了麦克风的敏感性,还将低频放大延至 10 Hz,而且耐高温高湿,与磁性麦克风相比更不易碎。最早问世的可戴在头上的耳机助听器就是晶体管电路制作的。图 15 - 2 为眼镜式耳机助听器。

集成电路的出现使得电子电路具有更小的体积、更低的耗电量、更好的稳定性。电子助听器的研究也深受其益。由于集成电路的发展,产生了耳背式助听器。到 20 世纪 90 年代,完全耳道式助听器的诞生使得佩戴的助听器在外观上达到了近乎隐形的程度。

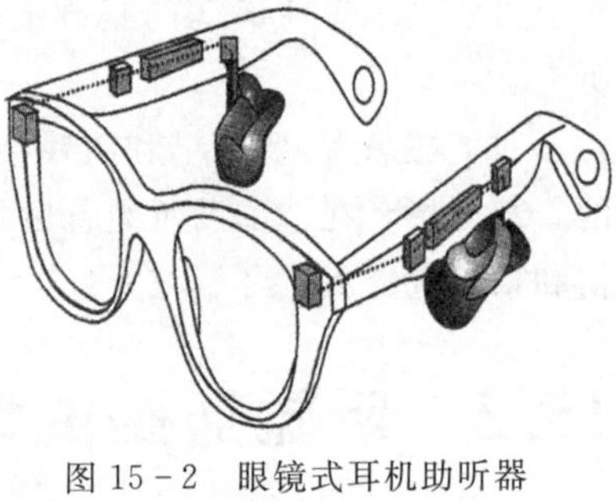

**4. 数字时代**

数字信号处理器(包括微型化的计算机)性能的增强和体积的减小,给助听器设计带来了几个明显的好处。比起

图 15 - 2　眼镜式耳机助听器

前面所述的模拟信号处理方法,数字处理能更精确地匹配听觉系统的声学特性。除此之外,还可以使加到耳朵上的话语信号失真度更低,声反馈更少,保真度和可理解性更高。

直到 1996 年,真正实用的数字式助听器才出现在市场上。数字技术的应用,使得助听器的内置功能也得到了进一步的扩展,有的产品在助听器中设有"内置听力计"。在选配时,还可以通过软件和标准试听助听器来测试言语频率的听阈和不适阈,这使得评价残余听力并选配合适的助听器有了更好的方法。

### 15.3.2　助听器的分类

助听器的种类繁多,每种助听器都有相应的适合人群。根据佩戴的位置助听器大致可分为以下几种。

(1)盒式助听器(Body Worn Aids):由外壳、耳机或特制耳模和导线组成。其外壳的尺寸如一副扑克牌大小,放大器、电池和控制组件等都放在其中;耳机或耳模只包含受话器;二者通过细长导线连接。这种可穿戴助听器具有电池容量大、使用寿命长、输出功率大、控制调节灵

活、不易产生声反馈和堵耳效应、价格低廉等优点,适用于重度听
力损伤患者和老年人。但盒式助听器与衣物摩擦易产生噪声,还
具有低频增益较大、导线易损坏、隐蔽性较差等缺点。图 15 - 3
是盒式助听器实物外观。

(2)耳背式助听器(Behind-the-Ear, BTE):由外壳、耳模和
耳钩组成,如图 15 - 4 所示。月牙形的外壳中包含主要组件,依
赖弯曲成半圆形的耳钩挂在患者耳后,并与耳内的耳模连接。耳
模的个性化外形是为每位患者定制的。虽然儿童耳道随发育而
变,但只需定期为其更换耳模即可。所以它是儿童助听器的
首选。

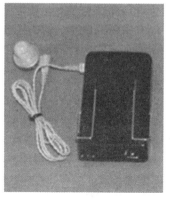

图 15 - 3　盒式助听器外观

耳背式助听器功率较大,适用于轻度至重度听力损伤人群;
由于其体积相对较大,可以较方便地安装一些复杂的扩展电路和
芯片以提高性能和增强功能,还具有调节相对方便、易于清理等优点。但这种助听器位于耳
后,隐蔽性较差,而且会产生声反馈和堵耳效应。

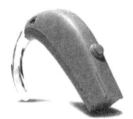　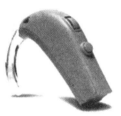　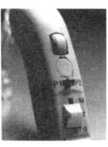　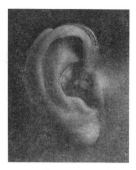

无音量控制　　　　　有音量控制　　　　　有M-T-O开关

(a) 三种不同的耳背式助听器　　　　　　　　　　　(b) 佩戴效果图

图 15 - 4　耳背式助听器

(3)耳内式助听器(In-the-Ear, ITE):属于定制式助听器,如图 15 - 5 所示,根据患者的不
同耳型单独定制,可完全隐蔽在耳道中。这种助听器的输出功率较大,适用于轻度至重度听力
损伤患者;可以方便地安装双麦克风、拾音线圈等配件。这种助听器也存在易产生声反馈和堵
耳效应的问题,且由于体积过小,不便于更换电池和调节音量。

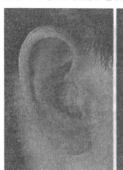　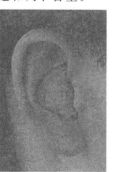

ITC　　　　　　　　ITE

图 15 - 5　定制式助听器的两种主要类型的佩戴效果图

(4)耳道式助听器(In-the-Canal，ITC)：也属于定制式助听器，如图 15-5 所示，位于患者的耳道内，利用患者的耳廓结构收集声波，更符合人耳的生理声学特性，助听增强效果更佳，且隐蔽性强。但耳道式助听器只适合轻度或中度听力损伤的患者。这种助听器因体积小而不便于更换电池，同时因音量调节旋钮小而操作困难，也会产生声反馈和堵耳效应。

虽然助听器能让患者听得更清楚，但是还没有哪一种助听器可以使患者的听力完全恢复到正常水平。不同的助听器的特点不同，除了考虑患者的听力损伤程度，在选配时还应满足其自身的主客观需求，如助听器的隐蔽性和美观性、佩戴及使用的方便性、费用及寿命问题、高增益和最大输出问题、堵耳和声反馈问题，以及患者的特殊功能需求。

### 15.3.3　助听器的结构及工作原理

助听器的种类繁多，但实质都是一个电声放大器。它的工作原理如图 15-6 所示，麦克风将收集到的声信号转换为电信号，经过放大器放大后，由受话器将电信号还原为声信号，传入人耳。

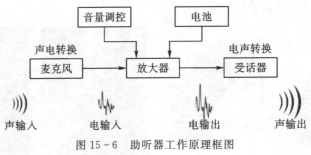

图 15-6　助听器工作原理框图

#### 1. 助听器的基本结构

助听器主要由麦克风、放大器、受话器、硅胶耳模或定制外壳、电池及音量调控旋钮等组件组成。

(1)麦克风：是输入换能器，收集声信号并将它们转换为电信号。麦克风以线性方式工作：即输入的声压加倍，输出的电压也会加倍。按照工作原理主要可分为电磁动圈式麦克风、压电陶瓷式麦克风、驻极体麦克风和方向性麦克风。麦克风的灵敏度代表其声输入与电输出的关系，是评价麦克风性能的重要指标。

(2)放大器：是助听器的核心，将经过麦克风转换的微弱电压加以放大，通常是由晶体三极管、二极管、电阻和电容等电子器件构成的集成电路。放大器模块的滤波器对改变助听器频率响应至关重要，多数设置在麦克风与放大器之间。

(3)受话器：即小型扬声器，是助听器中另一种换能器，与麦克风的功能相反，将放大的电信号转换为声信号。电流通过缠绕金属体的线圈产生磁力，将金属体转化为磁体。而变化的电流产生变化的磁场，使金属电枢被两个永磁体交替地吸引和排斥，产生振动，并通过与其自由终端相连的驱动针带动膜片振动发声。

(4)电池：助听器通常使用纽扣锌空气电池。它具有体积小、电压稳定、质量可靠、寿命长且对环境无害等优点。

(5)音量调控：常采用可变电阻或电位器调节通过放大器的电流，使音量随电信号的电阻变化而变化。音量调高,通过放大器的电流将会更多;音量调低,需要的电流将会减少。

助听器通过麦克风来收集声音,声音处理放大后被送到接收器(放大器),然后不仅直接被输出到使用者的耳道,而且还经过连接耳膜的软管送到耳道。

放大器的主要用途有:①具有不同的频响特性,根据患者的听觉损失频率范围而具有不同的频率响应特性,从而适应不同程度听力损失人群对频率的不同需求;②声音强度压缩,以保护用户的听力系统。

耳膜是连接人耳与助听器的声学耦合器,其作用主要有:①消除声反馈,耳膜通过在助听器和人的鼓膜之间建立一个封闭的声学孔道,隔绝耳膜外的一些声音,同时,阻止已经放大的声音泄露;②防止外来声音干扰已经放大的助听器信号。

### 2. 模拟助听器与数字助听器

模拟助听器是没有数字电路或数字信号处理(Digital Signal Processing,DSP)模块的助听器。"模拟"意味着电路中的电信号是连续的。模拟助听器和数字助听器的换能器,即麦克风和受话器,大部分都是模拟的。数字助听器的声信号通过麦克风变成电信号,经过预放大后,模数转换器将电压转换为二进制的数字序列。然后,基于适配者的听力阈值曲线,DSP 电路对这些数字信号进行频率补偿,而后由数模转换器转换成模拟电信号,经终放大后由受话器转换成声信号。图 15-7 是模拟助听器和数字助听器的原理框图。

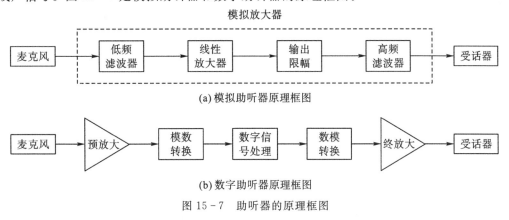

(a) 模拟助听器原理框图

(b) 数字助听器原理框图

图 15-7 助听器的原理框图

### 3. 助听器的语音信号处理技术

一些耳聋重听的患者在装助听器后,虽能够获得帮助,但是也给他们带来一定的困扰,比如,在声音放大的过程中,语音信号与噪声同时放大,导致使用者无法辨别真实信息;噪声会对佩戴者造成一定的困扰;另外,在吃东西过程中,容易产生声音。

助听器中的语音解析器可以很好地解决上述问题。语音解析器通过记录配戴时间、程序使用、使用环境等,学习适应用户的最佳音量位置。以丹麦奥迪康公司研发的仿生助听器 Adapto 的语音解析器为例,由于语音中的元音具有两个特征:①元音占据大部分能量,因此,语音的存在总是伴随着谐波和声能的同步分布同时存在,这一特性使得精确确认语音成为可能;②语音中的元音具有独立的特性,和大多数辅音不同,元音含有基频,在这一基频的基础上还有一定数量的谐波。这就是说元音在声学上的能量被限定在基频的一组谐波上。这些谐波同时出现持续相同的时间,这是鉴别元音的第二个重大特性。

　　基于语音元音的两个特征,语音解析器采用高效的窄带滤波器分析具有谐波和同步能量的输入信号。其采用同大脑类似的工作原理(图 15 - 8)优化人声质量,获得噪声环境中更好的语音质量,在语音存在的情况下,它可以立刻鉴别出语音信号以提高理解度;当环境没有语音存在的条件下,Adapto 自动切换到较舒适的聆听模式,以隔绝外界噪声。检测到语音时,从舒适模式切换到语音模式几乎是瞬间完成的,这样保证语音信息不会丢失。内置的输入控制转换器对调节起着监测作用,从而确保谈话的信息不丢失。

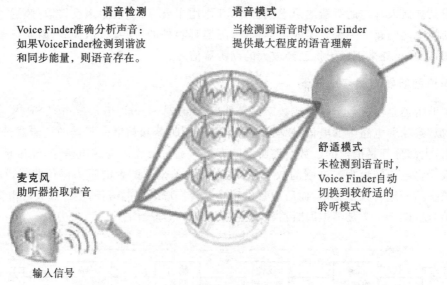

**语音检测**
Voice Finder准确分析声音:
如果VoiceFinder检测到谐波
和同步能量, 则语音存在。

**语音模式**
当检测到语音时Voice Finder
提供最大程度的语音理解

**舒适模式**
未检测到语音时,
Voice Finder自动
切换到较舒适的
聆听模式

**麦克风**
助听器拾取声音

输入信号

图 15 - 8　语音解析器语音检测原理图

　　图 15 - 9 是语音模式和舒适模式。在舒适模式下,当语音不存在时,语音解析器自动切换到舒适模式。它对放大量、压缩比和释放时间做了特殊的调整,以避免周围非语音信号和环境噪声给用户带来的困扰和疲劳。在语音模式下,语音解析器采用 Genie 选配软件中的最合适的选配原理将语音理解度发挥到最佳状态。

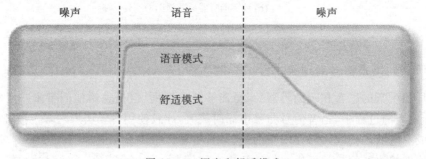

噪声　　　　　　　　语音　　　　　　　　　　　噪声

语音模式

舒适模式

图 15 - 9　语音和舒适模式

　　语音解析器会自动在语音和舒适模式间切换。这就保证用户在有语音存在的时候获得较好的言语理解度;在没有语音存在的时候有轻松舒适的聆听感觉。

**4. 真耳技术**

　　在人的真实耳朵里,通过一套系统来测量鼓膜处实际声压级的方法叫作真耳分析或者真耳测试。广义的真耳分析是指在真实耳朵进行的一切声学测量,狭义的真耳分析是指在近鼓膜处进行的插入测量。在助听器领域,真耳分析特指在真耳近鼓膜处围绕介入增益所进行的声学测量。

"堵耳效应"是一个普遍存在的生理现象,用户戴上助听器之后,会觉得耳朵发闷,同时由于耳软骨对低频的共振作用,咀嚼、说话时,用户会感到难受,甚至头晕。传统的助听技术对于此现象的解决办法是在助听器或者耳模上开一个气孔,但气孔过大可能会导致令人烦恼的声反馈(啸叫效应),从而使得用户体验欠佳。Adapto 助听器的真耳声学技术创新地解决了这一问题。

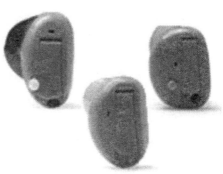

图 15 - 10 所示是 Adapto 助听器系列产品。Adapto 助听器的真耳技术有四个元素。①集声气孔,即真耳音质强化气孔。这种气孔的特点是,越靠近耳

图 15 - 10　Adapto 助听器系列产品

道部分气孔直径越大,从而有效改善堵耳效应,减小甚至完全消除闭塞感。②动态声反馈控制系统,即高效动态声反馈消除器。该系统可以随时监测助听器的输出信号,一旦检测到异常的声反馈出现,便会在瞬间做出反应,在声反馈发生处提出一个反信号,将声反馈抵消,而助听器的声音质量不收影响。③智能化低频增益补偿。选配软件 Genie 会根据所使用气孔的大小,通过精确的运算对低频声音做出准确的补偿,从而有效保证语音的清晰度,减少低频声音的泄露。④高速声信号处理芯片。该芯片使得经助听器放大的声音能够精确地与直接传入耳内的声音吻合,处理速度更高、更准确,不会产生任何回声。

### 15.3.4　助听器的选配标准

根据纯音听阈测试,阈值在 0～25 dB 范围者为正常听力人群,无需使用助听器;25～40 dB者为轻度听力损失患者,不必要使用助听器;40～60 dB 者为中度听力损失患者,需要选配助听器,以获得更好地聆听效果;60～80 dB 者为重度听力损失患者,必须使用助听器,但效果因人而异;大于 80 dB 者使用助听器效果欠佳,需要辅以其他听力辅助技术或使用其他听力替代装置。

# 15.4　听觉通路的替代——人工耳蜗技术

人工耳蜗(Cochlear Implant),又称仿生耳、电子耳蜗、耳蜗植入,是一种可以帮助感音神经性耳聋患者恢复听力和语言交流能力的神经假体。人工耳蜗是第一次使用医学电子装置替代人类的一种感觉的技术,是第一个真正意义上的人工器官。

### 15.4.1　人工耳蜗技术的发展历程

早在 1751 年本杰明·富兰克林就提出电刺激可使聋人产生听觉感受。1800 年,亚历山德罗·伏打所进行的实验证实了富兰克林的这一设想:他将金属电极置入自己的双耳并接通电源,在失去知觉之前听到了水沸腾的声音,这是历史上关于听觉系统直接实施电刺激的首次

正式记录。

　　尽管关于耳电生理方面的基础研究可以追溯到 1790 年,但人工耳蜗技术的快速发展直到 20 世纪 30 年代才开始。1930 年,美国科学家把记录电极插在猫的听神经上,并对着猫耳朵说话,放大听神经上记录到的波形,这个波形就是言语声的波形。如果用这个信号去激励扬声器,人们可以大致听到人对猫所说的话。

　　1957 年,法国医生在给患者做手术时,将感应线圈埋于颞肌中,线圈的一端放在术中暴露的听神经上。然后,用外部感应线圈把调制波送到内部感应线圈。患者大致可以听到声音,辨别因刺激速率变化而产生的音调变化,大致区分不同音调词组。

　　20 世纪 60 年代,人们对耳蜗植入的研究投入巨大力量。1960—1961 年,美国的一个耳科研究所对镫骨切除术患者的鼓岬和内耳进行电刺激,病人可以感受到随电流强度变化所产生的响度变化及音调变化。随后对两个病例分别做了单电极和多电极的耳蜗植入,并进行了相应的听觉检测。1964 年,美国的 Doyle 等人制作了由四个电极组成的一组电极并插入耳蜗,病人可以重复听到词汇,这实际上是首次应用了耳蜗内频率位置分布理论来进行电刺激。

　　1970 年,第一个用于临床的人工耳蜗植入装置研制成功,这是一个单通道的耳蜗植入装置,直接将电信号送至插入到内耳的电极,这一装置可使使用者感受到语言和声音,并有助于唇读,但却无法提高患者对单纯语言的识别能力。后来,美国的 Eddington 研制了插座式多导人工耳蜗,其体外部分和体内部分之间的信号通过固定在头颅上的经皮插座进行传输。

　　20 世纪 80 年代,多通道装置的成熟标志着耳蜗植入技术的长足发展,部分患者可抛开唇读而直接识别语言。澳大利亚的 Cochlear 公司在 1982 年研究出 22 导可用于临床的人工耳蜗。这是一种多导联、感应式信号传递、耳蜗内进行电刺激的人工耳蜗。

　　近年来,随着电子技术、计算机技术及生物医学电子工程技术的进展,耳蜗植入得到了很快的发展,其装置从早期的插座式发展为感应式,从单导电极发展为多导电极(可多达 24 导),其语音处理器由简单的模拟装置发展为 DSP 系统。随着电极形状的改进、耗电的减少,语言信息的提取方式及言语编码策略的多样化、言语处理器的微型化,听神经动作电位的测试和电刺激听觉脑干反应的测试,以及其他相关技术的改进和手术后听觉、言语训练效果的提高,手术的适应证也在不断扩大。目前,全球有超过 70 万人次接受了人工耳蜗植入。在我国,尽管这些技术在 1995 年才开始引入,但开展的医疗机构和使用者在迅速增加,发展前景十分可观。

## 15.4.2　耳蜗的频率编码

　　声音经过外耳的收集及中耳的增益传入充满液体的内耳。内耳的耳蜗部分属于听觉器官,为蜗牛形空腔,传入内耳液体的压力变化继而转变成耳蜗内富有弹性的基底膜的振动,在基底膜上有约 15000 个毛细胞,由于基底膜的振动,位于毛细胞顶端的静纤毛左右摆动,引起毛细胞内电压的改变,这种将机械振动转换为电反应的过程称为传感,主要由占毛细胞总数 1/4 的内毛细胞完成。最后,听神经末梢产生神经动作电位,经听觉神经通路传入听觉中枢。

　　听觉系统的主要功能为频率分析及编码。依靠耳蜗基底膜的力学特性,不同频率的声音在基底膜不同部位引起不同的振动,低频声在耳蜗内部形成行波,并在靠近蜗尖的基底膜处引起最大位移;而高频声相反,其行波的波峰靠近蜗底,由图 15 - 11 可见,耳蜗基底膜将人耳听觉频率范围(20~20000 Hz)由蜗尖到蜗底进行有序排列,因此,耳蜗的功能便像是一个频谱分析仪,将复合的声音分解为各自的频率成分。由于耳蜗基底膜将不同频率的声音分配到不同部位,即分

配到不同的毛细胞上，因此，不同的耳蜗部位或螺旋
神经节部位对应着不同的频率，这便是"位置学说"。
这一学说也就是多导人工耳蜗之所以能传输频率信
息的基本出发点。

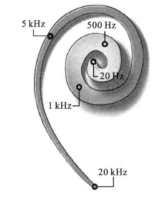

### 15.4.3　人工耳蜗的结构及工作原理

与助听器等其他听觉辅助装置不同，人工耳蜗
的工作原理不是放大声音，而是将外界的声信号转
换为神经电脉冲信号，使用电极直接刺激耳蜗内功
能尚存的听神经的螺旋神经节细胞，将信息传递至
大脑。人工耳蜗由外置部分和内植部分组成，如图

图 15 - 11　耳蜗基底膜上频率分布示意图

15 - 12 所示。外置部分包括佩戴于患者耳后的麦克风和语音处理器以及固定在耳后的发收
线圈。内植部分包括收发线圈、刺激器与电极阵列。

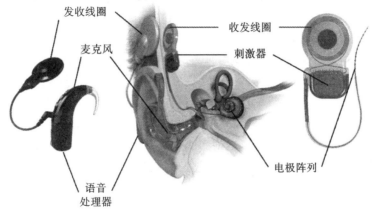

图 15 - 12　人工耳蜗基本结构示意图

人工耳蜗工作原理如图 15 - 13 所示。麦克风采集声音并将其转换为电信号，传送给语音
处理器。语音处理器提取信号的部分特征并进行 DSP，编码为特定刺激模式的电信号。这些
信号连同电能通过体外发收线圈以射频载波的形式透过皮肤传输至体内收发线圈。而后体内
刺激器中的解调电路对被调制的数字信息进行解调，再通过微电流刺激芯片进行解码，最终产
生有序的双相电脉冲并传输到电极阵列。听神经被电脉冲刺激后产生动作电位，并把它们传
送到大脑初级听皮质，将这些电信号识别为声音，最终形成听觉。下面将简要介绍人工耳蜗的
主要组成部分。

#### 1. 麦克风

人工耳蜗的麦克风采集声信号，并将声信号转换成电信号。麦克风通常位于耳背式语音
处理单元上。这种微型麦克风的频响范围较宽，但对低频区响应有一定的限制，以免头颈部活
动或行走等运动产生干扰噪声。早期人工耳蜗多使用全向性麦克风，近几年，广泛应用于助听
器的方向性麦克风和多麦克风系统也开始被应用于人工耳蜗，以提高植入者在低信噪比环境
下的语音识别能力。

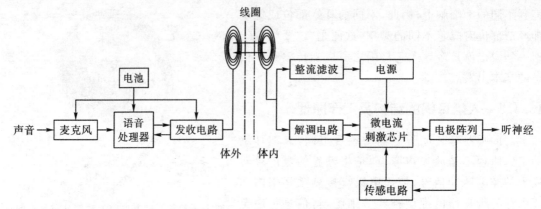

图 15-13　人工耳蜗工作原理框图

### 2. 语音处理器

根据设定的语音编码策略,语音处理器对传送来的语音信息进行处理,并转换为特定的电刺激模式,经过编码、放大和调制后,通过射频载波传入内植部分。

语音处理策略可分为空间编码和时间编码。空间编码由电极放置的相对位置提供;时间编码由刺激脉冲的相对时间或刺激频率提供,且电极越多,频率分辨率越高。在众多的语音处理策略中,连续相间采样(Continuous Interleaved Sampling,CIS)应用得最为广泛,其工作原理框图如图 15-14 所示。首先,语音信号被一组带通滤波器过滤为多个子带。滤波器的数量(即频道数)可根据病人的情况而定。每个子带信号被整流并通过低通滤波或进行希尔伯特变换,获得语音包络。使用非线性映射函数对每个包络信号进行压缩,将声音的宽动态范围映射到电刺激诱发听觉的窄动态范围。最后,经过处理的包络信号被用于对双相脉冲串以恒定的速率进行振幅调制。每个双相脉冲通道向相应的电极提供输出:频率通道由低到高分别分配给从内耳蜗顶到蜗底的电极,以模仿正常耳蜗的频率映射。

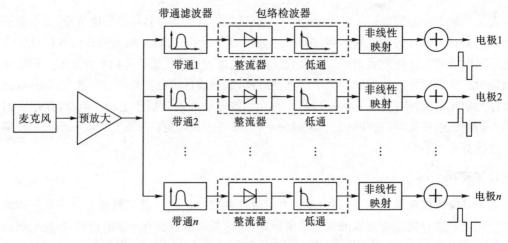

图 15-14　CIS 的人工耳蜗系统工作原理框图

**3. 信号和能量的发送与接收**

语音处理器输出的编码必须高效地无线传输到植入体内的刺激器。体外的发收线圈和埋植于皮下的收发线圈以射频载波的方式实现信号和能量的传输。体外发收线圈带有磁铁片，体内收发线圈中央也有一磁铁片，使体内外线圈通过磁力吸引而跨皮肤吻合。人工耳蜗不但可以将数据正向传输，而且能将电极电压数据反向从体内向体外传输出来，使医师了解植入部分的工作状态。

**4. 刺激器**

主要包括整流滤波模块、解调模块、专用刺激芯片和传感电路等。通过无线射频传送到体内的脉冲电压经过整流滤波后作为体内有源器件的电源。解调模块则对接收到的载波数据进行解调，并传输给专用刺激芯片，经解码处理后，驱动不同的通道输出相应参数的双相刺激脉冲。刺激器通常使用钛合金、生物陶瓷和硅胶外壳进行封装。

**5. 电极阵列**

人工耳蜗的电极是一种线性排列在柔性衬底上的电极阵列。电极材料通常采用金属铂，而电极引线则多使用铂铱合金丝，最后由医用硅胶浇铸成电极束。一般由 12～24 个电极组成电极阵列。手术植入时，医生从耳后的小切口将电极阵列通过蜗窗或前庭窗插入耳蜗内；或使用耳蜗造口术在耳蜗底转上钻孔后插入电极。早期的直电极由于弹性张力，植入后趋向于与鼓阶外壁的曲率相匹配。由于螺旋神经节细胞的分布更靠近鼓阶内壁，新型的预制弯曲电极能够更好地趋向于鼓阶内壁的曲率，以更有效地电刺激螺旋神经节细胞及其外周神经末梢，从而降低刺激阈值，扩大刺激的动态范围，同时还可以提高空间选择性（即频率选择性）。

## 15.4.4　人工耳蜗的临床应用

**1. 人工耳蜗的适应证**

经过 50 多年的发展，人工耳蜗使 30 多万重度耳聋患者告别无声世界。人工耳蜗主要适用于具备后续语言康复训练条件的、听力阈值为 70～90 dB 的重度以上感音神经性听力损失患者。

**2. 人工耳蜗的手术植入**

在临床手术之前只需对成人进行术前评估，对儿童还需进行智力测试及全身发育评估。而后通过纯音听阈测试和听觉诱发电位检测、耳声发射和声导抗等客观测试和前庭功能检查对患者进行听力学评估。最后对患者进行言语感知测试，确定是否有渐进性的语音或发音障碍，以估计患者佩戴人工耳蜗后获得的语言技能水平。

人工耳蜗的手术应遵循以下原则：①在不损伤电极的情况下将电极尽可能深地插入鼓阶内；②确保电极和植入体在患者体内固定；③在不损伤电极和植入体的同时，尽可能小地损伤其周围的组织；④严格无菌操作。手术开始前需进行术前准备和全身麻醉。开始手术时，先在耳后方开口，在乳突部开小孔通向耳蜗，而后将电极插入耳内，将植入体放置在颅骨表面事先磨出的植入床上，并对电极和植入体进行固定。在手术过程中，利用电流刺激听神经的方式进行电极测试。最后缝合切口，并通过 X 射线检查电极位置。

术后要进行开机调试,主要包括电极阻抗测试、阈值和舒适阈调试、电极间响度平衡测试、电极排序测试,以及故障电极处理,最后创建患者的电听力图。在调试完成后要做定期随访。然后就可以开始进行患者的术后康复训练,主要包括听觉训练阶段、词汇积累阶段和语言训练阶段。

虽然人工耳蜗和其他的电刺激治疗装置非常相似,但其语音处理器和刺激器是非常独特的。目前,患者"听到"的声音和正常耳听到的声音仍有差别,患者能够识别的单词还很有限,但随着从语音编码策略到刺激模式转换方法的不断改进,会使越来越多的重度失聪患者获益于人工耳蜗。

# 15.5　视觉辅助技术的生理/病理学基础

### 15.5.1　视觉生理基础

人的视觉系统起始于眼睛。进入眼球的光线依次经过角膜和瞳孔,而后被可进行适应性调节的晶状体折射,最后被投射到位于眼球后部的视网膜上。视网膜信息处理通路如图15-15所示。其最为直接的信息传导通路是通过光感受器的光致超极化过程将光信号转换为电信号,而后通过双极细胞传送至神经节细胞(Retinal Ganglion Cell, RGC)。此外,视网膜信息传导通路还受水平细胞和无长突细胞的调节。简单地说,水平细胞接受来自光感受器细胞的输入,又侧向抑制周围的双极细胞和光感受器细胞;无长突细胞接受双极细胞的输入,又侧向抑制周围的 RGC、双极细胞及其他无长突细胞。RGC 的轴突汇聚成视神经,以动作电位发放的方式将视觉信息传送至下一级视觉神经通路。来自双眼的视神经在大脑底部垂体腺前方交合形成视交叉:来自视网膜鼻侧的神经纤维相互交叉至对侧,并与对侧未经交叉的颞侧纤维交汇形成视束。视束中大多数轴突终止于丘脑背侧的外膝体(Lateral Geniculate Nucleus, LGN)。最终视觉信息自 LGN 传送至大脑初级视皮质,进而在更高级的视皮质得以解读,形成视知觉。完整的视觉传导通路如图15-16所示。

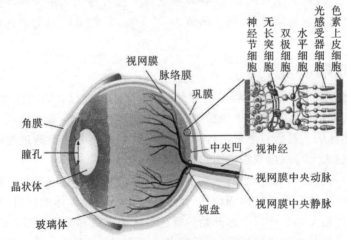

图15-15　眼和视网膜的解剖学结构

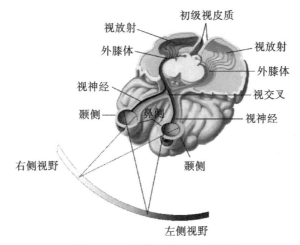

图 15 - 16 视觉传导通路示意图

## 15.5.2 常见视觉损伤及其病因

视功能明显下降可能导致生活中几乎所有方面的能力下降,涉及认知、心理、衣食住行、学习、工作等各个环节,而且常常是多种障碍表现同时出现。以下介绍一些常见视觉损伤及病因。

### 1. 视力下降(视敏度下降)

视力残疾定义中第一个要素就是视力下降,各种眼部病变导致的视觉损害都有视力下降的表现,其病因包括角膜瘢痕、白内障、明显的玻璃体浑浊、眼底病变(尤其是眼底后极部黄斑区病变)、视神经病变及未矫正的屈光不正,等等。

### 2. 视野缩小

视野缩小是视力残疾定义中的第二个要素,主要指周边视野缩小,常见病变有视网膜色素变性、青光眼等;糖尿病视网膜病变等常引起斑片状视野改变;侵及视路的一些病变,例如垂体瘤压迫视交叉可引起偏盲特征的视野缺损。

### 3. 对比敏感度下降

引起对比敏感度下降的常见病变有白内障、视神经病变、未矫正的屈光不正等。

### 4. 色觉异常

色觉异常分为色盲和色弱。先天性色盲与遗传相关,后天性色盲常常由酒精性或药物性视神经损害引起。需要注意的是,有些色觉异常者,在平时并不一定表现出严重的同色物品的辨认困难,原因是颜色除有色度要素外,还有亮度和饱和度,许多物品颜色中的色度一样,但亮度或饱和度不一样,色盲者可以藉此进行不同颜色的区分。

### 5. 双眼视觉异常

双眼同时注视外界一个物体,将其感受成一个单一的有立体觉物像的能力称为双眼视觉,又叫双眼单视。它反映了人眼在三维空间,对周围物体凹凸、远近的分辨能力。形成双眼单视的前提包括双眼需要具备较好的视力,且双眼视力水平接近,双眼的视野要有足够大的重叠范围。由于视力残疾患者很少具备这样的条件,所以,大多数视力残疾患者不具备双眼视觉功能,没有立体视。

**6. 眩光**

眩光是由于视野中存在不适宜亮度分布而产生的。随着严重程度的不同,可以表现为从不适感到短暂视觉功能丧失。大部分的视障者有眩光的表现,病因包括角膜瘢痕、白内障、视网膜病变、未矫正的屈光不正,等等。

以上列举的视觉损伤聚焦于我们传统关注的由眼部疾病导致的视觉损害。近年来,脑损伤造成的视觉损害受到越来越多的重视。造成脑损伤的原因包括脑缺氧、外伤、遗传、炎症、肿瘤等。脑损伤引起的视障者中许多合并有肢体、智力等多重障碍。脑性视觉损伤患者的障碍表现常与视觉认知、视觉辨认、视觉搜索、视觉记忆等功能异常有关,虽然患者明显存在视觉障碍,但眼部症状常常不明显,视力视野检查结果常常达不到现行国内外视力残疾标准,因此目前无论国外还是国内,都很少被纳入法定视力残疾范围,临床上常常被漏诊或误诊。

据 WHO 统计,截至 2017 年 10 月,全球约有 2.43 亿人患有视力损伤,包括 2.17 亿低视力患者和 3600 万盲人。作为人口大国,我国的视力损伤患者人数多达 7550 万,其中约有 850 万盲人,约占世界盲人总数的五分之一。2006 年的我国残疾人抽样调查结果中报告的视力残疾病因排序为:白内障、视网膜葡萄膜病变、角膜病、屈光不正、青光眼、其他疾病。目前我国还没有太多关于脑损伤致视力残疾人数的统计研究报告。

# 15.6    视觉通路的增强——助视器技术

低视力是一个功能性定义,意味着经过屈光矫正、药物或手术等治疗后视力仍无法满足患者的日常活动需求。

助视器(Low Vision Aids)是可以帮助部分视力严重损伤的患者最大化发挥他们残存视力作用、改善患者视力水平的任何装置或设备的统称。助视器不能使患者完全恢复视力,但可以提高他们的日常活动能力。助视器主要分为三大类:光学助视器、电子助视器和非光学助视器。

## 15.6.1    光学助视器(Optical Aids)

光学助视器是通过光学原理或方法,提高低视力患者视觉水平的装置,主要包括凸透镜、棱镜、平面镜及望远镜。凸透镜可以放大目标,其放大程度取决于透镜的屈光度;棱镜和平面镜可以改变目标在视网膜上成像的位置;望远镜对目标起放大作用。光学助视器主要分为远用助视器和近用助视器。

### 1. 光学助视器的放大原理

放大作用是扩大物体在视网膜上的成像,通常使用"放大倍数"进行度量。有四种方法可以产生放大作用。

(1)相对距离放大作用:也称移近放大作用,是缩短患者与目标之间的距离。例如,两者之间的距离缩短为原来的 1/2,则视网膜像的大小变为原来的 2 倍。

(2)相对体积放大作用:即通过增大目标的实际体积或尺寸而增大视网膜成像,两者成正比关系。

（3）线性放大作用：也称投影放大作用，即将目标图像放大投射到屏幕上，线性放大倍数＝投影像大小/目标大小。

（4）角放大作用：对于带有目镜的光学系统，由于虚拟图像在无限远处，无法测量目镜图像的线性尺寸，所以在这种情况下，目标物体尺寸指的是在焦点处物体所对应角的大小。严格地说，应该使用这个角的正切值（在实践中，只有角相差几度时才会感到明显的差异）。因此有

$$角放大倍数 = \frac{\tan\varepsilon}{\tan\varepsilon_0} \qquad (15-1)$$

式中，$\varepsilon_0$ 是物体在物镜前焦点所对应的角度；$\varepsilon$ 是成像在目镜后焦点所对应的角度。

**2. 远用光学助视器——望远镜系统（Telescopes）**

其原理是相对距离放大作用，通过缩短患者与目标间的距离，提高低视力患者的远视力。最简单的望远镜系统是由物镜与目镜组成。物镜是正透镜，离所观察的目标较近。目镜离观察者较近，是屈光力比物镜大得多的透镜。伽利略望远镜系统的目镜是负透镜，开普勒望远镜系统的目镜是正透镜。常用的远用助视器包括眼镜式助视器和单筒手持望远镜。

**3. 近用光学助视器——放大器系统（Magnifiers）**

1）眼镜助视器

有三种常用的眼镜助视器——正透镜、正透镜加三棱镜和非球面透镜。正透镜与正常的眼镜相似，但使用的是屈光度数较大的正透镜。其实质是通过透镜使目标在视网膜上的成像大而清晰。

为了达到双眼单视的效果，看近物时，双眼伴随着调节作用也会进行辐辏运动。它与调节之间存在一定的比例关系。但当患者使用正透镜看近物时，正透镜替代了患者的部分自主调节，所以患者实际付出的调节小于未戴眼镜时的调节，从而产生的辐辏小于所需的辐辏。而结合使用底朝内的三棱镜能使像外移，弥补辐辏运动的不足。

非球面透镜可以使屈光度大的透镜变薄：中央部屈光度最高，向周边逐渐减小，以减少图像的畸变。

2）近用望远镜

当使用望远镜看近处时，近处目标通过望远镜进入眼内的光线为发散光线，需要很大的调节力才能使其在视网膜上呈清晰的像。可以在望远镜的物镜上加正透镜，即阅读帽，将远用望远镜变为近用望远镜。

3）手持放大镜

手持放大镜是一种手持的，可任意改变眼与透镜距离的正透镜，其放大倍数也随位置移动而改变。目标越接近焦点、放大倍数越高。它是低视力患者最常用的一种近用助视器。

## 15.6.2　电子助视器（Electronic Aids）

（1）闭路电视（Closed-Circuit Television，CCTV）助视器。闭路电视助视器可以通过电子的方式改变图像，改善其对比度、亮度，并进行放大，由摄像机、显示屏、光源和文件台等组成，利用相对体积放大作用和相对距离放大作用。设在常规视距（即 25 cm 处）观看闭路电视，相

对体积放大作用和相对距离放大作用均为 1。工作距离为 20 cm 时,则相对距离放大作用 $M_1 = 1.25$ 倍;若此时屏幕上的像放大 5 倍,则相对体积放大作用 $M_2 = 5$ 倍,那么总放大作用 $M = M_1 \times M_2 = 1.25 \times 5 = 6.25$ 倍。

(2)头戴式显示器(Head-Mounted Displays,HMD)。头戴显示器是可穿戴的电子放大系统,也可以理解为是便携式的闭路电视。通过摄像机捕捉图片,传送到头戴式显示单元以高放大倍数、强对比度显示,使患者可以解放双手,自由从事各种活动或工作。但是头戴式显示器重量过大,会使佩戴者感到不适。

(3)阅读器(Reader)。阅读器也称电子放大镜。直接贴近书刊或文本资料内容放置,阅读器将内容摄取出来放大,但需要患者手动移动。

### 15.6.3　非光学助视器(Non-optical Aids)

非光学助视器是通过改善周围环境的状况来增强视觉功能的各种装置,而不是通过光学系统的放大作用。它们可以单独应用,也可以与各种光学助视器相结合。

**1. 控制光线传送**

太阳帽、眼镜遮光板均可阻挡或滤过周边的光线,避免其直接射入眼内,减少眩光,但同时也会使目标的亮度下降。

**2. 照明**

充足的照明对良好的视力至关重要。低视力患者通常需要较强的照明,偶尔也需要中低度照明。与此同时,还要控制光线的方向,将光线投射到所关注的目标上,避免光线直射或反射进入眼内,引起眩光或眼部不适,造成视力下降。

除了上述两种方法,还有控制反光、增强对比度和直接利用相对体积放大和线性放大作用等非光学助视方法。

没有一种助视器能完全替代正常眼球的全部功能。为满足低视力患者学习工作及日常生活的不同需求,常常需要配 3～5 种助视器。后期的训练、使用舒适度和便捷度等因素均会影响助视器的使用效果。

# 15.7　视觉通路的替代——人工视网膜

### 15.7.1　人工视网膜的发展史

1956 年,Tassiker 报道的一项专利开启了人工视网膜研究的先河。该专利是将一个小而扁平的光敏硒电池置于一位盲人的视网膜后,短期内使患者有光感。随后有人试图将电极植于盲人的视皮质表面,但由于空间分辨有限及光知觉很弱,未能产生有用的图像。近年来,皮质植入物的人体试验似乎有了希望,但神经元兴奋和空间分辨稳定性仍是有待解决的问题。比利时的一个研究组植入的视神经刺激器,将数个电极组成的"袖带"环绕在视网膜色素变性盲人的视神经周围,患者反应看到了与电刺激相应的简单形状,能对单个明亮的光点定位,但不能获得高的空间分辨力。近年来,葡萄牙的研究者将皮质植入物用于多位患者。犹他大学和美国国家眼科研究院也在进行皮质植入物的研究。

尽管该研究始于 20 世纪 50 年代,但在相当长的一段时间内,研究处于停滞状态。随着计算机技术、信号处理技术、微电子集成电路技术及眼科显微手术的发展,从 20 世纪 90 年代起,人工视觉领域的研究才有了显著进展。多数研究集中在以电刺激的方法激活视网膜细胞上。但也有用微流体装置,通过目的神经递质释放,化学性激活视网膜。临床及其前期研究以及工程学的发展,使人工视网膜的设计范围包括了从计算机芯片刺激人工视觉到电刺激视网膜细胞的电生理学等诸方面。

## 15.7.2　人工视网膜的结构及工作原理

人工视网膜,又称视网膜植入装置或视网膜假体,将特定刺激模式的电脉冲施加于残存的视网膜神经元细胞,诱发这些神经元的膜电位改变,产生动作电位,在初级视皮质诱发光幻视。人工视网膜的设计必须使其具备以下几个基本功能:

(1)必须能够检测假体植入者周围环境的光线,并且将光信号转换为电刺激;

(2)人工电刺激必须传递给视网膜,并能够诱发其神经元兴奋;

(3)作为一个系统,人工视网膜必须保证在病患体内长期的安全性和有效性。

人工视网膜的植入位置位于视觉通路的底层,因而可以利用完好的视觉传导通路进行视觉信息处理,更接近人对视觉信息的自然处理过程。根据电极阵列植入视网膜位置的不同,人工视网膜主要分为视网膜上假体和视网膜下假体。

### 1. 视网膜上假体（Epiretinal Prosthesis）

视网膜上假体的工作原理如图 15 - 17 所示,通过钛钉将微电极阵列（Microelectrode Array, MEA)固定在视网膜最内层。通过嵌入在眼镜中的外置摄像头捕捉视觉场景图像,并通过导线传送到视频处理单元。视频处理单元是可佩戴的外置设备,将局部像素特征编码为特定刺激指令序列,调制到射频载波信号上,通过位于眼镜上的发射线圈和皮下的接收线圈无线传送至体内的微电流刺激器,经过刺激专用芯片解码后通过导线以双相恒流脉冲形式加载到 MEA 上,直接刺激 RGC,通过视觉信息传导通路在植入者初级视皮质产生光幻视,恢复患者部分视觉功能。由于视网膜上假体被放置在邻近 RGC 的位置,所以神经元兴奋阈值较低,能够使单个电极尺寸最小化,假体视觉理论视敏度最大化,然而这种刺激方式并不能利用视网膜外层和中层的视觉神经处理过程。

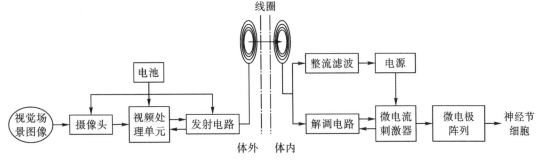

图 15 - 17　视网膜上假体基本原理框图

### 2.视网膜下假体(Subretinal Prosthesis)

与视网膜上假体不同,视网膜下假体是将微光电二极管阵列(Microphotodiode Array,MPDA)植入视网膜和色素上皮层之间,替代光感受器细胞功能,经光电转换,直接刺激视网膜内层神经元(主要是双极细胞和RGC),最大程度利用视网膜信息处理通路。但在临床试验中由于MPDA光电转换效率较低,电刺激强度无法达到神经元兴奋阈值,所以阵列中的每个独立单元都包含一个与放大器连接的光电二极管,其输出耦合到一个正方形电极,并且通过外置控制单元来调整光电转换的增益。此外,与视网膜上假体类似,外设和植入体间的数据传输采用无线射频载波技术。视网膜下假体的工作原理如图15-18所示。相较于视网膜上假体,它的另一个优点是MPDA植入眼内,患者可以利用已存在的眼球光学结构和自身眼动定位视野。

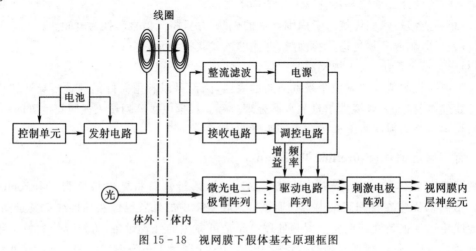

图 15-18　视网膜下假体基本原理框图

### 3.人工视网膜的关键技术

1)微电极阵列(MEA)

视网膜上假体通过向视网膜注入小的双相电流引起细胞膜电位改变,从而诱发光感。其空间分辨率在一定程度上取决于电极密度和被单个电极所激活的视网膜神经元的数量,因此需要使用微制造或纳米制造技术生产高密度针状电极阵列,以提供足够的"像素"分辨率和视敏度。通常使用铂或铱为电极材料,氮化钛(TiN)或金属氧化物氧化铱($IrO_2$)为MEA涂层。这些涂层可以作为电解质,在电极和周围组织形成的电解质之间形成双层的电容界面。电极上的负相阴极脉冲会使电解质中的正离子电流流向电极,引发神经元细胞膜的去极化。随后的正相阳极脉冲会逆转离子电流,保证净零电荷注入,使细胞受损伤的可能性最小化。

2)微光电二极管阵列(MPDA)

视网膜下假体的MPDA中的每个单元都包括光敏二极管、放大器和刺激电极,以有效地将入射光能量转换为电刺激,替代光感受器细胞的功能。光敏二极管将像素化的图像投射到适当的视网膜内层神经元,以接近自然的视网膜拓扑结构将图像输入以后的视网膜信息处理通路。光敏二极管和电极的阵列越大,对应的人工视网膜的视网膜拓扑映射越大、视野越大。光敏二极管产生电流通常被转换为电压,由此产生的单相电压脉冲被应用于电容耦合电极,以提供双相电荷平衡的刺激脉冲,使细胞受损伤的可能性最小化。

　　3)视频处理单元

　　人工视网膜的图像处理策略取决于系统的实现方式:视网膜下假体的 MPDA 无法配备复杂的算法,而视网膜上假体包括外置摄像头和视频处理单元,可以使用图像处理算法,改善假体植入者的视觉感受。在图像处理策略发展的初始阶段,被摄像头实时捕获的每一帧图像经过视野裁剪、灰度化、像素离散化处理变为尺寸较小的像素化灰度图,随后被编码为一系列的刺激指令。但这种简单的处理仅能使得假体植入者获得低分辨率的假体视觉感受,而缺失了大部分的轮廓、对比度和空间深度等特征信息。通过图像处理算法,能够有效改善植入者的视觉感受,提高其完成视觉任务的能力。当前有两种常用的图像处理算法:一种是模拟视网膜的信息处理通路的图像处理算法,这种方法更符合视觉信息的自然处理机制;另一种是使用计算机视觉算法来检测和增强摄像头所捕捉场景的重要部分,即显著性部分。

　　视频处理单元使用通用处理器与自定义芯片进行硬件处理。因为植入者需要将摄像机提供的方向与视觉位置联系起来,所以刺激更新的速度必须跟得上相机变换方向的速度,即系统要保证实时性。此外,这个系统还必须具备便携、低功耗的特点。以上是从工程角度讨论的关键技术。从临床应用角度还要考虑假体与人体组织的生物兼容性、能量供应(例如假体工作时产生的热量对视网膜组织的损伤)、假体的固定、手术创伤与感染风险防控等问题。

## 15.7.3　人工视网膜的临床应用

　　影响光感受器细胞功能的视网膜变性疾病是致盲的主要原因之一,引起光感受器畸形、渐进性病变和凋亡,最常见的是老年性黄斑变性(Age-Related Macular Degeneration,AMD)和视网膜色素变性(Retinitis Pigmentosa,RP)。流行病学研究表明 AMD 在老年人中发病率较高,而 RP 主要发生在儿童和青年人中。AMD 早期主要影响黄斑区的视锥光感受器,导致模糊的中心视力;随着病情恶化,模糊区域逐渐变大,病患在中心视野感受到盲点,截至 2014 年,全球约有 5000 万 AMD 患者,其中视力严重受损者达 1400 万人,盲人患者约 340 万人。RP 始于周边视网膜的视杆光感受器退化,早期表现为周边视觉和夜间视力损伤;随后发生视网膜色素上皮损伤、视锥光感受器逐渐退化,形成管状视野。目前的研究表明,RP 与超过 50 个编码光传导蛋白的基因的 3000 余种突变有关。目前,RP 的全球发病率约为 1/4000,许多患者在 40 岁之前就会不幸失明。

　　目前,临床上尚无治愈 AMD 和 RP 的治疗方法,早期的疗法都旨在减缓光感受器细胞凋亡的速度和随之的视觉损伤,包括使用药物和神经保护剂。然而这些疗法不能阻止和逆转疾病的发展进程。新型疗法,如使用基因治疗修正基因缺陷和使用干细胞移植替代受损的光感受器,仍处于研究阶段。由于 AMD 和 RP 患者的视网膜内层神经元和视觉传导通路相对完好,因此可以使用人工视网膜电刺激残存的功能完好的双极细胞和 RGC,从而在视觉中枢产生视觉感知,实现对 AMD 和 RP 失明患者的部分视觉功能修复。经过近 30 年的不断发展,已有两种视网膜上假体进入临床应用,植入患者超过 200 名,他们可以完成形状识别、物体定位、运动检测、字母识别等简单的视觉任务,最佳光栅视敏度能够达到 20/1262;有一种视网膜下假体已经进入临床应用,约有近 50 名患者接受了这种假体的植入,患者在物体识别、移动能力和视觉引导的日常生活任务中能力有所改善,最佳 C 字母表视敏度为 20/546。

# 15.8　触觉替代视觉技术——盲文

## 15.8.1　盲文的构字方法

　　视觉障碍者目前最广泛使用的一种触觉替代工具是点字盲文。点字盲文是由法国盲人路易·布拉耶(Louis Braille)在 1929 年发明的。每一个点字盲文字符是由 6 个或者 8 个点的单元(也称为"方")构成,如图 15 - 19 所示。第 7 和第 8 个点一般用来实现制做表格、添加下划线,以及与计算机显示和文本编辑相关的其他特殊功能。当把文本(这里仅指英文,汉字盲文在 15.8.4 节提及)一个字母接一个字母地直接翻译成盲文,我们称之为Ⅰ级盲文,图 15 - 19 的前四排为Ⅰ级盲文。图中最后一排表示某些常用单词和词缀的盲文编码,使用这种缩写,可大大加快阅读速度。根据其所用缩写的数量和程度,可将这种盲文分为Ⅱ级或Ⅲ级盲文。对一般盲人来说,Ⅰ级盲文的阅读速度大约仅为每分钟 40 个单词。用Ⅲ级盲文,阅读速度可以接近每分钟 200 个单词。

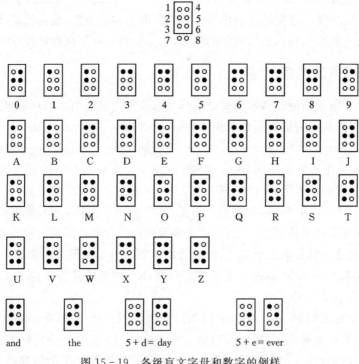

图 15 - 19　各级盲文字母和数字的例样

## 15.8.2　盲文的缺点

　　盲文书籍和普通书籍不同,它的字符由凸起的点字组成。盲人通过用手触摸点字进行阅读。制作传统的盲文书籍时,首先将普通文字翻译成盲文点字,再制作相应的铁或铝的印版,用牛皮纸等厚纸在盲文印刷机中压出凸起的点字。很明显,盲文书籍所含的信息量远比同样大小的普通书籍相同页面所含的信息量要少得多,而且成本高,体大笨重,不便携带和邮寄。

例如,一本 400 页普通印刷书籍的盲文版,就有 4 本百科全书那么厚。另外,阅读过程中点字因被反复触摸会逐渐磨损,阅读的次数有限,因此印刷文献中,仅有非常少的一部分有盲文版。盲文的缺陷与印刷品内容的空间方向有关。当我们扫视特定的一段信息或者编辑文本时,可使用空间方向来找出所需的一段特定文字。当使用压印盲文时,完成这个检索过程就非常困难。部分原因是由于印刷材料体积(厚度)过大,另外也是由于盲文读者在快速扫描(触摸)盲文文本时所存在的特别困难所致。同时,盲文压纹不容易修改,一旦将点阵图形压印在纸上,就很难移除。

从社会和医学角度看,盲文也具有一定缺陷。65％以上的失明者是在 65 岁以后失明的,其中许多人是因为糖尿病所致。患者年龄过大,只有非常少的视觉障碍者学习使用盲文,这个比例在美国还不足 10％。而糖尿病会影响触觉,这使得盲文比起其他替代物(比如有声读物)更难以学习和使用。尽管有上述的种种不足,盲文仍是现存的视障人士选择较多的信息获取形式,特别是在盲人学校。近几十年来,随着一些新技术的研究和应用的出现,盲文的多种替代形式显著地增强了盲文使用者的效率,上面所述的盲文的缺点也得到了部分地克服。

### 15.8.3　电子盲文新技术

20 世纪 70 年代以来,国外已相继将电子技术、计算机技术、光电扫描技术、语言合成技术等结合起来,形成多种无纸盲文系统,并成功运用于盲人文字的辅助装置中,开发出振动触点陈列输出的光触转换器(OPTACON)、便携式电子盲文阅读器(PBR)、便携式电子盲文笔记本等产品,并相继投放市场。

#### 1. 电子盲文阅读书写器

盲文是由一系列的点表达的,可以用一组可伸缩的针来替代传统的压印纸形式,这种装置为盲文点显器。这种形式的电子盲文有几个优点,首先多是由计算机等智能部件来控制,盲文信息可以电的形式存储,与凹凸压纹形式的盲文相比,体积大大减小;另外,由于文本材料是电子形式,易于编辑、查询,而且盲文资料的电子拷贝容易以电子形式生产。盲文点显器也可以作为盲文自动阅读机的一种输出模式。

盲文点显器的工作,非常像随后提到的盲人阅读器。一组可伸缩的针以标准盲文单元(方)的形状排列,对应于字母、单词符号点的不同模式的针在智能设备的控制下,经处理器处理后,于盲文点字字符库中调出该字符的点字字型,再经点显器"显示"出来。点显器由一系列微型电磁铁组成,某一个针得电即凸起,"显示"出可被盲人摸读到的点,该设计为盲人开辟了一条通往电脑文本的道路。利用将 ASCII 格式的文本转换成盲文的软件,可以把Ⅰ、Ⅱ级盲文呈现在盲文点显器上。目前,已有 1～80 个单元的阵列可供选用。类似于图15-20的单机型可刷新盲文单元具有盲文键盘(一个键对应一个点)和一个

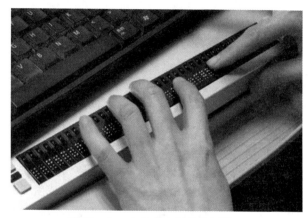

图 15-20　电子盲文阅读书写器

单元的显示。这是一个袖珍型盲文计算机,还包括计算器、日历、地址簿和记事本等功能。可以保存 128 页的盲文信息,如另加信用卡大小的外接存储模块,可以扩展基本存储器。整个装置的尺寸为7.6 cm×20.3 cm×3.2 cm,质量为 0.45 kg,可以方便地放在衣袋或手袋中。用户用盲文输入信息,系统用电的方法将信息存储。在某些情况下,还可以连接到个人计算机上,传输每日记录到文字处理器进行编辑。一般情况下,便携式写作器上常常还包含语音输出。

对盲人来说,上述盲文点显器阵列,通常可以用来代替台式计算机的屏幕。除了将 ASCII 格式文本转换成Ⅱ级盲文的盲文显示器和软件,该系统类似一台专用计算机,但包括盲文键盘和一些控制装置。这些控制装置可帮助使用者在文本信息中寻找自己所需要的内容。

### 2. 盲人阅读器

自动阅读普通文本系统的原理一般如图 15-21 所示。首先,摄相机为系统提供印刷页面的图像,用户信息获取装置可以是基于触觉(盲文点显器或盲文阅读器)的,也可以是基于听觉的(声音合成器)。该装置工作过程包括文本扫描、文字字符识别、文本-盲文或文本-声音转换。大多数阅读器提供声音输出,有些则提供盲文点显器输出或者同时提供盲文和声音输出。一些自动阅读装置还利用普通个人电脑和各种软件来进行信息处理。

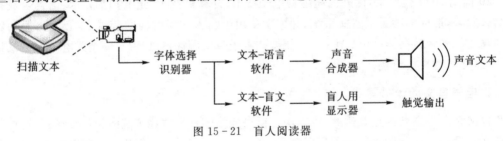

图 15-21 盲人阅读器

### 3. 触点陈列式盲人阅读器

对于某些成年后才失明的患者来说,可能受过良好的教育,对一般文字已相当熟悉。对这些用户,可以不用学习盲文,而直接将普通文字转换成点阵,用点显器表示后,通过触摸获取信息。这时,点显器显示的不是一"方"一"方"的盲文,而是我们常见的文字,这有点像传真的原理。在这里,视觉信息只是直接翻译成触觉形式,并没有使用其他的编码形式。

最初的盲文阅读器在 20 世纪 60 年代末发展起来,并迅速在全球推广。最广泛使用的触觉直接翻译装置就是所谓的触点陈列式盲文阅读器。现在的盲文阅读器(图 15-22),包括了图像存取、电脑控制、点显输出。盲文阅读器需要两个手操作。一只手在文本页面上移动扫描装置,另一只手的食指在点显器上接受触觉输入。如同图 15-23 所示,扫描装置有一个光敏二极管组成的矩阵,每个光敏二极管检测该区域下方是白或者黑(有线条或者无线条)。如果它监测到黑色区域,用户显示的相同位

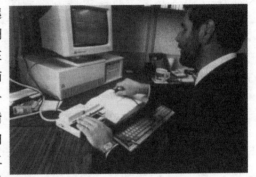

图 15-22 触点陈列式盲人阅读器

置的针脚会伸出,这样用户能够感觉到这是黑色区域。由用户在脑海里把针的排列转化成图像,进而识别是字母或者图片的某一部分。

　　触觉系统感受空间和时间信息相当敏感,这是盲文阅读器取得上佳效果的重要保证。针脚以大约每秒 200 次的速度进行伸缩变换,提高了使用者检测和识别文字的速度。盲文阅读器还可有不同的放大或缩小比率(如 2.5∶1)以适应不同的打印字体需要,并且触觉成像还可以倒转(白区域伸出,黑区域缩进)。利用阈值控制,用户可以设定阈值级别,照相机和信息处理器将以此辨别亮区和暗区。振动的强度也可以调整,这很重要,因为有些盲人的触觉灵敏度下降(如糖尿病致盲)。盲文阅读器的主要优点是能阅读任何打印材料(即不需要翻译成口语或盲文格式),而且能广泛应用于多年龄段的视觉缺陷者。

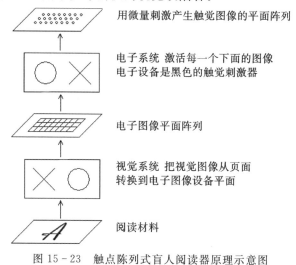

图 15-23　触点陈列式盲人阅读器原理示意图

　　但是,盲文阅读器也有其局限性。最明显的是需通过一个一个字母的触摸来获取信息,用户必须把字母组配成单词。这需要注意力高度集中和长期训练(一般超过 50 h)。该仪器最大的阅读速度在每分钟 20～40 个单词。第二个问题是对于一个先天性失明的患者来说,由于从未见过字母的形状,盲人阅读器可能就没有任何意义。另外,对于盲文使用者,当同时使用盲文和触点陈列式阅读器时,可能会引起混乱。最后,如前所述,对于某些既存在视觉缺陷,又对触觉不敏感的患者来说,盲文阅读器则没有什么用处。尽管有这些问题,盲文阅读器仍然是视觉障碍人士可选的一种主要辅助工具,能存取阅读几乎任何印刷材料,满足特定盲人的阅读需求。

　　需特别指出的是,触点陈列式盲人阅读器对英文等字母类文字是比较适合的,对类似汉语构形的文字则不太适合,因为汉语单字笔划较为复杂,构形多样,通过触摸识别起来相当困难,所以开发适合我国文字需要的触点陈列式盲人阅读器还是一个具有挑战性的问题。

## 15.8.4　汉语盲文及其新技术

　　现代汉语盲文的构字也采用布拉耶点字盲文的构字方法。我国现行的汉语盲文是一种拼音文字,由 52 个盲文点字表示 18 个汉语拼音声母和 34 个韵母,另用 4 个点字表示 4 个声调,汉语中所使用的标点符号也都由相应的点字组合来表示。阅读盲文是一个“触觉→拼音→语义”的过程,不通过汉字即可明白语义。另外,为了让盲人比普通人更容易、准确地理解盲文,使盲人文字更精密化、科学化,盲文中采用分词连写规则,即把一个一个的词分开,将一部分音节较少、意义上结合得较为紧密的短词连写在一起。

由于历史原因,我国现在流行几种盲文,即大陆通行的现行盲文、台湾通行的普通话盲文及广东香港地区通行的粤语盲文,以及为了适应计算机技术的发展新推出的汉语双拼新盲文。这些盲文都与汉语拼音建立——对应关系,故同音字、词的盲文符号相同的。尽管各种汉语盲文的编码原理都相同,但也给不同区域盲人的交流带来困扰,我国盲文的统一是十分必要的。

近些年来,随着计算机和信息技术的发展,汉语盲文已开发出汉语-盲文翻译系统、盲人汉字处理系统和汉语盲文阅读器等新装置,以满足盲人的阅读需求。

### 1. 汉语-盲文翻译系统

在信息时代,大量的信息存储在计算机中,当务之急是如何让盲人"阅读"计算机中的信息。近几年来,与计算机相连的"显示"盲文的点显器的出现解决了盲文的"显示"问题,然而我国计算机中的信息主要是以汉字表示,而由于汉语的特殊性,不能像英语、拉丁语等以字母为基础的语言那样较容易地转换成盲文,而汉-盲机器翻译系统可以直接将计算机中的汉字信息翻译成盲文,从而解决盲人获取电子信息资源的瓶颈问题。

### 2. 盲人汉字处理系统

该系统实现了盲人点字到汉字文本的转换,并通过对汉字文本的语言合成输出,使得输入点字的盲人可以掌握汉字的编辑操作,为盲人学习使用计算机打开了通路。

### 3. 汉语盲文阅读器

可以将储存在磁盘上的普通文字信息自动转换成盲文点字并输出到触摸屏上,盲人通过触摸屏可以进行"阅读"。触摸屏由可控制凹凸的点阵组成,不同的凸起点阵表示不同的盲文点字,供盲人触摸。只要拥有这样的盲文阅读器,再加上录有盲文信息的光盘读物,就可成为盲文电子出版物。

## 15.9　听觉替代视觉技术——读屏软件

现代社会中,电脑和手机的使用已经成为生活和工作的日常内容,使用能力高低直接影响生活和工作质量。看不见或看不清屏幕内容是视觉受损者使用电脑和手机最大的障碍,读屏软件就是针对这一障碍而出现的替代工具。

读屏软件,顾名思义就是可以朗读屏幕内容的软件。安装在电脑和智能手机等电子产品上的软件,借助大量的热键、快捷键的键位按压操作,手指触摸手机屏幕,或语音指令操作,引发语音朗读屏幕内容,在语音导航下操作电脑和智能手机。可以对电脑中桌面、任务栏、工具栏、窗口标题、菜单栏、列表、状态栏等内容进行操作;可读出对话框、进度栏、组合框、可编辑文字、单选按钮、复选框内容及状态;可以运用软件本身的"模拟鼠标"功能在窗口中随意浏览操作,可以完成包括 word 文档、电子表格处理,股票交易,微信、微博、QQ、淘宝、携程、美团、高德地图、腾讯视频、支付宝、网上银行、百度小明等各种应用软件的视觉无障碍操作。

现在电脑里的微软 Windows 系统和许多智能手机会自带一些内置的无障碍辅助程序,无须另外安装即可直接使用。例如开启苹果手机后,可以在辅助功能里找到内置的"旁白",在

"旁白"的语音提示下,通过相应的触屏手势操作即可方便、快捷、无障碍地操作苹果手机。

但是现在内置的读屏程序功能有限,不能满足日益增多的电脑任务及完成工作任务时的速度与效率,所以国内外出现了各式各样的独立读屏软件,需要专门安装后方可使用。读屏软件具有非常强的民族语言特性,目前国内常用的汉语读屏软件有争渡读屏、永德安卓读屏、阳光读屏软件、保益悦听等。为了规范读屏软件的开发应用,我国颁布了读屏软件的国家标准《读屏软件技术要求》(GB/T 36353—2018)。

读屏软件的安装可采用自带的安装光盘,通过光驱进行安装,也可将读屏软件下载到本地计算机,通过 Windows 自带的"讲述人"程序辅助完成读屏软件的安装。

读屏软件安装完成可以正常运行之后,还需要对其做一些相应的个性化设置,使之更适合个人的使用习惯,包括语音/语速设置、输入法选择、鼠标应用方式选择、网页设置等。除电脑常规硬件配置外,使用读屏软件时,还需要配备音响、麦克风和耳机外围设备等。

读屏软件让盲人使用电脑和智能手机成为可能。但在实际应用中,与明眼人操作电脑相比,盲人依然有很多困难未能解决,例如读屏软件不能识别图片,不能识别图片中的文字,尤其不能识别像验证码这样变形的文字,也不能识别视频中的文字。读屏软件在朗读编排整齐的各类文档时效果很好,但不能很好地朗读像报纸、杂志、网页等有插图或段落分布不规律的读物。另外,使用读屏软件前,盲人需要接受专项训练。例如,需要针对键盘操作的触觉训练,需要针对语音语速的听力训练,需要盲人熟记大量的热键、快捷键等。虽然现在已经有一些软件可以用口语命令方式帮助盲人操作计算机,但对方言明显或口齿不清的盲人用户,则没有帮助。

# 小结

本章系统地讲述了感觉系统损伤辅助技术的基本概念。在重温感官生理、病理学的基础上,详细描述了感官增强与替代的基本途径、工作原理、技术与评价方法,包括:听觉功能的增强与替代技术、视觉功能的增强与替代技术、触觉替代视觉的辅助技术、听觉替代视觉的辅助技术等。本章还讨论了目前感觉系统损伤领域主要辅助技术的研究进展、临床应用中存在的问题,以及国际研究的前沿热点问题。

# 思 考 题

1. 试分别描述视觉与听觉感觉通路增强技术的适应证,并举例说明这种技术的特征。

2. 感觉通路替代技术有哪些特征? 触觉替代听觉的主要困难是什么?

3. 为什么辅助技术工程师要了解听力损伤的病因和分类知识? 试举例说明这些知识在听力辅具的设计及辅助技术服务中是怎样获得应用的。

4. 请简述助视器对低视力者进行视觉补偿的作用原理。

5. 请描述助听器如何设计才能解决在嘈杂环境中与人轻声交谈所遇到的特殊问题,即:如何使助听器仅放大听者想听的声音,而自适应地去除不想听的杂音?

6. 当耳聋失聪者配装耳机后,其声道和气道往往被堵塞,影响听声音的效果,并给佩戴者带来不舒服的感觉。请提出你的解决思路和方法。

7. 从工程技术和信号处理的角度出发,有哪些技术和方法可用来增加助听器中话音信号的可理解性?

8. 植入式电子耳蜗需要内置电源,由于植入电池存在寿命问题,请为该装置设计一款小型的感应式充电装置,使之能从体外隔皮对体内装置进行充电。

9. 试从生物材料的角度考虑,为植入式电子耳蜗设计一种生物电池,以去除植入电池(重新开刀替换电池)和感应式充电装置(稳定性与可靠性)的弊病。

10. 电子耳蜗是如何模拟人体耳蜗的功能的? 它能完全恢复人的听力吗? 为什么? 试从其工作原理上叙述之。

11. 试描述人体耳蜗语音编码的特征,提出一种你认为是最佳的电子耳蜗编码策略,并论述其最佳的原因。

12. 数据和能量是如何传递到植入耳蜗内的?

13. 讨论单信道植入耳蜗和多通道植入耳蜗的主要区别是什么。

14. 列举感觉辅助装置的三个主要部分,并叙述每一部分的功能。分别就视觉辅助、听觉辅助和触觉辅助设备各举一例加以说明,描述构成每一辅助设备的三个部分。

15. 触觉型语音感受器的分辨率与听觉语音感受器的分辨率有什么不同? 两种感受器功能能相互替代吗?

16. 什么是"触觉模拟"? 视觉损失患者如何用它来进行阅读?

17. 试分别描述三种人工视网膜的工作原理。实现其功能存在哪些难点?

18. 请简述设计人工视网膜时需满足哪些基本功能。

19. 目前,国际上研制人工视网膜过程中,在哪些关键技术方面有重要突破? 还有存在哪些关键问题尚未解决?

20. 电子盲文技术有哪些优点? 如何提高盲文的阅读速度? 试提出你的文字处理方案,并叙述其优点。

21. 存储文章的计算机磁盘和光盘能够给盲人提供可阅读的材料。以自适应输出设备为例,简述这样一个设备必须包括哪些部分。

22. 汉语盲文有什么特征? 试为汉语盲文机设计一个文字信息处理系统,使之能快速地获取电子信息资源。

23. 请依据盲人在公交总站乘公交车的需求,设计一款辅助装置解决盲人出行乘公交车的问题。

24. 本章中所涉及的医学仪器有哪些属于神经调控类医学仪器? 在长期神经调控过程中为什么要使用双相刺激脉冲而不使用单相刺激脉冲?

# 参考文献

[1] 寿天德. 神经生物学[M]. 3 版. 北京:高等教育出版社,2006.

[2] 柏树令. 系统解剖学[M]. 2 版. 北京:人民卫生出版社,2010.

[3] KANDEL E R,SCHWARTZ J H, JESSELL T M, et al. Principles of Neural Science [M]. 5th ed. New York:McGraw-Hill Education,2012.

[4] 胡旭君. 助听器学[M]. 上海:浙江大学出版社,2010.

［5］韩德民. 人工耳蜗［M］.北京：人民卫生出版社，2003.

［6］曾凡钢，POPPER A N，FAY A A，et al. 人工听觉：新视野［M］.北京：科学出版社，2015.

［7］BEAR M F，CONNERS B W，PARADISO M A. Neuroscience：Exploring the Brain ［M］. 3rd Edition. Philadelphia：Lippincott Williams & Wilkins，2007.

［8］寿天德. 视觉信息处理的脑机制［M］.合肥：中国科学技术大学出版社，2010.

［9］周翔天. 低视力［M］.北京：人民卫生出版社，2017.

［10］亢晓丽. 低视力助视技术［M］.北京：人民卫生出版社，2012.

［11］YUE L，WEILAND J D，ROSKA B，et al. Retinal stimulation strategies to restore vision：Fundamentals and systems［J］. Progress in retinal and eye research，2016，53： 21 - 47.

［12］HUMAYUN M S，WEILAND J D，CHADER G，et al. Artificial Sight［M］. New York：Springer，2007.

［13］CHEN S C，HALLUM L E，WONG Y T，et al. Artificial Vision［M］// AKAY， METIN. Wiley Encyclopedia of Biomedical Engineering. Weinheim：Wiley-VCH，2010.

［14］李宏乔，樊孝忠，李良富.汉语-盲文机器翻译系统的研究与实现［J］.计算机应用，2002， （22）：3 - 7.

［15］刘力武.计算机盲文阅读系统的研究［J］.计算技术与自动化，1999，（18）：142 - 144.

［16］赵书宇.adapto 的真耳声学技术让您聆听"自然"［J］. 现代特殊教育，2002 （9）：43 - 43.